Shenjing Neike
Zhuanke Huli

湖南省专科护理领域岗位规范化培训教材

神经内科
专科护理

—— 岳丽青 陶子荣 李 育 常 红 主编 ——

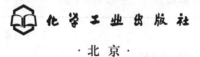

化学工业出版社

·北京·

内容简介

本书紧密结合神经内科专科护士培训大纲，重点介绍神经内科专科护理的形成与发展，神经内科病房的设置与管理，神经系统的解剖与生理，神经系统疾病常见症状及护理，神经内科常用辅助诊疗方法及治疗技术，常见疾病的病因、病理、临床表现、治疗、护理评估、护理问题、护理措施，神经内科重症护理，神经内科常见疾病康复护理，神经内科常用治疗药物，以及深静脉血栓、皮肤的护理，并广泛涉猎神经内科疾病诊治的最新研究进展和循证医学证据。充分考虑专科护士的知识结构和储备以及学习和接受能力。本书图文并茂，贴近临床实际，适用于神经内科专科护士培训和实际工作阅读参考。

图书在版编目（CIP）数据

神经内科专科护理/岳丽青等主编 . —北京：化学工业出版社，2021.9（2025.6重印）
ISBN 978-7-122-39616-7

Ⅰ.①神… Ⅱ.①岳… Ⅲ.①神经系统疾病-护理
Ⅳ.①R473.74

中国版本图书馆 CIP 数据核字（2021）第 149400 号

责任编辑：戴小玲	文字编辑：张晓锦　陈小滔
责任校对：宋　夏	装帧设计：史利平

出版发行：化学工业出版社（北京市东城区青年湖南街 13 号　邮政编码 100011）
印　　装：涿州市般润文化传播有限公司
710mm×1000mm　1/16　印张 31¾　字数 714 千字　2025 年 6 月北京第 1 版第 5 次印刷

购书咨询：010-64518888　　　　　　售后服务：010-64518899
网　　址：http://www.cip.com.cn
凡购买本书，如有缺损质量问题，本社销售中心负责调换。

定　　价：99.80 元

刘　娟　湖南医药学院第一附属医院
胡　青　中南大学湘雅二医院
黄远鑫　中南大学湘雅医院
陈艳林　浏阳市集里医院
余艳兰　湖南中医药大学第一附属医院
徐　平　益阳市中心医院
谭　磊　湖南中医药大学第二附属医院
张朝霞　株洲市中心医院
郭　娟　中南大学湘雅医院
周春花　中南大学湘雅医院
康杜新　湘雅博爱康复医院
刘立君　衡阳市中心医院
彭　操　中南大学湘雅医院
钟　平　中南大学湘雅医院
陈秀文　中南大学湘雅医院
李　彩　湖南省脑科医院
刘玲伟　湖南省脑科医院
李　瑛　岳阳市中心医院

秘　书：
黄远鑫　中南大学湘雅医院
邱　惠　中南大学湘雅医院
郭　娟　中南大学湘雅医院

主　审：
沈　璐　中南大学湘雅医院

编写人员名单

主　编：岳丽青　陶子荣　李　育　常　红

副主编：曹　岚　陈　华　颜秀丽　邓嫣红

编　者（排名不分先后）

常　红　首都医科大学宣武医院

颜秀丽　吉林大学第一附属医院

张小燕　中山大学附属第一医院

薄　琳　中国医学科学院北京协和医院

沈小芳　南京大学医学院附属鼓楼医院

苗亚杰　首都医科大学附属北京天坛医院

许亚芳　复旦大学附属华山医院

冯俊艳　河北医科大学第二附属医院

杨红燕　浙江大学医学院附属第二医院

宋小雨　哈尔滨医科大学附属第一医院

何金爱　暨南大学附属第一医院

宋　宇　哈尔滨医科大学附属第一医院

岳丽青　中南大学湘雅医院

陶子荣　中南大学湘雅医院

李　育　中南大学湘雅医院

曹　岚　中南大学湘雅医院

陈　华　中南大学湘雅医院

戴　玉　中南大学湘雅医院

邱　惠　中南大学湘雅医院

邓嫣红　浏阳市集里医院

刘　英　株洲市中心医院

丁　琼　长沙市中心医院

黄　灿　长沙市第一医院

何燕飞　长沙市第一医院

周红艳　南华大学附属第二医院

朱　玲　长沙市第一医院

杨　艳　中南大学湘雅三医院

序

　　神经内科学作为 20 世纪 90 年代生物医学界发展最快的学科之一，是研究中枢神经系统、周围神经系统及骨骼肌疾病的发病机制、病理、临床表现、诊断、治疗及预防的一门临床医学学科，现已发展成为世界性前沿科学。

　　随着医学分科越来越细，神经内科学更突出其专业性强、专业技术要求高的特点，需要具备渊博的神经内科理论知识、丰富的临床经验，并有精湛的临床技能的护理人才为患者提供专业、优质的护理服务。因此，神经内科医学的快速发展也对临床护理工作提出了更高的要求，护士不仅要有熟练的临床操作技能，更要有丰富的神经内科相关理论的支撑。

　　一线护士在护理院校时学习的神经内科知识比较有限，临床急需一批理论基础扎实、专业技能良好、训练有素的专科护士为患者提供更优质的护理服务，因而如何系统而规范地为神经内科患者提供专业的护理服务，降低病死率和致残率，满足学科发展和患者需求，已成为现代神经内科护理学研究的热点之一。

　　《神经内科专科护理》以神经内科疾病的专科护理、检查和治疗为主要内容，从神经内科疾病的基础解剖、病理生理、临床表现、治疗要点、护理评估、护理问题、护理措施以及疾病预后等方面进行了详尽阐述，涉及的神经内科护理知识更加全面、系统和丰富。本教材的编写突出先进性、实用性和可读性，科学实用，简单明了，便于护理人员理解和记忆，对神经内科专科护理实践有指导意义。

杨　莘

2021 年 6 月

前·言

专科护士在护理实践中扮演着协作者、教育者、临床专家、研究者和管理者等多重角色，是专业领域发展的主力。一支专业素质良好、专业知识扎实和专业技能娴熟的护理工作者，对提升护理水平和服务质量具有深远影响。发展专科化的护理已成为许多国家临床护理实践发展的策略和方向，也是《全国护理事业发展规划（2016—2020 年）》和国家卫健委《专科护理领域护士培训大纲》的重点任务。

神经内科专科护士资格认定培训是经过神经内科护理领域的系统化培训后，获得较高理论水平和实践技能通过并取得神经内科护理相关认证组织开展的考试和认证的过程。

为了供从事临床一线的神经内科护理人员使用以及为神经内科专科护士培训提供借鉴和参考，由中南大学湘雅医院、首都医科大学宣武医院、复旦大学附属华山医院、首都医科大学附属北京天坛医院、湖南中医药大学第一附属医院等 18 家医院临床一线的神经内科护理骨干，在有关领导、全国神经内科护理专家的大力支持、帮助下，总结临床教学工作、临床带教经验，参阅大量相关文献，结合新技术、新理念，编写了《神经内科专科护理》。本书以神经内科疾病的专科护理、检查和治疗知识为主要内容，从神经内科疾病的病因、病理、临床表现、治疗、护理评估、护理问题、护理措施等方面进行了详尽的阐述，涉及的神经内科护理知识更加全面、系统和丰富。

本书力求突出先进性、实用性和可读性，对神经内科专科护理实践有指导意义，可作为临床护理工作者参考学习和工作的指导用书。

本书得以如期完稿，全体编者付出了辛苦努力，在此，向各位致以最崇敬的谢意。由于地域差异、专业能力和学术水平有限，难免有不足之处，敬请各位专家和读者朋友们谅解并予以批评指正。

编　者
2021 年 6 月

目·录

第一章 **神经内科护理概论** —————————————— 1
第一节 国内神经内科专科护理的形成与发展 ············· 1
第二节 神经内科专科护士的定位与培养 ················ 2

第二章 **神经内科病房的设置与管理** ———————— 5
第一节 普通病房及重症监护室的建筑布局 ············· 5
第二节 普通病房及重症监护室的人力配备 ············· 6
第三节 质量控制 ································· 7
第四节 医院感染防控管理 ························· 10

第三章 **神经系统的解剖与生理** ——————————— 13
第一节 中枢神经系统 ····························· 13
第二节 脑与脊髓的血管 ··························· 18
第三节 脑神经 ································· 19
第四节 周围神经 ································· 25
第五节 肌肉 ··································· 26
第六节 运动系统 ································· 27
第七节 感觉系统 ································· 28
第八节 反射 ··································· 30

第四章 **神经系统疾病常见症状及护理** —————— 31
第一节 意识障碍 ································· 31
第二节 认知障碍 ································· 35
第三节 头痛 ··································· 37
第四节 痫性发作和晕厥 ··························· 40
第五节 眩晕 ··································· 44
第六节 视觉障碍 ································· 48

第七节　听觉障碍 …………………………………………… 51

第八节　眼球震颤 …………………………………………… 53

第九节　构音障碍 …………………………………………… 54

第十节　瘫痪 ………………………………………………… 56

第十一节　肌萎缩 …………………………………………… 59

第十二节　躯体感觉障碍 …………………………………… 62

第十三节　共济失调 ………………………………………… 64

第十四节　步态异常 ………………………………………… 67

第十五节　不自主运动 ……………………………………… 69

第十六节　尿便障碍 ………………………………………… 71

第十七节　颅内压异常和脑疝 ……………………………… 76

第五章　神经内科常用辅助诊疗方法及治疗技术 —————— 82

第一节　体格检查 …………………………………………… 82

第二节　腰椎穿刺和脑脊液检查 …………………………… 85

第三节　神经系统影像学检查 ……………………………… 88

第四节　神经电生理检查 …………………………………… 92

第五节　头颈部血管超声检查 ……………………………… 94

第六节　放射性核素检查 …………………………………… 96

第七节　脑、神经和肌肉活组织检查 ……………………… 97

第八节　基因诊断技术 ……………………………………… 99

第九节　肌电图检查 ………………………………………… 100

第十节　多导睡眠监测技术 ………………………………… 101

第十一节　经颅多普勒超声发泡试验 ……………………… 102

第十二节　超低频经颅磁刺激治疗 ………………………… 102

第十三节　主动脉内球囊反搏术 …………………………… 103

第十四节　血栓弹力图 ……………………………………… 105

第十五节　血浆置换术 ……………………………………… 105

第十六节　神经心理评估 …………………………………… 107

第十七节　神经介入技术 …………………………………… 107

第十八节　血管内低温技术 ………………………………… 112

第十九节　脑室穿刺引流技术 ……………………………… 114

第二十节　脑死亡评估技术 ………………………………… 116

第六章　头痛患者的护理 ————————————————— 120

第一节　概述 ………………………………………………… 120

第二节　偏头痛 ……………………………………………… 123

第三节　丛集性头痛 ………………………………………… 125

第四节　紧张性头痛 ………………………………………… 127

第五节　药物过度使用性头痛 …………………… 130
第六节　低颅压性头痛 …………………………… 132

第七章　脑血管疾病的护理 ———————— **134**

第一节　概述 …………………………………… 134
第二节　短暂性脑缺血发作 ……………………… 135
第三节　脑梗死 ………………………………… 138
第四节　脑出血 ………………………………… 143
第五节　蛛网膜下腔出血 ………………………… 146
第六节　颅内静脉窦及脑静脉血栓形成 …………… 150
第七节　血管性认知障碍 ………………………… 152
第八节　脑血管疾病的危险因素及其健康管理 …… 154

第八章　神经系统变性疾病的护理 ———————— **157**

第一节　概述 …………………………………… 157
第二节　运动神经元病 …………………………… 158
第三节　阿尔茨海默病 …………………………… 165
第四节　路易体痴呆 ……………………………… 172
第五节　额颞叶痴呆 ……………………………… 178
第六节　痴呆的鉴别诊断 ………………………… 183
第七节　多系统萎缩 ……………………………… 185

第九章　中枢神经系统感染性疾病的护理 ———— **192**

第一节　概述 …………………………………… 192
第二节　病毒感染性疾病——单纯疱疹病毒性脑炎 … 192
第三节　细菌感染性疾病——化脓性脑膜炎 ……… 195
第四节　新型隐球菌性脑膜炎 …………………… 197
第五节　朊蛋白病 ………………………………… 199
第六节　螺旋体感染性疾病 ……………………… 206
第七节　脑寄生虫病 ……………………………… 213
第八节　艾滋病所致神经系统障碍 ……………… 223

第十章　中枢神经系统脱髓鞘疾病的护理 ———— **226**

第一节　概述 …………………………………… 226
第二节　多发性硬化 ……………………………… 226
第三节　视神经脊髓炎 …………………………… 230
第四节　急性播散性脑脊髓炎 …………………… 234
第五节　弥漫性硬化和同心圆性硬化 …………… 237
第六节　脑白质营养不良 ………………………… 240

第七节 脑桥中央髓鞘溶解 ……………………………………………………… 244

第十一章 运动障碍性疾病的护理 ——————————————— **247**

第一节 概述 ……………………………………………………………………… 247
第二节 帕金森病 ………………………………………………………………… 247
第三节 肝豆状核变性 …………………………………………………………… 252
第四节 小舞蹈病 ………………………………………………………………… 257
第五节 亨廷顿病 ………………………………………………………………… 261
第六节 肌张力障碍 ……………………………………………………………… 264

第十二章 癫痫的护理 ————————————————————— **269**

第一节 概述 ……………………………………………………………………… 269
第二节 癫痫的分类 ……………………………………………………………… 271
第三节 癫痫的诊断 ……………………………………………………………… 280
第四节 癫痫的治疗 ……………………………………………………………… 281
第五节 癫痫持续状态 …………………………………………………………… 283
第六节 癫痫的护理及预后 ……………………………………………………… 286

第十三章 脊髓疾病的护理 ————————————————— **292**

第一节 概述 ……………………………………………………………………… 292
第二节 急性脊髓炎 ……………………………………………………………… 293
第三节 脊髓压迫症 ……………………………………………………………… 295
第四节 脊髓蛛网膜炎 …………………………………………………………… 297
第五节 脊髓亚急性联合变性 …………………………………………………… 299
第六节 脊髓血管病 ……………………………………………………………… 301
第七节 放射性脊髓病 …………………………………………………………… 304

第十四章 周围神经疾病的护理 ——————————————— **308**

第一节 概述 ……………………………………………………………………… 308
第二节 脑神经疾病 ……………………………………………………………… 308
第三节 脊神经疾病 ……………………………………………………………… 312

第十五章 自主神经系统疾病的护理 ————————————— **317**

第一节 概述 ……………………………………………………………………… 317
第二节 雷诺病 …………………………………………………………………… 317
第三节 红斑性肢痛症 …………………………………………………………… 321
第四节 面部偏侧萎缩 …………………………………………………………… 323
第五节 其他自主神经系统疾病 ………………………………………………… 325

第十六章　神经肌肉接头和肌肉疾病的护理 ———— 328

第一节　概述 …………………………………… 328
第二节　重症肌无力 …………………………… 329
第三节　周期性瘫痪 …………………………… 333
第四节　多发性肌炎和皮肌炎 ………………… 335
第五节　进行性肌营养不良 …………………… 338
第六节　肌强直性疾病 ………………………… 341
第七节　线粒体肌病及线粒体脑肌病 ………… 344

第十七章　神经系统遗传性疾病的护理 ———— 348

第一节　概述 …………………………………… 348
第二节　遗传性共济失调 ……………………… 349
第三节　遗传性痉挛性截瘫 …………………… 353
第四节　腓骨肌萎缩症 ………………………… 355
第五节　神经皮肤综合征 ……………………… 357

第十八章　睡眠障碍的护理 ———— 360

第一节　概述 …………………………………… 360
第二节　失眠 …………………………………… 361
第三节　发作性睡病 …………………………… 363
第四节　阻塞性睡眠呼吸暂停综合征 ………… 365
第五节　不宁腿综合征 ………………………… 367

第十九章　神经内科重症护理 ———— 369

第一节　重症病毒性脑炎的护理 ……………… 369
第二节　脑干出血患者的护理 ………………… 373
第三节　大面积脑梗死的护理 ………………… 379
第四节　延髓病变患者的护理 ………………… 385
第五节　重症肌无力危象的护理 ……………… 389
第六节　缺氧缺血性脑病患者的护理 ………… 393
第七节　急性缺血性脑卒中患者溶栓后的护理 … 397
第八节　重症隐球菌性脑膜炎患者的护理 …… 400
第九节　低钠性脑病的护理 …………………… 404
第十节　低血糖昏迷患者的护理 ……………… 406
第十一节　呼吸机相关性肺炎的护理 ………… 408
第十二节　导尿管相关性感染的护理 ………… 412
第十三节　中心静脉导管相关性血流感染的护理 … 415
第十四节　脑疝急救技术 ……………………… 420

第十五节　神经内科患者常用管道的固定方法 ·············· 423

第二十章　神经内科常见疾病康复护理 ———————————— 433

第一节　脑卒中的康复护理 ···················· 433
第二节　脑瘫患儿的康复护理 ················· 437
第三节　脊髓损伤的康复护理 ················· 443
第四节　阿尔茨海默病的康复护理 ·········· 447
第五节　周围神经病的康复护理 ············· 450
第六节　吞咽障碍的康复护理 ················· 453
第七节　抗痉挛体位摆放及体位转移 ······· 457

第二十一章　神经内科常用治疗药物 ———————————— 461

第一节　脱水药 ······························· 461
第二节　血管扩张药 ·························· 463
第三节　抗凝药物 ···························· 465
第四节　护脑药物 ···························· 467
第五节　激素冲击治疗 ······················ 470
第六节　护胃止呕药物 ······················ 471
第七节　抗生素 ······························· 472
第八节　抗癫痫药物 ·························· 475
第九节　抗震颤麻痹药物 ···················· 476

第二十二章　神经内科深静脉血栓的护理 ———————————— 478

第二十三章　神经内科患者皮肤的护理 ———————————— 482

第一节　压力性损伤的预防及护理 ·········· 482
第二节　失禁性皮炎的护理 ················· 487

参考文献 ———————————————————————— 490

附录 ——————————————————————————— 492

附录 A　压力性损伤风险评估工具（Braden 评分） ······· 492
附录 B　跌倒风险评估 ························ 492
附录 C　吞咽功能评定——洼田饮水试验 ········· 493
附录 D　认知障碍评估——记忆障碍测试 ········· 493
附录 E　NIHSS 评分 ·························· 493
附录 F　Caprini 血栓风险因素评估 ·········· 495
附录 G　防走失评估 ·························· 496

第一章 ▶▶ 神经内科护理概论

第一节 · 国内神经内科专科护理的形成与发展

一、国内神经内科专科护理的形成

1991 年，中华护理学会内科护理专业委员会神经内科学组的成立，为推动国内神经内科专科护理的发展做出了重要贡献。

但由于目前国内尚未建立统一的专科护士管理和使用制度，影响了专科护士队伍的稳定和专科护理事业的发展，我国内地专科护理发展较晚，专科护士培训工作尚处于起步阶段。

目前我国对神经内科的专科护理培训并不匮乏，只是缺乏完善而系统的神经内科领域的专科护士认定标准和评价规范。神经内科护理专科性强，但国内神经内科专科护士的培训较少，使神经内科专科护士培养人才不足。各省市的神经内科专科护士的培养均在不断探索中寻求发展。2013 年，湖南省护理学会神经科护理专业委员会成立，到目前为止已连续成功举办 8 年的神经科护理继续教育项目，为进一步推动省内、国内神经科护理事业的发展，促进和提高神经科护理专业人员临床治疗和护理水平跨出了重要一步。

二、国内神经内科专科护理的发展趋势

1. 老年神经内科护理需求增加

随着人类社会的进步和医学科学的发展，人类的平均寿命已大大延长。据统计，2000 年我国老龄人口已占人口总数的 10.5%，至 2030 年，每 4 个人中就将有 1 个老年人，而由于老龄所带来的神经内科系统疾病也日渐增多，如帕金森、脑血管病、脑变性病、阿尔茨海默病等，这就迫切需要进行护理干预，以维持患者现存的功能，减慢或延缓衰老，因此，人口的加速老龄化给神经内科护理带来了契机。

2. 康复医学的崛起拓宽了神经内科护理学的领域

神经内科护理不再是机械地配合治疗或简单的生活护理，而应将康复医学的观点融会贯通于护理工作的全过程，包括运动功能康复、语言功能康复、日常生活能力康复等，将可能发生的病残障碍减少到最低程度，同时最大限度发挥其残存功能，从而提高患者的生活质量，使其早日回归家庭、回归社会。

3. 医疗体制的改革进一步推动了神经内科护理的发展

未来满足人民群众日益增长的健康需求，合理地进行医疗资源配置，降低医疗成本，使人们享受到高质量、低费用的医疗服务，包括高质量、全方位的护理服务已势在必行，同时在现代医学模式和现代护理观指导下，循证护理、临床路径、个案管理和专病专护等先进护理理念的引入极大地丰富了护理学及其专业内涵，给护理专业的创新与发展带来了勃勃生机。

第二节 · 神经内科专科护士的定位与培养

（一）神经内科专科护士的定位

1. 相关定义

（1）专科护士（SN）　是指具有某一专科领域的工作经历，并经过系统化的该领域理论和实践的职业培训，能熟练掌握专科护理知识和技术，具有较高水平和专长的专家型临床护士。

（2）高级临床实践护士（APN）　是指在某一专业领域受过进一步和（或）特定专业教育并具有实践经验的注册护士，能评估、诊断、治疗个体、家庭、社区存在的和（或）潜在的健康问题的复杂反应，从事预防疾病、保障健康方面具有高水准的专家型技能水平的护士，能执行超越一般注册护士功能范畴，并在医师的监护下为患者提供初级照护和治疗。

（3）临床护理专家（CNS）　是指具有较高的护理学学历，在护理某一专科或专病领域内，具有较高水平的理论知识和实践技能，在对个人、家庭、社会人群存在的和潜在的健康问题综合反应的诊断和处理中，能够进行全面的健康评估和展示高水平、自主的专业技能，能做出管理急、慢性病和增进健康的临床决策的高素质护理人才，该类人才集教育、研究、管理、领导、顾问的临床角色于一身，在与护理人员、医师、医技人员以及影响健康领域的其他人士的协作关系中行使职责。

2. 神经内科专科护士的基本要求和角色定位

神经内科专科护士是指在神经内科护理领域具有较高水平和专长的专家型临床护士。其角色定位如下。

（1）护理者　对患者实施预见性护理，准确、动态评估其心理、生理和社会需求；对危重、疑难、大手术，尤其是高龄患者，随时监测病情，制订切实可行的护理措施。

（2）教育者　向患者及家属进行健康教育，并进行言传身教，带教各层次的实习护士、进修护士及在职培训护士。

（3）协调者　与神经科相关学科专业人员做好协调，提高团队协作效能。

（4）研究者　积极开展护理科研，专研专病专护，发展专科护理，运用和探索护理新模式，将临床实践与护理科研有效结合起来，让患者受益。

（5）维护者　维护患者及人类健康，护理对象从个体向家庭和群体发展，护理目标从护理疾病向预防疾病和促进健康发展，护理方法从强调提供照顾向协助患者自我照顾发展。

（6）管理者 参加相应的护理管理委员会，参与神经专科护理质量评价标准的制订和分析。

（二）神经内科专科护士的培养

（1）神经内科专科护士培养的必要性 美国一项调查显示，4000 多名医师（包括神经科医师）对护理质量不满意，尤其是缺乏神经科专科护理技能的护士，因此加强专科护士的培训可以使其具备本专科领域足够的知识、技能和经验，具备在本领域进行深入研究的能力。目前我国缺乏完善而系统的神经内科领域的专科护士认定标准和评价规范，这与美国、日本等发达国家相比，还存在一定差距，按专业化标准培养符合现代化护理要求的高级护理专业人才已成为当务之急，因此开展神经内科专科护士资格认定标准和评价规范的研究非常必要，参照国内外专科护士资格认证标准，开展神经内科专科护士资格认证体系的研究，可加快神经内科高级专科护理人才的培养，满足学科发展的需要，从而进一步推动我国专科护理的建设和发展。

（2）神经内科专科护士的培养 神经内科专科护士会在患者有任何临床症状之前监测患者的变化，而专业的培训和知识是神经内科专科护士提供个性化护理的关键。美国神经科专科护士学会于 2012 年发布的神经科专科护士发展规划白皮书整合美国医学会报告的关键信息策略和建议，拟定了神经科专科护士发展的战略计划。国外神经科专科护士资格认证制度已发展成熟，美国神经科学护士委员会、加拿大护士协会均组织实施专科护士资格认证，包括首次注册和延续注册。我国香港神经科专科护士资格认证制度发展相对成熟，由香港护理学院进行资格认证。

我国对神经内科专科护士的培养主要集中在各个医院的培训机构，对其实践范围和能力标准的系统研究较少，没有形成公认或统一的培训标准，缺少神经科专科护士实践研究及效果评价，因此明确神经科专科护士的角色定位，寻找合理的专科护士培养模式，建立可行的专科护士培训课程是临床护理专科化的根本，亟待护理管理部门制定提高神经科护士专科能力水平的培养方案以及进行对重症神经科专科护士的继续教育。

（三）神经内科专科护士的能力要求

（1）具有扎实的医学、护理理论与技能水平。

（2）专科护理服务能力。

（3）法律遵循能力和伦理道德能力。

（4）专科护理服务能力和全面的临床综合能力。

（5）领导力。

（6）多团队协作能力。

（7）科研能力。

（8）资源有效利用和专科持续发展能力。

（四）如何发展成为一名神经内科专科护士

神经内科专科护士必须具备并能够正确应用的神经内科领域专业知识，具有相关工作经验，不仅仅局限于为患有神经疾病的患者提供护理，还需提供预防神经损伤或疾病的健康宣教，为神经疾病的患者提供延续护理，进行神经科研究从而提供管理服务或促进神经疾病治疗质量的改善，因此要发展成为一名神经内科专科护士需要做到以下几点。

（1）不断提高自身素质　神经科危急重症患者多，昏迷、瘫痪、卧床患者多，护理任务繁重，护士要有责任心、耐心、爱心，以满足患者的需求，关心体贴患者。

（2）系统地进行神经内科相关理论知识学习　神经内科专科护士必须具有比较扎实的医学和护理学知识，掌握神经内科护理学的基础知识和基本技能，同时还要学习人文科学知识，如社会学、管理学、心理学、伦理学、经营学等，以适应社会发展对复合型专业护理人才的需求，学习神经内科疾病的临床特点、诊断、治疗与预后，专科常用诊疗和护理技术及危急重症的紧急处理与预防，掌握各类疾病的护理评估、常见护理问题与护理措施，掌握神经内科患者和病情的特点，正确评估患者的心理、生理和社会需求，及时、全面、准确地实施护理程序，确保高质量的护理服务。

（3）提升科研思维能力适应神经内科发展趋势　定期阅读相关护理专著和文献，参加国内外护理学术活动，了解神经内科护理发展新动向，不断探索和运用新的护理模式，改进护理用具和护理方法，总结护理经验，积极开展护理科研，发展专科护理。

（4）接受神经内科专科护士资质培训　全脱产培训2～3个月，进行系统的神经科护理领域的专科理论和实践培训，接受神经科相关认证组织的考试和认证，培养专业发展能力，从而提升护理核心能力。

第二章 ▶▶ 神经内科病房的设置与管理

第一节·普通病房及重症监护室的建筑布局

（一）普通病房环境布局

（1）位置　病房应设在内科楼内，光线充足，并与急诊科各个检查辅助科室相邻，以满足患者检查、转运和急救的需要。

（2）布局

① 每个病区一般设置床位 30～40 张，分为患者区、公共区和工作区。其中患者区即病房，可设单人间、两人间和三人间等。

② 病房以朝阳为宜，不设门槛，房门宽度以病床能出入为标准。

③ 病房设抢救室或重症监护室、功能康复室。

④ 公共区则视条件而设，厕所、盥洗室、走廊或活动室需装有扶手和呼叫装置。

⑤ 工作区即工作人员办公、操作准备、物品存放的地方，包括医师办公室、护士办公室（或护士站）、护士长办公室、值班休息室、工作人员更衣室和卫生间、治疗室、换药室，处置室、杂用室、配膳室、库房（存放仪器设备、布类及一次性消耗品）等。

⑥ 病室建筑布局应将清洁区和污染区分开，以防止院内感染；同时还应方便患者，有利于各种诊疗和护理工作的开展。

（二）重症监护病房环境布局

神经重症监护病房（NICU）应设在神经专科病房内，并与急诊科、介入科、放射科、心内科、呼吸科相邻，以满足患者转运和急救的需要及进行必要的检查。医护人员的值班室、办公室、更衣室和储藏室均应设在 NICU 内或近旁。

NICU 要有合理的包括人员流动和物流在内的医疗流向，有条件的医院可以设置不同的进出通道。病床数量应符合医院功能任务和实际收治重症患者的需要，三级综合医院重症医学科床位数为医院病床总数的 2%～8%，神经内科重症监护病房床位数占神经科总床位数的 5%～10%，若超过 20 张应分为几个小区，便于管理。床位使用率以 75% 为宜，全年床位使用率平均超过 85% 时，应该适度扩大规模。由于神经重症监护病房意识障碍、气管切开的患者较多，故每 4 张病床应设单间一个，以便将特殊感染、精神障碍或极危重患者与其他患者隔离开来。每天应保留 1 张空床以备应急使用。每床使用面积不少于 15m²，床间距大于 1m；每个病房最少配备一个单间病房，使用面积不少于 18m²，用于收治隔离患者。

NICU 的设置应符合学科的整体布局，应该使放置病床的医疗区域、医疗辅助用房区域、污物处理区域和医务人员生活辅助用房区域等有相对的独立性，以减少彼此之间的干扰和控制医院感染。应具备良好的通风、采光条件。医疗区域内的温度应维持在（24±1.5）℃。具备足够的非接触性洗手设施和手部消毒装置，单间每床 1 套，开放式病床至少每 2 床 1 套。对感染者应当依据其传染途径实施相应的隔离措施，对经空气感染的患者应当安置负压病房进行隔离治疗。NICU 的隔离措施极为重要，NICU 内要安装足够的洗手池。每个隔离间外面都要有一个洗手池。因绝大部分患者病情危重，机体抵抗力低下，易于感染，另一部分患者本身即患有传染病或严重感染。故 NICU 中应设立保护性隔离区与传染隔离区。对严重免疫衰竭者应予极严格的保护性隔离。病室应有空气层流净化设备，工作人员进出该病区时，应严格更衣、消毒。必要时，进入严格隔离区的一切物品包括药品的外包装等，均应消毒后方准许送入。若限于条件不能分设保护性隔离区与传染隔离区，则同一护士绝不能护理上述两类患者。

护士中心站的位置应当适中，从中心站可以观察到所有的床位，中心站应有报警记录系统。

病房内部墙壁的色调应当柔和，要避免蓝、绿、黄及粉红色，因为这些颜色可能影响观察患者皮肤颜色的精确性。

病床两侧要有足够的空间，便于医护人员进行治疗和护理。各床单位均应安置有中心供氧输出口、真空吸引接口及足够的电源插座（包括地线连线）。床头上方由墙壁上突出一个空气输出口，距地面高 1.3m 的支架，作为放置监护仪、输液泵等之用。每个病床上方的天花板装设悬吊输液瓶用的 U 形滑道，输液瓶悬吊的高度可以调节。条件具备的医院应配备有护上通话系统及报警系统。床周设活动围帘，根据需要可拉拢形成单独抢救小环境。ICU 应备移动式床旁 X 线机、B 超机及急救用品。

神经科患者多行动不便，生活无法完全自理，因此，科室管理应考虑到患者的舒适与安全，工作人员的权益，护理工作流程的顺畅与方便，环境的整洁与卫生等诸多方面；保证患者在病区日常治疗和生活的需要，避免患者发生安全事故。

第二节·普通病房及重症监护室的人力配备

（1）普通病房　主要收治病情基本稳定但随时可能发生病情变化的患者、生活不能够自理的患者或无须进入重症监护病房的所有神经科患者，护理人员的配置需满足对所有患者的生活照顾、病情观察、治疗操作和健康指导等所需人员数量，还应考虑到人员休假、学习等不在岗的可能。护理人员的合理配备，可以提高护理工作效率和护理质量，降低成本消耗。

（2）NICU 病房　根据工作量与工作性质而定，床位与护理人员之比为 1：（2～3），

NICU 病房固定护士不应低于 80％，护师以上人员不低于 50％。应由从事 NICU 专业 5 年及以上资历的中、高级职称护理人员领导 NICU 护理工作，护师以下人员可定期轮换，但轮换期不应少于 12 个月。制订与实施 NICU 护士岗前业务培训计划，经考核后方可上岗，进修与见习期人员不得单独执业。

（3）层级配置　随着西医学的发展，医院内新业务、新技术的开展，仪器设备的不断更新，对护士提出了新的要求，故护理人员配备也应考虑到职称、职位结构与比例。同时，由于分级护理及所需时间不同，不同类别病室，因其工作量的关系，所需护理人员编制也不同。神经内科病房护理内容多样、护理工作量大，收治的患者多为危重症患者、生活完全不能自理或生活部分自理的患者，部分合并智力障碍或精神疾患的患者，以及需要进行 24h 监测的癫痫患者，需要具备较强专业水平及临床护理工作经验的护士才能胜任，因此合理配置不同层次的护理人员，可保证护理工作的顺利进行。

（4）重症监护病房　主要收治病情严重的危重抢救患者，因此，配备从事专科护理工作 3 年以上、技术熟练、富有经验的护士，才能承担相应的职责，完成护理任务。一般护士和患者的比例为（2～2.5）∶1。以 8 张监护床为例，其人员构成为护士长 1 人，主管护师以上护士 2～5 人，护师 9～12 人。

（5）护理人员工作内容　护理人员除从事护理工作外，还从事物品请领、患者费用查询、环境卫生的维护与管理、护理理论教学、临床带教等内容。随着社会分工精细化，临床护理工作中物品请领、卫生维护与管理等逐渐由智能库房与后勤管理接管，护士的工作内容将向专业性的护理工作过渡。

第三节·质量控制

护理质量控制是神经内科团队护理管理的核心，代表了护理团队的中心力量，有了护理质量控制及专项小组的管理，可促进整个团队的护理技术、护理水平、护理素质等整体的逐步提高。

（一）感染控制小组

（1）根据所制订的感染控制小组的目标以及护理职责，开展每一年的感染控制的工作。

（2）根据院内感染科对 NICU 的动态感染控制监测平台的结果，每月进行一次神经内科感染措施的梳理与改进。

（3）每季度对所有神经内科人员进行手卫生的考核，促进医护人员规范地进行洗手。

（4）每月月底对质量小组的问题进行分析，向护士长汇报督查结果，并给予针对性的改进措施，同时向神经内科所有医护人员进行提示。

（二）药品安全护理小组

（1）根据所制订的药品应用小组的目标以及护理工作的职责，开展每一年的小组安全用药护理工作。

（2）护士长每月给药品管理组长排出一日的监督时间，促进小组工作的实施。

（3）每月月底对质量小组的问题进行分析，向护士长汇报督查结果，并给予针对性的改进措施，同时向神经内科所有医护人员进行提示。

（三）护理教学小组

（1）制订及实施科室护士培训计划，并保证护士接受培训。

（2）新入职护士培训　为新入职护士制订系统的培训计划，包括科室新入职护士管理规定、科室规章制度、医护人员出入重症病房要求、病房感染控制、专科疾病护理常规、仪器设备的使用、临床护理操作等，进行全面的培训后，专人临床带教，将理论与实践结合起来。

（3）实习学生带教　将学生理论知识与临床实践相结合，以专业知识培训为重点，重视实习学生无菌观念的树立及慎独精神的培养，提高实习学生临床实践能力。

（4）进修生培训　面对来源与层次参差不齐的进修生，在保证医疗质量的前提下，提高其临床护理水平，是临床教学的重点，教学小组负责针对进修生学习方向的重点，制订个性化的教学计划，由临床工作五年以上高年资护士负责临床带教，系统培训及带教一个月后，在保证护理安全的前提下，给予进修生实践操作机会，从护理问题的提出到护理措施的实施给予临床指导，使其从临床实践中提升护理专业水平。

（5）技术督导培训　危重症专科护理小组成立技术督导的队伍，开展全院范围内危重症护理专科知识及业务技能的统一培训。

（6）操作技能培训　教学小组负责临床护理操作技能培训，为提升培训效果及护理操作，教学小组运用QCC活动的开展，组员通过品管工具的使用，分析培训临床护理操作技能时存在的问题，通过查检法及八二法则确定需要集中培训的临床护理操作，集中改善主要问题，规范护理操作流程，以教学小组分组培训方式，将理论结合实践，达到全员规范培训的目的。

（7）专科护士培训　根据临床专科护理发展和专科护理岗位的需要，开展对护士的专科护理培训。

（8）疑难病例讨论学习　教学小组成员负责对科室疑难病例提出会诊，全院根据会诊病例的提出，共同探讨，各监护室护士长及护理技术督导积极思考、深入探讨、借助循证证据，针对性地给出规范、合理的会诊建议，帮助临床解决疑难护理问题。

（9）人才培养　负责组织科室三年以下护士进行护理健康宣教讲课，提升年轻护士健康宣教能力、解决问题能力、与患者或家属的沟通技巧；高年资护士进行授课大赛，提升及培养护士授课能力、临床带教能力，为培养临床带教老师打下基础。

（四）循证护理小组

1. 循证护理培训工作的开展

由经过循证专业培训的人员首先对小组成员按照分组式进行循证知识的培训，培训后以小组为单位共同完成循证案例的报告，报告内容包括：循证问题的确立（PICO方式描述）、检索策略、文献筛选流程、文献评读与精粹、综合整理与临床应用的可行性评估。通过专业培训及模拟演练以提高小组成员的循证知识水平及能力。

2. 建立循证小组成员沟通交流及学习平台

成立循证护理小组 QQ 群，将循证相关知识、最新文献指南、特殊疑难病例、待解决的护理问题及总结的循证证据及护理经验或完善的护理标准流程等上传于 QQ 群，便于组内成员进行交流学习和讨论，以及文件的存档。建立微信讨论群，便于组内成员进行及时沟通交流及反馈等。

3. 以循证护理方法指导临床护理工作

循证护理小组成员平均分布于各护理工作小组及其他专科小组，在日常临床工作中定期组织组内人员针对特殊疾病或典型病例以及临床工作的各个环节进行讨论分析，及时发现护理工作中疑点、难点或护理问题，并按照循证护理的实施程序寻找解决问题的方法指导临床工作。

（五）压力性损伤小组

1. 压力性损伤小组知识技能培训

学习内容包括压力性损伤高危因素评估、压力性损伤患者照片正确采集、护理干预措施、患者及家属的健康教育、压力性损伤评估、湿性愈合理论、新型敷料在压力性损伤治疗中的应用。

2. 压力性损伤小组工作管理流程

① 入院筛查：在入院评估单中进行压力性损伤高危因素评估。在患者入院、转科、病情变化时及时评估。

② 压力性损伤上报及处理办法：针对院外带入和院内发生压力性损伤，要求责任护士 24h 内上报。

3. 规范压力性损伤小组工作

定期召开压力性损伤小组会议，制订实施压力性损伤管理制度的流程并予以完善，制订会诊制度，进行压力性损伤护理干预新进展交流，对科室内发生的压力性损伤患者进行病例讨论，制订较为全面、合理的压力性损伤护理治疗方案。

4. 运用循证方法完成科研论文写作

压力性损伤小组将临床收治的压力性损伤患者病例进行收集，按照压力性损伤护理个案形式在小组内集体讨论学习，总结临床经验，结合循证护理方法，完成护理论文的书写。

5. 健康宣教

组织健康宣教讲课，讲课内容浅显易懂，针对压力性损伤高危人群、压力性损伤患者及患者家属进行压力性损伤预防护理措施健康宣教，由压力性损伤小组成员讲课，通过健康宣教使患者和家属提高对压力性损伤预防的意识，掌握压力性损伤发生机制与危害、预防压力性损伤的方法，能主动配合并参与压力性损伤的治疗和护理。

（六）静脉输液小组

（1）静脉输液相关操作技能及理论知识培训工作的开展。负责科室新入职人员、实习生、进修生等静脉输液相关基础知识的培训；对全体护士进行静脉输液相关操作技能及理论知识的培训及考核。

（2）参照最新文献指南及行业标准，结合临床工作经验及患者实际情况，由小组成员共同制订静脉输液相关操作规范及流程。

（3）指导科室静脉输液工作的开展，并负责质量监督小组成员平均分配在各护理工作小组，在组内负责指导并监督静脉输液工作的开展。

（4）专人负责科室经外周静脉穿刺中心静脉导管（PICC）置入、中心静脉导管（CVC）维护等工作。每周一、周四专门安排静脉输液组 PICC 专科护士负责科室 PICC 的置入、CVC 置入的护理配合。

（5）建立并完善中心静脉置管患者档案。分别针对 PICC、CVC 患者建立置管患者档案。

（6）把握静脉输液专业领域的护理发展前沿。定期参加院级、省级、国家级等组织的关于静脉输液理论和技能等方面的培训，及时了解及掌握相关理论或技能方面的新理念、新技术，并将其在全科范围内推广。

（7）围绕临床实际需要开展研究工作，对输液技术、质量和产品不断进行研究、实践和评估。

第四节 · 医院感染防控管理

（一）医院感染管理概述

1. 医院感染定义

医院感染全称为医院获得性感染，是指患者在入院时不存在、亦不处于潜伏期，而在医院内发生的感染，包括在医院获得而于出院后发病的感染。医院工作人员在医院获得的感染也属于医院感染。

2. 医务人员在医院感染管理工作中的职责

（1）严格执行无菌技术操作规程及医院感染管理的各项规章制度。

（2）掌握抗菌药物的临床合理应用原则，做到合理使用。

（3）保护自己的患者不被其他感染患者和疑有感染的医院工作人员传染。

（4）掌握医院感染诊断标准。

（5）发现医院感染病例，及时做病原学检查及药敏试验，查找感染源、感染途径，控制蔓延，积极治疗患者，如实填报医院感染病例登记表；发现有医院感染流行趋势时，及时报告感染管理科，并协助调查。发现法定传染病，按《传染病防治法》的规定报告。

（6）参加预防、控制医院感染知识的培训。

（7）工作人员自身感染时应接受合适的治疗，采取措施防止将自身感染传播给其他人，特别是患者。

（8）护士应监督无菌技术及卫生洗手等隔离预防技术的正确实施。

（二）神经内科预防医院感染的方法

1. 建筑及设计

（1）流程合理，明确划分治疗室（区）、医护人员生活办公区和污物处理区，保持清洁安静，根据需要设置隔离病室或隔离病床。

（2）设足够的非手触式洗手设备和手消毒设施。每张床使用面积要满足抢救时所需空间，不低于 $9.5m^2$，床间距 1.5～2m。

2. 环境卫生学要求

（1）应安装空气净化装置或采取机械通风，保持环境整洁，空气新鲜。空气净化系统的清洁处理分两部分完成：排风口外表面的清洁擦拭，每日 1 次，由科室人员负责。过滤装置由专业人员负责，初级过滤的清洁，每周 1 次；中级过滤每月清洁 1 次，半年更换 1 次；高级过滤每 2 年更换 1 次。

（2）室内地面及桌、椅、柜、仪器等物体表面用 1000mg/L 含氯消毒液擦拭，每班 1 次，遇污染时随时擦拭消毒。

3. 对工作人员要求

（1）严格执行各种无菌技术操作规程及消毒隔离制度。

（2）按医院规定着装及防护，工作服只能在允许的范围内穿着。

（3）检查患者或进行各项诊疗操作前后应认真洗手，必要时进行手消毒。

（4）操作过程中可能被血液、体液、分泌物、排泄物等污染时应戴手套，操作结束应立即脱掉手套并洗手，防止污染公共设施。

（5）工作人员患有传染性疾病时，应暂时调离神经内科。

4. 其他

（1）注意患者各种留置管路的观察，局部护理与清洁消毒，加强医院感染监测。

（2）加强抗菌药物应用的管理，加强细菌耐药性的检测，防止患者发生菌群失调和耐药菌引起的二重感染。

（3）对特殊感染或高度耐药菌，如耐甲氧西林金黄色葡萄球菌（MRSA）、超广谱 β-内酰胺酶（ESBL）阳性细菌感染患者，应严格执行消毒隔离措施。

（4）监护室内物品（医疗用具、仪器、保洁工具）必须固定专用。每个床单位所用的血压计、听诊器、床头物品、供氧装置等，禁止与其他床单位交叉使用，患者转出或出院，清洁消毒后再转为他用。

（三）标准预防的临床应用

1. 标准预防的概念及特点

标准预防是指认为患者的血液、体液、分泌物均具有传染性，须进行隔离，无论其是否有明显的血迹污染或是否接触非完整的皮肤与黏膜，凡接触上述物质者，必须采取防护措施。其基本特点如下。

（1）既要防止血源性疾病的传播，又要防止非血源性疾病的传播。

（2）强调双向防护，既要防止疾病从患者传至医务人员，又要防止疾病从医务人员传至患者。

（3）根据疾病的主要传播途径，采取相应的隔离措施，主要包括接触隔离（含微粒隔离）和空气隔离。

2. 采取标准预防的具体隔离措施

标准预防适用于所有患者的诊疗过程，包括限制医务人员直接接触所有的血液、体液、分泌物、排泄物、生物制剂、破损的皮肤及黏膜。医务人员进行每一次可能导致上述物质污染的接触时都应该戴手套，工作服可能被污染时应穿隔离衣，面部可能被污染时应戴口罩和防护眼镜。具体内容包括以下几项。

(1) 接触患者及其物品后立即洗手。

(2) 尽可能应用不接触技术。

(3) 接触血液、体液、分泌物、排泄物、黏膜和污染物品时戴手套。

(4) 脱手套后立即洗手。

(5) 必要时使用防水围裙。

(6) 使用及处理所有尖锐物品时应特别小心。

(7) 及时处理患者各种分泌物、排泄物以及被血液、体液污染的物品。

(8) 正确处理患者使用后的器械及物品。

(9) 正确处理医疗废物。

(10) 隔离衣应易于清洗及消毒。

(11) 手套应是廉价的、充足的、一次性使用的。

(12) 口罩应能够阻挡溅液。

第三章 ▶▶ 神经系统的解剖与生理

第一节 · 中枢神经系统

中枢神经系统包括脑和脊髓，脑分大脑、间脑、脑干和小脑等部分，脊髓由含有神经细胞的灰质和含上、下行传导束的白质组成。

（一）大脑半球

大脑皮质覆盖了大脑半球的表面，脑表面有脑沟和脑回，内部为白质、基底核及侧脑室。两侧大脑半球由胼胝体连接。每侧大脑半球借中央沟、大脑外侧裂和其延长线、顶枕沟和枕前切迹的连线分为额叶、顶叶、颞叶和枕叶，根据功能又有不同分区（图3-1）。此外，大脑还包括位于大脑外侧裂深部的岛叶和位于半球内侧面的边缘系统（边缘叶、杏仁核、丘脑前核、下丘脑等）（图3-2、图3-3）。两侧大脑半球的功能不完全对称，按功能分为优势半球和非优势半球。优势半球在语言、逻辑思维、分析综合及计算功能等方面占优势，多位于左侧。非优势半球主要在音乐、美术、综合能力、空间、几何图形和人物面容的识别及视觉记忆功能等方面占优势，多位于右侧。

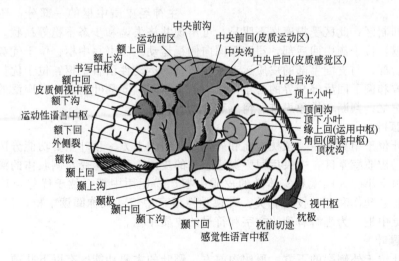

图 3-1　左侧大脑半球外侧面结构及功能区

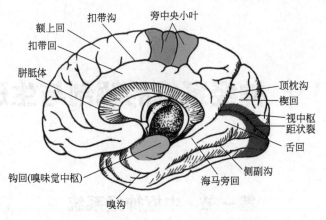

图 3-2　右侧大脑半球内侧面结构及功能区

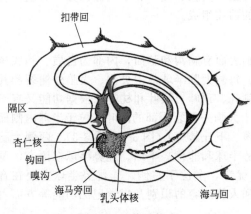

图 3-3　边缘叶构成

1. 额叶

额叶占大脑半球表面的前 1/3，位于外侧裂上方和中央沟前方，是大脑半球主要功能区之一，与精神、语言和随意运动有关。其主要功能区有以下几项。①皮质运动区：位于中央前回，支配对侧半身的随意运动。②运动前区：位于皮质运动区前方，是锥体外系的皮质中枢，发出纤维到丘脑、基底核和红核等处，与联合运动和姿势调节有关；该区也发出额桥小脑束，与共济运动有关；此区是自主神经皮质中枢的一部分；还包括肌张力的抑制区；此区受损瘫痪不明显，可出现共济失调和步态不稳等症状。③皮质侧视中枢：位于额中回后部，司双眼同向侧视运动。④书写中枢：位于优势半球的额中回后部，与支配手部的皮质运动区相邻。⑤运动性语言中枢：位于优势半球外侧裂上方和额下回后部交界的三角区，司语言运动。⑥额叶前部：有广泛的联络纤维，与记忆、判断、抽象思维、情感和冲动行为有关。

2. 顶叶

顶叶位于中央沟后、顶枕沟前和外侧裂延线的上方。顶叶主要功能分区有以下几项。①皮质感觉区：中央后回为深浅感觉的皮质中枢，接受对侧肢体的深浅感觉信息，顶上小叶为触觉和实体觉的皮质中枢。②运用中枢：位于优势半球的缘上回，与复杂动作和劳动技巧有关。③视觉性语言中枢：又称阅读中枢，位于角回，靠近视觉中枢，为理解看到的文字和符号的皮质中枢。

3. 颞叶

颞叶位于外侧裂的下方，顶枕沟前方。颞叶的主要功能区有以下几项。①感觉性语言中枢：位于优势半球颞上回后部。②听觉中枢：位于颞上回中部及颞横回。

③嗅觉中枢：位于钩回和海马回前部，接受双侧嗅觉纤维的传入。④颞叶前部：与记忆、联想和比较等高级神经活动有关。⑤颞叶内侧面：属边缘系统，海马是其中的重要结构，与记忆、精神、行为和内脏功能有关。

4. 枕叶

枕叶位于顶枕沟和枕前切迹连线的后方，为大脑半球后部的小部分，主要与视觉有关。

5. 岛叶

岛叶又称脑岛，呈三角形岛状，位于外侧裂深面，有额、顶、颞叶覆盖。岛叶的功能与内脏感觉和运动有关。

6. 边缘叶

边缘叶由半球内侧面位于胼胝体周围和侧脑室下角底壁的一圆弧形结构构成，包括隔区、扣带回、海马回、海马旁回和钩回。边缘叶与杏仁核、丘脑前核、下丘脑、中脑被盖、岛叶前部、额叶眶面等结构共同组成边缘系统。边缘系统与网状结构和大脑皮质有广泛联系，参与高级神经、精神（情绪和记忆等）和内脏的活动。边缘系统损害时可出现情绪及记忆障碍、行为异常、幻觉、反应迟钝等精神障碍及内脏活动障碍。

（二）内囊

内囊是宽厚的白质层，位于尾状核、豆状核及丘脑之间，其外侧为豆状核，内侧为丘脑，前内侧为尾状核，由纵行的纤维束组成，向上呈放射状投射至皮质各部。在水平切面上，内囊形成尖端向内的钝角形，分为前肢、后肢和膝部。

内囊前肢位于尾状核与豆状核之间，上行纤维是丘脑内侧核至额叶皮质的纤维（丘脑前辐射），下行纤维是额叶脑桥束（额桥束）；内囊膝部位于前、后肢相连处，皮质延髓束于此通过；内囊后肢位于丘脑与豆状核之间，依前后顺序分别为皮质脊髓束（支配上肢者靠前，支配下肢者靠后）、丘脑至中央后回的丘脑皮质束（丘脑中央辐射），其后为听辐射、颞桥束、丘脑后辐射和视辐射等（图3-4）。

（三）基底神经节

基底神经节亦称基底核，位于大脑白质深部，其主要由尾状核、豆状

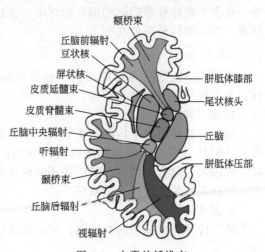

额桥束
丘脑前辐射
豆状核
屏状核
皮质延髓束
皮质脊髓束
丘脑中央辐射
听辐射
颞桥束
丘脑后辐射
视辐射
胼胝体膝部
尾状核头
丘脑
胼胝体压部

图 3-4 内囊的纤维束

核、屏状核、杏仁核组成，另外红核、黑质及丘脑底核也参与基底核系统的组成。基底核是锥体外系统的中继站，各核之间有密切的纤维联系，经丘脑将信息上传至大脑皮质，又经丘脑将冲动下传至苍白球，再通过红核、黑质、网状结构等影响脊髓下运动神经元。基底神经节与大脑皮质及小脑协同调节随意运动、肌张力和姿势反射，也参与复杂行为的调节。

（四）间脑

间脑位于两侧大脑半球之间，是脑干与大脑半球连接的中继站。间脑前方以室间孔与视交叉上缘的连线为界，下方与中脑相连，两侧为内囊。左右间脑之间的矢状窄隙为第三脑室，其侧壁为左右间脑的内侧面。间脑包括丘脑、上丘脑、下丘脑和底丘脑四部分。

1. 丘脑

丘脑是间脑中最大的卵圆形灰质团块，对称分布于第三脑室两侧。丘脑是除嗅觉外的各种感觉传导的皮质下中枢和中继站，对运动系统、感觉系统、边缘系统、上行网状系统和大脑皮质的活动有重要影响。

2. 下丘脑

下丘脑又称丘脑下部。位于丘脑下沟的下方，由第三脑室周围的灰质组成，体积很小，占全脑重量的 0.3% 左右，但纤维联系广泛而复杂，与脑干、基底核、丘脑、边缘系统及大脑皮质之间有密切联系。下丘脑是调节内脏活动和内分泌活动的皮质下中枢，下丘脑的某些细胞既是神经元又是内分泌细胞。下丘脑对体温、摄食、水盐平衡和内分泌活动进行调节，同时也参与情绪活动。

3. 上丘脑

上丘脑位于丘脑内侧，第三脑室顶部周围。主要结构有松果体、缰连合、后连合。

4. 底丘脑

底丘脑外邻内囊，位于下丘脑前内侧，是位于中脑被盖和背侧丘脑的过渡区域，红核和黑质的上端也伸入此区。主要结构是丘脑底核，属于锥体外系的一部分，接受苍白球和额叶运动前区的纤维，发出的纤维到苍白球、黑质、红核和中脑被盖。参与锥体外系的功能。

（五）脑干

脑干上与间脑下与脊髓相连，包括中脑、脑桥和延髓。内部结构主要有神经核、上下行传导束和网状结构。

1. 脑干神经核

脑干神经核为脑干内的灰质核团。中脑有第Ⅲ、第Ⅳ对脑神经的核团；脑桥有第Ⅴ、第Ⅵ、第Ⅶ、第Ⅷ对脑神经的核团；延髓有第Ⅸ、第Ⅹ、第Ⅺ、第Ⅻ对脑神经的核团。除上述脑神经核以外还有传导深感觉的中继核（薄束核和楔束核）及与锥体外系有关的红核和黑质等。

2. 脑干传导束

脑干传导束为脑干内的白质，包括深浅感觉传导束、锥体束、锥体外通路及内侧纵束等。

3. 脑干网状结构

脑干中轴内呈弥散分布的胞体和纤维交错排列的"网状"区域，称网状结构，其中细胞集中的地方称为网状核，与大脑皮质、间脑、脑干、小脑、边缘系统及脊髓均有密切而广泛的联系。如网状结构受损，可出现意识障碍。在脑干网状结构中有许多神经调节中枢，如心血管运动中枢、血压反射中枢、呼吸中枢及呕吐中枢等，这些中枢在维持机体正常生理活动中起着重要的作用。

（六）小脑

小脑位于颅后窝，小脑幕下方，脑桥及延髓的背侧。上方借小脑幕与枕叶隔开，下方为小脑延髓池，腹侧为脑桥和延髓，其间为第四脑室。小脑以小脑下脚（绳状体）、中脚（脑桥臂）、上脚（结合臂）分别与延髓、脑桥及中脑相连。

小脑的中央为小脑蚓部，两侧为小脑半球。根据小脑表面的沟和裂，小脑分为三个主叶，即绒球小结叶、前叶和后叶。小脑主要维持躯体平衡，控制姿势和步态，调节肌张力和协调随意运动的准确性。

（七）脊髓

脊髓呈微扁圆柱体，位于椎管内，为脑干向下延伸部分。脊髓由含有神经细胞的灰质和含上、下行传导束的白质组成。脊髓发出 31 对脊神经分布到四肢和躯干；同时也是神经系统的初级反射中枢。正常的脊髓活动是在大脑的控制下完成的。

1. 脊髓外部结构

脊髓是中枢神经系统组成部分之一，上端于枕骨大孔处与延髓相接，下端至第 1 腰椎下缘，占据椎管的上 2/3。脊髓自上而下发出 31 对脊神经，与此相对应，脊髓也分为 31 个节段，即 8 个颈节（$C_1 \sim C_8$），12 个胸节（$T_1 \sim T_{12}$），5 个腰节（$L_1 \sim L_5$），5 个骶节（$S_1 \sim S_5$）和 1 个尾节（C_0）。每个节段有两对神经根（前根和后根）。脊髓全长粗细不等，有两个膨大部，颈膨大部始自 $C_5 \sim T_2$，发出支配上肢的神经根。腰膨大始自 $L_1 \sim S_2$，发出支配下肢的神经根。脊髓自腰膨大向下逐渐细削，形成脊髓圆锥，圆锥尖端发出终丝，终止于第 1 尾椎的骨膜。

2. 脊髓内部结构

脊髓由白质和灰质组成。灰质呈灰红色，主要由神经细胞核团和部分胶质细胞组成，居于脊髓中央，其中心有中央管；白质包绕在灰质的外周。

（1）脊髓的灰质　灰质内含有各种不同大小、形态和功能的神经细胞，是脊髓接受和发出冲动的关键结构。前角主要参与躯干和四肢的运动支配；后角参与感觉信息的中转；$C_8 \sim L_2$ 侧角是脊髓交感神经中枢，支配血管、内脏及腺体的活动，$S_2 \sim S_4$ 侧角为脊髓副交感神经中枢，支配膀胱、直肠和性腺。

（2）脊髓的白质　主要由上行（感觉）、下行（运动）传导束及大量的胶质细胞组成，上行纤维束将不同的感觉信息上传到脑，下行纤维束从脑的不同部位将神经冲动下传到脊髓。

① 上行纤维束：又称感觉传导束，将躯干和四肢的痛温觉、精细触觉和深感觉传至大脑皮质感觉中枢进行加工和整合。

② 下行纤维束：又称运动传导束，将大脑皮质运动区、红核、前庭核、脑干网状结构及上丘的冲动传至脊髓前角或侧角，继而支配躯干肌和四肢肌，参与锥体束和锥体外系的形成，与肌肉的随意运动、姿势和平衡有关。

3. 脊髓反射

许多肌肉、腺体和内脏反射的初级中枢均在脊髓，脊髓通过对骨骼肌、腺体和内脏传入刺激的分析，通过联络神经元完成节段间与高级中枢的联系，支配骨骼肌、腺体的反射性活动。主要的脊髓反射有两种：

（1）牵张反射　骨骼肌被牵引时，引起肌肉收缩和肌张力增高。当突然牵伸骨骼肌时，引起被牵伸的骨骼肌快速收缩，如膝反射。骨骼肌持续被牵伸，出现肌张力增高，以维持身体的姿势即姿势反射。这两种反射弧径路大致相同。这种反射不仅有赖于完整的脊髓反射弧，还要受皮质脊髓束的抑制。如果皮质脊髓束的抑制作用被阻断，就会出现肌张力增高、腱反射亢进和病理反射，这是锥体束损害的主要征象。

（2）屈曲反射　当肢体受到伤害性刺激时，屈肌快速收缩，以逃避这种刺激，为一种防御反射。当屈肌活动时，牵张反射便被抑制，伸肌的肌张力降低。

4. 脊髓的功能

脊髓的功能主要表现在两方面：其一为上、下行传导通路的中继站，其二为反射中枢。脊髓中大量的神经细胞是各种感觉及运动的中转站，上、下行传导束在各种感觉及运动冲动的传导中起重要作用。此外，脊髓的独特功能即脊髓反射，分为躯体反射和内脏反射，前者指骨骼肌的反射活动，如牵张反射、屈曲反射和浅反射等，后者指一些躯体-内脏反射、内脏-内脏反射和内脏-躯体反射，如竖毛反射、膀胱排尿反射和直肠排便反射等。

第二节 · 脑与脊髓的血管

（一）脑的血管

1. 脑的动脉

脑的动脉来源于颈内动脉和椎动脉。

（1）颈内动脉　起源于颈总动脉，为大脑半球前 2/3 和部分间脑供血。可分为四段：颈部、岩部、海绵窦部和前床突部，后两者合称虹吸部，是动脉硬化的好发部位。主要分支有眼动脉、后交通动脉、脉络膜前动脉、大脑前动脉、大脑中动脉。

（2）椎动脉　起源于锁骨下动脉，两侧椎动脉经枕骨大孔入颅后合成基底动脉，为大脑半球后 1/3 及部分间脑、脑干和小脑供血。主要分支有：

① 椎动脉的主要分支：脊髓前、后动脉，小脑下后动脉。

② 基底动脉的主要分支：小脑下前动脉、迷路动脉（内听动脉）、脑桥动脉、小脑上动脉、大脑后动脉（皮质支和中央支）。

（3）大脑动脉环（Willis 环）　由两侧大脑前动脉起始段、两侧颈内动脉末端、两侧大脑后动脉及前、后交通动脉连通形成，使颈内动脉系与椎-基底动脉系相交通。正常情况下动脉环两侧的血液不相混合，当某一供血动脉狭窄或闭塞时，可一定程度通过大脑动脉环使血液重新分配和代偿，以维持脑的血液供应。

2. 脑的静脉

脑的静脉分为大脑浅静脉和大脑深静脉。

（1）大脑浅静脉　分为大脑上静脉、大脑中静脉（大脑中浅静脉和大脑中深静脉）及大脑下静脉三组，收集大脑半球外侧面、内侧面及脑岛的血液，汇入脑各静脉窦，并与大脑内静脉相吻合。

（2）大脑深静脉　包括大脑内静脉和大脑大静脉。大脑内静脉由脉络膜静脉和丘脑纹静脉汇合而成，两侧大脑内静脉汇合成大脑大静脉，收集半球深部髓质、基底核、间脑和脉络丛等处的静脉血,汇入直窦。

（二）脊髓的血管

1. 脊髓的动脉

脊髓的动脉供应来自椎动脉的脊髓前动脉、脊髓后动脉和根动脉（根前动脉和根后动脉）。在椎动脉下行过程中,不断得到根动脉的增强,共同提供脊髓的血液。

（1）脊髓前动脉　起源于两侧椎动脉的颅内部分,在延髓的锥体交叉处汇合成一条,沿脊髓前正中裂下行,每1cm左右即分出3～4支沟连合动脉,左右交替进入脊髓,为脊髓横断面前2/3区域供血,包括脊髓前角、侧角、灰质连合、后角基部、前索和侧索前部。

（2）脊髓后动脉　起源于同侧椎动脉颅内部分,左右各一根,沿脊髓后外侧沟下行,分支主要为脊髓横断面后1/3区域供血,包括脊髓后角的其余部分、后索和侧索后部。

（3）根动脉　脊髓颈段还接受来自椎动脉及甲状腺下动脉分支供血,胸、腰、骶段分别接受来自肋间动脉、腰动脉、髂腰动脉和骶外动脉等分支供血。这些分支均沿脊神经根进入椎管,统称为根动脉。

2. 脊髓的静脉

脊髓的静脉主要由脊髓前静脉和脊髓后静脉引流至椎静脉丛,后者向上与延髓静脉相通,在胸段与胸内奇静脉与上腔静脉相通,在腹部与下腔静脉、门静脉及盆腔静脉多处相通。

第三节·脑神经

脑神经为与脑相连的周围神经,共12对。按照出入脑的部位前后次序命名,

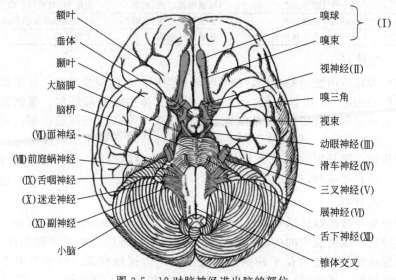

图 3-5　12 对脑神经进出脑的部位

其中第Ⅰ、第Ⅱ对脑神经属于大脑和间脑的组成部分，第Ⅲ对脑神经与脑干相连（图3-5）。第Ⅲ、第Ⅳ对脑神经核在中脑，第Ⅴ、第Ⅵ、第Ⅶ、第Ⅷ对脑神经核在脑桥，第Ⅸ、第Ⅹ、第Ⅺ、第Ⅻ对脑神经核在延髓，副神经的一部分从颈髓的上4节前角发出。

脑神经按功能可分为：①运动性神经（第Ⅲ、第Ⅳ、第Ⅵ、第Ⅺ、第Ⅻ对）；②感觉性神经（第Ⅰ、第Ⅱ、第Ⅷ对）；③混合性神经（第Ⅴ、第Ⅶ、第Ⅸ、第Ⅹ对）。第Ⅲ、第Ⅶ、第Ⅸ、第Ⅹ对中还含有副交感神经纤维。12对脑神经除面神经核下部及舌下神经核只受对侧皮质脑干束支配外，其余脑神经运动核均受双侧支配。

脑神经的主要解剖及生理功能见表3-1。

表 3-1 脑神经的主要解剖及生理功能

脑神经	性质	进出颅部位	连接脑部位	功能
嗅神经（Ⅰ）	感觉性	筛孔	端脑（嗅球）	传导嗅觉
视神经（Ⅱ）	感觉性	视神经孔	间脑（视交叉）	传导视觉
动眼神经（Ⅲ）	运动性	眶上裂	中脑（脚间窝）	支配提上睑肌、上直肌、下直肌、内直肌、下斜肌、瞳孔括约肌及睫状肌
滑车神经（Ⅳ）	运动性	眶上裂	中脑（前髓帆）	支配上斜肌
三叉神经（Ⅴ）	混合性	眶上裂（第一支）圆孔（第二支）卵圆孔（第三支）	脑桥（脑桥臂）	传导面部、鼻腔及口腔黏膜感觉，支配咀嚼肌
展神经（Ⅵ）	运动性	眶上裂	脑桥延髓沟（中部）	支配外直肌
面神经（Ⅶ）	混合性	内耳门-茎乳孔	脑桥延髓沟（外侧部）	支配面部表情肌、泪腺、唾液腺，传导舌前2/3味觉及外耳道感觉
前庭蜗神经（Ⅷ）	感觉性	内耳门	脑桥延髓沟（外侧端）	传导听觉及平衡觉
舌咽神经（Ⅸ）	混合性	颈静脉孔	延髓橄榄后沟（上部）	传导舌后1/3味觉和咽部感觉，支配咽肌、腮腺
迷走神经（Ⅹ）	混合性	颈静脉孔	延髓橄榄后沟（中部）	支配咽、喉肌和胸腹内脏运动
副神经（Ⅺ）	运动性	颈静脉孔	延髓橄榄后沟（下部）	支配胸锁乳突肌和斜方肌
舌下神经（Ⅻ）	运动性	舌下神经管	延髓前外侧沟	支配舌肌

（一）嗅神经

嗅神经为特殊内脏感觉神经，传导气味刺激所产生的嗅觉冲动，起于鼻腔上部嗅黏膜内的嗅细胞（1级神经元），并向上鼻甲及鼻中隔上部延伸。嗅细胞是双极神经元，其中枢突集合成约20条嗅丝，穿过筛板的筛孔和硬脑膜达颅前窝，终止于嗅球（2级神经元）。嗅球神经元发出的纤维再经嗅束至外侧嗅纹而终止于嗅中枢（颞叶钩回、海马回前部及杏仁核）。嗅觉传导通路是唯一不在丘脑换神经元，而将神经冲动直接传到皮质的感觉通路。

（二）视神经

视神经为特殊的躯体感觉神经，是由视网膜神经节细胞的轴突聚集而成，主要传导视觉冲动。视网膜内的神经细胞主要分三层：最外层为视杆细胞和视锥细胞，它们是视觉感受器，前者位于视网膜周边，与周边视野有关，后者集中于黄斑中央，与中央视野（视敏度）有关；第二层为双级细胞（1级神经元）；第三层为视网膜神经节细胞（2 级神经元）。神经节细胞的轴突在视盘处形成视神经，经视神经孔进入颅中窝，在蝶鞍上方形成视交叉，来自视网膜鼻侧的纤维交叉至对侧，而颞侧的纤维不交叉，继续在同侧走行。不交叉的纤维与来自对侧视网膜的交叉纤维合成视束，终止于外侧膝状体（3 级神经元）。在外侧膝状体换神经元后再发出纤维，经内囊后肢后部形成视辐射，终止于枕叶视皮质中枢，此区也称纹状区。黄斑的纤维投射于纹状区的中央部，视网膜周围部的纤维投射于纹状区的周边部。在视觉径路中，尚有光反射纤维，在外侧膝状体的前方离开视束，经上丘臂进入中脑上丘和顶盖前区，与两侧动眼神经副核联系，调控瞳孔对光反应。

视神经的构造中，并无周围神经的神经鞘膜结构，因此不属于周围神经。它是在胚胎发育时间脑向外突出形成视器的一部分，故视神经外面包有三层脑膜延续而来的被膜，脑蛛网膜下腔也随之延续到视神经周围，因此颅内压增高时会出现视盘水肿。

（三）动眼、滑车和展神经

动眼、滑车和展神经合称眼球运动神经，共同支配眼外肌，管理眼球运动，其中动眼神经还支配瞳孔括约肌和睫状肌。

1. 动眼神经

动眼神经为支配眼肌的主要运动神经，包括运动纤维和副交感纤维。动眼神经起自中脑上丘的动眼神经核，动眼神经核可分为三部分。①外侧核：为运动核，左右各一，位于中脑四叠体上丘水平的导水管周围腹侧灰质中，发出动眼神经的运动纤维走向腹侧，经过红核组成动眼神经，由中脑脚间窝出脑，在大脑后动脉与小脑上动脉之间穿过，向前与后交通动脉伴行，穿过海绵窦之侧壁经眶上裂入眶，支配上睑提肌、上直肌、内直肌、下斜肌、下直肌。②正中核或称佩利阿核：位于中线上，两侧埃-魏核（E-W核）之间，不成对，发出动眼神经的副交感纤维到达两眼内直肌，主管两眼的辐辏运动。③E-W核：位于正中核的背外侧，中脑导水管周围的灰质中，发出

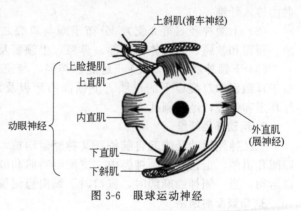

图 3-6 眼球运动神经

上斜肌(滑车神经)
上睑提肌
上直肌
内直肌
动眼神经
下直肌
下斜肌
外直肌(展神经)

动眼神经的副交感神经节前纤维入睫状神经节交换神经元，其节后纤维支配瞳孔括约肌和睫状肌，参与缩瞳和调节反射（图 3-6）。

2. 滑车神经

滑车神经含运动性纤维，起自中脑动眼神经核下端、四叠体下丘的导水管周围腹侧灰质中的滑车神经核，其纤维走向背侧顶盖，在顶盖与前髓帆交界处交叉，经下丘下方出中脑，再绕大脑脚至腹侧脚底，穿过海绵窦外侧壁，与动眼神经伴行，经眶上裂入眶后，越过上直肌和上睑提肌向前走行，支配上斜肌。

3. 展神经

展神经含运动性纤维，起自脑桥中部被盖中线两侧的展神经核，其纤维从脑桥

延髓沟内侧部出脑后，向前上方走行，越颞骨岩尖及鞍旁海绵窦的外侧壁，在颅底经较长的行程后，由眶上裂入眶，支配外直肌。

眼球运动是精细而协调的，眼外肌中的外直肌和内直肌呈单一水平运动，其他肌肉有向几个方向运动的功能，通过互相抵消和协同，来完成眼球向某一方向的运动，使影像投射在两侧视网膜的准确位置。

两眼的共同运动永远都是同时和协调的，是因为与眼球运动有关的所有神经核团间的紧密联系，这是通过内侧纵束来实现的。两侧的内侧纵束，上自中脑背盖，下抵颈髓，紧靠中线，沿脑干下行，与皮质下的视觉中枢及听觉中枢（四叠体上丘及下丘）联系，并连接双侧动眼神经核和对侧展神经核，完成视听刺激引起头及眼向刺激侧不随意的反射性转动。

（四）三叉神经

三叉神经为混合性神经，含一般躯体感觉和特殊内脏运动两种神经纤维。感觉神经司面部、口腔及头顶部的感觉，运动神经支配咀嚼肌的运动。

1. 感觉神经纤维

第1级神经元位于三叉神经半月节。三叉神经半月节含假单极神经细胞，其周围突分为眼神经、上颌神经和下颌神经三个分支，分布于头皮前部和面部的皮肤及眼、鼻、口腔内黏膜，分别经眶上裂、圆孔及卵圆孔入颅。

（1）眼神经（第1支）　接受来自颅顶前部头皮、前额、鼻背、上睑的皮肤以及鼻腔上部、额窦、角膜与结膜等处的黏膜感觉，经眶上裂入颅。眼神经是角膜反射的传入纤维。

（2）上颌神经（第2支）　分布于眼与口裂之间的皮肤、上唇、上颌牙齿和齿龈、硬腭和软腭、扁桃体窝前部、鼻腔、上颌窦及鼻咽部黏膜等，经圆孔入颅。

（3）下颌神经（第3支）　是混合神经，与三叉神经运动支并行，感觉纤维分布于耳颞区和口裂以下的皮肤、下颌部的牙齿及牙龈、舌前2/3、口腔底部黏膜、外耳道和鼓膜，经卵圆孔入颅。

2. 运动神经纤维

三叉神经运动纤维起自脑桥三叉神经运动核，发出纤维在脑桥的外侧出脑，经卵圆孔出颅，走行于下颌神经内，支配咀嚼肌和鼓膜张肌等。主要司咀嚼运动和张口运动。当一侧神经麻痹时，张口时下颌向患侧偏斜。

3. 角膜反射通路

刺激角膜通过以下通路引起闭眼反应：角膜→三叉神经眼支→三叉神经半月节→三叉神经感觉主核→两侧面神经核→面神经→眼轮匝肌（出现闭眼反应）。角膜反射由眼神经与面神经共同完成。

（五）面神经

面神经为混合性神经，主要成分是运动神经，司面部的表情运动；次要成分为中间神经，含有内脏运动纤维、特殊内脏感觉纤维和躯体感觉纤维，司味觉和腺体（泪腺及唾液腺）的分泌，以及内耳、外耳道等处的皮肤感觉。

1. 运动纤维

运动纤维发自位于脑桥下部被盖腹外侧的面神经核，其纤维行于背内侧，绕过展神经核，再向前下行，于脑桥下缘邻近听神经处出脑。此后与位听神经并行，共同进入内耳孔，在内听道底部，面神经与位听神经分离，再经面神经管下行，在面神经管转弯处横过膝状神经节，沿途分出镫骨肌神经和鼓索神经，最后经茎乳孔出颅，穿过腮腺，支配除了咀嚼肌和上睑提肌以外的面部表情肌及耳部肌、枕肌、颈阔肌及镫骨肌等。支配上部面肌（额肌、皱眉肌及眼轮匝肌）的神经元受双侧皮质脑干束控制，支配下部面肌（颊肌及口轮匝肌）的神经元受对侧皮质脑干束控制。

2. 感觉纤维

面神经的感觉纤维为中间神经，分为以下两种。

（1）味觉纤维 是感觉纤维中最主要的部分。味觉的第 1 级神经元在膝状神经节，周围突沿面神经下行，在面神经管内，离开面神经向前走，形成鼓索神经，参加到舌神经中，终止于舌前 2/3 味蕾，司舌前 2/3 味觉；中枢突形成面神经的中间神经，在运动支的外侧进入脑桥，与舌咽神经的味觉纤维一起，终止于孤束核（第 2 级神经元）。从孤束核发出纤维交叉至对侧，位于内侧丘系的内侧上行，终止于丘脑外侧核（第 3 级神经元），再发出纤维终止于中央后回下部。

（2）一般躯体感觉纤维 感觉细胞也位于膝状神经节内，接受来自鼓膜、内耳、外耳及外耳道皮肤的感觉冲动。

3. 副交感神经纤维

副交感神经纤维司泪腺、舌下腺及颌下腺的分泌。从脑桥上泌涎核发出的副交感神经，经中间神经→鼓索神经→舌神经至颌下神经节，其节后纤维支配舌下腺及颌下腺的分泌。司泪腺分泌的纤维经中间神经加入岩浅大神经，至翼腭神经节，节后纤维支配泪腺。

（六）前庭蜗神经

前庭蜗神经又称位听神经，是特殊躯体感觉性神经，由蜗神经和前庭神经组成。

1. 蜗神经

蜗神经起自内耳螺旋神经节的双极神经元（1 级神经元），其周围突感受内耳螺旋器毛细胞的冲动，中枢突进入内听道组成蜗神经，终止于脑桥尾端的蜗神经前后核（2 级神经元），发出的纤维一部分经斜方体至对侧，一部分在同侧上行，形成外侧丘系，终止于四叠体的下丘（听反射中枢）及内侧膝状体（3 级神经元），内侧膝状体发出纤维经内囊后肢形成听辐射，终止于颞横回皮质听觉中枢。蜗神经主要传导听觉。

2. 前庭神经

前庭神经起自内耳前庭神经节的双极细胞（1 级神经元），其周围突分布于三个半规管的椭圆囊、球囊和壶腹，感受身体和头部的空间移动。中枢突组成前庭神经，和蜗神经一起经内耳孔入颅腔，终止于脑桥和延髓的前庭神经核群（内侧核、外侧核、上核和脊髓核）（2 级神经元）。发出的纤维一小部分经过小脑下脚止于小脑的绒球小结叶；由前庭神经外侧核发出的纤维构成前庭脊髓束，止于同侧前角细胞，调节躯体平衡；来自其他前庭神经核的纤维加入内侧纵束，与眼球运动神经核和上颈髓联系，调节眼球及颈肌反射性活动。

（七）舌咽、迷走神经

舌咽神经和迷走神经均为混合性神经，都包括特殊内脏运动、一般内脏运动（副交感）、一般内脏感觉和躯体感觉四种成分，舌咽神经还包含特殊内脏感觉纤维。两者有共同的神经核（疑核和孤束核）、共同的走行和共同的分布特点。疑核发出的纤维随舌咽神经和迷走神经支配软腭、咽、喉和食管上部的横纹肌，舌咽神经和迷走神经的一般内脏感觉纤维的中枢突终止于孤束核。

1. 舌咽神经

（1）感觉神经　①特殊内脏感觉纤维：其胞体位于下神经节，中枢突止于孤束核，周围突分布于舌后 1/3 味蕾，传导味觉。②一般内脏感觉纤维：其胞体亦位于下神经节，中枢突止于孤束核，周围突接受咽、扁桃体、舌后 1/3、咽鼓管和鼓室等处黏膜，接受黏膜的感觉；分布于颈动脉窦和颈动脉小球的纤维（窦神经）与呼吸、血压和脉搏的调节有关。③一般躯体感觉纤维：其胞体位于上神经节，其周围突分布于耳后皮肤，中枢突到三叉神经脊束核，接受耳部皮肤的一般感觉。

（2）特殊内脏运动纤维　起自延髓疑核，经颈静脉孔出颅，支配茎突咽肌，功能是提高咽穹隆，与迷走神经共同完成吞咽动作。

（3）副交感纤维　为一般内脏运动纤维，起自下泌涎核，经鼓室神经、岩浅小神经，终止于耳神经节，其节后纤维分布于腮腺，司腮腺分泌。

2. 迷走神经

迷走神经是行程最长、分布范围最广的脑神经。

（1）感觉纤维　①一般躯体感觉纤维：其胞体位于上神经节（颈静脉神经节）内，中枢突止于三叉神经脊束核，周围突分布于外耳道、耳郭凹面的一部分皮肤（耳支）及硬脑膜。②一般内脏感觉纤维：其胞体位于下神经节（结状神经节）内，中枢突止于孤束核，周围突分布于咽、喉、食管、气管及胸腹腔内诸脏器。

（2）特殊内脏运动纤维　起自疑核，由橄榄体的背侧出延髓，经颈静脉孔出颅，支配软腭、咽及喉部的横纹肌。

（3）副交感纤维　为一般内脏运动纤维，起自迷走神经背核，其纤维终止于迷走神经丛的副交感神经节，发出的节后纤维分布于胸腹腔诸脏器，控制平滑肌、心肌和腺体的活动。

（八）副神经

副神经为运动神经，由延髓支和脊髓支两部分组成，分别包括特殊内脏运动纤维和躯体运动纤维。延髓支起自延髓疑核，颅内部分在颈静脉孔处与脊髓部分相分离，加入迷走神经，构成喉返神经，支配声带运动；脊髓支起自颈髓第 1～5 节段前角腹外侧细胞柱，其纤维经枕大孔入颅，与延髓支汇合，再经颈静脉孔出颅，支配胸锁乳突肌和斜方肌。胸锁乳突肌的功能是使头转向对侧，斜方肌支配耸肩动作。双侧胸锁乳突肌同时收缩时颈部前屈，双侧斜方肌同时收缩时头向后仰。

（九）舌下神经

舌下神经为躯体运动神经，支配舌肌运动。位于延髓第四脑室底舌下神经三角深处的舌下神经核发出轴突在橄榄体与锥体之间出脑，经舌下神经管出颅，分布于同侧舌肌。舌向外伸出主要是颏舌肌向前牵拉的作用，舌向内缩回主要是舌骨舌肌的作用。舌下神经只受对侧皮质脑干束支配。

第四节·周围神经

周围神经是指脊髓及脑干软脑膜以外的所有神经结构，即除嗅、视神经以外的所有脑神经和脊神经。其中与脑相连的部分为脑神经，与脊髓相连的为脊神经。分布于体表、骨、关节和骨骼肌的为躯体神经；分布于内脏、血管、平滑肌和腺体的为内脏神经。多数周围神经为混合神经，包含感觉纤维、运动纤维、交感纤维、副交感纤维，还包被有结缔组织膜、血管及淋巴管等。

在脑神经、脊神经和内脏神经中，各自都含有感觉和运动成分。感觉传入神经由脊神经后根、后根神经节和脑神经的神经节构成，将皮肤、关节、肌腱和内脏神经的冲动由感受器传向中枢神经系统；运动传出神经由脊髓前角和侧角发出的脊神经前根和脑干运动核发出的脑神经构成，将神经冲动由中枢神经系统传出到周围的效应器。由于内脏神经的传出部分专门支配不直接受人意识控制的平滑肌、心肌和腺体的运动，故又将内脏传出神经称为自主神经。自主神经又根据形态和功能分为交感神经和副交感神经两部分。本节主要讲述脊神经和自主神经。

（一）脊神经

与脊髓相连的周围神经即脊神经，每对脊神经借前根和后根连于一个脊髓节段。前根属运动纤维，后根属感觉纤维，因此脊神经为混合性，一般含有躯体感觉纤维、躯体运动纤维、内脏传入纤维和内脏运动纤维 4 种成分。31 对脊神经可分为 5 部分：8 对颈神经、12 对胸神经、5 对腰神经、5 对骶神经和 1 对尾神经。每条脊神经干在出椎间孔后立即分为前支、后支、脊膜支和交通支。前支分别交织成丛，即颈丛、臂丛、腰丛和骶丛，由各丛再发出分支分布于躯干前外侧和四肢的肌肉和皮肤，司肌肉运动和皮肤感觉；后支分成肌支和皮支，肌支分布于项、背和腰髓部深层肌，司肌肉运动，皮支分布于枕、项、背、腰、骶及臀部皮肤，司皮肤感觉；脊膜支分布于脊髓被膜、血管壁、骨膜、韧带和椎间盘等处，司一般感觉和内脏运动；交通支为连于脊神经与交感干之间的细支。

（二）自主神经

自主神经支配内脏器官（消化道、心血管、呼吸道及膀胱等）及内分泌腺、汗腺的活动和分泌，并参与调节葡萄糖、脂肪、水和电解质代谢，以及体温、睡眠和血压等。自主神经包括交感神经和副交感神经，两者在大脑皮质的调节下通过下丘脑、脑干及脊髓各节段既拮抗又协调地共同调节器官的生理活动，所有调节活动均在无意志控制下进行。自主神经可分为中枢部分和周围部分。

1. 中枢自主神经

中枢自主神经包括大脑皮质、下丘脑、脑干的副交感神经核团以及脊髓各节段侧角区。大脑皮质各区均有自主神经的代表区，如旁中央小叶与膀胱、肛门括约肌调节有关；岛叶、边缘叶与内脏活动有关。下丘脑是自主神经的皮质下中枢，前区是副交感神经代表区，后区是交感神经代表区，共同调节机体的糖、水、盐、脂肪代谢，以及体温、睡眠、呼吸、血压和内分泌的功能。

2. 周围自主神经

（1）交感神经系统　节前纤维起始于 $C_8 \sim L_2$ 脊髓侧角神经元，经脊神经前根和白交通支到脊髓旁交感干的椎旁神经节和腹腔神经节并换元。节后纤维随脊神经分布到汗腺、血管、平滑肌，而大部分节后纤维随神经丛分布到内脏器官。交感神经兴奋时引起机体消耗增加、器官功能活动增强。

（2）副交感神经系统　节前纤维起自脑干和 $S_{2\sim4}$ 脊髓侧角核团，发出纤维在其支配的脏器附近或在脏器内神经节换元。节后纤维支配瞳孔括约肌、睫状肌、颌下腺、舌下腺、泪腺、鼻腔黏膜、腮腺、气管、支气管、心脏、肝、胰、脾、肾和胃肠等。副交感神经与交感神经作用互相拮抗，兴奋时可抑制机体耗损、增加储能。

第五节·肌肉

肌肉根据构造不同可分为平滑肌、心肌和骨骼肌。平滑肌主要分布于内脏的中空器官及血管壁，心肌为构成心壁的主要部分，骨骼肌主要存在于躯干和肢体；前两者受内脏神经支配，不直接受意识的管理，属于不随意肌；而骨骼肌直接受人的意识控制，属随意肌。本节主要讨论骨骼肌。

骨骼肌是执行运动功能的效应单位，也是机体能量代谢的重要器官。每块骨骼肌由数个至数百个肌束所组成，而肌束又是由数根至数千根并行排列的肌纤维（肌细胞）外包裹肌膜构成。一根肌纤维即是一个肌细胞，由细胞膜（肌膜）、细胞核（肌核）、细胞质（肌浆）和细胞器（线粒体和溶酶体）组成。

骨骼肌受运动神经支配。一个运动神经元发出一根轴突，在到达肌纤维之前分成许多神经末梢，每根末梢到达一根肌纤维形成神经肌肉接头（突触），一个运动神经元同时支配许多肌纤维（图 3-7）。来自运动神经的电冲动通过神经肌肉接头的化学传递引起骨骼肌收缩，进而完成各种自主运动。因此运动神经、神经肌肉接头及肌肉本身病变都可引起骨骼肌运动的异常，后两者引起的疾病统称为骨骼肌疾病。

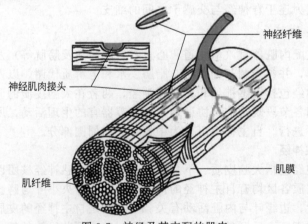

图 3-7　神经及其支配的肌肉

第六节·运动系统

本节运动一词是指骨骼肌的活动，包括随意运动和不随意运动。随意运动指随本人意志而执行的动作，又称"自主运动"；不随意运动为不经意志控制的自发动作。运动系统由上运动神经元（锥体系统）、下运动神经元、锥体外系统和小脑组成，要完成各种精细而协调的复杂运动，需要整个运动系统的互相配合与协调。此外所有运动都是在接受了感觉冲动以后所产生的冲动，通过深感觉动态地感知使动作能准确执行。运动系统的任何部分损害均可引起运动障碍。

（一）上运动神经元（锥体系统）

上运动神经元包括额叶中央前回运动区的大锥体细胞及其轴突组成的皮质脊髓束（从大脑皮质至脊髓前角的纤维束）和皮质脑干束（从大脑皮质至脑干脑神经运动核的纤维束）。上运动神经元的功能是发放和传递随意运动冲动至下运动神经元，并控制和支配其活动（图 3-8）。上运动神经元损伤后可产生中枢性（痉挛性）瘫痪。

皮质脊髓束和皮质脑干束经放射冠分别通过内囊后肢和膝部下行。皮质脊髓束经中脑大脑脚中 3/5、脑桥基底部，在延髓锥体交叉处大部分纤维交叉至对侧，形成皮质脊髓侧束下行，终止于脊髓前角；小部分纤维不交叉形成皮质脊髓前束，在下行过程中陆续交叉，止于对侧脊髓前角；仅有少数纤维始终不交叉直接下行，陆续止于同侧前角。皮质脑干束在脑干各个脑神经核的平面上交叉至对侧，分别终止于各个脑神经运动核。需注意的是：除面神经核下部及舌下神经核受对侧皮质脑干束支配外，余脑干运动神经核均受双侧皮质脑干束支配。

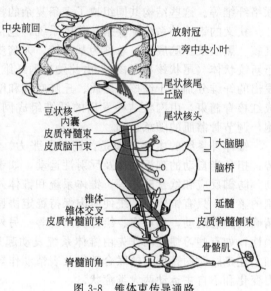

图 3-8　锥体束传导通路

（二）下运动神经元

下运动神经元包括脊髓前角细胞、脑神经运动核及其发出的神经轴突。它是接受锥体系统、锥体外系统和小脑系统各方面冲动的最后通路，是冲动到达骨骼肌的唯一通路，其功能是将这些冲动组合起来，通过周围神经传递至运动终板，引起肌肉的收缩。由脑神经运动核发出的轴突组成的脑神经直接到达它们所支配的肌肉。由脊髓前角运动神经元发出的轴突经前根、神经丛、周围神经到达所支配的肌肉。每一个前角细胞支配 50～200 根肌纤维，每个运动神经元及其所支配的一组肌纤维称为一个运动单位，它是执行运动功能的基本单元。下运动神经元损伤后可产生周围性（松弛性）瘫痪。

人体要执行准确的随意运动，还必须维持正常的肌张力和姿势，它们与牵张反射有关。维持肌张力的初级中枢主要在脊髓，但又受脊髓以上的中枢调节。脑部多个区域（如大脑皮质、前庭核、基底核、小脑和脑干网状结构等）可分别通过锥体束、前庭脊髓束或网状脊髓束等对牵张反射起着易化或抑制作用。正常情况下这些易化和抑制作用保持着平衡，维持正常的肌张力，当牵张反射的任何结构和脊髓以上的中枢及下行纤维受到损害，这种平衡则受到破坏，引起肌张力改变。当中枢下行纤维对脊髓γ运动神经元的抑制作用减弱或消失时，就引起肌张力增高；而脊髓参与牵张反射的结构受损则出现肌张力降低。

（三）锥体外系统

广义的锥体外系统是指锥体系统以外的所有躯体运动的神经系统结构，包括纹状体系统和前庭小脑系统。目前锥体外系统的解剖生理尚不完全明了，其结构复杂，纤维联系广泛，涉及脑内许多结构，包括大脑皮质、纹状体、丘脑、丘脑底核、中脑顶盖、红核、黑质、脑桥、前庭核、小脑、脑干的某些网状核以及它们的联络纤维等。这些结构共同组成了多条复杂的神经环路。

狭义的锥体外系统主要指纹状体系统，包括纹状体（尾状核、壳核和苍白球）、红核、黑质及丘脑底核，总称为基底核。大脑皮质（主要是额叶）发出的纤维，止于新纹状体（尾状核和壳核），由此发出的纤维止于旧纹状体（苍白球），旧纹状体发出的纤维分别止于红核、黑质、丘脑底核和网状结构等处。由红核发出的纤维组成红核脊髓束，由网状结构发出的纤维组成网状脊髓束，均止于脊髓前角运动细胞，调节骨骼肌的随意运动。

锥体外系统的主要功能是：调节肌张力，协调肌肉运动；维持和调整体态姿势；担负半自动的刻板动作及反射性运动，如走路时两臂摇摆等连带动作、表情运动、防御反应和饮食动作等。锥体系统和锥体外系统在运动功能方面是相互不可分割的整体，只有锥体外系统使肌肉保持稳定协调的前提下，锥体系统才能完成某些精确的随意运动，如写字、绘画及刺绣等。另外锥体外系统对锥体系统有一定的依赖性，如有些习惯性动作先由锥体系统发动起来，再在锥体外系统的管理下完成，如上述走路时两臂摆动的联合动作及表情动作等。锥体外系统损伤后主要出现肌张力变化和不自主运动两大类症状。

（四）小脑

小脑是协调随意运动的重要结构，它并不发出运动冲动，而是通过传入纤维和传出纤维与脊髓、前庭、脑干、基底核及大脑皮质等部位联系，达到对运动神经元的调节作用。小脑的主要功能是维持躯体平衡、调节肌张力及协调随意运动。小脑受损后主要出现共济失调与平衡障碍两大类症状。

第七节 · 感觉系统

感觉是作用于各个感受器的各种形式的刺激在人脑中的直接反应。感觉包括两大类：特殊感觉（视觉、听觉、味觉和嗅觉）和一般感觉（浅感觉、深感觉和复合感觉）。感觉障碍是神经系统疾病常见的症状和体征。特殊感觉在本章第三节"脑神经"中已分别介绍，本节仅讨论一般感觉。

一般感觉可分为以下 3 种：

① 浅感觉：指来自皮肤和黏膜的痛觉、温度觉及触觉。

② 深感觉：指来自肌腱、肌肉、骨膜和关节的运动觉、位置觉和振动觉。

③ 复合感觉：又称皮质感觉，指大脑顶叶皮质对深浅感觉分析、比较、整合而形成的实体觉、图形觉、两点辨别觉、定位觉和重量觉等。

（一）各种感觉传导通路

各种一般感觉的神经末梢分别有其特异的感受器，接受刺激后经周围神经、脊髓（脊神经）或脑干（脑神经）、间脑传至大脑皮质的感觉中枢。

（1）痛觉、温度觉传导通路　第 1 级神经元位于脊神经节内，周围突构成脊神经的感觉纤维，中枢突从后根外侧部进入脊髓后角，起始为第 2 级神经元，经白质前连合交叉至对侧外侧索，组成脊髓丘脑侧束，终止于丘脑腹后外侧核，再起始第 3 级神经元，轴突组成丘脑皮质束，至中央后回的中上部和旁中央小叶的后部。

（2）触觉传导通路　第 1 级神经元位于脊神经节内，周围突构成脊神经的感觉纤维，分布于皮肤触觉感受器，中枢突从后根内侧部进入脊髓后索，其中传导精细触觉的纤维随薄束、楔束上行，走在深感觉传导通路中。传导粗略触觉的纤维入后角固有核，其轴突大部分经白质前连合交叉至对侧前索，小部分在同侧前索，组成脊髓丘脑前束上行，至延髓中部与脊髓丘脑侧束合成脊髓丘脑束（脊髓丘系），以后行程同脊髓丘脑侧束。

（3）深感觉传导通路　由三级神经元组成，第 1 级神经元位于脊神经节内，周围突分布于躯干、四肢的肌肉、肌腱、骨膜、关节等处的深部感受器；中枢突从后根内侧部入后索，分别形成薄束和楔束。薄束核和楔束核起始第 2 级神经元，交叉后在延髓中线两侧和锥体后方上行，形成内侧丘系，止于丘脑腹后外侧核。由此发出第 3 级神经元，形成丘脑皮质束，经内囊后肢，投射于大脑皮质中央后回的中上部及旁中央小叶后部。

（二）脊髓内感觉传导束的排列

脊髓内感觉传导束包括：传导浅感觉的脊髓丘脑侧束、脊髓丘脑前束、传导深感觉的薄束、楔束和脊髓小脑束等。感觉传导束在髓内的排列不相同。脊髓丘脑侧束的排列由内向外依次为来自颈、胸、腰、骶的纤维；薄束和楔束位于后索，薄束在内，楔束在外，由内向外依次由来自骶、腰、胸、颈的纤维排列而成。这种层次排列特点对脊髓的髓内、髓外病变的诊断具有重要价值。

（三）节段性感觉支配

每个脊神经后根的输入纤维来自一定的皮肤区域，这个区域称为皮节。共有 31 个皮节，与神经根节段数相同。绝大多数的皮节是由 2～3 个神经后根重叠支配，因此单一神经后根损害时感觉障碍不明显，只有两个以上后根损伤才出现分布区的感觉障碍。因此脊髓损伤的上界比查体的感觉障碍平面高出 1～2 个节段。这种节段性感觉分布现象在胸段最明显，而脊髓的这种节段性感觉支配也对临床定位诊断有着极重要的意义。

（四）周围性感觉支配

若干相邻的脊神经前支在颈部和腰骶部组成神经丛，再通过神经纤维的重新组合和分配，从神经丛发出多支周围神经，每支周围神经含多个节段的脊神经纤维，因此周围神经在体表的分布与脊髓的节段性分布不同。这是临床上一种鉴别周围神经损害和脊髓损害的重要依据。

第八节·反射

反射是最简单也是最基本的神经活动，它是机体对刺激的非自主反应，如触觉、痛觉或突然牵引肌肉等刺激。反应可为肌肉的收缩，肌肉张力的改变，腺体分泌或内脏反应。临床上主要研究肌肉收缩的反射。

反射的解剖学基础是反射弧。反射弧的组成：感受器→传入神经元（感觉神经元）→中间神经元→传出神经元（脊髓前角细胞或脑干运动神经元）→周围神经（运动纤维）→效应器官（肌肉、分泌腺等）。

反射活动需依赖于完整的反射弧而实现，反射弧中任何一处中断，均可引起反射的减弱和消失。同时反射弧还接受高级神经中枢的抑制和易化，因此当高级中枢病变时，可使原本受抑制的反射（深反射）增强，受易化的反射（浅反射）减弱。

生理反射是正常人应具有的反射，包括深反射和浅反射两大类。

① 深反射：刺激肌腱、骨膜的本体感受器所引起的肌肉迅速收缩反应，亦称腱反射或肌肉牵张反射，其反射弧是由感觉神经元和运动神经元直接连接组成的单突触反射弧。通常叩击肌腱引起深反射，肌肉收缩反应在被牵张的肌肉最明显。临床上常做的腱反射有肱二头肌反射、桡骨膜反射、膝腱反射、跟腱反射等。

② 浅反射：刺激皮肤、黏膜及角膜引起的肌肉快速收缩反应。浅反射的反射弧比较复杂，除了脊髓节段性的反射弧外，还有冲动到达大脑皮质（中央前、后回），然后随锥体束下降至脊髓前角细胞。因此中枢神经系统病变及周围神经系统病变均可出现浅反射的减弱或消失。临床上常用的有腹壁反射、提睾反射、跖反射、肛门反射、角膜反射和咽反射等。

病理反射是锥体束损害的指征，常与下肢腱反射亢进、浅反射消失同时存在。Babinski（巴宾斯基）征是最重要的病理征，可由刺激下肢不同部位而产生。有时巴宾斯基征虽为阴性，但可引出其他形式的病理反射，包括 Chaddock 征、Oppenheim 征、Gordon 征、Schaeffer 征和 Gonda 征等。

脊髓完全横贯性损害时可出现脊髓自动反射，它是巴宾斯基征的增强反应，又称防御反应或回缩反应。表现为刺激下肢任何部位均可出现双侧巴宾斯基征和双下肢回缩（髋膝屈曲、踝背屈）。若反应更加强烈时，还可合并大小便排空、举阳、射精、下肢出汗、竖毛及皮肤发红，称为总体反射。

第四章 ▶▶ 神经系统疾病常见症状及护理

第一节 · 意识障碍

意识障碍是指个体对周围环境及自身状态的识别和觉察能力发生障碍。意识障碍多由高级神经功能受损所致。

一、意识障碍分型

（一）以觉醒度下降为主的意识障碍

（1）嗜睡　是意识障碍早期表现，唤醒后定向力基本完整，能配合检查，停止刺激后患者又继续入睡。

（2）昏睡　处于较深睡眠，较重的疼痛或言语刺激方可唤醒，模糊地作答，停止刺激后又很快入睡。

（3）昏迷　是意识水平严重下降，是一种睡眠样状态，患者对刺激无意识反应，不能被唤醒。昏迷按严重程度可分为浅昏迷、中昏迷、深昏迷三级。

（二）以意识内容变化为主的意识障碍

（1）意识模糊　表现为注意力减退，定向力障碍，情感反应淡漠，语言缺乏连贯性，对外界刺激可有反应，但低于正常水平。

（2）谵妄　患者对周围环境的认识及反应能力均有下降，注意力涣散，定向障碍，言语增多，思维不连贯。常有错觉、幻觉、睡眠周期紊乱等，可表现为紧张、恐惧和兴奋不安，甚至可有冲动和攻击行为。

（三）特殊类型的意识障碍

（1）去皮质综合征　表现为意识丧失，但睡眠和觉醒周期存在，能无意识地睁眼、闭眼或转动眼球，但眼球不能随光线或物品转动，貌似清醒但对外界刺激无反应。

（2）无动性缄默症（睁眼昏迷）　患者能注视周围环境及人物，貌似清醒，但不能活动或言语，二便失禁。强烈刺激不能改变其意识状态，存在觉醒-睡眠周期。

（3）植物状态　患者对外界和自身的认知功能全部丧失，呼之不应，不能与外界交流，有自发或反射性睁眼，偶可发现视物追踪，可有无意义哭笑，存在吸吮、咀嚼和吞咽等原始反射。

二、护理

意识障碍的程度直接关系到脑血管意外患者的预后，患者意识障碍程度越严重，后遗症发生率及病死率越高，因此在患者护理过程中，及时发现患者意识障碍，是最基本和极为重要的护理行为。

（一）护理评估

（1）目前，临床普遍使用格拉斯哥昏迷量表（Glasgow coma scale，GCS）对意识障碍患者进行评定。此量表由睁眼反应、运动反应和言语反应三部分组成，根据所得分数总和判断意识障碍程度，分数越低病情越重（表 4-1）。临床中使用 GCS 评分量表，对于患者病情观察、评估更加全面，护士发现患者病情变化更加及时。

表 4-1　格拉斯哥昏迷量表

评分项目	反应	得分/分
睁眼反应	正常睁眼（自动睁眼）	4
	对声音刺激有睁眼反应	3
	对疼痛刺激有睁眼反应	2
	对任何刺激无睁眼反应	1
运动反应	可按指令动作	6
	对疼痛刺激能定位	5
	对疼痛刺激有肢体退缩反应	4
	疼痛刺激时肢体过度屈曲（去大脑强直）	3
	疼痛刺激时肢体过度伸展（去大脑强直）	2
	对疼痛刺激无反应	1
言语反应	能准确回答时间、地点、人物等定向问题	5
	能说话,但不能准确回答时间、地点、人物等定向问题	4
	言语不当,但语意可辨	3
	言语模糊不清,语意难辨	2
	任何刺激无语言反应	1

格拉斯哥昏迷评分的最高分 15 分，为意识清楚，12～14 分为轻度意识障碍，9～11 分为中度意识障碍，8 分以下为昏迷。

（2）特殊意识障碍的评估　特殊意识障碍患者从表面看起来差别不大，难以区分，可以从意识、运动、听觉、视觉等多方面进行判读，其区别如表 4-2 所示，可将其作为临床判断的依据。

表 4-2　特殊意识障碍的评估

项目	最低意识状态	去大脑皮质状态	植物状态
意识	部分	无,貌似清醒	无
运动功能	痛刺激定位	原始反射活动	姿势反射活动
听觉	声源定位	反应性惊觉	反应性惊觉
视觉	视觉追随	无目的活动	反应性惊觉
交流	有意义发生	无	无
情感	有意义哭笑	无意识哭笑	无意识哭笑
睡眠-觉醒周期	存在	存在	存在

（二）护理问题

(1) 有误吸的风险。

(2) 有压力性损伤的风险。

(3) 有受伤的风险。

(4) 排便模式的改变。

(5) 有失用综合征的风险。

(6) 潜在并发症（颅内压增高、肺部感染、泌尿系感染、下肢深静脉血栓、肢体挛缩等）。

（三）护理措施

1. 一般护理

（1）病情观察

① 密切关注原发病进展，关注引起意识障碍的病因或诱发因素。动态、正确使用昏迷评估量表评估患者意识障碍程度，观察对各种刺激的反应，随时呼唤患者姓名，如果出现意识障碍加重，瞳孔进行性散大，对光反应迟钝或消失，呼吸、脉搏不规则，血压不稳定时，考虑患者脑疝形成，及时通知医师，并迅速准备好急救药品。动态观察病情，做到定人、定时、定期，专人严密观察，做好详细动态记录；严密观察意识和生命体征的变化，定时监测记录体温、脉搏、呼吸、血压，依据病情每隔 30~60min 观察一次并定时记录，病情稳定后逐渐改为 4~6h 一次。

② 根据病因选择持续监测动脉血气分析和碳氧血红蛋白、电解质、肌酐、尿素氮、肝功能等指标。意识障碍的病因较多，主要是针对病因进行预防。如果发现患者处于嗜睡、意识模糊等意识障碍早期阶段，应高度重视，及时对症处理，防止疾病进展而进入昏迷期。

（2）保持呼吸道通畅，预防肺部感染。密切注意患者的呼吸情况，随时观察监护仪所显示血氧饱和度值及血气分析结果。

① 定时为患者翻身叩背，及时清除呼吸道分泌物。按需吸痰，吸痰动作应轻柔，每次吸痰时间不超过 15s，避免过度吸引刺激呼吸道黏膜，使分泌物增加，增加气道损伤，造成低氧血症，如呼吸道不畅通、缺氧加重，必要时行气管插管/切开或使用呼吸机辅助呼吸。

② 保持气道湿化。可使用盐水或其他药物定时给予雾化吸入，并且清除气道分泌物。人工气道患者可使用人工鼻进行湿化，如效果欠佳，可采用温热湿化仪进行持续加温加湿。并根据痰液性质评价湿化效果，避免过度湿化。

③ 呼吸机相关性肺炎的预防。每 4h 监测一次气囊压力，保持气囊压力在正常水平，定时评估管路型号、气管插管深度、呼吸机辅助呼吸模式、痰液性质等，有条件的建议使用带有囊上吸引通路的气管切开套管。

使用呼吸机辅助呼吸时患者保持半卧位，床头抬高至少 30°，在床单位周围做好标识，保持抬高水平。变换体位前，先充分气道吸引再摇平床头，在变换体位后及时将床头抬高至标识水平。

严守操作规程，遵循无菌操作原则，根据人工气道管路型号选择合适的吸痰管，吸痰管一次性使用，吸痰时，先吸净人工气道处，更换手套及吸痰管后再进行口鼻腔分泌物吸引。吸痰过程中查看痰液性质，根据痰液性质情况按需给予气道冲洗，调节加温加湿器湿化水平。

呼吸机外管路每7天更换一次，如为需要隔离的患者，应每3天更换一次，更换过程应保持无菌操作，更换前充分评估并清理呼吸道，更换后注意粘贴时间标识并请第二人进行核对。

④ 振动排痰仪的使用。根据需要使用振动排痰仪，根据叩击部位选择适宜的叩击头及叩击频率，使用后可通过痰液的颜色、性质、量及肺部听诊等方式评估治疗效果，必要时结合体位引流。

2. 饮食护理

（1）可以进食的意识障碍患者，应合理、均衡摄入各种营养物质，忌食辛辣刺激性食物，慎食肥甘油腻之品。不能自己进食的意识障碍患者，需要通过经导管的肠内营养及肠外营养以补充机体的需要量。

（2）手术患者全麻苏醒后4～6h可喝水，术后以易消化的流食、半流食为主，如大米粥、面片、鸡蛋羹等，逐渐可以正常饮食，尽量食用富含蛋白质、钙等食品，如鸡蛋、牛奶、精瘦肉等。

3. 生活护理

（1）保持口腔清洁舒适　良好的口腔护理可以预防口腔炎、肺部感染的发生。常用生理盐水棉球或抽吸式牙刷清洁口腔，每日2～3次。昏迷患者常张口呼吸，可用双层湿纱布盖于口鼻部，使患者吸入湿润的空气，避免口腔及呼吸道黏膜干燥。为防止口唇干裂，可在口唇上涂甘油或润唇膏。口腔护理时认真检查口腔黏膜的变化，发现异常及时给予对症治疗和处理。

（2）眼睛的护理　昏迷患者常由于眼睑闭合不全致角膜外露，有可能发生角膜炎、角膜溃疡和结膜炎。眼睑闭合不全时可予以纱布覆盖双眼或用眼罩保护，有结膜水肿时可每日给予0.25%氯霉素眼药水滴眼。

（3）维持正常排便排尿

① 昏迷患者无法控制排尿，可予以留置导尿管，尿袋的位置应低于膀胱，建议使用一次性抗反流引流袋，防止尿液回流导致逆行感染。及时清洁尿道口分泌物，女患者每日予以2次会阴冲洗，保持会阴部清洁。大便后及时清洁肛门及周围皮肤，防止污染导尿管。注意观察尿液的颜色、性质、尿量、有无絮状物等，发现异常及时报告医师处理。

② 便秘患者多食用粗纤维食物，按摩下腹部促进排便，必要时使用开塞露辅助排便，遵医嘱口服缓泻剂；腹泻时及时留取标本查找腹泻原因，及时清理肛周及排泄物，涂抹肛周保护剂。

（4）皮肤护理　注意观察患者受压部位皮肤有无发红、苍白并每日评估。保持患者床单位平整、清洁，如排泄物污染被服，应及时更换。保持患者皮肤干燥清洁，每日早晚进行身体擦拭，出汗较多时可在出汗部位垫吸水性好的毛巾或毛巾被，并定时更换。搬动患者时将其抬离床面，避免拖、拉、推等动作，防止擦伤皮肤。骨突处部位给予减压敷料保护，勤翻身，改善受压部位的血液循环，减少压力性损伤的发生。若病情允许，每周至少洗头一次，定时修剪指甲，保持皮肤清洁。

（5）安全护理　针对意识障碍的病因进行积极预防以及治疗，如脑血管疾病、肺部疾病、肝肾疾病等。儿童注意严密看护，远离危险因素。老年人注意安全防护，避免摔倒引起外伤。

4. 用药护理

遵医嘱服药，不可自行调整药物剂量或停药，定期复诊调整治疗方案。肝肾功能障碍者，避免使用加重肝肾功损害的药物。

5. 康复护理

（1）防止瘫痪肢体肌肉挛缩、关节僵硬畸形。每次翻身后，将肢体摆放于功能位。定时做肢体的被动活动或主动活动，瘫痪肢体功能训练每日 2～3 次，每次 15～30min，可防止或减缓瘫痪肢体肌肉挛缩、关节僵硬及肢体畸形的发生，促进康复。

（2）昏迷后患者常伴有肢体瘫痪或语言障碍，需给予细致的生活护理，指导患者坚持肢体的功能锻炼及语言训练，可配合予以体疗、针灸等以助恢复。对于长期卧床的患者，指导家属掌握预防压力性损伤及肺部感染的方法。

6. 心理护理

（1）热情、耐心对待患者，不歧视患者，及时给予患者正向引导。做好心理疏导工作，以患者感兴趣的话题展开交谈，尊重患者，多陪伴患者，使他们对所患疾病有正确的认识，消除其紧张恐惧心理。

（2）加强与患者及家属的沟通，进行必要的健康教育，给予精神上的关心和支持，改变患者消极态度，使其树立乐观积极的心态，帮助患者建立战胜病魔的勇气和信心。

第二节·认知障碍

认知是指人脑接受外界刺激，经过加工处理，转换成内在的心理活动，从而获取知识或应用知识的过程。它包括记忆、语言、视空间、执行、计算和理解判断等方面。认知障碍是指上述几项认知功能中的一项或者几项受损。临床上，根据认知障碍的程度不同分为轻度认知障碍和痴呆。

一、认知障碍的分型

（1）轻度认知障碍（MCI） 是一种认知障碍综合征，介于正常衰老和痴呆之间的中间状态，其特点为认知功能下降而日常基本能力正常。

（2）痴呆 由于脑功能障碍而产生的获得性、持续性智力损害综合征。较轻度认知障碍患者而言必须有两项或者两项以上认知域受损，并导致患者的日常或社会能力明显减退。

（3）血管性认知障碍 是一种由多种血管原因引起的包括痴呆和轻度认知障碍在内的所有血管性认知损害。

二、护理

（一）护理评估

（1）评估量表 一般使用 MMSE 评估量表和 MOCA 认知评估量表。

（2）病情评估 包括记忆障碍评估、失语评估、视空间评估、执行功能障碍评估、计算力障碍评估、失认评估、失用评估。

（二）护理问题

（1）记忆受损。

（2）有走失的风险。

（3）有漏服、错服药物的风险。

（4）自理能力缺陷。

（三）护理措施

1. 一般护理

（1）病情监测 定期对患者进行精神心理方面的评估，通过格式化的问卷和量表评估患者各个认知域的功能、生活能力、情感状态和精神状况等，从而监测病情进展、评估治疗效果及制度和调整治疗方案。

（2）加强安全护理 住院期间防走失、防烫伤：在床头粘贴"谨防走失"标识，"谨防烫伤"标识，提醒当班护士此患者存在的安全隐患。将患者安置在距离护士站最近的病房，距离门口最近的床，确保护士能及时发现，避免患者离开病房。留一名家属24h看护患者，保证患者不离开家属的视线。护士做好交接班工作，严格交接，明确观察重点。暖瓶应放置在安全位置，护士或陪住家属协助患者倒开水，避免患者自行拿取暖瓶。每日三餐由配餐员将饭菜送到患者床前，护士协助摆好餐具协助患者进食。

（3）居家环境设置 让患者在熟悉的环境中生活，避免频繁更换住所。室内物品摆放位置固定，不要随意挪动。居室宽敞，光线充足，室内设施简单，无障碍物，以免被绊倒。居室及卫生间地面干燥，装有扶手。照护者协助患者学会辅助器具的使用，例如老花镜、放大镜、助行器、拐杖、助听器。

（4）居家家务安全 生活中处处给自己一个小提示。在水龙头上面写热、冷并粘贴标识。天然气灶上方墙上贴上"关火、危险"标识。家门内侧面用大字写上"别忘了带钥匙！"等。

2. 饮食护理

（1）加强患者营养，饮食要均衡，饭菜要多样化和营养丰富，荤素搭配，多选择易咀嚼、易吞咽、易消化的食品。选择优质蛋白质，适当补充维生素和微量元素，避免营养不良、维生素缺乏而加重病情。

（2）合理安排进食时间，定时定量，记忆障碍患者往往吃完饭就忘了，因此要有进食标识，提示患者避免饮食过度。

3. 生活护理

（1）患者外出时随身携带联系卡，卡片的内容包括姓名、地址、亲属的电话号码，将卡片挂在胸前或装在衣服兜中。或者佩戴电子防走失手表（手镯），定位患者所处的位置，防止患者走失。

（2）鼓励患者做力所能及的日常活动，减缓病情进展，如洗脸、刷牙、穿衣、扫地等。

4. 用药护理

（1）遵医嘱用药并观察药物不良反应。

（2）注意用药安全，各班护士严格执行输液、服药、注射的流程及查对制度。使用移动护理设备时按要求扫描患者腕带信息，认真核对患者。护士发放口服药做好"发药到口，咽下再走，确认签字"。如果患者对发放的药物或正在输注的药物提出疑问，查清后方可执行。严格实施交接班制度，各班护士对患者的用药情况做好交接。患者提出疑问，护士与家属或同病房的知情人核实后，方可执行。

（3）居家护理时在显眼的地方挂上日历，一旦吃过药，就在日历上画下记号。照护者调好闹钟或者提醒患者记得按时服药。使用摆药盒，将一周内要服用的药物放进药盒，并区分每天不同时间所需要服用的药物，从而确定是否已经服过药。

5. 康复护理

照顾者的行为对患者可造成积极或消极的影响。对于生活基本能自理的患者，可组织各种有趣的活动，如打牌、下棋、看电视、听音乐、摆拼图。天气晴朗时可带患者到户外活动，让他们与环境接触，可减慢病情进展。对于易走失的患者，可使用手表带或电子定位手表，在手表带上面注明患者姓名、病区和床号，回到家后可注明姓名、地址和电话，以防走失后无法回家。对于生活自理能力差的患者要做好饮食护理和日常生活护理，保持口腔、会阴和皮肤的清洁，细心观察患者大小便，有便秘者应调节饮食或给予灌肠，有尿潴留者，应及时给予留置导尿并做好会阴护理，防治泌尿系感染。对于长期卧床患者定时翻身叩背并按摩受压部位，预防压力性损伤、坠积性肺炎的发生。

6. 心理护理

（1）认知障碍患者可能会出现精神行为异常和人格改变，如神志淡漠、焦虑、抑郁等，护士及家人应细心观察、耐心安慰，避免引发不良情绪及行为，使患者配合医师治疗。

（2）认知障碍患者应针对病因积极治疗，保持乐观愉快的心情，积极面对生活，良好的心境能延缓认知障碍的进程。

第三节·头痛

头痛一般指头颅上半部，包括眉弓、耳轮上缘和枕外隆突连线以上的疼痛。急性头痛可以是劳累、精神紧张和焦虑的一般表现，也可能为许多全身性疾病的一种伴随症状；如高血压脑病、脑卒中或颅内肿瘤等颅内严重疾病的一种较早期信号。

一、分类

根据病因可分为原发性头痛和继发性头痛。

（一）原发性头痛

（1）偏头痛。

（2）紧张性头痛。

（3）丛集性头痛。

（4）低颅压性头痛。

（二）继发性头痛

由各种原发疾病引起的头痛，如外伤、感染、肿瘤等引起的头痛。

二、护理

（一）护理评估

1. 疼痛程度评估

（1）疼痛程度评估量表（NRS）　将疼痛程度用 0～10 共 11 个数字表示，0 表示无痛，10 表示最痛。

（2）主诉疼痛程度分级法（VRS）。

（3）改良面部表情疼痛评估（FPS-R）。

2. 病情评估

评估头痛的起病方式、部位、病程、性质、伴随症状、诱因和缓解因素等。

（二）护理问题

（1）疼痛。

（2）睡眠形态紊乱。

（三）护理措施

1. 一般护理

（1）正确评估

① 评估的内容不仅包括身体上的痛苦，还要关注患者心理感受。了解头痛对患者心理和精神方面是否有影响，患者是否存在沮丧、恐惧、焦虑、缺乏自信等表现。

② 头痛是一种主观的感觉，是患者的自我认识，自身的体验，因此在对患者进行评估时一定要相信患者的主诉。护士在对患者疼痛进行评价时避免出现低于患者自我感觉的情况。

（2）认真观察　观察头痛患者的特征及性质、有无头痛的前驱症状及其表现，头痛发生时有无伴随的不适症状及程度，有无生命体征变化以及影响头痛的主要因素和诱因。

（3）对不同性质头痛的护理

① 受伤部位头痛：仔细观察头部伤口情况，早期发现和处理致病因素，以减轻头痛的程度。

② 颅内压增高性头痛：颅脑损伤后极为常见。监测患者呼吸、血压、脉搏、瞳孔、意识和颅内压力。计算并记录每日的液体出入量及其种类，病情危重者记录每小时出入量，防止输液过多过快，导致颅内压的急剧上升；同时应防止入量过少过慢，而发生高渗性昏迷和基本代谢水量不足等危险。采用冰帽做头部局部降温时应注意保护局部皮肤，防止冻伤。

③ 低颅内压性头痛：头痛多以额颞区为主，平卧或低头位时疼痛减轻或消失，抬头或坐立时加重，严重者可伴有恶心、呕吐、眩晕等表现。嘱患者平卧减轻疼痛，协助完成生活护理。脑脊液漏的患者体位至关重要，一旦确诊脑脊液漏，应绝

对卧床休息，指导患者避免感冒、用力咳嗽、打喷嚏、大声谈笑致腹内压增加；应保持大便通畅。倾听患者是否有流鼻涕主诉，防止脑脊液逆流入颅内而导致颅内感染。行腰椎穿刺术时，更换细的腰穿针，遵医嘱补液，嘱患者每日饮水＞2000mL。

④ 肌缩性头痛：颅脑损伤时常伴有颈部肌肉的损伤，由颈部肌肉痉挛而导致头痛。疼痛常局限于单或双枕顶区和颈部，呈紧缩性痛，严重时可波及整个头部。另外转仰头时，由于痉挛的肌肉受到牵拉可使头痛加剧。可在其后颈部垫一软枕，如病情平稳，可作局部肌肉按摩，以促使肌肉松弛，减轻头痛。经查证实有颈椎骨折或脱位者，应限制其颈部活动，必要时可加用颈托保护，避免损伤脊髓而导致呼吸骤停。

⑤ 血管反应性头痛：伤后早期极为常见。以搏动性痛为主，患侧颞动脉怒张，搏动增强，指压或冷敷病侧颞动脉可使头痛减轻。如伴有血压过高者，可酌情服用短效而温和的降压药，并注意观察血压变化，以防血压下降过快过低影响脑部的供血供氧和脑功能的恢复。

2. 饮食护理

鼓励患者进食，给予营养丰富的流质或半流质饮食等，防止营养不良，避免食用可能引起头痛的食物，如酒类、奶酪、巧克力、大量咖啡因等。对于食欲不佳的患者，尽量调整食物的香、色、味，以增加患者食欲。对担心进食会引起头痛的患者，要耐心讲解饮食的重要性，鼓励进食。

3. 生活护理

（1）生活要规律，避免头痛的诱发因素，如精神紧张、睡眠不足以及噪声和强光刺激。

（2）保持室内清洁、安静，温度适宜，空气清新，尽量减少人员流动，减少噪声，如条件允许，安排患者住单人病房，提供优质护理服务，白天由责任护士负责患者所有的治疗护理工作，合理安排时间，减少对患者的干扰，晚上尽量开床头灯，护士在执行护理操作时，应尽可能以轻柔、熟练的动作来完成。嘱患者卧床休息，避免使患者血压和颅内压升高的刺激性因素，例如用力排便、情绪激动。卧床期间完善基础护理。

4. 用药护理

（1）护士应掌握各种镇痛药物的属性、剂量、给药时间以及药物的副作用。务必遵医嘱按时、按量准确服用镇痛药物，禁止自行停药减药。在治疗期间即使头痛症状缓解也要遵医嘱服药。注意观察用药后的不良反应，如阿片类药物使用过程中应重点观察有无呼吸抑制，非阿片类药物如阿司匹林使用过程中应特别观察有无出血倾向。预防性用药治疗可减少头痛发作频率，从而减少镇痛药物的摄入，但也应注意药物不良反应的观察，如锂制剂主要不良反应为甲状腺功能亢进、震颤、肾功能损害，应嘱患者定期到门诊复查。规范应用脱水利尿药物，停用时循序渐进，防止颅内压反跳，用药后密切观察患者的呼吸、脉搏、血压、血氧饱和度、尿量、液体输入量等。

（2）对头痛剧烈和躁动不安者，根据医嘱合理使用镇痛药、脱水剂、镇静药、解除血管痉挛的药物。用药后，密切观察患者的意识、瞳孔及生命体征的变化及头痛缓解程度等。

5. 康复护理

（1）穴位按压　根据患者对头痛的主诉，操作者站在患者的一侧，让患者坐位或平卧，以拇指依次按压太阳及翳风穴，视患者能忍受的疼痛程度拿捏有度，不宜过重或过轻，压痛较明显者，先轻后重，随着按摩局部的疼痛减轻，再加大按压力度，每次 1min，每天 3 次。操作中要询问患者的感受，操作前后操作者要洗手，以免引起接触性感染。

（2）听音乐　优美的旋律对减轻焦虑和抑郁，缓解疼痛，降低血压都有很好的效果，根据患者不同的性格和喜好，选择不同类型的音乐，运用音乐分散对头痛的注意力。

（3）暗示　让患者平躺在床上，四肢摆放在躯体两侧，按照指导语指示，松弛步骤如下：从头部、颈部、躯干、双上肢及双下肢缓慢放松，伴随深呼吸，吸气时间与呼气时间比为 2：1，最后全身放松，每天早晚 1 次，每次 15～20min，从而减轻其抑郁和焦虑的情绪。遵医嘱给予安慰剂，例如，口服维生素 C、维生素 B_1，肌内注射 0.9% 生理盐水，告知患者此药物是治疗头痛的特效药等。

（4）想象　治疗性的想象是利用一个人对某种特定事物的想象而达到特定的正向效果，可引起松弛，减轻头痛。引导患者主动地去想以前愉快的事情，使患者感受到目前的行为反应就像这件愉快的事情是现在发生的一样，从而减轻头痛，促进健康。

（5）预防头痛的诱发因素　避免喝茶、喝咖啡，避免喝酒等，预防感冒。控制好颅内病变、颅脑损伤、颅外头颈部病变、头颈部以外躯体疾病等原发性疾病，预防头痛发生。

6. 心理护理

（1）消除紧张情绪　情绪可改变患者对头痛的反应，积极的情绪可减轻头痛，而消极的情绪可使头痛加剧，护士应以同情、安慰和鼓励的态度支持患者，设法减轻患者的心理压力。

（2）根据患者情况，选择教育内容　详细介绍头痛各项检查的目的、程序与注意事项，包括头痛的机制、原因，如何面对头痛，以及减轻头痛的方法。同时，请疗效好的典型患者现身说教，鼓励患者增强治疗信心，积极配合治疗。

第四节 · 痫性发作和晕厥

痫性发作指由于大脑皮质神经元异常放电而导致的短暂脑功能障碍。晕厥是指由于大脑半球及脑干血液供应减少导致的伴有姿势性张力丧失的发作性意识丧失。两者均可以导致短暂的可逆性意识丧失，但两者的病理基础及临床特点有所不同。

一、分型

（一）根据痫性发作原因分类

（1）原发性神经系统疾病所致的痫性发作　如特发性癫痫、脑外伤、脑卒中等。

（2）系统性疾病所致的痫性发作 低血糖、低血钠、低血钙等。

（二）根据晕厥发作原因分类

（1）反射性晕厥。

（2）心源性晕厥。

（3）脑源性晕厥。

（4）其他 如哭泣性晕厥、过度换气综合征等。

二、护理

（一）护理评估

（1）抽搐发作形式的评估 包括全身强直阵挛性抽搐、全身强直性抽搐、全身阵挛性抽搐、全身肌阵挛性抽搐或者为局限性抽搐。

（2）抽搐伴随症状的评估 包括先兆症状，抽搐期、抽搐后期症状。

（3）抽搐诱发因素的评估 包括日常生活方式、感觉因素、精神因素、生化代谢异常因素、其他遗传因素及性别、月经、觉醒等因素。

（4）发作持续时间的评估。

（5）发作时间段的评估。

（6）起病年龄的评估。

（7）患者及家属心理状态的评估。

（二）护理问题

（1）有跌倒的危险。

（2）有窒息的危险。

（3）有意外伤害的危险。

（4）缺乏药物使用相关知识。

（三）护理措施

1. 一般护理

（1）病情观察

① 发作期病情观察：密切关注患者痫性发作及晕厥发生的时间、频率，意识状态、瞳孔变化、发作起始部位、持续时间、发作类型以及其伴随症状。

② 发作后的病情观察：意识状态、瞳孔恢复情况以及有无头痛、疲乏、自动症等伴随症状。晕厥患者在未完全恢复意识前，切勿进食，以免误吸。应使患者平卧，头偏向一侧，保持呼吸道通畅，若有活动性假牙，应该取出。注意保暖，以免着凉。

（2）发作时的护理

① 抽搐发作时立即平卧，通知医师。

② 防窒息：解开衣扣，保持呼吸道通畅，取下义齿及眼镜，使用牙垫，防止舌咬伤，切勿强力撬开，以避免损伤牙齿。头偏向一侧，以利于口腔分泌物流出。备吸痰用物。

③ 防止发作时的意外伤害：床边放置床挡，专人看护，防止坠床。床档处放置棉垫，防止患者抽搐时碰到床档，同时将床上硬物移开。适当扶住患者的手和脚，切勿用力按压或者牵拉肢体，以防误伤和脱臼。抽搐停止后患者意识未恢复前加强监护，以防止自伤、他伤、毁物。

④ 控制发作：迅速建立静脉通路，遵医嘱予以抗癫痫止惊厥药物，同时密切观察并记录患者意识、呼吸、心率、血压的变化，遵医嘱吸氧。

（3）发作持续状态的护理

① 出现先兆时，抢在发作之前，将缠有纱布的压舌板放在患者上下磨牙之间，以免咬伤舌头，痉挛期不要强行放入，以免损伤患者。

② 保持呼吸道通畅，吸净口腔分泌物。吸氧，保持脑部血氧的供应。

③ 监测生命体征，观察并记录患者意识状态和瞳孔大小，记录发作的持续时间、发作特点。

④ 使用呼吸机者，监测并记录呼吸机显示的各种参数变化。

⑤ 迅速建立静脉通路，遵医嘱使用控制抽搐、减轻脑水肿等药物，同时密切观察病情变化。

⑥ 持续状态用药的观察。

a. 意识状态观察：用药前后，评估患者意识状态，判断意识状态改变是否与用药有关。

b. 呼吸状态观察：苯巴比妥可以 20mg/min 静脉给药，地西泮给药 1～5min 后即出现呼吸抑制，因此在给药前、中、后要注意观察患者呼吸频率、节律、方式，监测血氧饱和度及血气分析，备好床旁急救用品，如出现呼吸困难加重，应立即抢救。

⑦ 生命支持的护理：维持呼吸道通畅，注意循环功能，纠正水电解质及酸碱平衡紊乱，控制高热及感染等，并发高热者采取冰袋冰敷、温水擦浴或乙醇擦浴等降温措施，以减少脑细胞耗氧量，促进脑功能恢复。保持病房安静，在条件允许的情况下护理操作集中进行。

⑧ 意外伤害的安全护理：使用带海绵套床档以防碰伤、摩擦伤，使用牙垫防止舌咬伤。不要用力按压患者，防止骨折。牙齿松动患者，用牙线固定牙齿，各班严格交接，频繁咀嚼的患者戴牙套。

（4）蒙眬状态的护理　大部分患者发作后意识未立刻转为清醒，而是处于蒙眬状态。常表现为烦躁不安、自伤、伤人。

① 设专人守护，加用床档，必要时进行保护性约束。

② 保持病房安静、舒适，尽量减少各种不良刺激，室内不放热水瓶、锐器等不安全物品。

③ 注意预防并发症。长期卧床易发生压力性损伤及肺部感染，对卧床患者要保持床单位整洁干净，定时翻身叩背，每 2h 翻身一次，保持呼吸道通畅，及时吸痰，并做好口腔及眼部护理。

2. 饮食护理

保证患者每日营养需求量，必要时给予鼻饲饮食。保证每天摄入足够的热量，避免低血糖导致晕厥。饮食节制，切记过饥过饱，勿暴饮暴食，忌辛辣刺激性食物。尽量少饮用兴奋性饮料，忌含有咖啡因的食物如巧克力、咖啡等，消除发作诱因。严格戒烟戒酒，饮食宜清淡，多吃新鲜的蔬菜和水果，多吃富含维生素的食物，不宜吃煎炸类的食物。

3. 生活护理

（1）避免诱发晕厥的诱因，如情绪激动等。避免长期在密闭、闷热环境中工作。对于频发晕厥的患者，家中安装防滑垫。对于经常由于低血糖而造成晕厥的患者，有意识地携带糖果。避免开车、高空作业以及井下作业。避免迅速改变地位，如从蹲位到站位。老年患者避免弯腰拾物。

（2）预防性安全护理措施

① 掌握患者发作类型及规律，预见性判断患者有无风险并采取安全保护措施。告知患者并纠正诱因，如发热、失眠、疲劳、饥饿、便秘等。

② 使用"小心跌倒""警惕癫痫"的黄色警示牌。

③ 患者外出检查时，做好交接班，专人陪护。

④ 对既往有攻击行为、有妄想、有幻觉的患者留家属陪住。与患者交流时，要讲究语言艺术，设法满足患者合理要求，与患者建立良好的护患关系。

（3）睡眠　保证充足的睡眠，成人至少保证睡眠 7～9h/d，儿童 8～16h/d。

4. 用药护理

（1）用药前告知

① 用药方法。病因明确者进行病因治疗。根据发作类型选择药物。根据血药浓度给药。癫痫患者坚持先单用后联合的给药方法。

② 用药时间。遵医嘱用药，不宜随意减量或停药。患者发作时，紧急静脉用药应有医师在场。

③ 用药剂量。患者用药应自小剂量开始，缓慢增至能满意控制发作而无不良反应或不良反应很轻的最低有效剂量。在医师指导下换药、停药、增减药物。

④ 用药期间定期查血常规、血红蛋白、肝功能、血药浓度、出凝血时间。随时观察有无牙龈出血、牙龈炎等，及时治疗。

⑤ 注射用药期间嘱患者如有恶心、呕吐、胃部不适、腹泻、大汗、头晕、心慌等不适现象应及时告知医护人员。用药后偶可出现皮下出血现象，如有皮疹不要搔抓，用软毛刷刷牙，延长穿刺部位按压时间。

（2）用药注意事项

① 缓释片不可研碎服用，如丙戊酸钠（德巴金）、卡马西平（得理多）等。

② 饮食与服药时间。胃内食物可能会稀释或吸附药物，或与药物结合，而胃肠道的食物可影响胃黏膜毛细血管的血流，从而影响药物的吸收。如丙戊酸钠餐后吸收延缓宜餐前服用，苯妥英钠与食物同服吸收更快，卡马西平和食物同服可增加其吸收，此两种药易和食物同时服用。

③ 抗癫痫药物可加速维生素 D 的代谢，用药期间注意在医师指导下补充维生素 D 和甲状腺素片。

④ 严格执行送药到口，以防漏服药而引起发作。

⑤ 用药过程中随时听取患者主诉，如有不适，应遵医嘱严密监测患者的生命体征。

5. 康复护理

（1）有过晕厥史的患者或者有可能发生晕厥的患者，应注意休息，避免过度劳累，积极治疗可能造成晕厥的原发疾病。青少年患者应避免过度劳累或饮酒过多。心律失常造成的晕厥应积极治疗原发病，如接受射频消融。

（2）外出携带健康卡，注明姓名、地址、诊断、联系人及联系人电话、急救措施，随身携带应急性药物。禁止去危险地带，如攀登危岩、靠近绝壁、水库、河流等，远离公路、铁路、水边。患者不应驾车，骑自行车，不要参观光怪陆离、阴森恐怖等引起感官刺激的景象。对于年龄大于 60 岁的患者应该避免在路面不平的地方散步。

（3）就业避免飞机、机动车驾驶，高空作业、近水作业、重型机械作业、电工、消防作业，以及直接接触强酸、强碱、剧毒物品等有危险的作业，特别是不宜选择发作时可能危害他人健康的职业，如外科医师、消防队员、警察及海陆机构的救护人员等。

6. 心理护理

保持乐观情绪，劳逸结合。大部分患者伴有焦虑、恐惧、自卑的情绪，性格孤僻，家属需对患者关心照顾，使患者感受到家庭的温暖，有些患者脾气暴躁、易激惹，家属应理解，不要与患者争辩，同时应预防患者伤人、自伤或自杀。对智力低下或精神异常的患者不能嘲笑、打骂，患者提出的合理要求应满足，不合理要求耐心解释。鼓励患者到公共场合与同龄人、与社会接触，参加适量运动如散步、慢跑、打羽毛球等。少看电视，尤其是曾经看电影、电视诱发的患者。避免学习、工作过度紧张和疲劳诱发发作。

第五节 · 眩晕

眩晕是一种运动性或位置性错觉，造成人与周围环境空间关系在大脑皮质中反应失真，产生旋转、倾倒、起伏等感觉。

一、分型

（1）系统性眩晕

① 周围性眩晕：指由于前庭感受器或前庭神经颅外段（未出内听道）病变而引起的眩晕，眩晕感严重，持续时间短。

② 中枢性眩晕：指由于前庭神经颅内段、前庭神经核、核上纤维、内侧纵束、小脑和大脑皮质病变引起的眩晕，眩晕感可较轻，但持续时间长。

（2）非系统性眩晕　临床表现为头晕眼花、站立不稳，通常无外界环境或自身旋转感或摇摆感，很少伴有恶心、呕吐，为假性眩晕。

二、护理

（一）护理评估

（1）病史　评估患者的职业、文化水平与语言背景，如出生地、生长地及方言等；以往和目前的眩晕发作情况；患者的心理状态，观察有无焦虑、抑郁、烦躁及自卑等情绪。

（2）身体评估 平衡功能检查，听取患者主诉眩晕时的表现、形态、持续时间、发生频次等，是否影响日常生活能力。

（3）辅助检查 视动型眼震，旋转眼震诱发试验，温度眼震检查等。

（二）护理问题

（1）有跌倒的风险。

（2）有误吸的风险。

（三）护理措施

1. 一般护理

（1）病室宜安静舒适，空气新鲜，患者在清洁卫生的环境中进行治疗。

（2）将患者安排在单人病房或者双人病房，室内光线以柔和为宜，保持病房安静，避免患者受到光线、噪声的刺激。

（3）病床加设护栏，患者的床、椅不要晃动。病房布局合理、安全、无障碍物，床头呼叫铃设置在触摸方便的位置。地面保持干燥，卫生间设有防滑垫、扶手，防止患者滑倒。

（4）应急处理。患者眩晕发作时，应卧床休息，避免头部活动及声光刺激，密切观察并记录患者的一般情况，如瞳孔、意识、言语、体温、血压、心率及眩晕持续时间和伴随症状，安慰患者，指导患者做深呼吸。如发现血压持续升高、视物模糊、肢体麻木、恶心、呕吐，及时报告医师并配合处理。呕吐时立即让患者头偏向一侧，及时清理呕吐物，避免呕吐物导致患者出现窒息的情况，记录呕吐物的量和呕吐次数。

（5）预防跌倒的措施如下。

① 跌倒最易发生于起床、下床、站立、坐下、如厕等体位改变时，日常活动中，指导患者在改变体位时动作宜慢，尽量避免转体活动，如不要做快速旋转、低头、久蹲等动作，防止头晕加重。

② 保持正确的睡姿，避免突然颈部转动、过度持久的仰头或低头，睡眠时避免枕头过高或过低。

③ 眩晕发作时立即卧床休息，闭目养神，眩晕较重时可针刺百会、风池、曲池、合谷等穴。安排专人陪护，看护好患者的一切起居活动，防止患者跌倒受伤。

④ 定期对患者及其家属讲解疾病的相关知识、预防和急救知识，对不同临床症状程度的患者进行个性化健康教育。

2. 饮食护理

饮食以清淡、细软、富有营养为原则，忌辛辣食物，不宜过于滋腻，以免影响消化，戒烟酒，控制食量。眩晕虚证者应适当增加营养，呕吐严重时暂禁食，呕吐停止后可进半流食和软食，呕吐时服中药可少量频服，或用姜汁滴舌，防治呕吐。

3. 生活护理

（1）告知患者家属注意日常生活中的陪护，协助患者穿衣、洗漱、大小便、床间转移等，避免意外跌倒受伤。

（2）生活规律，保证睡眠时间，避免失眠，睡前可用热水泡脚或听轻音乐放松心情，如心悸、失眠可针刺神门、内关等穴。鼓励患者保持健康的生活方式，尤其是对有高血压、高血脂、糖尿病等基础疾病的患者督促其控制疾病，注意血糖、血脂、血压等指标变化，最大程度减少或者消除后循环缺血眩晕的危险因素。

（3）保持大便通畅，防治便秘，必要时服缓泻剂。

4. 用药护理

（1）严格遵医嘱用药，掌握用药的时机且不随意增减药物的使用剂量。治疗前要将一些可能出现的不良反应告知患者以及家属。在治疗中要对生命体征进行密切观察，经常进行巡视，并对患者进行感觉方面的询问。

（2）对患者的主诉要引起重视，对其提出的问题也要详细地回答。对于循环缺血的患者，医护人员应密切关注患者凝血酶原时间（PT）、活化的部分凝血酶原时间（APTT）中的纤维蛋白的浓度变化、血常规血小板指数变化。

（3）密切观察患者用药后的反应，如有无牙龈出血、皮下黏膜瘀点、瘀斑，观察患者瞳孔、神志变化，尤其是针对阿司匹林肠溶片的胃肠道反应进行密切监测，同时密切观察降纤、溶栓、抗凝治疗后有无颅内缺血现象。

5. 康复护理

（1）一般康复治疗　患者在经过一段时间的治疗后，病情得到缓解，护理人员可以指导其进行下床活动，动作要轻缓，避免活动过大。对于耳性眩晕的患者，指导其对前庭功能进行相应的锻炼。对于颈椎疾病患者，嘱其尽量避免对颈部进行剧烈的活动。对于血压较低的患者要防止其出现过度劳累的情况，高血压的患者要尽量保持血压稳定。

① 心理咨询康复训练：给予心理咨询和针对性的心理调适，为患者树立起能够适应眩晕的信心，改变患者仅能依靠药物治疗方可治愈眩晕的误区，以协助患者放弃长期对药物的依赖，嘱咐患者每天坚持各项康复训练，至少坚持一个月以上。

② 注意力转移训练：指导患者学会转移注意力，在自感眩晕或者想到眩晕时，可即刻进行注意力转移，选择心理暗示和联想的方法想其他有趣的事情等，促使自己将注意力转移到别的事物上，该种方法能够较好地缓解患者的眩晕情况。

③ 视物平衡训练：患者的病情得到较好的恢复之后，可对其进行视物的平衡训练。护理人员指导患者对某个物品凝视 5min 左右，同时患者根据口令的指导，进行头动和站立动作训练，使患者保持肢体平衡，还可以要求患者在室内进行速度较慢的行走，也可以选择强度较小的项目进行锻炼，如太极和健身操。

④ 放松训练：指导患者进行平卧或者闭眼静坐，以意念控制肌肉与神经的紧张性，自头皮额部、面部的肌肉逐步放松，然后到上下肢、全身肌肉进行逐步放松，每天坚持进行 1～3 次，每次持续练习 10～20min。

（2）前庭康复治疗　设计个体化康复训练的方案，该方法是除药物、手术以外治疗眩晕疾病的重要手段，具有简单、经济、易接受等优点。

① 前庭康复的强度和时间：康复训练强度和时间视患者的耐受程度而定。前庭功能障碍发病后应尽快进行凝视稳定性训练，训练之初以缓慢的速度进行 1min，然后休息一段时间，每天 2～3 次，逐步提高头部运动速度和延长训练时间，当能

够较好完成固定靶的头部协调训练后，改为移动靶训练。根据适应情况而调整移动速度和频率。

② 避免影响康复训练的不良因素：开始阶段治疗师应加强保护，防止患者跌倒，让患者对治疗过程有体会，积极配合。与周围性前庭功能失调所致眩晕有关的神经行为症状有疲劳、易怒、沮丧、睡眠不安、抑郁、焦虑和惊慌等，治疗过程中需注意患者精神状态及心理因素，对这类患者进行康复治疗应注意对患者进行教育，营造宽松环境，有助于患者产生对训练的依从性。

③ 根据不同患者制订不同的前庭康复治疗计划：对不同患者康复治疗训练计划有所不同，需定期修改训练方案以逐步提高训练难度。前庭外周损害引起的急性眩晕，治疗的目标是在几周内实现功能康复，24h 后，用药减少，鼓励患者下床活动。梅尼埃病急性期配合药物治疗，低盐饮食，症状有改善应早期进行前庭康复，梅尼埃病是一个动态疾病，中枢较难形成稳定的代偿，治疗的目的是教育预防和自我能力的提高。良性阵发性位置性眩晕（BPPV）患者，根据体位试验确定 BPPV 类型，进行个体化耳石复位治疗，在进行治疗时，患者可能出现恶心，可以事先让患者服用止吐药或前庭抑制剂，对合并有严重的颈椎病及年老体弱的患者，不宜进行复位治疗的，选择康复治疗可缓解症状。老年患者前庭系统的适应性和代偿能力是下降的，治疗训练方案应当包括提高灵敏性改善力量和耐力，进行有目标的功能活动。患者的年龄、诊断与中枢和周围神经系统相关的疾病，以及患者对训练的适应情况，均会影响到患者适应和替代的过程。在治疗的开始以及此后定期对症状的程度进行分级，以便于判断训练有无效果；发现训练可以改善症状，就可以通过调整训练方案以改变视觉和躯体感觉输出的难度，从而有助于形成替代。

（3）后循环缺血患者眩晕的康复治疗

① 指导患者仰卧位注视天花板，眼睛以上下左右的顺序移动、观看，长期坚持直至眩晕症状消失。

② 指导患者仰卧位并将手臂向前伸直，视线由远至近最终停留在自己的手指上，循环重复这些动作。待这个过程中没有出现眩晕，方可进行头部运动：先睁眼后闭眼，然后沿着前后左右方向活动；指导患者坐位、站位重复上述动作。

③ 指导患者坐位，左右手传球，睁眼和闭眼重复锻炼，适应坐位后站立位练习。

④ 指导患者先坐位进行左右转身后站立转身运动的练习。

⑤ 在室内进行患者睁眼闭眼行走活动练习。由上下坡练习进一步为下蹲和上下台阶练习。

（4）直立性低血压患者眩晕的康复治疗

① 患者体位调整需循序渐进根据患者适应程度进行。

② 以患者平卧位为基础进行体位调整时，首先可阶梯式抬高床头，自 15°开始，患者如无不适，可继续抬高至 30°、45°、60°。当患者床头抬高达到 60°时，需维持该角度 15min，如无不适可协助患者取端坐位，再次观察 30min 以上，如无不适，可请患者家属或医护人员站于患者身旁伸出双臂保护患者，请患者尝试将双脚着地，臀部离床面，缓慢站起。

③ 每次调整床头角度时应密切观察患者对体位改变后的反应，如发现患者心

跳加速、头晕、恶心、面色发白、出汗、口唇发绀等不适，应将床头高度下调至前一角度，并嘱患者放松。待患者病情平稳后再根据患者情况进行体位调整。

④ 在患者站立于床旁时，患者家属或医护人员应在患者身旁给予适当保护，防止发生跌倒等意外。

6. 心理护理

不同类型眩晕患者有不同的心理反应。眩晕的患者常因恐惧、焦虑、紧张而导致反复发作，所以对眩晕患者的心理支持非常重要。护士应主动热情和患者交流，针对患者的心理特点，消除思想顾虑，让患者以积极的心态接受治疗和护理，主动与患者交谈，使患者心情舒畅。做好各项基础护理，予以细致周到的护理服务，让其尽快熟悉住院环境。护理时多关心、体贴患者，加强相关疾病的病因及治疗知识的宣传教育，多鼓励与安慰患者，帮助他们消除悲观情绪，增加治疗信心。向患者、家属讲解疾病的诱因、发病特点，增加患者对疾病的认识，告知疾病通过积极的临床治疗是可以康复的，增强患者战胜疾病的信心。

第六节 · 视觉障碍

视觉障碍可由视觉感受器至枕叶皮质中枢之间的任何部位受损引起，可分为两类：视力障碍和视野缺损。

一、视觉障碍分型

（一）视力障碍

1. 单眼视力障碍
分为突发视力丧失和进行性单眼视力障碍。

2. 双眼视力障碍
分为一过性双眼视力障碍和进行性视力障碍。

（二）视野缺损

分为双眼颞侧偏盲、双眼对侧同向性偏盲及双眼对侧同向上象限盲和双眼对侧同向下象限盲。

二、护理

（一）护理评估

（1）视力 对视力 0.1 以下者可测定何等距离能辨认检者的指数或手动。视力严重减退时用手电筒检查，光感消失说明完全失明。检查时注意白内障等影响视力的眼部变化。

（2）视野 采用面对面检查法，如有视野缺损，应用视野计进一步检查，以明确视野缺损范围。注意力不集中或不能配合者，可以通过观察患者对在不同象限内物体运动的反应，确定视野的大体范围。但此法不适宜发现小的视野缺损，是一种粗测法。

（3）复视 患者两眼注视同一物体时产生两个影像。

（4）癔症性失明 眼科检查双眼角膜清，瞳孔等大等圆，眼底正常，视觉诱发电位正常。通常患者在就诊时，能避开障碍物，行动自如，但视力为光感或手动。

（二）护理问题

（1）视觉改变。

（2）有跌倒的风险。

（3）有受伤的风险。

（4）部分自理能力缺陷。

（5）社交隔离。

（三）护理措施

1. 一般护理

（1）了解视觉障碍的性质及其伴随症状，有无因视觉障碍引起的烦躁、焦虑等情绪。

（2）创造整洁、安全、明亮的病室环境。

（3）将呼叫器放置于患者触手可及的地方，以利于取用。

（4）做好眼部护理。当眼睑闭合不全时，可使用氯霉素、金霉素或氢化可的松等眼药反复交替点眼，或使用油纱覆盖双眼，保护眼睛。

（5）有视觉障碍进行性加重时，及时通知医师。

2. 不同类型视觉障碍的护理措施

（1）单侧视力障碍

① 提供安全、方便的治疗环境，病室、走道内光线明暗适宜，楼梯设置扶手。病房、浴室地面平整、防滑，活动空间不留障碍物，尤其应该随手将床档等归位，正确使用床旁护栏。

② 监督并协患者的日常活动。将常用物品放置于视力较好的一侧并交代物品的位置，日常用品定位放置。水瓶等放于安全的地方，禁止患者独自使用利器，防止视觉障碍引起划伤。

③ 进餐前调试好饮食温度，防止由于患者定位不准确引起烫伤。

④ 有一过性黑蒙病史者行走时依靠墙栏，黑蒙发作时嘱患者镇静，并倚扶墙栏，勿自行移动，无倚扶物时可暂且下蹲呼唤护理人员协助。

（2）双侧视力障碍

① 减少独自活动时间，提供患者全部的日常生活帮助，呼叫器放置于患者随手可得的地方，并教会患者正确使用。护理人员应全程陪伴，必要时给予患者手杖等辅助用具，以增加其活动的稳定性。

② 病房、浴室地面平整、防滑，活动空间不留任何危险物和障碍物。穿合脚防滑的鞋子，防止跌倒。

（3）视野缺损

① 反复向患者宣教物品摆放的顺序，患者活动之前引导患者了解周围的环境，确保安全。在患者周围摆放颜色鲜明的用具，以增加取物时的准确性。

② 床档等用物使用完毕及时归位。

③ 患者活动时，叮嘱患者增加颈部活动的范围，以增加视野的范围。

（4）复视

① 复视明显的患者影响日常生活，嘱患者自备眼罩，特别在上阶梯时和在不平路面行走时应遮盖一眼，防止摔伤。有眩晕者也要用纱布遮盖一眼，并有专人陪护。

② 告知患者眼睛疲劳时，尽量闭眼或双眼交替休息。指导其使用字体较大的阅读材料和书籍。

③ 禁止开车等危险工作。

（5）癔症性失明

① 热情接待患者，为患者创造一个舒适、轻松、安静、整洁的环境，减少探视，避免围观，并讲解住院周围环境，帮助患者熟悉床位和用物，消除患者紧张不安的心理。

② 耐心聆听患者的倾诉并细心地协助患者做好生活上的护理，态度和蔼亲切并以娴熟的护理操作为患者服务，以取得其信任和配合，建立良好的护患关系。由专人专职护理可以让患者更放心地配合治疗，同时要劝患者家属在患者面前不要显得过度紧张，尽量表现轻松，以免增加患者的心理负担。

③ 让患者平卧于床上，心情尽量放轻松以配合治疗，采用暗示疗法，遵医嘱使用安慰剂，告知患者是可以药到病除的，药物可以达到使症状减轻和消失的效果，掌握运用药物、催眠结合良性语言暗示的方法和技巧协助医师配合做好心理治疗，如药物辅助疗法，针灸太阳、水沟（人中）、合谷、足三里等穴位，用较强刺激或通电，加强刺激强度。同时帮助患者按摩四肢的肌肉和眼周的穴位，让其充分放松并让他知道医护人员也在积极帮他想办法治疗。对于烦躁不安、过度紧张的患者可按医嘱适当使用镇静药。

④ 给予患者疾病相关知识宣教，使其了解疾病的病因及其性格缺陷，了解本病是完全可以治愈的，并指导其正确对待人生，增强信心能减少发作。

3. 饮食护理

（1）视力障碍患者的护理以促进患者视力恢复为主，患者应保证饮食清淡、无刺激，忌食辛辣、性温热的食物，以免影响视力恢复。

（2）患者在日常饮食中可适当补充蛋白质，氨基酸、锌元素、维生素类的食物有利于提高提高视力，例如猪骨头、牛骨头或者是鱼汤、鸡肉等，可以让眼睛更健康。

4. 生活护理

（1）患者应注意保持眼部卫生，保持眼部清洁，避免过度用眼，有规律地使眼睛休息，发现视力下降后不要过分紧张，积极配合医师进行治疗，保持乐观的情绪有利于病情恢复。

（2）有原发疾病的患者应积极治疗青光眼、角膜病等原发病，防止原发病的发展造成视力下降，同时在日常生活中应注意眼部防晒及眼睛的保护，避免疲劳。

5. 用药护理

（1）遵医嘱正确用药，患者应了解各类眼部用药的作用、剂量、用法、不良反应和注意事项。

（2）用药期间应限制钠盐的摄入，并每天测血压，每周测一次体重，注意消化道反应，观察患者有无胃肠功能紊乱。观察眼部情况，每天测量眼压，观察患者有无激素性青光眼、激素性白内障等。

6. 康复护理

（1）定期复查，对于突然发生的视力减退、视野缺损，要及时就诊。

（2）适当减少手机、电脑等电子产品的使用。眼部疲劳时可通过做眼保健操来缓解。伴有原发病患者，应该追踪治疗原发病，3个月后复查视力。

7. 心理护理

视觉障碍的患者大多数情绪不稳定，悲观、烦躁易怒、脆弱等消极情绪是造成护理安全意外发生的隐患。因视觉障碍导致生活自理能力差、疾病预后较差、经济困难等，易导致患者产生厌世心理，并做出过激行为，因此医护人员在护理中应与患者建立良好的社会支持系统，多与患者交流，加强护患沟通，了解其心理状态并进行有针对性的心理疏导，给患者心理、情感和精神上的支持。多陪伴患者，鼓励患者多听音乐、广播，谈论一些患者感兴趣的事情，多关心患者，增加巡视病房的次数，以增加患者的亲切感，鼓励患者积极配合治疗、护理，树立战胜疾病的信心。

第七节·听觉障碍

听觉障碍可由听觉传导通路损害引起，表现为耳聋、耳鸣及听觉过敏。

一、分型

（1）耳聋

① 传导性耳聋：由外耳、中耳病变所致。

② 感音性耳聋：由耳蜗及耳蜗后听神经通路病变所致。

（2）耳鸣　患者自觉耳内有声响，响度不一，其出现或为间歇性，或为持续性。

（3）听觉过敏　患者对声音刺激异常敏感，听任何声音都不舒服，即使是轻声细语也觉得刺耳。

二、护理

（一）护理评估

（1）评估患者的听觉损失程度与损失部位。

（2）评估患者的言语语言能力。

（二）护理问题

（1）听觉障碍/听力下降。

（2）语言沟通障碍。

（3）自我保护能力受损。

（4）社会隔离。

（三）护理措施

1. 一般护理

（1）病情监测。观察患者的听力，如较前有下降，尽早治疗。传导性耳聋患者建议一年复查一次纯音测听、耳内镜检查，神经性耳聋患者建议半年复查一次纯音测听，中间出现听力突然下降，及时就诊。

（2）如出现耳部流脓，耳部感染症状，尽早、足量使用抗生素，控制感染。神经性耳聋患者听力突然下降，需立刻急诊就医，完善检查，营养神经支持对症治疗。

（3）耳聋患者日常注意用耳卫生，防备噪声，保持听力，必要时佩戴助听设备。

（4）耳鸣患者注意劳逸结合。由于耳鸣常常与工作压力、情绪和睡眠有关，故改善工作和生活习惯是缓解耳鸣的重要手段，注意调整工作节奏，不要过度疲劳，特别是工作压力大的人，更要学会自我调节，适当放松。保证睡眠。尽量不要熬夜，每天睡觉前，可用热水泡脚，以舒缓情绪，促进睡眠。

（5）调节内分泌。更年期妇女若出现顽固耳鸣，应去医院就诊，检查内分泌指标。

2. 饮食护理

合理均衡饮食，注意营养，养成科学的饮食习惯，勿暴饮暴食，饮食方面避免食用高脂肪类食物，如肥肉、动物内脏。多食富含蛋白质和维生素类的食物，如瘦肉、豆类、木耳、蘑菇、各种绿叶蔬菜，多食含锌食物，如鱼、牛肉、猪肝、鸡、各种海产品等。可多饮牛奶，最好喝纯牛奶或无糖牛奶。

3. 生活护理

（1）尽早治疗，早发现，早干预。平时注意耳道保护，避免频繁掏耳朵，洗头、洗澡时避免耳朵进水，有鼻炎、鼻窦炎、腺样体肥大等相关疾病，尽早治疗，建议在医师指导下开展运动，循序渐进，并长期坚持。

（2）减少噪声刺激。不要长期戴耳机听音乐，尽量减少在声音嘈杂的娱乐场所内停留的时间。

（3）锻炼身体，作息规律，劳逸结合，预防感冒。

4. 用药护理

尽量避免使用耳毒性药物，如链霉素、庆大霉素等。若有耳聋病史，就诊开药时应向医师说明。

5. 康复护理

（1）避免接触强烈的噪声，放松心情，避免使用加剧耳鸣症状的药物。长时间的噪声接触，会导致耳鸣，减少噪声源或佩戴防护耳罩、耳塞等保护耳鸣患者的听力。注意不要长时间、大音量使用随身听耳机。

（2）有言语和语言障碍患者进行言语和语言康复训练。

6. 心理护理

（1）调节情绪，尽量少发脾气，不要多虑、多疑。有焦虑和抑郁症状者，应在医师指导下服药治疗。

（2）心理因素可以是耳鸣的原因，也可以是耳鸣的结果。因自觉性耳鸣患者有烦躁、焦虑情绪，心理方面也发生明显改变，患者对医护人员的治疗和护理以及室内环境，都非常敏感甚至恐惧，因此在药物治疗的同时，医护人员应及时给予患者心理疏导，告知患者心理护理的重要性及疗效，并向患者介绍医师、护士的治疗与护理水平，尽量满足患者正常的身心需求，解除患者的心理压力，以消除其思想顾虑。

第八节 · 眼球震颤

眼球震颤是指眼球注视某一点时发生的不自主的节律性往复运动，简称眼震。

一、分型

（1）眼源性眼震　常见于视力障碍、眼外肌麻痹、先天性或遗传性眼球震颤。
（2）前庭性眼震　常见于梅尼埃综合征、中耳炎、迷路炎、急性前庭功能损伤、脑桥小脑角肿瘤等。

二、护理

（一）护理评估
（1）评估患者的视力、听力。
（2）评估患者自理能力。

（二）护理问题
（1）视觉改变。
（2）有跌倒的风险。
（3）有受伤的风险。
（4）部分自理能力缺陷。

（三）护理措施

1. 一般护理

（1）在安静、整齐、阳光充足的环境进行休养，减少眼部疲劳，条件允许时坚持做眼保健操。不连续长时间用眼，阅读或看荧光屏时每隔一段时间向远处眺望或闭目数秒休息一下。外出戴防风防紫外线眼镜，减少眼部刺激，减少眩光。避免在黑暗的屋里待很久，保证照明良好。定期做眼保健操，缓解眼疲劳。

（2）眼球震颤患者如果存在明显的屈光不正，需进行系列眼部检查，进行验光配镜。

（3）对前庭或中枢神经系统病变引起的眼球震颤，应做病因治疗。

2. 饮食护理

多食新鲜水果、蔬菜和全麦食品、坚果等，不需要吃过多的营养补品，尤其是避免各种高能量、高脂肪食物，不可偏食，应特别注意 B 族维生素（胚芽米、麦片酵母）之摄取。可以多吃含维生素 A 的食品，如荠菜、芥菜、苦瓜、胡萝卜、香榧子、无花果、动物肝脏、青鱼、白鱼、蚌肉、螺蛳。

3. 生活护理

（1）避免用力揉眼睛，化妆或佩戴隐形眼镜时动作轻柔，不要过于激烈地拉扯眼部皮肤。改正皱眉、眯眼等不良表情。

（2）不要在阳光照射下长时间用眼。在阳光充足时外出要戴太阳镜，尤其是在沙滩、雪地、水面等反射强烈的地方。看电视和使用电脑时最好能保持柔和的光线，避免完全黑暗或强光直射。

（3）小憩或午休时不要把眼睛直接压在手臂上。洗头和洗脸时不用为了怕水和泡沫进到眼睛里而用力闭眼。临睡前1h不喝大量的水以免眼周浮肿和眼袋产生。

（4）注意调节日常使用的荧光屏光度与清晰度以及桌椅的高度及舒适度，让荧光屏处于视平线下方。

（5）注意用眼卫生，防止眼部感染，防止眼疲劳，减少电视、电脑、手机的使用。部分患者难以参加某些对视力有特殊要求的活动或职业，如驾车。

4. 用药护理

（1）应用抗疲劳眼药水时注意观察眼部有无充血、水肿。

（2）注意药物的作用、副作用及注意事项。

（3）为患者讲解眼药水的使用方法。

5. 康复护理

（1）儿童及青壮年最好半年做一次眼底检查，而老年人以及"三高"人群建议三个月检查一次。老年人在检测眼底前，最好先做眼压测试。

（2）避免长时间使用电脑或手机，或者一直盯着某处造成眼部疲劳，可以适当做眼保健操等眼部按摩。

（3）有眼球震颤家族史的人群，及早注意眼部检查。

6. 心理护理

加强与患者沟通，消除患者的心理障碍。

第九节 · 构音障碍

构音障碍是和发音相关的中枢神经、周围神经或肌肉疾病导致的一类言语障碍的总称。为发音含糊不清而用词正确，与发音清楚用词不正确的失语不同，是一种纯语言障碍，主要为发音困难、发音不清，或者发声、音调及语速的异常，严重者完全不能发音。

一、 发病原因

（1）上运动神经元损害　主要见于双侧多发脑梗死、皮质下血管性痴呆、肌萎缩侧索硬化、多发性硬化、进行性核上性麻痹等。

（2）基底节病变　常见于帕金森病、肝豆状核变性等。

（3）小脑病变　主要见于小脑蚓部的梗死或出血、小脑变性疾病和多发性硬化等。

（4）下运动神经元损害　主要见于进行性延髓麻痹、急性脊髓炎、吉兰-巴雷综合征、脑干肿瘤、延髓空洞、副肿瘤综合征以及各种原因导致的颅底损害等。

（5）肌肉病变　重症肌无力、进行性肌营养不良或强直性肌病累及发音和构音相关的肌肉时可造成构音障碍，表现类似下运动神经元损害，按原发病不同伴随其他相应的临床症状。

二、护理

（一）护理评估

1. 病史

评估患者的职业、文化水平与语言背景，如出生地、生长地及方言等；以往和目前的语言能力；患者的意识水平、精神状态及行为表现，是否意识清楚、检查配合，有无定向力、注意力、记忆力和计算力等智力障碍；患者的心理状态，观察有无孤独、抑郁、烦躁及自卑情绪；家庭及社会支持情况。

2. 身体评估

评估语言障碍的程度、类型和残存能力。注意检查患者有无听觉和视觉缺损；患者是右利手还是左利手，能否自动书写或听写、抄写；患者能否按照检查者指令执行有目的的动作；能否对话、看图说话、跟读、物体命名、唱歌、解释单词或成语的意义等。评估口、咽、喉等发音器官有无肌肉瘫痪及共济运动障碍，有无面部表情改变、流涎或口腔滞留食物等。

（二）护理问题

语言沟通障碍。

（三）护理措施

1. 一般护理

（1）病室安排　有言语障碍的患者尽量不要安排在同一病室，以便言语障碍的患者与言语正常的患者有更多的交流机会。

（2）选择有效的沟通方式，满足患者的生活需要

① 把信号灯放在患者的手边。

② 注意观察患者非语言的沟通信息。

③ 安排熟悉患者情况、能与其有效沟通的医护人员为患者提供连续护理，以减少无效交流。与患者交谈时注意减少环境中的干扰因素，如电视、收音机、病室内人员过多等。提出的问题应直接、简短，一次只问一个问题，使患者能用"点头"或"摇头"来回答问题。

（3）沟通方法指导　鼓励患者采取任何方式向医护人员或家属表达自己的需要，可借助符号、卡片、笔、本、图片、表情或手势、交流板、交流手册等提供简单而有效的双向沟通方式。

2. 语言康复训练

（1）鼓励患者多说话。

（2）护理人员对患者说话时，应慢且清楚，重复关键词，给患者充足的时间回答问题。

（3）构音障碍患者的语言康复以发音训练为主，遵循由易到难的原则。护士每天深入病房、接触患者的时间较多，可以在专业语言治疗师的指导下，协助患者进行床旁训练。具体方法有：

① 肌群运动训练：指进行唇、舌、齿、软腭、咽、喉与颌部肌群运动。包括缩唇、叩齿、伸舌、卷舌、鼓腮、吹气、咳嗽等活动。2 次/d，5min 次，连续

3天。

② 发音训练：根据发音训练评定等级，由训练者按音节难易、音位前后进行练习，让患者模仿正确发音，由训练张口诱发唇音（a、o、u）、唇齿音（b、p、m）、舌音，到发单节音（pa、da、ka），如发音不清，应控制语言速度。当能够完成单音节发音后、让患者复诵简单句，如"早—早上—早上好"。由训练者做发音示范，并指导患者通过镜子观察自己发音时的口型，来纠正发音错误。

③ 复述训练：复述单词和词汇，先单词复述，逐步进行短语复述，句子复述如"门""手""窗户""手机响了""又打雷又下雨"；也可出示与需要复述内容相一致的图片，让患者每次复述3～5遍，轮回训练，巩固效果。

④ 视图读音法：训练组由1名护士负责1名患者进行语言练习，每组共有图片20张，内容包括食品类、人物类、日常生活类和植物类等，都与患者生活密切相关。护士手持卡片，让患者看见图片并读出其内容。2次/d，30min/次，每周进行评定。

⑤ 平时要与患者多面对面地交谈，给患者读书报。跟患者交谈时要慢地说，句子要短，内容要简单，让患者有一个听进、理解并做出应答的时间，必要时重复几遍。

⑥ 练习发音和讲话要从单音开始，由易到难。鼓励患者主动练习，反复练习，患者要有信心，训练者要有耐心，持之以恒，就一定能使语言障碍恢复得很好，甚至完全康复。

3. 心理护理

护理人员及家属应有耐心对待有语言沟通障碍的患者，及时了解患者的心理变化，给予心理支持。心理护理过程中应注意：

（1）鼓励患者克服羞怯心理，大声说话，当患者进行尝试和获得成功时给予肯定和鼓励，增强患者的自信心。

（2）当患者试着与人沟通时，要耐心倾听，目光注视患者，并随时点头表示理解，以减轻其心理负担。

（3）患者一般都需要家属陪伴，希望得到更多关心。鼓励家属、朋友多与患者交谈，并耐心、缓慢、清楚地解释每一个问题，直至患者理解、满意。

（4）对患者常因无法表达自己的需要和情感而烦躁、自卑、有挫折感时，护士要耐心解释原因，关心、体贴、理解和尊重患者。

（5）营造一种和谐的亲情氛围和轻松、安静的语言交流环境。帮助患者建立信心，积极配合语言功能训练。

第十节 · 瘫痪

运动包括随意运动（受意志支配）、不随意运动和共济运动（不受意志支配）。当随意运动功能障碍时，则产生肌力（肌肉的收缩能力）的减弱或丧失，称之为瘫痪（paralysis）。

一、发病原因

很多疾病都可以引起瘫痪，大多为颅脑疾病，如脑血管疾病、颅脑外伤性疾病、肿瘤性疾病、炎性疾病等。非疾病因素外伤、中毒等也可引起瘫痪。

（1）疾病因素

① 脑血管疾病：常见的有脑出血、脑梗死、蛛网膜下腔出血等。可压迫相关的神经组织，造成神经系统受压或者组织失去活性，产生瘫痪症状。

② 颅脑外伤性疾病：常见的有硬膜下血肿、硬膜外血肿等可造成神经系统不同程度的损伤，导致瘫痪症状的出现。

③ 肿瘤性疾病：较常见于颅内肿瘤、脊髓肿瘤等。肿瘤组织生长过快或者组织过大时可产生压迫症状，导致出现瘫痪症状。

④ 炎性疾病：脑炎、脑膜炎、脑脓肿、脊髓炎、外周神经病等。炎症可导致神经组织出现炎性反应，从而产生瘫痪症状。

（2）非疾病因素　颅脑外伤、脊髓外伤、挫伤、中毒、医疗操作（神经损伤）等非疾病因素，也可引起瘫痪。

二、瘫痪的分类

（1）按照病因　可分为神经源性、神经肌肉接头性及肌源性等类型。

（2）按照瘫痪程度　可分为不完全性瘫痪和完全性瘫痪。

（3）按照瘫痪的肌张力状态　可分为痉挛性瘫痪和松弛性瘫痪。

（4）按照瘫痪的分布　可分为单瘫、偏瘫、交叉瘫、截瘫、四肢瘫。

（5）按照运动传导通路的不同部位　可分为上运动神经元性瘫痪和下运动神经元性瘫痪。

三、护理

（一）护理评估

（1）肌张力评估　肌张力是肌肉松弛状态的紧张度和被动运动时遇到的阻力。肌张力检查必须在温暖的环境中和舒适的体位下进行，嘱患者肌肉放松，用手触摸肌肉硬度，并测定其被动运动时的阻力是正常、增高或降低。

（2）肌力评估　肌力是受试者主动运动时肌肉所产生的收缩力。一般以关节为中心检查肌群的伸、屈、外展、内收、旋前和旋后等功能。肌力检查方法为让被检查者做肢体关节部分的伸屈动作，检查者从相反的方向测试被检查者对阻力的克服力量。

肌力分级如下。

0级：完全性瘫痪。

1级：肌肉可收缩，但不能产生动作。

2级：肢体能在床面上移动，但不能抬起。

3级：肢体能抬离床面，但不能对抗外界阻力。

4级：能对抗部分外界阻力，但较正常差。

5级：正常肌力。

（3）跌倒风险评估　采用 Morse 跌倒（坠床）风险评估量表、约翰霍普金斯跌倒（坠床）风险评估量表、改良版 Humpty Dumpty 儿童跌倒（坠床）风险量表、托马斯跌倒（坠床）风险评估工具、Hendrich 跌倒（坠床）风险评估表。

（4）日常生活活动能力评估　目前广泛使用 Barthel 指数评定。

（二）护理问题

（1）躯体活动障碍。

（2）有失用综合征的危险。

（3）部分自理能力缺陷。

（4）有跌倒坠床的风险。

（三）护理措施

1. 一般护理

（1）基础护理　创造整洁、舒适的居住、治疗环境，减少噪声的污染，护理治疗操作集中进行，减少对患者的刺激。鼓励患者自我护理，做力所能及的事。

（2）预防压力性损伤　做好患者皮肤护理，预防压力性损伤发生。经常改变体位，缓解局部压力，每 2～3h 翻身一次。每日定时观察皮肤有无压红、破溃情况，必要时使用气垫床或自动翻身床。保持床单位清洁、平整、干燥。定时给患者进行温水擦浴，促进局部血液循环，并按摩、敲打、揉捏瘫痪部位及肢体。瘫痪侧禁用热水袋保暖，防止烫伤。

（3）预防感染　保持病室空气清新，保持适当的温湿度，定时开窗通风。每 2h 为患者翻身、叩背 1 次。翻身时注意动作要轻，叩背时注意顺序应由下到上、由外到内，并鼓励患者咳痰，患者无力咳嗽时应给予吸痰。保持会阴部清洁，每日给予会阴冲洗。鼓励患者多饮水，防止泌尿系感染。减少人员探视，防止交叉感染。

（4）防止外伤　床应低矮并使用床挡，房间内设施简单、光线充足、设置扶手。危险物品应远离患者放置。有跌倒高危风险的患者要在床头粘贴"预防跌倒"警示牌，呼叫器放于床头，日常生活用品放在患者伸手可及处，做好交接工作，给予患者更多关注。患者下地活动初期应使用拐杖、步行器等辅助工具，同时要有旁人监护，防止发生外伤。穿着轻便、舒适、易活动的衣服和鞋子。

2. 饮食护理

指导患者进食清淡易消化饮食，多吃些蔬菜水果，促进肠蠕动，加强营养。不能进食者，采用鼻饲，并配制营养丰富的鼻饲饮食，如肉汤、水果汁、牛奶等。

3. 生活护理

患者因瘫痪生活不能自理时，护士要随时了解患者的生活需求，做好生活护理。协助进食、进水、翻身、更换体位、洗漱、床上擦浴及大小便、会阴冲洗等，保证患者清洁舒适。将生活用品放置在容易取到的地方。

4. 用药护理

向患者及家属讲解药物的作用、用法及不良反应，及时给予正确的指导。遵医嘱服药，切勿私自停药或改变服药剂量。有不良反应出现时及时告知医务人员。

5. 康复护理

（1）预防关节变形、肌肉萎缩

① 保持肢体功能位。

a. 平躺时，瘫痪部位垫软枕，头和躯干呈一直线，将枕头垫在头和肩膀下，患侧的肩部要高于健侧一边，手掌向上，防止关节外展、变形。

b. 向患侧侧躺时，背部垫枕头，健侧微倾向后，患侧的肩膀向前伸展，手肘伸直，双手间放置一个枕头，患侧髋部要伸直，膝部微屈，健侧腿可放置在舒适位置，双腿间放置枕头。

c. 向健侧侧躺时，患侧手臂及手部用枕头承托，尽量向前伸直，手不可伸出枕边，患侧髋部保持伸直，膝部微屈，用枕头承托。

② 防止足下垂，可在床尾放一长条硬枕，让患者双足底顶在硬枕上，被子不应太重压在双足上，患肢下可放一软枕以抬高患肢。

③ 肢体的主、被动活动，可促进组织的新陈代谢、血液循环、神经肌肉功能的恢复，每天至少 2 次，每次 20min，被动活动时要注意活动各关节。

④ 根据病情合理选用针灸、按摩等辅助治疗，合理安排患者的活动，促使患者运动功能的恢复。

（2）日常生活自理能力的训练

① 协助日常生活，如进食、穿衣、如厕、大小便、卫生等。

② 指导鼓励患者利用现有的能力，借助辅助工具进行自理。

③ 在训练时保证充足的时间给患者，并给予鼓励。

6. 心理护理

瘫痪患者生活不能自理，思想压力很大，多表现为忧愁、沮丧、脾气暴躁等。护理人员应理解、安慰患者，鼓励患者接受事实，树立战胜疾病的信心，积极配合治疗，保持稳定、乐观、积极的情绪。协助满足患者生活需要，特别在康复锻炼时，要有耐心、诚心帮助患者，给予心理上的支持。

第十一节·肌萎缩

肌萎缩即肌肉萎缩，是指引起肌肉纤维变细、肌肉力量逐渐减弱、灵活性逐渐降低的一组疾病。多因肌肉本身病变或神经系统功能障碍所致。肌肉萎缩的影响有多大，取决于疾病的类型。大多数肌肉萎缩患者的情况会逐渐变差，一些人会丧失走路、说话或自理的能力。但是，并不是每个患者都会如此。一些患者可以多年维持较轻的症状。肌萎缩好发于肌肉营养状态差、有脊髓疾病、长期卧床等人群。

一、肌萎缩的分类

（1）神经源性肌萎缩　是指神经肌肉接头之前的神经结构病变所引起的肌萎缩，此类肌萎缩常起病急、进展较快，但随病因而异。

当损伤部位在脊前角细胞时，受累肢体的肌萎缩呈节段性分布，伴肌力减低、腱反射减弱和肌束震颤，一般无感觉障碍；延髓运动神经核病变时，可出现延髓麻痹、舌肌萎缩和肌束震颤。常见于急性脊髓灰质炎、进行性脊肌萎缩症和肌萎缩侧索硬化症等。

当损伤部位在神经根或神经干时，肌萎缩常呈根性或干性分布。单纯前根损伤所引起的肌萎缩和脊髓前角的损害相似，但后根同时受累则出现感觉障碍和疼痛。常见于腰骶外伤、颈椎病等。

多神经根或神经丛的损害常出现以近端为主的肌缩，常见于急性炎症性脱髓鞘性多发性神经病。

单神经病变时，肌萎缩按照单神经支配的范围分布。神经源性肌萎缩肌电图显示病变部位纤颤电位或高大运动单位电位，肌肉活检可见肌纤维数量减少并变细、细胞核集中和结缔组织增生。

（2）肌源性肌萎缩　肌源性肌萎缩指神经肌肉接头突触后膜以后，包括肌膜、线粒体、肌丝等病变所引起的肌萎缩。常见于进行性肌营养不良、强直性肌营养不良和肌炎等。

（3）失用性肌萎缩　常见于脑血管病等上运动神经元损害引起的失用性肌萎缩等。

（4）其他原因性肌萎缩　如肌肉血管病变引起的缺血性肌萎缩等。

二、 主要表现

横纹肌的萎缩包括大腿肌肉萎缩、腓肠肌肉萎缩、肩胛带肌肉萎缩、面部肌肉萎缩、骨间肌和鱼际肌萎缩等。

（1）大腿肌肉萎缩　主要由股四头肌萎缩导致，在髋关节及膝关节相关疾病，如髋膝关节炎、股骨头坏死以及下肢骨折患者中较为常见。绝大多数患有中晚期髋膝关节相关疾病的患者，由于下肢活动受限，大腿肌肉萎缩现象更为普遍。失用性肌肉萎缩在后期经过积极康复训练后，多数能恢复，少数患者因情况严重而无法完全恢复，影响生活质量。

（2）腓肠肌萎缩　腓肠肌为小腿的主要肌肉。腓肠肌萎缩多见于由于各种原因引起的足踝部活动受限，如腓总神经损伤、踝关节骨折等。

（3）肩胛带肌肉萎缩　常见于四肢近端及躯干肌，如颈肌和肩胛肌的萎缩和无力。患者可表现为抬头需要手部的辅助才能完成，或是肩胛部出现翼状肩（也称"蝴蝶肩"）。

（4）面部肌肉萎缩　早期可表现为眼部轮匝肌不自主间歇性抽搐（如眼皮跳、眼周抽搐等），随后可逐渐扩展至一侧面部，严重可累及同侧颈阔肌，导致患者无法完成皱眉、闭眼、鼓腮等动作。

（5）骨间肌和鱼际肌萎缩　手部的肌肉萎缩多从一侧或双侧小肌肉萎缩无力开始，大小鱼际处（手掌上的肌肉）较为明显，多由外伤或挤压造成的尺神经和正中神经损伤引起。

三、 护理

（一）护理评估

（1）病情观察，在充分评估患者肌萎缩的基础上注意原发病的观察。

（2）评估患者生命体征，意识状态、失语、偏瘫等症状。

（3）评估患者基本情况，如面容、口唇、甲床、呼吸频率、血氧饱和度监测，有无呼吸困难。

（4）了解肌电图、诱发电位等辅助检查结果。

（5）评估患者吞咽情况，予以洼田饮水试验或吞咽造影检查（VFSS）或纤维内镜下吞咽功能检查（FEES），气管切开患者使用染料测试等方法评定，了解患者有无进食呛咽、吞咽困难、进食时间延长等。

（二）护理问题

（1）呼吸困难（呼吸肌萎缩）。

（2）吞咽困难（吞咽肌萎缩）。

（3）有误吸的风险。

（4）有受伤的危险。

（5）自理能力缺陷。

（三）护理措施

以针对病因治疗为主，辅助康复和营养治疗。

1. 一般护理

舒缓情绪，加强营养和锻炼。

2. 饮食护理

（1）体位 不能坐者床头抬高 30° 仰卧，头部前屈位，偏瘫侧肩部垫枕，喂食者位于患者健侧，进食结束保持床头抬高 30min，防止食物反流。

（2）食具选择 宜用长而小的勺子从健侧喂食，尽量把食物放在舌根部，进食速度不宜过快，进食时间控制在 20～30min。

（3）食物形态 原则是先易后难，从流质到半流质再到普食，避免干燥难嚼或者松散的食物。

（4）对于无法经口进食者，通过管喂方式提供充足能量及营养素，主要途径包括：鼻胃管、鼻肠管、胃造瘘及空肠造瘘等。

3. 生活护理

合理锻炼。注意劳逸结合，避免因大强度的功能锻炼导致的肌肉疲劳，因其不利于肌肉功能的恢复以及骨骼肌细胞的再生和修复。预防感冒、胃肠炎。肌萎缩患者由于自身免疫功能低下，或者存在着某种免疫缺陷，一旦感冒，则会病情加重，病程延长，肌萎缩无力、肌跳加重。胃肠炎可导致肠道菌群功能紊乱，尤其病毒性胃肠炎对脊髓前角细胞有不同程度的损害，从而使肌萎缩患者病情反复或加重。肌萎缩患者维持消化功能正常是康复的基础。

4. 用药护理

对于肌肉萎缩患者，药物的作用主要是营养神经，促进神经细胞修复、镇痛、免疫治疗。补充营养如维生素 B_1、维生素 B_6、维生素 B_{12} 等，镇痛药物如阿米替林、卡马西平等，免疫治疗类药物如环磷酰胺、他克莫司、丙种球蛋白等。

5. 康复护理（康复运动治疗）

康复运动治疗可以刺激萎缩的肌肉，促进肌肉纤维生长，康复运动治疗后肌肉力量可以得到明显的恢复，可减少或减轻后遗症的发生。

康复运动应循序渐进，运动以患者耐受力为度，幅度由小到大，而对肌肉超负荷刺激，常常会引起严重的并发症，如肌肉关节的损伤疼痛、骨折、肌肉痉挛加重等。

四肢肌康复：主要是循序渐进地开始肌肉的负重和运动，如卧床抬腿，勾脚，从座位站起，在助步车的帮助下平地行走，以上康复训练需要在充分防护下进行，在康复运动的基础上结合低频脉冲电刺激可进一步改善肌肉功能。

呼吸肌康复：建议患者通过吹气球的方式进行康复训练，部分住院患者有条件也可以使用呼吸锻炼器。

吞咽肌康复：通过规律电流刺激，低频吞咽训练，冰刺激等方式进行。

6. 误吸的预防及紧急处理

对于吞咽困难患者，备吸痰吸氧装置，采用正确的喂养方式，如患者出现呛咳、呼吸困难、发绀等立即停止喂食，刺激咽喉清除残渣，掌握海姆立克急救法，监测生命体征，配合医师做好抢救工作。

7. 呼吸困难紧急处理

保持呼吸道通畅，吸氧，开放静脉通路，必要时配合医师气管插管或气管切开，呼吸机辅助呼吸。

8. 心理护理

保持乐观和积极向上的心态。长期处于精神紧张、压抑、焦躁、恐惧等不良情绪中，会造成大脑中对兴奋和抑制的异常调节，加重肌肉萎缩的进展。

第十二节 · 躯体感觉障碍

躯体感觉是指作用于躯体感受器的各种刺激在人脑中的反应。一般躯体感觉包括浅感觉、深感觉和复合感觉。

一、感觉障碍的分型

（1）刺激性症状　感觉传导受到刺激或兴奋性增高时出现刺激性症状，可分为感觉过敏、感觉过度、感觉倒错、感觉异常和疼痛。

（2）抑制性症状　由于感觉传导通路被破坏或功能被抑制，出现感觉（痛觉、温度觉、触觉和深感觉）减退或缺失。

（3）癔症性感觉障碍　癔症性感觉障碍表现为深浅感觉可全部减低或丧失。

二、护理

（一）护理评估

1. 浅感觉的评估

可以用普通的大头针检查痛觉，用棉签或软纸片检查触觉，用装热水（40～50℃）与冷水（5～10℃）的试管分别接触皮肤检查温度觉。

2. 深感觉的评估

（1）运动觉　嘱患者松弛、勿动、闭目，轻轻夹住患者手指或足趾两侧，上下移动 5°左右，嘱其说出移动的方向。

（2）位置觉 患者闭目，移动患者肢体或将肢体摆放某种姿势，请患者自述肢体所处位置。

（3）振动觉 将振动音叉（128Hz）手柄端置于骨突起处，如足趾、内外踝、胫骨、膝盖、髂嵴、肋骨、手指、桡/尺骨突处，询问有无振动感和持续时间，并两侧对比。

3. 复合感觉

（1）实体觉 患者闭目，将熟悉的物体，如钢笔、钥匙、硬币等，放于患者手中让其触摸和感受后，可自述物体的大小、形状和名称，两手比较。

（2）定位觉 患者闭目，用手指或棉签轻触患者皮肤，让患者指出触及的部位。正常时在指部或掌部误差不超过 3.5mm。

（3）两点辨别觉 患者闭目，用钝角的两脚规，交替地以一脚或双脚触及其皮肤，请患者报"一"或"二"。并将其两脚分到一定距离，接触患者皮肤，如感到为两点时，再缩小距离，直至两点接触被感觉为一点为止。正常身体各处能够辨别的两点间最小距离不同：指尖 2～4mm，手背 2～3mm，躯干 6～7mm。

（4）图形觉 患者闭目，用竹签在患者的皮肤上画各种简单图形，如圆形、方形、三角形等，请患者自述所画图形。

（二）护理问题

（1）感知觉紊乱。

（2）皮肤完整性受损的风险。

（3）疼痛。

（三）护理措施

1. 一般护理

（1）询问感觉障碍的原因、分布、性质，并观察患者全身伴随症状及有无感觉异常引起的烦闷、忧虑，甚至失眠。

（2）安全护理

① 感觉障碍的肢体要注意保暖，慎用热水袋或冰袋，防止患者烫伤或冻伤，如必须使用热水袋保暖，水温保持在 50℃以内。使用冰袋降温时，须用毛巾包裹冰袋，防止冻伤。

② 擦浴时水温要适宜，保持在 50℃以内，由陪护人员试好水温后方可使用。

③ 对骨突处或受压部位予以按摩，促进皮肤血液循环；卧床患者可以使用气垫床改变身体受压点，也可以使用辅助用具如楔形垫置于骨突处等措施预防压力性损伤。

④ 外出活动要有专人看护，活动区要保持平整安全，避免患者接触利器。

⑤ 饮食温度适宜，防止烫伤。

⑥ 尽量不在患肢输液，防止药液外渗后患者无法感知。

（3）疼痛的护理

① 了解疼痛的性质、部位及疼痛程度。

② 建立信赖关系，尊重患者的疼痛反应，介绍有关疼痛的知识，包括疼痛的机制、疼痛原因、如何面对疼痛以及缓解疼痛的相关方法。

③ 避免过冷、过热的饮食及咖啡、酒等刺激性饮食，禁止吸烟，避免诱发疼痛或导致疼痛加重。

④ 分散注意力，鼓励患者参加有兴趣的活动，如唱歌、游戏、看电视、交谈、下棋、听音乐等。

⑤ 有节律地按摩，在患者疼痛部位或身体某一部分皮肤上做环形按摩。

⑥ 指导患者做有节奏的深呼吸，用鼻子吸气，然后慢慢从口将气体呼出，反复进行，以达到放松的效果。想象法和松弛法等方法有助于肌肉松弛，缓解焦虑，减轻疼痛。

2. 饮食护理

指导患者进食清谈、易消化、营养丰富的食物，避免过冷、过热的饮食及咖啡、酒等刺激性饮食，禁止吸烟。

3. 生活护理

（1）创造整洁、舒适安静的环境；保持床单位的清洁、平整；避免温度过高或过低，避免锋利物品、强光、高频声音等刺激。可使用眼罩或窗帘遮挡阳光，减少视觉刺激。

（2）患者着柔软、舒适的棉质衣服，勤洗澡，保持皮肤干燥清洁，卧床患者给予温水擦浴，并保证患者至少每 2h 翻身一次，且翻身时动作轻柔，防止牵拉、拖拽等过猛的动作。

（3）及时清理排泄物，保证会阴部及肛周皮肤的清洁、干燥。

4. 用药护理

指导患者按医嘱正确服用药物，做好患者的用药指导，包括药物的用法、作用、不良反应、注意事项等，观察患者服药后反应。

5. 康复护理

① 每日用温水擦拭感觉障碍的身体部位，以促进血液循环和刺激感觉恢复。

② 可与康复师共同制订计划，合理进行肢体的主动运动、被动运动、按摩、针灸等物理治疗方法。

③ 感知觉训练应在患者情绪稳定且可配合的情况下进行，当患者出现情绪低落或灰心丧气时，不要对患者采取强制训练，可适当给予安慰和鼓励，待患者情绪稳定后再进行。

6. 心理护理

（1）医护人员在护理中应耐心倾听患者主诉，多与患者交流，沟通时态度温和、语气委婉，避免使用刺激性语言。

（2）向患者讲解疾病的相关原因，了解其情感变化、心理状态，给予心理情感和精神上的支持。讲解疾病治疗成功案例，帮助患者及家属树立信心，使其积极配合治疗，促进疾病的康复。

第十三节 · 共济失调

共济运动是指在前庭、脊髓、小脑和锥体外系共同参与下完成运动的协调和平衡。共济失调指小脑、本体感觉以及前庭功能障碍导致的运动笨拙和不协调，累及躯干、四肢和咽喉肌时可引起身体平衡、姿势、步态及言语障碍。

一、共济失调的分类

（1）小脑性共济失调

① 姿势和步态异常。

② 随意运动协调障碍。

③ 言语障碍障。

④ 眼球运动障碍。

⑤ 肌张力减低。

（2）大脑性共济失调

① 额叶性共济失调：由额叶或额桥小脑桥束病变引起。见于肿瘤、脑血管病等。

② 颞叶性共济失调：由颞叶或颞桥束病变引起。见于脑血管病及颅高压压迫颞叶时。

③ 顶叶性共济失调：表现对侧肢体不同程度的共济失调，闭眼时症状明显，深感觉障碍多不重或呈一过性；两侧旁中央小叶后部受损可出现双下肢感觉性共济失调及大小便障碍。

④ 枕叶性共济失调：由枕叶或枕桥束病变引起。见于肿瘤、脑血管病等。

（3）感觉性共济失调　深感觉障碍使患者不能辨别肢体的位置及运动方向，出现感觉性共济失调。深感觉传导路径中脊神经后根、脊髓后索、丘脑至大脑皮质顶叶任何部位的损害都可出现深感觉性共济失调。多见于脊髓后索和周围神经病变，也可见于其他影响深感觉传导路的病变等。

（4）前庭性共济失调　前庭损害时因失去身体空间定向能力，产生前庭性共济失调。多见于内耳疾病、脑血管病、脑炎及多发性硬化等。

二、护理

（一）护理评估

1. 病史

了解患者起病的缓急，运动障碍的性质、分布、程度及伴发症状；饮食和食欲情况，是否饱餐或酗酒；过去有无类似发作病史；是否因肢体运动障碍而产生急躁、焦虑情绪或悲观、抑郁心理。

2. 身体评估

（1）共济运动　检查前要观察患者日常生活动作，如吃饭、穿衣、系扣子、取物、书写、站立姿势等活动是否协调，有无动作性震颤、言语顿挫等，然后做指鼻试验、轮替试验、反跳实验、跟-膝-胫试验、起坐试验检查。

（2）协调与平衡功能　观察患者在站立、坐位和行走时是否能静态维持、动态维持和抵抗轻外力作用维持平衡；判断有无协调障碍、平衡障碍，发现影响因素，预测可能发生跌倒的危险性。同时注意患者有无不自主运动及其形式、部位、程度、规律和过程，以及与休息、活动、情绪、睡眠、气温等的关系。

（3）日常生活活动能力　目前广泛使用 Barthel 指数评定。

（二）护理问题

（1）躯体活动障碍。

（2）有失用综合征的危险。

（3）跌倒的风险。

（三）护理措施

1. 一般护理

（1）环境与休息　保持病室安静舒适，病房室内空气清新，温湿度适宜，病情平稳时应鼓励患者下床活动，预防跌倒事件、坠床事件的发生。

（2）安全护理

① 重点要防止坠床和跌倒，确保安全。床铺高度适中，应有保护性床挡；呼叫器和日常生活用品应置于床头患者伸手可及处；走廊、厕所要装扶手，配置牢固高度适中坐便器、沙发或椅，利于患者坐下或站起。运动动场所要宽、明亮，无障碍物阻挡，建立"无障碍通道"；地面要保持平整干燥，防湿、防滑，去除门槛；患者最好穿防滑软橡胶底鞋，穿棉布衣服，衣着应宽松；行走不稳或步态不稳者，选用三角手杖等合适的辅助工具，并有人陪伴，防止受伤。

② 加强安全知识宣教，使患者了解自身的活动能力，提高安全意识。嘱家属24h 留人陪伴，防止跌倒、坠床等意外事件发生。

2. 饮食护理

保证营养的摄入，增强机体抗病能力，给予富含高热量、高蛋白、高维生素、粗纤维的食物，及时补充水分，保证患者水、电解质平衡。吞咽障碍的患者应根据医嘱放置胃管，给予鼻饲饮食。

3. 生活护理

评估患者的日常生活活动能力，根据自理程度给予相应的协助。鼓励患者学会照顾自己的起居活动，做力所能及的事，如患者存在自理能力的缺陷，适当协助患者相应生活护理。鼓励和帮助患者摄取充足的水分和均衡的饮食，养成定时排便的习惯。注意口腔卫生，保持口腔清洁。协助患者洗漱、进食、如厕、沐浴和穿脱衣服等，增进舒适感和满足患者基本生活需求。

4. 用药护理

向患者及家属讲解药物的作用、用法及不良反应，及时给予正确的指导。遵医嘱服药，切勿私自停药或改变服药剂量。有不良反应出现时及时就医。

5. 康复护理

（1）步态训练　让患者双眼直视前方，身体直立，起步时足尖要尽量抬高，先足跟着地再足尖着地，跨步要尽量慢而大，双上肢尽量在行走时前后摆动。

（2）平衡活动　在坐位和站立位较慢地重心转移训练可帮助患者发展肢体的稳定性。因此指导患者进行运动转移训练，从坐到站、跨步、行走，逐渐增加活动的复杂性，增加重心转移的范围或者可附加上肢的作业疗法，如从地上拾起东西。并鼓励患者在力所能及的情况下增加速度。

6. 心理护理

给患者提供有关疾病、治疗及预后的可靠信息；关心、尊重患者，多与患者交谈，鼓励患者表达自己的感受，指导克服焦躁、悲观情绪，适应患者角色的转变；避免任何不良刺激和伤害患者自尊的言行，尤其在协助患者进食、洗漱和如厕时不要流露出厌烦情绪；正确对待康复训练过程中患者所出现的诸如注意力不集中、缺乏主动性、畏难、悲观及急于求成心理等现象，鼓励患者克服困难，摆脱对照顾者的依赖心理，增强自我照顾能力与自信心；营造和谐的亲情氛围和舒适的休养环境，建立医院、家庭、社区的协助支持系统。

第十四节 · 步态异常

步态是指行走、站立的运动形式与姿态。机体很多部位参与维持正常步态，故步态异常的临床表现及发病因素多种多样。一些神经系统疾病，病变部位不同，但可出现相似的步态障碍。

一、步态异常的分类

（1）痉挛性偏瘫步态　为单侧皮质脊髓束受损所致，表现为患侧上肢通常屈曲、内收、旋前，不能自然摆动，下肢伸直、外旋，迈步时将患侧盆骨部提得较高，或腿外旋画一半圈的环形运动，脚刮擦地面。常见于脑血管病或脑外伤恢复期及后遗症期。

（2）痉挛性截瘫步态　又称"剪刀样步态"，为双侧皮质脊髓束受损步态。常见于脑瘫的患者。慢性脊髓病变也表现典型的剪刀样步态，如多发性硬化、脊髓空洞症、脊髓压迫症，脊髓外伤或血管病及炎症恢复期、遗传性痉挛性截瘫等。

（3）慌张步态　表现为身体前屈，头向前探，肘、腕、膝关节屈曲，双臂略微内收于躯干前；行走时起步困难，第一步不能迅速迈出，开始行走后，步履缓慢，后逐渐速度加快，小碎步前进，双上肢自然摆臂减少，停步困难，极易跌倒；转身时以一脚为轴，挪蹭转身。慌张步态是帕金森病的典型症状之一。

（4）摇摆步态　是由于躯干及臀部肌群肌力减退，行走时不能固定躯干及臀部，从而造成摆臀现象。多见于进行性肌营养不良，也可见于进行性脊肌萎缩症、少年型脊肌萎缩症等疾病。

（5）跨阈步态　又称"鸡步"，是由于胫前肌群病变或腓总神经损害导致足尖下垂，足部不能背屈，行走时，为避免上述因素造成的足尖拖地现象，向前迈步抬腿过高，脚悬起，落脚时总是足尖先触及地面，如跨门槛样。常见于腓总神经损伤、脊髓灰质炎或进行性腓骨肌萎缩等。

（6）感觉性共济失调步态　是由于关节位置觉或肌肉运动觉受损引起，传入神经通路任何水平受累均可导致感觉性共济失调步态，如周围神经病变、神经根病变、脊髓后索受损、内侧丘系受损等病变。多见于脊髓结核、脊髓小脑变性疾病、慢性乙醇中毒、副肿瘤综合征、脊髓亚急性联合变性、脊髓压迫症、多发性神经病及多发性硬化等。

（7）小脑步态　是由于小脑受损所致。小脑步态多见于遗传性小脑性共济失调、小脑血管病和炎症等。

二、护理

（一）护理评估

1. 病史

了解患者起病的缓急，运动障碍的性质、分布、程度及伴发症状；饮食和食欲情况，是否饱餐或酗酒；过去有无类似发作病史；是否因肢体运动障碍而产生急躁、焦虑情绪或悲观、抑郁心理。

2. 身体评估

（1）姿势和步态　观察患者卧、坐、立和行走的姿势。注意起步、指足、落足、步幅、步基、方向、节律、停步和协调动作的情况。患者卧床时是否被动或强迫体位，如能否在床上向两侧翻身或坐起，是否需要协助、辅助或支持等。

（2）日常生活活动能力　目前广泛使用 Barthel 指数评定。

（二）护理问题

（1）有受伤的风险。

（2）生活自理能力缺陷。

（三）护理措施

1. 一般护理

（1）环境与休息　保持病室整洁、安静、舒适，病房内空气清新，温湿度适宜。病情危重者应卧床休息。病情平稳时应鼓励患者下床活动，预防跌倒、坠床等不良事件的发生。

（2）安全护理　评估患者的生活自理能力，加强患者安全知识宣教，提高患者安全意识。护理人员加强巡视，及时满足患者生活需要，指导患者使用床头呼叫器，并将呼叫器和日常生活用品置于床头患者伸手可及处；患者最好穿有后跟的防滑低跟鞋，穿棉布衣服，衣着应宽松、长短合适；行走不稳或步态不稳者，选用习步车或三角手杖等合适的辅助工具，并 24h 有人陪伴，防止受伤。

2. 饮食护理

指导患者进食高热量、易消化、高纤维素饮食，少食多餐，多吃新鲜蔬菜和水果。出现吞咽困难等症状时，进食时应抬高床头，速度宜慢，并观察进食情况，避免呛咳，必要时遵医嘱留置胃管，并进行吞咽功能训练。

3. 生活护理

保持床单位清洁、干燥、整洁，卧床患者应加强基础护理，定时翻身、拍背、吸痰，保持呼吸道通畅，保持皮肤完好。肢体处于功能位置，每日进行肢体的被动活动及伸展运动训练。能行走的患者，鼓励进行主动锻炼。保持患者大便通畅，嘱其养成良好的排便习惯，定时排便。保持患者会阴部清洁、干燥。

4. 用药护理

向患者及家属讲解药物的作用、用法及不良反应，及时给予正确的指导。遵医嘱服药，切勿私自停药或改变服药剂量。有不良反应出现时及时就医。

5. 康复护理

（1）早期康复干预　告知患者及家属早期康复的重要性、训练内容与开始的时间。康复训练开展得越早，功能康复的可能性就越大，预后也就越好。主要包括转移动作训练、坐位训练、站立训练、步行和实用步行训练、平衡共济训练、日常生活活动训练等。下肢功能训练主要以改善步态为主。具体方法有踝关节选择性背屈和跖屈运动、患侧下肢负重及平衡能力训练等。运动训练应在康复师指导下由易到难，循序渐进，持之以恒。

（2）综合康复治疗　根据病情，指导患者合理选用针灸、按摩等辅助治疗，以促进运动功能的恢复。

6. 心理护理

家属及护士应鼓励患者表达其心理感受，及时给予正确的指导。鼓励患者维持自己的兴趣爱好，培养和寻找新的简单爱好，使之生活愉悦。创造良好的人际关系，增加患者战胜疾病的信心。

第十五节·不自主运动

不自主运动指患者在意识清楚的情况下，出现的不受主观控制的无目的的异常运动。

一、不自主运动的分型

不自主运动可以发生在身体的任何部位，可呈间歇性发作或持续存在，无法停止。可严重干扰和妨碍患者的正常生活和工作。

（1）震颤　是主动肌与拮抗肌交替收缩引起的人体某一部位有节律的振荡运动。震颤可为生理性、功能性和病理性。

① 静止性震颤：常见于帕金森病。

② 动作性震颤

a. 姿势性震颤：常见于特发性震颤、慢性乙醇中毒、肝性脑病、肝豆状核变性等。

b. 运动性震颤：又称意向性震颤，多见于小脑病变，丘脑、红核病变时也可出现此种震颤。

（2）舞蹈样运动　表现为耸肩、转颈、伸臂、抬臂、摆手和手指伸屈等动作，上肢比下肢重，远端比近端重，随意运动或情绪激动时加重，安静时减轻，入睡后消失。头面部可出现挤眉弄眼、噘嘴伸舌等动作。病情严重时肢体可有粗大的频繁动作。见于小舞蹈病或亨廷顿病等，也可继发于其他疾病，如脑炎、颅内占位性病变、脑血管病、肝豆状核变性等。

（3）手足徐动症　又称指划动作或易变性痉挛。表现为由于上肢远端的游走性肌张力增高或降低，而产生手腕及手指做缓慢交替性的伸屈动作。多见于脑炎、播散性脑脊髓炎、核黄疸和肝豆状核变性等。

（4）扭转痉挛　又称变形性肌张力障碍，表现为躯干和四肢发生的不自主的扭曲运动。本症可为原发性遗传疾病，也可见于肝豆状核变性以及某些药物反应等。

（5）偏身投掷运动　为一侧肢体猛烈的投掷样的不自主运动，运动幅度大，力量强，以肢体近端为重。为对侧丘脑底核损害所致，也可见于纹状体至丘脑底核传导通路的病变。

（6）抽动症　表现为挤眉弄眼、面肌抽动、鼻翼扇动、噘嘴。如果累及呼吸及发音肌肉，抽动时会伴有不自主的发音，或伴有秽语，故称"抽动语综合征"。本病常见于儿童，病因及发病机制尚不清楚，部分病例由基底核病变引起，有些是与精神因素有关。

二、护理

（一）护理评估

1. 肌张力

肌张力是肌肉松弛状态的紧张度和被动运动时遇到的阻力。

2. 肌力

肌力是受试者主动运动时肌肉收缩的力量，主要观察活动的速度、幅度、耐久度及对抗阻力的能力。肌力评估见表 4-3。

表 4-3　肌力评估

分级	评估标准
0 级	完全瘫痪,肌肉无收缩
1 级	肌肉可收缩,但不能产生动作
2 级	肢体能在床上移动,但不能抵抗自身重力,即不能抬起
3 级	肢体能抵抗重力离开床面,但不能抵抗阻力
4 级	肢体能做抗阻动作,但不完全
5 级	正常肌力

3. 肌容积

检查肌肉的外形、体积、有无萎缩、肥大及其部位、范围和分布，确定是全身性，偏侧性，对称性还是局限性。

4. 共济运动

见本章第十三节的护理评估。

5. 不自主运动

观察患者有无不能控制的动作。

6. 协调与平衡功能

见本章第十三节的护理评估。

7. 日常生活活动能力

目前广泛使用 Barthel 指数评定。

（二）护理问题

（1）躯体活动障碍。

（2）自我形象紊乱。

（3）有受伤的危险。

（三）护理措施

1. 一般护理

参见第四章第十三节共济失调。

2. 饮食护理

鼓励患者进食清淡、易消化、营养丰富的食物，摄取充足的水分，忌辛辣刺激食物。

3. 生活护理

可根据 Barthel 指数评分确定患者的日常生活自理能力，给予相应的协助。卧床及瘫痪患者应保持床单位清洁、干燥、无渣屑，减少对皮肤的刺激；应用气垫床，抬高肢体，预防压力性损伤及静脉血栓形成；协助翻身、叩背、温水擦浴，促进肢体血液循环，增进睡眠。

4. 用药护理

根据不自主运动类型，遵医嘱用药，指导患者正确服用药物，详细介绍药物的作用、副作用及注意事项，注意患者观察服药后的反应。

5. 运动训练

运动训练应考虑患者的年龄、性别、体能、疾病性质及程度，选择合适的运动方式、持续时间、运动频率和进展速度。训练前帮助患者做好相应准备，注意合适的衣着、管路的固定等。并观察患者的一般情况，注意重要体征、皮温、颜色以及有无局部疼痛不适；同时注意保护或辅助，注意安全，并逐渐减少保护或辅助量。

6. 心理护理

关心、尊重患者，多和患者交谈，鼓励患者表达自己的感受，指导其克服焦躁、悲观情绪；避免不良刺激和伤害患者自尊的言行；鼓励患者克服困难，摆脱对照顾者的依赖心理，增强自我照顾能力与自信心；营造和谐与舒适的修养环境，建立医院、家庭、社区的协助支持系统。

第十六节·尿便障碍

尿便障碍包括排尿障碍和排便障碍，主要由自主神经功能紊乱所致，病变部位在皮质、下丘脑、脑干和脊髓。尿便障碍不是一种病，而是由其他疾病引起的一个症状。

一、排尿障碍

排尿障碍是自主神经系统病变的常见症状之一，主要表现为排尿困难、尿频、尿潴留、尿失禁及自动性排尿等，由排尿中枢或周围神经病变所致，也可由膀胱或尿路病变引起。由神经系统病变导致的排尿障碍可称为神经源性膀胱。

主要有以下类型：

（1）感觉障碍性膀胱　病变损害脊髓后索或骶神经后跟，导致脊髓排尿反射弧的传入障碍，又称感觉性无张力膀胱。早期表现为排尿困难，膀胱不能完全排空，晚期膀胱感觉丧失，毫无尿意，尿潴留或尿液充盈至一定程度不能排出而表现为充盈性尿失禁。本症多见于多发性硬化、亚急性联合变性及脊髓结核损害脊髓后索或后跟，也可见于昏迷、脊髓休克期。

（2）运动障碍性膀胱　病变损害骶髓前角或前根，导致脊髓排尿反射弧的传出障碍，又称运动性无张力膀胱。早期表现为排尿困难，膀胱不能完全排空，有膀胱冷热感和膨胀感，尿意存在，严重时有疼痛感，晚期表现为尿潴留或充盈性尿失禁。本症多见于急性脊髓灰质炎、吉兰-巴雷综合征等。

（3）自主性膀胱　病变损害脊髓排尿反射中枢（$S_{2\sim4}$）或马尾或盆神经，使膀胱完全脱离感觉、运动神经支配而成为自主器官。临床表现为尿不能完全排空，咳嗽和屏气时可出现压力性尿失禁，早期表现为排尿困难、膀胱膨胀，后期为充盈性尿失禁。本症多见于腰骶段的损伤、肿瘤或感染导致的 $S_{2\sim4}$（膀胱反射的脊髓中枢）、马尾或盆神经损害而排尿反射中断。

（4）反射性膀胱　当骶髓以上的横贯性病变损害两侧椎体束时，完全由骶髓中枢控制排尿，并引起排尿反射亢进，又称自动膀胱。多见于横贯性脊髓炎、脊髓高位性损伤或肿瘤。

（5）无抑制性膀胱　是由于皮质和椎体束病变使其对骶髓排尿中枢的抑制减弱所致。临床表现为尿频、尿急、尿失禁，常不能抑制，每次尿量少，排完后膀胱膨胀感存在。多见于脑肿瘤特别是旁中央小叶附近的中线肿瘤、脑血管病、多发性硬化、颅脑手术后及脊髓高位损伤恢复期。

二、排便障碍

排便障碍是以便秘、便失禁、自动性排便以及排便急迫为主要表现的一组症状，可由神经系统病变引起，也可为消化系统或全身性疾病引起。由神经系统病变引起的排便障碍多表现为以下几种情况：

（1）大便失禁　指粪便在直肠肛门时，肛门内、外括约肌处于弛缓状态，排便不受意识控制，不时流出，一般为稀软便。在神经系统疾病中，大便失禁常见于深昏迷或癫痫发作患者，也是先天性腰骶部脊膜膨出、脊柱裂患者的主要表现。

（2）便秘　指 2～3 日或数日排便 1 次，粪便干硬。主要表现为便量减少、过硬及排出困难，可伴有腹胀、食欲缺乏、直肠会阴坠胀及心情烦躁等症状，严重时可有其他并发症，如排便用力时可诱发排便性晕厥、出血、脑卒中及心肌梗死等。常见于脑血管病、颅脑损伤、脑肿瘤、$S_{2\sim4}$ 以上的脊髓病变等。

（3）自动性排便　脊髓病变引起高级中枢对脊髓排便反射的抑制中断，排便反射增强，引起不受意识控制的排便。见于各种脊髓病变。

（4）排便急迫　多由躯体疾病引起，有时见于腰骶部神经刺激性病变，此时伴有鞍区痛觉过敏。

三、护理

（一）护理评估

1. 评估量表

（1）排尿的评估　尿失禁程度分级如下。

0 级：完全节制排尿。

1 级：经常节制排尿，失禁次数每周小于或等于 1 次。

2 级：偶尔失禁，尿失禁次数每周大于或等于 2 次且每天少于 1 次。

3 级：经常失禁，每天都有尿失禁，但还有节制性排尿。

4 级：排尿完全失去控制。

（2）排尿一般评估

① 排尿次数、频率、时间、尿量和颜色等。

② 排尿状态：排尿是否困难、排尿时有无疼痛感及烧灼感、有无残余尿、有无尿失禁。

③ 神经功能损伤的程度。

④ 带有尿管患者，评估留置尿管的时间、有无尿路感染。

⑤ 患者排尿障碍的类型。

2. 排便的评估

① 评估既往的排便习惯。

② 评估近几日及现在的排便次数、排便的时间、粪质、排便的难易度、腹部饱胀感、残便感，有无门裂隙、出血等。

③ 评估肠鸣音的次数及性质，听诊时应在脐周至少听诊 1min。

④ 评估排便异常的类型。

3. 皮肤的评估

（1）肛周淹红的评估分级

Ⅰ度：肛门皮肤潮湿、发红、瘙痒。

Ⅱ度：肛门皮肤破溃。

Ⅲ度：肛门皮肤破溃达肌层或破溃延伸至阴囊、阴唇、腹股沟部等。

（2）压力性损伤评估

① Braden 压力性损伤危险因素评估表。

② 压力性损伤分期评估：1 期、2 期、3 期、4 期、不可分期阶段、深部组织损伤。

③ 危险因素评估：患者疾病本身因素、医源性因素。

（二）护理问题

（1）有皮肤完整性受损的危险。

（2）水、电解质紊乱。

（3）有感染的危险。

（4）舒适度下降。

（三）护理措施

1. 排尿障碍的护理

（1）尿失禁患者的护理

① 一般护理：为患者制造一个隐蔽的排尿环境，调节好室温，注意用屏风等遮挡以避免寒冷和羞耻感，尤其尿频者，床位应靠近厕所，必要时将便器置于床旁。

② 饮食护理：指导患者日间摄入 3000mL 以上的液体包括食物、饮料、汤汁，鼓励患者多摄取维生素 C、五谷类、肉类、绿叶蔬菜等酸化尿液，可降低细菌的繁殖，预防尿路感染。避免饮茶、咖啡、酒，夜间控制饮水，保证睡眠。

③ 生活护理：指导患者做好会阴部卫生，养成良好的卫生习惯，避免盆浴；内裤要透气吸汗，避免过紧，以减少细菌滋生的机会；保持皮肤清洁干燥、无异味，会阴部、臀部尿湿后均需及时更换尿垫，用清水擦洗。皮肤表面可涂油剂保护皮肤等。男性尿失禁患者可使用一次性保鲜袋行假性导尿，每 2h 更换一次，观察局部皮肤有无浸渍，保鲜袋下面阴囊上面覆盖纯棉小毛巾并随时清洗，防止一次性保鲜袋直接与皮肤接触，造成潮湿环境。

④ 康复护理

a. 盆底部肌肉的锻炼：指导患者不要挤压胃，不要收缩臀部、大腿肌肉，要把注意力集中在盆底部。训练时先收缩 10s，然后再放松 10s。患者也可以从 3s 或 5s 开始并逐渐延长。每天训练要达到 50 下，但每次不要超过 25 下。告诉患者训练 2～4 周后才会出现效果。

b. 膀胱训练：让患者憋尿，使每次排尿间隔时间逐渐延长，直至延长至正常间隔。开始时每隔 2h 使用便器一次，夜间间隔 4h 使用便器一次，以后间隔时间逐渐延长。

c. 习惯训练：让患者在通常发生尿失禁的时间之前排尿。根据患者的尿失禁的不同类型及排尿频次安排时间，可以采用不固定的时间，如在晨起、餐后、服用利尿药后等时间排尿；也可缩短排尿间隔的时间，以控制尿失禁的发生。

⑤ 心理护理：针对引起排尿异常的不同病因进行心理护理，情绪紧张、焦虑、烦躁不安及羞耻感均造成心理压力大，久之可丧失自信和生存信念，护理人员要加强与患者的交流和沟通，鼓励患者坚定信心，配合治疗，坚持康复训练。

（2）尿潴留患者的护理

① 提供隐蔽的排尿环境，调整体位和姿势。

② 应观察其最后排尿的时间，是否下腹部胀满，是否经常有尿液流出，水摄入量的增减等。

③ 利用条件反射诱导排尿，如帮助去厕所、用听流水声等方法，也可以进行热敷、按摩膀胱，但要注意手法，力度要适中，不要用力过猛。也可采用中医针灸，针刺中极、三阴交等穴位刺激排尿。

④ 指导患者养成定时排尿的习惯，教会患者正确的自我放松方法。

⑤ 必要时根据医嘱行导尿术。

（3）留置导尿管患者的护理

① 对留置导尿管者，鼓励患者多饮水，每日饮水量约 2000mL，达到自然冲洗

尿路的目的。

② 训练膀胱反射功能，可采用间歇性夹管方式，每 3～4h 开放 1 次，使膀胱定时充盈和排空，促进膀胱功能的恢复。

③ 注意患者的主诉并观察尿液情况，发现尿液混浊、沉淀、有结晶时，应及时处理，遵照医嘱及时给予尿常规检查。

④ 保持尿道口清洁，用碘伏擦拭尿道口，每日 2 次。

⑤ 需长期留置尿管的患者，定期更换尿管、集尿袋；保持引流通畅，避免导尿管受压、扭曲；离床活动时，妥善固定导尿管，以防导尿管脱出。集尿袋不得超过膀胱高度并避免受压，防止尿液反流导致逆行感染。每次更换尿管前观察患者排尿情况，如膀胱功能恢复，不再复插。

2. 排便障碍患者的护理

（1）大便失禁的护理

① 控制腹泻，维持水电解质平衡。

② 病情观察

a. 排便状态及粪便性状：不同原因引起的腹泻，可产生不同的粪便特征。应注意正确记录大便次数、量、形状、颜色、气味等，并及时送检大便标本。

b. 脱水的观察：应注意观察和估计脱水的程度，每小时要监测出入量情况；同时注意观察患者的神志及生命体征变化，及时给予液体、电解质、营养物质的补充，以满足患者每日需要量，补充额外丧失量，维持血容量，防脱水和循环衰竭发生。

③ 使用女性卫生棉条放置在患者的肛门内，每 2～4h 进行更换，更换时将大便彻底清理干净，并保持肛周皮肤干燥，同时涂抹肛周保护膜，再次更换新的棉条。此法适用于肌肉无力或脊髓病变的患者。

④ 肛管引流：将肛管按照灌肠的方法放置于肛门内，另一端连接尿袋或其他容器。此法适用于肛周括约肌紧张的患者。

⑤ 饮食护理：应进食清淡、少渣、易消化、营养丰富的高蛋白、高热量、高维生素和矿物质的食物。忌食豆类和乳制品，以防肠胀气。腹泻好转后逐渐增加食量，以利于恢复体力，维持体重。

⑥ 药物治疗：腹泻患者，应以病因治疗为重点，遵医嘱给予止泻药。指导患者遵医嘱按时服药，不能自行吃药或停药，尤其注意勿滥用止泻药，以免造成便秘和成瘾。

⑦ 皮肤护理：因粪便中含有酸性及消化酶等刺激性物质，频繁排便可使肛周皮肤受损，引起瘙痒、疼痛、糜烂及感染。应指导和帮助患者排便后用软布清洗肛门。局部可湿热敷，肛周可涂敷抗生素软膏保护肛周皮肤，促进溃疡愈合。

⑧ 康复训练：肛门括约肌及盆底部肌肉收缩的锻炼，指导患者取坐或卧位试做排便动作，先慢慢收缩肌肉，然后慢慢放松，每次 10s 左右，连续 10 次，每次锻炼 20～30min，次数以患者不疲乏为宜。

⑨ 心理护理：保持心态平衡，腹泻可由生理及心理因素造成。精神紧张可刺激自主神经，造成肠蠕动增加及黏液分泌亢进。因此，必须使患者情绪稳定。可通过解释、鼓励和提高患者的认知水平来调节情绪。建立清洁整齐的休养环境，保证

患者安静、舒适地休息。

（2）便秘的护理

① 一般护理

a. 病情观察：密切注意患者排便的情况，粪便的性质、颜色及量，观察有无伴随症状，病情变化随时做好记录。

b. 创造舒适安静的生活环境：尽量避免如厕时受外界因素的干扰，保持厕所清洁。

c. 培养定时排便习惯：培养良好的规律生活，定时进餐、定时排便。协助并鼓励患者每日晨起坐盆或蹲 10～20min。因晨起后易引起胃、结肠反射，此刻训练排便，易建立条件反射，日久可养成定时排便的好习惯。

② 适当锻炼：适当增加全身运动量，可增加直肠血供及肠蠕动，以利于排便。如保持膝部伸直做收腹抬腿及仰卧起坐动作，并教会患者做提肛收腹运动，或顺肠蠕动的方向做腹部按摩，一日数次。

③ 用药护理：遵医嘱给予药物治疗，常用口服缓泻药如乳果糖、通便灵、番泻叶泡茶等。应用缓泻剂应注意药物起作用的时间，避免影响患者的休息。直肠常用药物有甘油灌肠剂、开塞露等。使用时应注意尽量使药液在肠道内保留 15～20min，以达到疗效。注意观察用药后的排便情况。必要时遵医嘱给予灌肠。

④ 饮食护理：合理安排日常饮食，鼓励患者多食用含纤维素高的饮食，如玉米面、荞麦面、蔬菜、水果等，还可以增加花生油、香油等油脂的摄入；每天清晨最好空腹饮一杯水，每天保证饮水量为 1500～2000mL，可喝些淡盐水或蜂蜜水。

⑤ 心理护理：加强与患者的交流和沟通，仔细聆听患者的诉说，给予患者精神安慰与支持。与患者一起寻找便秘的原因，共同制订训练排便计划，消除其心理不安因素，减轻其精神压力等。为患者提供舒适安静的休养环境，保证其充分休息，增强其战胜疾病的信心。

第十七节 · 颅内压异常和脑疝

颅内压（ICP）是指颅腔内容物对颅腔内壁的压力。脑脊液循环畅通时，通常以侧卧位腰段蛛网膜下腔穿刺所测的脑脊液静水压力为代表，亦可经颅内监护系统测得。正常人为 80～180mmH$_2$O，女性稍低，儿童 40～100mmH$_2$O。在病理状态下，压力＞200mmH$_2$O 时，即为颅内压增高，压力＜60mmH$_2$O 提示颅内压降低。

脑疝是颅内压增高的严重后果，是部分脑组织因颅内压力差而造成移位，当移位超过一定的解剖界限时则称之为脑疝。临床上最常见、最重要的是小脑幕裂孔疝与枕骨大孔疝，也可见中心疝。由于疝出的脑组织压迫脑的重要结构或生命中枢，若发现不及时或救治不力，可导致严重后果并危及生命，应予以高度重视。

一、颅内压异常

1. 颅内压增高

颅内压增高是指在病理状态下，颅内压力超过 200mmH$_2$O，常以头痛、呕吐、视盘水肿为主要表现，多为颅腔内容物的体积增加并超出颅内压调节代偿的范围，是颅内多种疾病所共有的临床综合征。颅内压增高的类型有以下几种。

(1) 弥漫性颅内压增高　多由弥漫性脑实质体积增大所致，其颅腔部位压力均匀升高而不存在明显的压力差，故脑组织无明显移位，即使颅内压力很高，也不至于发生脑疝。见于弥漫性脑膜脑炎、弥漫性脑水肿、交通性脑积水、蛛网膜下腔出血等。

(2) 局限性颅内压增高　多由颅内局灶性病变所致，其病变部位压力首先增高，与邻近脑组织形成压力差，脑组织通过移位将压力传递至邻近部位，故易发生脑疝。见于颅内占位性病变、大量脑出血、大面积脑梗死等。

2. 颅内压降低

颅内压降低又称低颅压，是指脑脊液压力降低（＜60mmH$_2$O）而出现的一组综合征。临床上主要以直立性头疼和腰穿脑脊液压力降低为特征。

二、脑疝

脑疝是颅内压增高的严重后果，是部分脑组织因颅内压力差而造成移位，当移位超过一定的解剖界限时则称为脑疝。临床上最常见、最重要的是小脑幕裂孔疝和枕骨大孔疝。

(1) 小脑幕裂孔疝　因颅内压增高而移位的脑组织由上而下挤入小脑幕裂孔，统称为小脑幕裂孔疝小脑幕裂孔疝又可分为外侧型（钩回疝）和中央型（中心疝）。

(2) 枕骨大孔疝　小脑扁桃体及邻近小脑组织向下移位经枕骨大孔疝入颈椎管上端称为枕骨大孔疝。可分为慢性和急性枕骨大孔疝。

三、护理

（一）护理评估

1. 颅内压数值

颅内压数值可以通过腰椎穿刺术测得，侧卧位的正常压力一般为 80～180mmH$_2$O，压力＞200mmH$_2$O 提示颅内压增高，压力＜60mmH$_2$O 提示颅内压降低。

2. 病情评估

(1) 颅内压增高

① 头痛。为最常见、最早出现的症状，多为持续性钝痛、跳痛或胀痛，可阵发性加剧。常见表现：患者在安静状态下突然主诉头痛；意识障碍患者突发烦躁不安；患者清晨头痛或下半夜痛醒；患者用力咳嗽、排便或较久屈颈、弯腰时头痛加重。

② 呕吐。常见表现：患者于清晨或头痛剧烈时出现呕吐；患者有无进食均可出现呕吐；患者呕吐呈喷射性。

③ 视盘水肿。常见表现：患者主诉视物模糊；患者行眼底检查时可见该表现。

(2) 低颅压　头痛呈挤压性，多不发生剧烈头痛，且与体位有明显关系，坐位或头高位时头痛加重，平卧位或头低时症状减轻或消失，这是区别低颅压综合征与颅内压增高的一个重要依据。低颅压综合征的患者常表现"一低二快"，即血压偏低、脉搏细数、呼吸略快，严重时表现为情绪淡漠、嗜睡，且症状与体位有明显关系。头低或平卧位时，症状明显减轻；头高或直立位时则症状加重。

（3）脑疝

① 钩回疝。常有颅内压增高的症状明显加重、意识障碍、动眼神经麻痹、锥体束受损、生命体征改变等临床主要表现。患者头痛程度加剧、呕吐频繁、烦躁不安；患者出现嗜睡、昏睡或昏迷；患者早期瞳孔轻度散大、对光反应迟钝，继后可明显散大、对光反应消失；患者血压、体温升高，呼吸深而快，脉搏慢而有力，晚期可出现呼吸衰竭，血压下降，脉搏增快而细弱。

② 中心疝。a. 早期：表现为嗜睡、昏睡或浅昏迷；呼吸正常或潮式呼吸；双侧瞳孔等大，但多较小，对光反应存在；病灶对侧可有偏瘫，但可见双侧病理征。b. 中期：表现为昏迷；中枢神经源性过度换气；双侧瞳孔增大，对光反应迟钝或消失；压眶呈去大脑强直状态。c. 晚期：表现为深昏迷；呼吸浅快或不规则；双侧瞳孔散大、对光反应消失；四肢呈松弛性瘫痪。

③ 枕骨大孔疝。患者枕、颈部疼痛明显，活动颈部使疼痛加重，局部压痛；颈项强直或强迫体位。患者可有头晕、听力减退、吞咽困难等症状。患者可有生命体征变化，以急性枕骨大孔疝时最为明显，表现为呼吸、循环功能迅速紊乱，以呼吸的改变更具有特征性。如脑疝形成缓慢，则可表现为呼吸浅而慢，渐至绝对性呼吸节律不齐或停止；若脑疝形成快，可突发呼吸骤停，为延髓呼吸中枢受损所致。

（二）护理问题

（1）潜在并发症（脑疝）。

（2）疼痛（头痛）。

（3）有感染的风险。

（4）有误吸的风险。

（三）护理措施

1. 一般护理

① 低颅压患者给予头低脚高体位，将床尾抬高 10°～30°，减轻低颅压性头痛，协助患者调整到舒适的体位，早期避免坐位和站立。颅内压增高患者床头抬高 15°～30°的斜坡位，有利于内静脉回流，减轻脑水肿。昏迷患者取侧卧位，便于呼吸道分泌物排出。护理操作活动尽量在患者卧位进行。腰穿后去枕平卧 4～6h，避免头部抬起、振动或突然改变体位，以免脑脊液漏，加重头痛。对于头痛头晕、视物不清的患者，应安排专人守护。应动态监测生命体征变化，密切观察意识、瞳孔变化。

② 危重患者要绝对卧床休息，保持病室安静，清醒患者不要提重物或坐起，吸氧、镇痛、退热、维持水电质平衡、纠正酸碱紊乱和提供足量营养支持。高热、躁动、呼吸不畅、癫痫发作、便秘等因素易造成患者颅内压暂时升高，通过给予退热、镇静、吸痰、控制抽搐和缓和导泻等合理的护理措施，往往可使患者颅内压力回降至正常水平，既减轻了患者的颅内高压症状，同时也避免了降颅压药物的过度使用。

2. 意识状态观察

使用 GCS 评分量表评估判断意识障碍程度。

3. 瞳孔的监测

瞳孔的改变是护士应密切观察的重点之一。

（1）瞳孔散大 一侧瞳孔散大见于脑底动脉瘤。幕上一侧半球出血、脑肿瘤等颅内压增高所致的天幕疝压迫动眼神经时，也可出现单侧瞳孔散大。脑膜炎、颅底外伤或糖尿病也可出现一侧瞳孔散大。双侧瞳孔散大主要由副交感神经损伤引起，脑干损伤严重，造成脑缺氧、脑疝时双侧瞳孔散大，对光反应消失。还可见于癫痫大发作后或深昏迷。

（2）瞳孔缩小 双侧瞳孔缩小主要为交感神经损伤所致，见于镇静安眠药、氯丙嗪和有机磷中毒时，瞳孔针尖样缩小见于吗啡类药物中毒或脑桥病变时。一侧瞳孔缩小伴有同侧眼裂变小、眼球内陷和面部少汗，则为霍纳综合征。

患者需定时监测瞳孔大小及对光反应，并记录在护理记录单中。特别是交接班时，需将患者瞳孔变化情况进行交接，以便及时发现患者病情变化前兆。

4. 头痛护理

头痛为最突出症状，在护理中首先要注意观察患者头痛的部位、性质，头痛加剧的时间、诱因、头痛的频率、有无伴随症状等。要尽量保持病房安静、舒适，减少声、光对患者的不良刺激。冷敷患者的头部可以缓和头痛症状（如使用冰袋或冰帽）。另外，给患者取舒适的体位，减少不良的情绪刺激，必要时给镇静镇痛药。

5. 饮食护理

留置胃管或鼻肠管，及时监测胃残余量，防误吸。

6. 颅内压监测系统的护理

① 意义：持续颅内压监测可以实时准确观察到颅内压的真实情况，有助于及时发现病情变化，早期干预处理，降低病残率和病死率。根据颅内压监测数值将颅内压增高分为：轻度（颅内压 15~20mmHg）、中度（颅内压 20~40mmHg）、重度（颅内压 >40mmHg）。将颅内压监测报警数值上限设为 20mmHg，持续 5min，超过此值即进行药物降内压处理。

② 正确使用持续颅内压监测的方法及注意事项：使用过程中，防止监护仪意外摔落砸伤患者头部；防止传感器牵拉、扭曲、打折、受压、脱出或损坏，进而导致脑脊液引流不畅引起颅内压升高；为防止患者头部的导丝及信号线与头部其他导管或心电监测的导线缠绕混淆，护士应做好标记；头部伤口敷料要随时观察，注意有无血液、脑脊液或其他分泌物渗出，定期做好局部皮肤和引流管接头处的清洁和消毒工作，引流管接头处应每日在无菌操作下更换无菌敷料覆盖，注意结合是否紧密。

③ 用物处理及仪器维护：监测结束取出探头后，探头按医用垃圾分类放置集中销毁处理，做好仪器清洁消毒工作，妥善保管备用。做好，每次使用情况的登记工作；定期检查仪器的残余电量并及时充电，使机器处于备用状态。

7. 颅内压增高和脑疝的护理

（1）去骨瓣减压术的护理

① 术后引流管的观察及护理：术后患者取仰卧体位，床头高30°，引流管自然放置在床头，并保持引流管的通畅。要密切观察引流液的量、色、性质并及时记录。患者意识障碍，需要防止患者拉扯引流管，必要时用约束带约束双手。由于引

流袋高度与头部创腔的高度一致，应使用一次性密闭式引流装置，每日更换引流装置并严格无菌操作，避免引流液逆流，预防感染。

② 骨窗张力的观察：通过观察骨窗张力可直接判断颅内压变化。观察骨窗张力是术后护理的重要环节，轻触骨窗部位，感受骨窗张力，观察骨窗皮肤的紧张度、颜色、血运情况，如张力有持续升高的趋势，及时通知医师。在重度脑膨出时避免长期患侧卧位，改变体位时勿过于剧烈，避免碰撞缺损区域；避免局部受压，导致颅内压增高或颅内再出血可能。减压窗勿置于较硬物体上。早期应避免挠手术切口，以防止感染。

（2）脑室引流术的护理

① 做好引流管的固定：同时将引流管连接在床头的引流瓶上，引流瓶的高度应距离外耳道/穿刺点 15cm 左右，妥善固定。

② 确保引流管的畅通：引流管发生阻塞的处理措施有：查看颅外引流管是否存在折叠、扭曲情况，尽快予以处理；需要通知医师，重调引流管的位置；观察引流液的性质、流量及颜色。护士应记录下患者 24h 内的引流量、颜色及性质。

8. 冬眠低温疗法的护理

（1）冬眠低温疗法是应用药物和物理方法降低体温，使患者处于亚低温状态，其目的是降低脑耗氧量和脑代谢率，减少脑血流量，增加脑对缺血缺氧的耐受力，减轻脑水肿。适用于各种原因引起的严重脑水肿、中枢性高热患者。但儿童和老年人慎用，休克、全身衰竭或有房室传导阻滞者禁用。

（2）冬眠低温疗法前应观察患者生命体征、意识、瞳孔和神经系统病症并记录，作为治疗后观察对比的基础。先按医嘱静脉滴注冬眠药物，通过调节滴速来控制冬眠深度，待患者进入冬眠状态，方可开始物理降温。若未进入冬眠状态即开始降温，患者的御寒反应会出现寒战，使机体代谢率增高、耗氧量增加，反而增高颅内压。降温速度以每小时下降 1℃ 为宜，体温降至肛温 34℃ 较为理想，体温过低易诱发心律失常。在冬眠降温期间要预防肺炎、冻伤及压力性损伤等并发症，并严密观察患者生命体征变化。若脉搏超过 100 次/min，收缩压低于 100mmHg，呼吸慢而不规则时，应及时通知医师停药。冬眠低温疗法时间一般为 35 日，停止治疗时先停物理降温，再逐渐停用冬眠药物，任其自然复温。

9. 腰椎穿刺护理

术后首先要去枕平卧 4～6h，如颅压低时取头低脚高位卧床 24h；术后要严密观察患者面色、神志、瞳孔、生命体征的变化，有无恶心、呕吐，如有上述症状应多饮水，必要时给镇静剂。

10. 用药护理

（1）**脱水药物** 脱水药物是治疗脑水肿和降低颅内压的首选药物。应用甘露醇时，大剂量应用可使肾血管和肾小管的细胞膜通透性改变，造成肾组织水肿、肾缺血及肾小管坏死。

① 每日准确记录患者出入量变化，观察尿液颜色、性质、量。

② 掌握脱水药物的使用方法。

③ 长期脱水疗法过程中，需警惕水和电解质的失衡，密切观察血压的变化，利尿药的长期应用可引起失钾、失氯，应密切监测电解质的变化，对有高血压、高

血脂、糖尿病的患者，应用多种药物前应了解患者肾功能情况；出现心脏衰竭时输入速度不可过快，注意生命体征变化。

（2）抗凝、抗血小板聚集药物　使用抗凝、抗血小板聚集药物需关注患者凝血功能化验数值，使用该类药物期间需关注患者不适主诉，观察患者神志有无加重，有无血尿、血性便排出，如皮肤出现瘀斑需关注瘀斑部位、面积、颜色，并及时通知医师。告知患者活动过程中注意避免磕碰、外伤，使用软毛牙刷等。

（3）其他药物　应针对患者使用或服用各类药物的使用方法、注意事项、副作用等向患者进行讲解，使其做到正确使用或服用药物。

11. 康复护理

护理人员每天都要对患者进行相关保健知识和康复知识的讲解。告知患者如出现头晕、恶心、呕吐、头痛等不适时，需卧床休息并及时通知医护人员。当患者出现肢体肌力下降时，需帮助并告知患者摆放肢体的意义及摆放方式。鼓励其积极参与各项治疗和功能训练，如肌力训练、步态平衡训练、排尿功能训练，最大限度地恢复其生活能力。

12. 心理护理

患者在急性期之后恢复阶段的时间较长，会出现沉默不语和烦躁的情况，会因偏瘫造成的不便感到痛苦。护理人员首先对患者的具体情况进行了解，经常给予体贴、关心、诚恳的语言安慰，尊重患者的生活习惯，不能过分要求患者对某些习惯的改变。介绍相关康复措施，以温和的语言对患者进行安慰，建立良好的护患关系，使患者依赖、信任护理人员。对于失语的患者，护理人员要采用精辟字或者手势与其交流，尽量消除患者紧张和焦虑的情绪。

第五章

神经内科常用辅助诊疗方法及治疗技术

第一节·体格检查

（一）一般检查

（1）生命体征　包括体温、脉搏、心率、呼吸和血压，是评估人体生命活动的存在和质量的重要征象，是体格检查时必须检查的项目之一。

（2）体味或呼吸气味　患者呼吸或口腔中某些特殊气味具有特殊诊断意义。酒味提示饮酒或乙醇中毒；烂苹果味提示糖尿病酮症酸中毒等。

（3）发育和体型　通常以年龄、智力、身高、体重和第二性征之间关系来判断，包括体格发育（身高和体重）、智力发育与性征发育。

（4）营养状态　营养状态的评估，通常是根据皮肤、皮下脂肪、毛发及肌肉发育情况等综合判断营养状态的检查方法。

（5）面容表情　某些特征性面部表情，对某些疾病的诊断有重要价值。

（6）体位　指患者在卧位时所处的状态。

（7）语言、语调、语态和构音　语言是思维和意识的表达形式，由语言中枢支配，大脑半球受损可致失语。语调指语言过程中的语音和声调，发音器官及其支配的神经病变可引起语调异常。语态异常是指语言节奏紊乱，表达不畅，快慢不均，见于帕金森病、舞蹈病、肝豆状核变性和口吃等。构音障碍为发声困难、发音不清，但对语言文字的理解正常，见于延髓麻痹小脑病变和帕金森病等。

（8）姿势与步态　姿势指举止的状态，步态指行走时的姿态。当患某些疾病时，可使姿态发生改变，并具有一定特征性，体格检查时应予以注意。

（9）皮肤黏膜　皮肤、黏膜黄染提示肝性脑病或药物中毒；发绀多为心肺疾患；苍白见于休克、贫血或低血糖；樱红色提示一氧化碳中毒；潮红为阿托品类药物中毒、高热、乙醇中毒等；多汗提示有机磷中毒、甲亢危象或低血糖；面部黄色瘤提示可能为结节硬化病；皮下瘤结节和皮肤牛奶咖啡斑见于神经纤维瘤病。

（10）头颈部　包括头颅部、面部及五官、颈部及头颅外伤体征。

（11）胸腹部　桶状胸、叩诊呈过清音、唇甲发绀、肺部听诊有啰音等提示有严重的肺气肿及肺部感染，可能合并肺性脑病。肝、脾大合并腹水者常为肝性脑病。腹部膨隆且有压痛可能为内出血或麻痹性肠梗阻。

（12）躯干和四肢　注意有无脊柱前凸、后凸、侧弯畸形、脊柱强直和脊膜膨出（如脊髓空洞症和脊髓型共济失调可见脊柱侧凸），棘突隆起、压痛和叩痛；有无翼状肩胛；四肢有无肌萎缩、疼痛、压痛等；有无指趾发育畸形、弓形足。肌束震颤见于运动神经元病、有机磷中毒，双手扑翼样震颤多为中毒性或代谢性脑病。

（二）意识状态的检查

意识是大脑功能活动的综合表现，是人对自身及外界环境进行认识和做出适宜反应的基础，包括觉醒状态与意识内容两个组成部分。

正常的意识是指觉醒水平和意识内容都处于正常状态，语言流畅、思维敏锐、表达准确、行为和情绪正常，对刺激的反应敏捷，脑电生理正常。意识障碍可根据以觉醒度改变为主（嗜睡、昏睡、昏迷），以意识内容改变为主（意识模糊、谵妄状态），以意识范围改变为主（蒙眬状态、漫游性自动症），及特殊类型（最低意识状态、去大脑皮质状态、植物状态）等进行分类。临床上常用的分类为以觉醒度改变为主的意识状态和以意识内容改变为主的意识状态。

国际上常用 Glasgow 昏迷评定量表评价意识障碍的程度，最高 15 分（无昏迷），最低 3 分，分数越低昏迷程度越深。通常 8 分以上恢复机会较大，7 分以下预后不良，3～5 分者有潜在死亡危险。

（1）眼征　包括以下几个方面。①瞳孔：检查其大小、形状、对称性以及直接、间接对光反应。②眼底：是否有视盘水肿、出血。③眼球位置：是否有眼球突出或凹陷。④眼球运动：眼球同向性偏斜的方向在肢体瘫痪的对侧提示大脑半球病变，眼球同向性偏斜在肢体瘫痪的同侧提示脑干病变；垂直性眼球运动障碍如双眼向上或向下凝视提示中脑四叠体附近或下丘脑病变；眼球向下向内偏斜见于丘脑损害；分离性眼球运动可为小脑损害表现；眼球浮动说明昏迷尚未达到中脑功能受抑制的深度。

（2）对疼痛刺激的反应　用力按压眶上缘、胸骨检查昏迷患者对疼痛的运动反应，有助于定位脑功能障碍水平或判定昏迷的程度。出现单侧或不对称性姿势反应时，健侧上肢可见防御反应，病侧则无，提示瘫痪对侧大脑半球或脑干病变。观察面部疼痛表情时，可根据面肌运动，判断有无面瘫。

（3）瘫痪体征　先观察有无面瘫，一侧面瘫时，可见该侧鼻唇沟变浅，口角低垂，睑裂增宽，呼气时面颊鼓起，吸气时面颊塌陷。通过观察自发活动减少可判定昏迷患者的瘫痪肢体，偏瘫侧下肢常呈外旋位，足底疼痛刺激下肢回缩反应差或消失，可出现病理征，急性昏迷瘫痪者瘫痪侧肌张力多降低。

（4）脑干反射　可通过睫脊反射、角膜反射、反射性眼球运动等脑干反射来判断是否存在脑干功能损害，其中反射性眼球运动包括头眼反射和眼前庭反射两种检查方法。

（5）脑膜刺激征　包括颈强直、凯尔尼格征、布鲁津斯基征等，见于脑膜炎、蛛网膜下腔出血、脑炎及颅内压增高等，深昏迷时脑膜刺激征可消失。脑膜刺激征伴发热常提示中枢神经系统感染，不伴发热合并短暂昏迷可能提示蛛网膜下腔出血。

（6）意识障碍的其他体征　意识障碍者感知能力、对环境的识别能力以及生活自理能力均发生了改变，尤其是昏迷者。

（三）精神状态和高级皮质功能检查

精神状态和高级皮质功能检查用于判断患者所患的是神经性疾病还是精神性疾病，明确精神症状背后潜在的神经疾病基础，并协助确定是局灶性脑损害还是弥漫性脑损害。

（1）记忆　记忆是获得、存储和再现以往经验的过程，包括信息的识记、保持和再现三个环节。一般分为瞬时记忆、短时记忆和长时记忆三类。检查方法有瞬时记忆检查方法、短时记忆检查方法、长时记忆检查方法。

（2）计算力　计算力可通过让患者正向或反向数数、数硬币、找零钱来进行检查。一般常从最简单的计算开始，如 $2+2=?$；或者提出简单的数学计算题，如，芹菜 2 元 1 斤，10 元买几斤？检查计算能力更常用的方法是从 100 中连续减 7（如果不能准确计算，则让患者从 100 连续减 3）。此时还需注意力和集中力的参与协助。

（3）定向力　检查时可细分为时间定向力（星期几、年月日、季节）、地点定向力（医院或家的位置）和人物定向力（能否认出家属和熟悉的人）。该检查需要患者在注意力集中的状态下进行。

（4）失语　检查前应首先确定患者意识清楚，检查配合。临床检查包括六个方面：口语表达、听理解、复述、命名、阅读和书写能力，对其进行综合评价有助于失语的临床诊断。

（5）失用　失用症通常很少被患者自己察觉，也常被医师忽视。检查时可给予口头和书面命令，观察患者执行命令、模仿动作和实物演示能力等。注意观察患者穿衣、洗脸、梳头和用餐等动作是否有序协调，能否完成目的性简单的动作如伸舌、闭眼、举手、书写和系纽扣等。可先让患者做简单的动作（如刷牙、拨电话号码、握笔写字等），再做复杂动作（如穿衣、划火柴和点香烟等）。

（6）失认　失认是指感觉通路正常而患者不能经由某种感觉辨别熟识的物体，此种障碍并非由于感觉、语言、智能和意识障碍引起，主要包括视觉失认、听觉失认、触觉失认。

（7）视空间技能和执行功能　可让患者画一个钟面、填上数字，并在指定的时间上画出表针，此项检查需视空间技能和执行功能相互协助，若出现钟面缺失或指针不全，提示两者功能障碍。

（四）运动系统检查

肌力是指肌肉的收缩力，一般以关节为中心检查肌群的伸、屈、外展、内收、旋前和旋后等功能，适用于上运动神经元病变及周围神经损害引起的瘫痪。

（1）六级（0～5级）肌力记录法　检查时让患者依次做有关肌肉收缩运动，检查者施予阻力，或嘱患者用力维持某一姿势时，检查者用力改变其姿势，以判断肌力。0级，完全瘫痪，肌肉无收缩；1级，肌肉可收缩，但不能产生动作；2级，肢体能在床面上移动，但不能抵抗自身重力，即不能抬起；3级，肢体能抵抗重力离开床面，但不能抵抗阻力；4级，肢体能做抗阻力动作，但不完全；5级，正常肌力。

(2) 肌群肌力测定 可分别选择下列运动。①肩：外展、内收。②肘：屈、伸。③腕：屈、伸。④指：屈、伸。⑤髋：屈、伸、外展、内收。⑥膝：屈、伸。⑦踝：背屈、跖屈。⑧趾：背屈、跖屈。⑨颈：前屈、后伸。⑩躯干：仰卧位抬头和肩，检查者给予阻力，观察腹肌收缩力；俯卧位抬头和肩，检查脊旁肌收缩力。

（五）感觉系统检查

感觉系统检查主观性强，宜在环境安静、患者情绪稳定的情况下进行。检查者应耐心细致，尽量使患者充分配合。检查时自感觉缺失部位查向正常部位，自肢体远端查向近端，注意左右、远近端对比，必要时重复检查，切忌暗示性提问，以获取准确的资料。

(1) 浅感觉 包括痛觉、触觉、温度觉。

(2) 深感觉 包括运动觉、位置觉、振动觉。

(3) 复合（皮质）感觉 定位觉、两点辨别觉、图形觉、实体觉。

第二节·腰椎穿刺和脑脊液检查

脑脊液（CSF）为无色透明液体，充满在各脑室、蛛网膜下腔和脊髓中央管内，对脑和脊髓具有保护、支持和营养作用。CSF 产于各脑室脉络丛，主要是侧脑室脉络丛，其产生的量占 CSF 总量的 95％左右。CSF 经室间孔进入第三脑室、中脑导水管、第四脑室，最后经第四脑室正中孔和两个侧孔流到脑和脊髓表面的蛛网膜下隙和脑池。大部分 CSF 经脑穹隆面的蛛网膜颗粒吸收至上矢状窦，小部分经脊神经根间隙吸收。成人 CSF 总量平均为 130mL，其生成速度为 0.3～0.5mL/min，每日生成约 500mL。

（一）腰椎穿刺

腰椎穿刺是神经内科应用非常普遍的辅助检查，对于疾病的诊断有重要价值，应正确掌握其适应证、禁忌证和并发症。

1. 适应证

(1) 留取 CSF 做各种检查以辅助中枢神经系统疾病如感染性疾病、蛛网膜下腔出血、免疫炎性疾病和脱髓鞘疾病、脑膜癌病等的诊断。

(2) 怀疑颅内压异常。

(3) 动态观察 CSF 变化以助判断病情、预后及指导治疗。

(4) 注入放射性核素行脑、脊髓扫描。

(5) 注入液体或放出 CSF 以维持、调整颅内压平衡，或注入药物治疗相应疾病。

2. 禁忌证

(1) 颅内压明显升高，或已有脑疝迹象，特别是怀疑颅后窝存在占位性病变。

(2) 穿刺部位有感染灶、脊柱结核或开放性损伤。

（3）明显出血倾向或病情危重不宜搬动。

（4）脊髓压迫症的脊髓功能处于即将丧失的临界状态。

3. 护理

（1）术前护理　①穿刺前嘱患者排空大小便。②最好先在床上静卧15～30min。③协助患者摆正体位，呈"虾米"状，使腰椎与腰椎的空隙尽量加宽，应采取侧卧位并尽力将腰部向后凸、使头和双膝尽量靠近。体位是腰椎穿刺成功的关键点。穿刺部位为脊柱腰段第3～4或第4～5腰椎间隙。④协助医师穿刺及随时观察患者穿刺过程中的情况。

（2）术后护理　①去枕平卧4～6h。②观察穿刺处敷料有无渗液。③颅内压较高者不宜饮水，如出现剧烈头痛、频繁呕吐等应及时报告医师。④脑脊液标本需及时送检并关注结果。⑤记录。腰椎穿刺椎管内压力：包括初压和末压。脑脊液的性状、颜色和引流量。穿刺前、后患者情况。⑥并发症观察及其处理。腰穿后头痛：是最常见的并发症，发生机制通常是脑脊液放出过多造成颅内压降低，牵拉三叉神经感觉支支配的脑膜及血管组织所致。头痛大多在穿刺后24h出现，可持续5～8天。头痛以前额和后枕部为著，跳痛和胀痛多见，还可伴有颈部和后背痛，咳嗽、喷嚏或坐立位时症状加重，严重者还可伴有恶心、呕吐和耳鸣，平卧后症状可以减轻。这种情况发生后，患者不必紧张，应卧床休息，多饮水或盐水，必要时静脉输入生理盐水。神经根痛：针尖刺伤马尾神经会引起暂时性神经根痛，一般不需要处理。脑疝：是腰穿最危险的并发症，易发生于颅内压高的患者。如颅内压高者必须腰穿才能明确诊断时，一定要在穿刺前先用脱水剂。出血：腰穿出血大多数是穿刺时损伤蛛网膜和硬膜的静脉所致，出血量通常较少，而且一般不引起临床症状。

（二）脑脊液检查

1. 常规检查

（1）性状　正常CSF无色透明。如CSF为血性或粉红色可用三管试验法加以鉴别，连续用3个试管接取CSF，如前后各管为均匀一致的血色提示为蛛网膜下腔出血；前后各管的颜色依次变淡可能为穿刺损伤出血。

（2）细胞数　正常CSF白细胞数为（0～5）×10^6/L，主要为单核细胞。白细胞增加多见于脑脊髓膜和脑实质的炎性病变：白细胞明显增加且以多个核细胞为主见于急性化脓性脑膜炎；白细胞轻度或中度增加，且以单个核细胞为主，多见于病毒性脑炎；大量淋巴细胞或单核细胞增加为主多为亚急性或慢性感染；脑的寄生虫感染时可见较多的嗜酸性粒细胞。

2. 生化检查

（1）蛋白质　正常人CSF蛋白质含量为0.15～0.45g/L。CSF蛋白明显增高常见于化脓性脑膜炎、结核性脑膜炎、吉兰-巴雷综合征、中枢神经系统恶性肿瘤、脑出血、蛛网膜下腔出血及椎管梗阻等，尤以椎管梗阻时增高显著。CSF蛋白降低见于腰穿或硬膜损伤引起CSF丢失、身体极度虚弱和营养不良者。

（2）糖　正常成人CSF糖含量为血糖的1/2～2/3，正常值为2.5～4.4mmol/L（45～60mg/dL），<2.25mmol/L为异常。

（3）氯化物　正常 CSF 含氯化物 120～130mmol/L，较血氯水平高，为血的 1.2～1.3 倍。

3. 特殊检查

（1）细胞学检查　CSF 化脓性感染可见中性粒细胞增多；病毒性感染可见淋巴细胞增多；结核性脑膜炎呈混合性细胞反应；中枢神经系统寄生虫感染以嗜酸性粒细胞增高为主。CSF 中发现肿瘤细胞对于中枢神经系统肿瘤和转移瘤有确定诊断价值。蛛网膜下腔出血时，如在吞噬细胞胞质内同时见到被吞噬的新鲜红细胞、褪色的红细胞、含铁血黄素和胆红素，则为出血未止或复发出血的征象。

（2）蛋白电泳　正常脑脊液蛋白电泳图的条区与血清电泳图相似，主要分为前白蛋白、白蛋白、α_1 球蛋白、α_2 球蛋白、β_1 球蛋白、β_2 球蛋白与 γ 球蛋白等。CSF 中蛋白量增高时，前白蛋白比例降低，甚至可消失，常见于各种类型的脑膜炎；血清来源的白蛋白容易通过血脑屏障，CSF 蛋白增高常伴随白蛋白的增高。α 球蛋白增加主要见于颅内感染和肿瘤等。β 球蛋白增高常见于肌萎缩侧索硬化和某些退行性疾病如帕金森病、外伤后偏瘫等。γ 球蛋白增高而总蛋白量正常见于多发性硬化和神经梅毒等。

（3）免疫球蛋白（Ig）　正常 CSF-Ig 含量低，IgG 平均含量为 10～40mg/L，IgA 平均为 1～6mg/L，IgM 含量极微。CSF-Ig 含量增高见于中枢神经系统炎性反应（细菌、病毒、螺旋体及真菌等感染）、多发性硬化、中枢神经系统血管炎等。结核性脑膜炎和化脓性脑膜炎时 IgG 和 IgA 均上升，前者更明显，结核性脑膜炎时 IgM 也升高。CSF-IgG 指数及中枢神经系统 24h IgG 合成率的增高可作为中枢神经系统内自身合成免疫球蛋白的标志。

（4）寡克隆区带（OB）　是指在 γ 球蛋白区带中出现的一个不连续的、在外周血不能见到的区带，是检测鞘内 Ig 合成的重要方法。一般临床上检测的是 IgG 型 OB，是诊断多发性硬化的重要辅助指标。但 OB 阳性并非多发性硬化的特异性改变，也可见于其他神经系统感染疾病。

（5）病原学检查　腰椎穿刺脑脊液检查是诊断中枢神经系统感染最为重要的检查手段，病原学检查可以确定中枢神经系统感染的类型。

① 病毒学检测：通常使用酶联免疫吸附试验方法检查病毒抗体，例如单纯疱疹病毒（HSV）、巨细胞病毒（CMV）、风疹病毒（RV）和 EB 病毒（EBV）等。以 HSV 为例来说明病毒抗体的临床意义，脑脊液 HSV IgM 型抗体阳性，或血与脑脊液 HSV IgG 抗体滴度比值小于 40，或者双份脑脊液 HSV IgG 抗体滴度比值大于 4 倍，符合上述三种情况之一均提示中枢神经系统近期感染 HSV。

② 新型隐球菌检测：临床常用脑脊液墨汁染色的方法，阳性提示新型隐球菌感染，墨汁染色虽然特异性高，但敏感性不够高，常需多次检查才有阳性结果。

③ 结核杆菌检测：CSF 涂片和结核杆菌培养是中枢神经系统结核感染的常规检查方法。涂片抗酸染色简便，但敏感性较差。CSF 结核杆菌培养是诊断中枢神经系统结核感染的"金标准"，但阳性率周期长（4～8 周）。

④ 寄生虫抗体检测：脑脊液囊虫特异性抗体检测、血吸虫特异性抗体检测对于脑囊虫病、血吸病有重要诊断价值。

⑤ 其他细菌学检测：CSF 细菌培养结合药敏试验不仅能准确地诊断细菌感染

类型，而且可以指导抗生素的选用。

⑥ 特殊蛋白的检测：CSF 中特殊蛋白的检测有助于疾病的识别。例如，脑脊液 14-3-3 蛋白的检测，虽然并非特异性，却可以支持散发型克雅病（CJD）的诊断。CSF 中总 tau 蛋白、磷酸化 tau 蛋白及 β 淀粉样蛋白（Aβ$_{42}$）的检测对阿尔茨海默病（AD）的早期诊断有一定价值，AD 患者 CSF 中 Aβ$_{42}$ 水平下降，总 tau 蛋白或磷酸化 tau 蛋白升高。

近年来，对免疫相关性疾病的研究有较大进展，催生了新的临床检测项目。例如神经节苷脂抗体的检测，有助于急性吉兰-巴雷综合征和神经节苷脂抗体谱系疾病的诊断。水通道蛋白抗体的检测，有助于视神经脊髓炎谱系疾病的诊断。Hu、Yo 和 Ri 等副肿瘤相关抗原抗体指标，对于肿瘤相关的中枢性损害有重要意义。N-甲基-D-天冬氨酸（NMDA）受体抗体的检测，已经在临床用于诊断抗 NMDA 受体脑炎。

第三节 · 神经系统影像学检查

（一）头颅平片和脊柱 X 线平片

由于 X 线检查价格便宜，对头颅骨、脊椎疾病的诊断价值较大，因此，目前仍不失为神经系统基本的检查手段之一。

（1）头颅 X 线检查　头颅 X 线平片包括正位和侧位，还可有颅底、内听道、视神经孔、舌下神经孔及蝶鞍像等特殊部位影像。头颅 X 线平片主要观察颅骨的厚度、密度及各部位结构，颅缝的状态，颅底的裂和孔，蝶鞍及颅内钙化灶等。

（2）脊柱 X 线检查　主要观察脊柱的生理弯曲，椎体有无发育异常、骨质破坏、骨折、脱位、变形或骨质增生、椎弓根的形态及椎弓根间距有无变化，椎间孔有无扩大、椎间隙有无狭窄、椎板及棘突有无破裂或脊柱裂、脊椎横突有无破坏、椎旁有无软组织阴影等。通常包括前后位、侧位和斜位。

（3）护理

① 不适宜人群：孕妇、青少年。

② 检查前禁忌：X 线有一定辐射，需要做好心理准备。若治疗诊断要求必须做 X 线检查，应穿戴铅保护用品。应对非受照部位，特别是性腺、甲状腺等对 X 线反应敏感的部位进行防护，穿戴防护设备。

③ 检查时要求：听从医师吩咐进行检查。X 线机处于工作状态时，放射室门上的警告指示灯会亮，此时候诊者，一律在防护门外等候，不要在检查室内等候拍片。患者没有特别需要陪护的情况下，家属不要进入检查室内陪同，以减少不必要的辐射。

（二）数字减影血管造影

数字减影血管造影（DSA）是将传统的血管造影与电子计算机相结合而派生的一项影像技术，具有重要的实用价值，尤其在脑血管疾病的诊断和治疗方面。

1. 全脑血管造影术

全脑血管造影是经肱动脉或股动脉插管，在颈总动脉和椎动脉注入含碘对比剂（泛影葡胺等），然后在动脉期、毛细血管期和静脉期分别摄片，即可显示颅内动脉、毛细血管和静脉的形态、分布和位置。

（1）适应证 颅内外血管性病变，例如动脉狭窄、侧支循环评估、动脉瘤、动静脉畸形、颅内静脉系统血栓形成等；自发性脑内血肿或蛛网膜下腔出血病因检查；观察颅内占位性病变的血供与邻近血管的关系及某些肿瘤的定性。

（2）禁忌证 碘过敏者（需经过脱敏治疗后进行，或使用不含碘的对比剂）；有严重出血倾向或出血性疾病者；严重心、肝或肾功能不全者；脑疝晚期、脑干功能衰竭者。

（3）护理

① 术前护理常规。

a. 向患者说明脑血管造影术的意义及注意事项，以利配合。

b. 术前 1～2 天进食易消化的食物，保持大便通畅，训练患者床上排便。

c. 行双侧腹股沟区及会阴部备皮，保持局部皮肤清洁，并检查穿刺部位皮肤有无感染、破损等。

d. 术前 4～6h 禁食水，术前排空大小便。

e. 测量患者生命体征，并注意穿刺侧足背动脉搏动情况及双足皮肤温度并记录。在足背动脉搏动最明显处做一标记，以便于术中及术后作对照。

② 术后护理常规。

a. 平卧位，加压袋压迫伤口 6h，术侧肢体制动 24h。

b. 密切观察伤口情况，如出血、血肿、渗出等情况。

c. 注意观察术侧肢体足背动脉搏动及血运情况。

d. 监测 P、R、HR、BP、尿量。

e. 嘱患者多饮水，以利于对比剂的排出。

f. 做好心理护理及健康宣教。

2. 脊髓血管造影术

（1）适应证 脊髓血管性病变，如脊髓血管畸形和脊髓硬脊膜动静脉瘘等；部分蛛网膜下腔出血而脑血管造影阴性者；了解脊髓肿瘤与血管的关系；外伤后脊髓血管损伤及脊髓内血肿。

（2）禁忌证 碘过敏者；有严重出血倾向或出血性疾病者；严重心、肝或肾功能不全者；严重高血压或动脉粥样硬化患者。

（3）护理

① 尽可能选用非离子型水溶性对比剂。

② 注入对比剂前可先注入 3～10mL 利多卡因或普鲁卡因，以减少血管对对比剂副作用的敏感性。

③ 颈段动脉造影时，吸入氧气可明显减少恶心、呕吐、抽搐等反应。

④ 尽量选用小管径导管，插入肋间动脉和腰动脉不宜过深，以免使 2 支或 3 支共用一个支干者，失去近侧分支显影机会，插入过深，也可阻塞血管引起合并症，尤其是中胸段肋间动脉，更应该注意不能插入过深，停留过久。

⑤ 如发现动静脉畸形等血管性病变时，对比剂注入量应适当增加，摄片时间也要相应延长。

（三）计算机断层扫描

计算机断层扫描（CT）是以计算机数字成像技术与 X 线断层扫描术相结合的一项医学影像技术。

1. CT 扫描技术

以下是临床比较常用的扫描技术。

（1）CT 平扫　又称非强化（非增强）扫描，即未用血管内对比剂的普通扫描。

（2）增强 CT　应用血管内对比剂的扫描。经静脉注入对比剂（甲泛葡胺或泛影葡胺）后进行 CT 检查，如果存在血脑屏障的破坏（如肿瘤或脑炎），则病变组织区域呈现高信号的增强效应，可以更清晰地显示病变，提高诊断的阳性率。

（3）螺旋 CT　在扫描过程中，X 线球管围绕机架连续旋转曝光，曝光同时检查床同步匀速运动，探测器同时采集数据。螺旋 CT 扫描更快，分辨率更高，扫描层厚可以薄至 1mm，可以更清楚地显示微小病变。

（4）CT 血管成像（CTA）　头颈部 CTA 可以清楚显示主动脉弓、颈总动脉、颈内动脉、椎动脉、锁骨下动脉、大脑动脉环，以及大脑前、中、后动脉及其主要分支，对闭塞性血管病变可提供重要的诊断依据，可以明确血管狭窄的程度。CTA 还可以分析斑块形态及 CT 值，判断斑块性质，鉴别软、硬斑块以及溃疡斑块。CTA 检测脑动脉瘤具有较高的敏感度和特异性，但对于＜3mm 的小动脉瘤敏感度略有下降。CTA 可用于颅内外动脉夹层的诊断，特别是夹层的超急性期诊断。CTA 原始的轴位图像可显示夹层部位半月形的壁间血肿，可以看到血管的逐渐闭塞。

（5）CT 灌注成像（CTP）　能够动态反映脑组织的血流灌注情况，在检测缺血性脑损伤及区分梗死灶和缺血半暗带上准确性很高，对于急性缺血性血管病的早期诊断和指导溶栓治疗有重要价值。

2. 护理

（1）取出耳环、眼镜、帽子等金属物品。

（2）把头摆正，下颌内收，不要乱动。

（3）如果不做增强可以吃饭，不用空腹。

（4）X 线对机体有点影响，但照射时间很短，可以忽略不计，但近期要备孕及孕妇禁止做此项检查。

（5）主要是诊断有无脑器质性病变，当然不是诊断所有疾病，对于有些病变可能需要进一步增强或需要进一步做 MRI。

（6）一般需 5min 即可以做完头颅 CT。

（四）磁共振成像

磁共振成像（MRI）能显示人体任意断面的解剖结构，对软组织的分辨率高，无骨性伪影，可清楚显示脊髓、脑干和颅后窝等处的病变。而且 MRI 没有电离辐射，对人体无放射性损害。但 MRI 检查时间较长，并且体内有磁性金属置入物的患者不能接受 MRI 检查。

1. 各种磁共振成像技术介绍

（1）磁共振成像及增强扫描　MRI 主要包括三个系统，即磁体系统、谱仪系统和电子计算机图像重建系统。所用的时间为弛豫时间，分为纵向弛豫时间（简称 T_1）和横向弛豫时间（简称 T_2）。T_1 加权像（T_1WI）可清晰地显示解剖细节，T_2 加权像（T_2WI）更有利于显示病变。MRI 的黑白信号对比度来源于患者体内不同组织产生 MR 信号的差异，T_1 短的组织（如脂肪）产生强信号呈白色，T_1 长的组织（如体液）产生低信号为黑色；T_2 长的组织信号强呈白色，T_2 短的组织信号低为黑色。空气和骨皮质无论在 T_1 和 T_2 上均为黑色。T_1WI 上，梗死、炎症、肿瘤和液体呈低信号，在 T_2WI 上，上述病变则为高信号。

液体衰减翻转恢复序列（FLAIR）可以更加清晰地显示侧脑室旁及脑沟裂旁的病灶，对于脑梗死、脑白质病变、多发性硬化等疾病敏感性较高，已经成为临床常用的成像技术。

增强扫描是指静脉注入顺磁性对比剂钆-二乙三胺五醋酸（Gd-DTPA）后再进行 MR 扫描，通过改变氢质子的磁性作用可改变弛豫时间，获得高 MRI 信号，产生有效的对比效应，增加对肿瘤及炎症病变的敏感性。

（2）磁共振血管造影（MRA）　目前的 MRA 序列技术包括三维时间飞跃（3D TOF）序列、多块重叠薄层采集和增强 MRA（CE-MRA）等。MRA 优点是不需要插管、方便省时、无创及无放射损伤。缺点是信号变化复杂，易产生伪影，对末梢血管的评估准确性不如 CTA 及 DSA。临床主要用于颅内血管狭窄或闭塞、颅内动脉瘤、脑血管畸形等的诊断。CE-MRA 对血管壁内血肿敏感度很高，可以显示血管腔的不规则，血管直径或血管阻塞的变化，以及假性动脉瘤的形成，能够准确地评估动脉夹层，监测血管再通、血管阻塞的进程。

磁共振通过不同的成像方法，还可以显示静脉和静脉窦，即磁共振静脉血管成像（MRV）。临床主要用于颅内静脉、静脉窦血栓的诊断。优点是无辐射、无需对比剂，应用方便，尤其对孕妇、肾功能不全患者。缺点是易受伪影的影响，对血流慢的静脉窦和小静脉显示不准确。MRI 联合 MRV 是诊断静脉窦血栓形成的首要检查方法，并且也是随诊的主要检查方法。

（3）磁共振弥散加权与灌注加权成像　MRI 弥散加权成像（DWI）多数在缺血 2h 内（最早在缺血数分钟后）即可出现异常信号，是最精确诊断急性脑梗死病灶的技术，对超急性期脑梗死的诊断价值远优于 CT 和常规 T_2WI。目前对超急性和急性脑梗死的诊断，DWI 已属不可缺少的手段。DWI 也可用于辅助区分新旧脑梗死病灶，对于多发性硬化新旧脱髓鞘病灶的判断也有一定价值。

MRI 灌注加权成像（PWI）能判断缺血区域及程度，对识别低灌注区域优于CTP，常用于短暂性脑缺血发作（TIA）、超急性和急性期脑梗死的诊断。

DWI 和 PWI 对缺血半暗带的临床界定具有重要意义。PWI 低灌注区可反映脑组织缺血区，而 DWI 异常区域可反映脑组织坏死区，DWI 与 PWI 比较的不匹配区域提示为脑缺血半暗区，是治疗时间窗或半暗带存活时间的客观影像学依据，可为临床溶栓治疗以及脑保护治疗提供依据。

（4）磁共振波谱成像（MRS）　能够无创性检测活体组织内化学物质的动态变化及代谢的改变。目前临床上氮-乙酰天门冬氨酸（NAA）、肌酸（Cr）、胆碱（Cho）、肌醇（MI）和乳酸（Lac）的测定较为常用，用于代谢性疾病（如线粒体脑病）、脑肿瘤、癫痫等疾病的诊断和鉴别诊断。

（5）弥散张量成像（DTI）　是活体显示神经纤维束轨迹的唯一方法，可以显示大脑白质纤维束的结构如内囊、胼胝体、外囊等结构，对于脑梗死、多发性硬化、脑白质病变、脑肿瘤等的诊断和预后评估有重要价值。

（6）磁敏感加权成像（SWI）　可早期诊断脑出血、发现缺血性脑卒中出血转化及微出血，为缺血性脑卒中血流动力学改变提供信息。SWI也用于静脉血栓或静脉窦血栓形成的诊断。

（7）高分辨磁共振（HRMRI）　3.0T HRMRI是近年已经应用于临床的新型血管成像技术，不仅可以进行管腔成像，而且能够直观显示管壁结构。HRMRI可以用来准确评估动脉狭窄程度、诊断血管夹层、观察血管壁斑块内出血，是鉴别动脉粥样硬化斑块类型、评估斑块风险最有效的检查方法。

（8）功能磁共振成像（fMRI）　借助快速MRI扫描技术，测量人脑在视觉活动、听觉活动、局部肢体活动以及思维活动时，相应脑功能区脑组织的血流量、血流速度、血氧含量和局部灌注状态等的变化，并将这些变化显示于MRI图像上。目前主要用于癫痫患者手术前的评估、认知功能的研究等。

2. 护理

（1）体内存在铁磁性物质，例如装有心脏起搏器、人工瓣膜，重要器官旁存在金属异物残留等均不能做此检查，但体内植入物经手术医师确认为非磁性物质者，可行磁共振检查。

（2）检查前患者要向技术人员说明自身情况，有无手术史，有无任何金属或磁性物质植入体内，包括金属节育环、有无假牙、电子耳、义眼，有无药物过敏史，有无金属异物意外进入体内等情况。

（3）避免穿带存在金属物质内衣裤，头颅检查患者避免涂擦任何护发用品。

（4）去除所佩戴金属饰品，例如项链、耳环、手表和戒指等，除去脸部化妆品、眼镜等。

（5）检查前要向医师提供全部病史、检查资料等，进床前医师会提醒患者在检查过程中头部保持不动，医师告知患者检查时所需要的大概时间，让患者有充分心理准备。

（6）进行头颅增强检查，要告知患者进行增强检查的必要性，增强检查时可能会出现不良反应。在患者知晓所有注意事项，无任何增强检查禁忌证，签署知情同意书后才进行增强检查。

第四节 · 神经电生理检查

（一）脑电图

脑电图（EEG）是脑生物电活动的检查技术，通过测定自发的有节律的生物电活动以了解脑功能状态，是癫痫诊断和分类的最客观手段。

护理注意事项

（1）检查前一天晚上请患者将头洗干净，不要使用任何护发美发用品，如护发素、啫喱水等。

（2）检查前三天停用各种神经兴奋剂和镇静剂，以避免检查时形成假象，影响检查结果的判断；如癫痫患者停药有困难时，要向检查人员说明服用的药名、剂量，以便检查人员参考。

（3）检查前避免过饥，以免低血糖影响检查结果。

（4）精神异常或不合作者，应做睡眠脑电图，建议自然睡眠，一般不用镇静剂，需晚睡早起（晚上11时后睡觉、早上5时之前起床），以备检查时入睡。

（5）检查时必须安静合作，关闭手机、传呼器等通信设备，按医师要求，睁眼、闭目或过度呼吸。

（6）检查时头皮上要安放接收电极，不要紧张，以免脑电波受到干扰。

（7）检查当天如有发热，不宜进行检查。

（8）检查时勿接触仪器设备及拉扯导联线。

（二）脑磁图

脑磁图（MEG）是对脑组织自发的神经磁场的记录。用声音、光和电刺激后探测和描记的脑组织神经磁场称为诱发脑磁场。与 EEG 比较，前者有良好的空间分辨能力，可检测出直径小于 3.0mm 的癫痫灶，点位误差小，灵敏度高，而且可与 MRI 和 CT 等解剖学影像信息结合进行脑功能区定位和癫痫放电的病灶定位，有助于难治性癫痫的外科治疗。

脑磁图的护理注意事项：

（1）患者配合医师填写完整的申请单，按预约时间检查。

（2）脑磁图的整个检查过程约需 2h，由于检查时间较长，患者先上厕所。

（3）患者需去除面部化妆品，不要携带任何磁性物和金属进入检查室。如果有龋齿做过牙齿填充，请告知脑磁图室的医师，在检查前进行去磁处理。

（4）脑磁图的检查无损无痛，安全舒适。患者只需安静地躺在检查床上，检查时头部尽量不要移动，以免影响检查的精确度。

（5）为减小外界电磁干扰，检查时必须关闭患者所在的检查室，患者不必紧张，室内有视听系统，不影响与检查室外医师的交流。

（6）在检查过程中，有不同的程序和方法，如声音、图像、文字、体感震动等刺激，请患者按医师的要求完成各项检查。

（7）癫痫患者检查前一天，应晚睡早起，减少睡眠，以提高检查阳性率，缩短检查时间。

（8）脑磁图的检查还包括高精度磁共振，患者要先做脑磁图，接着做磁共振检查。由于该检查分析时间较长，检查结果一般在第 2 天才能交给患者。

（三）诱发电位

诱发电位（EP）是神经系统在感受外来或内在刺激时产生的生物电活动。绝大多数诱发电位（又称信号）的波幅很小，仅 $0.1 \sim 20 \mu V$，湮没在自发脑电活动

（波幅 $25\sim80\mu V$）或各种伪迹（统称噪声）之中，必须采用平均技术与叠加技术：即给予重复多次同样刺激，使与刺激有固定时间关系（锁时）的诱发电活动逐渐增大而显露。目前能对躯体感觉、视觉和听觉等感觉通路以及运动通路、认知功能进行检测。

1. 诱发电位分类

（1）躯体感觉诱发电位（SEP） 能评估周围神经及其近端（例如神经根）、脊髓后索、脑干、丘脑及皮质感觉区的功能状态。

（2）视觉诱发电位（VEP） 是对视神经进行光刺激时，经头皮记录的枕叶皮质产生的电活动。

（3）脑干听觉诱发电位（BAEP） 指耳机传出的短声刺激听神经，经头皮记录的电位。BAEP 不受受试者意识状态的影响。

（4）事件相关电位（ERP） 指大脑对某种信息进行认知加工（注意、记忆和思维等）时，通过叠加和平均技术在头颅表面记录的电位。ERP 主要反映认知过程中大脑的电生理变化。

2. 护理

（1）视觉诱发电位通常在光线较暗的条件下进行，双眼要单独进行检测，单眼检测时，另一只眼要用眼罩蒙住。

（2）接受散瞳剂 24h 内尽可能不检测。

（3）患者如佩戴眼镜，检测应在图形最清晰时进行，并且戴和不戴眼镜都要进行检测。

（4）记录大脑皮质视觉诱发电位时，实验环境要求光线较暗，最好在暗室中进行。在进行记录前，先行暗适应半小时，以提高视觉敏感度。

第五节·头颈部血管超声检查

（一）颈动脉超声检查

颈部血管的检测通常包括：双侧颈总动脉、颈内动脉颅外段、颈外动脉、椎动脉颅外段、锁骨下动脉、无名动脉等。

1. 临床应用

（1）颈动脉粥样硬化 表现为内膜不均匀增厚、斑块形成、血管狭窄或闭塞等，根据血管的残余管径及血流动力学参数变化，计算血管狭窄的程度。有脑卒中危险因素的患者应该考虑接受颈部动脉超声检查。

（2）锁骨下动脉盗血综合征 由于锁骨下动脉或无名动脉起始部狭窄或闭塞，导致病变远端肢体血液供应障碍及椎基底动脉系统缺血，超声显示病变血管狭窄，患侧椎动脉血流方向部分或完全逆转。

（3）先天性颈内动脉肌纤维发育不良 超声显示动脉管腔粗细不均，内膜和中膜结构显示不清，管腔内血流充盈不均呈"串珠样"改变。

（4）颈内动脉瘤 根据动脉瘤的病理基础和结构特征可分为真性动脉瘤、假性动脉瘤和夹层动脉瘤。

（5）大动脉炎　表现为血管壁内膜、中膜及外膜结构分界不清，动脉内膜和中膜的结构融合，外膜表面粗糙，管壁均匀性增厚，管腔向心性狭窄等。

2. 护理

（1）检查前　颈动脉彩超检查前一般不需要特殊准备，只要在检查前把会影响检查的颈部饰物除去即可。如果是刚做完剧烈运动，则需要先休息 5～10min，等呼吸及心率相对平稳后再进行检查。

（2）检查时　要求患者积极配合医师检查，按医师的要求做准备，医师仔细操作。

检查时，患者一般不会有不适感。在脉冲多普勒超声检查时，超声仪器会发出"呜呜"的声音，这声音是血液流动时产生的多普勒频移信号，通过这种声音，医师可判断血管是否有病，患者大可不必过分紧张。整个检查过程仅需 10min。

（二）经颅多普勒超声检查

经颅多普勒超声（TCD）是利用颅骨薄弱部位作为检测声窗，应用多普勒频移效应研究脑底动脉主干血流动力学的一种无创的检测技术。

1. TCD 的临床应用

（1）颅内、外动脉狭窄或闭塞的诊断　TCD 可以诊断颅内、颅外动脉狭窄或闭塞。

（2）微栓子监测　微栓子信号是由于微栓子与循环血流的声阻抗不同，产生不同于循环血流的声频特征，表现为血流频谱中与血流方向一致、短时程的高强度音频信号。

（3）评价右向左分流（RLS）　评估右向左分流的 TCD 发泡试验，又称对比增强 TCD，是通过肘静脉推注对比剂进入右心房，如果存在右向左分流，则微气泡通过分流进入左心和体循环，TCD 即可监测到进入脑动脉的气泡微栓子信号。

（4）评价脑血管舒缩反应性　TCD 脑血管舒缩反应性检测技术已用于评价有症状或无症状颈内动脉颅外段狭窄或闭塞、脑内小动脉病变、脑外伤和动脉瘤性蛛网膜下腔出血。

（5）评估卧立位血压变化与脑血流动态调节　观察蹲立体位改变或者倾斜床体位改变过程中血压改变和脑血流速度改变及其两者之间的关系，可以评估脑血流自动调节潜力。

（6）诊断和监测自发性蛛网膜下腔出血所致血管痉挛　蛛网膜下腔出血患者常规进行 TCD 检查，动态观察双侧半球动脉和颅外段颈内动脉血流速度、搏动指数及 Lindegaard 指数的变化。

（7）判断脑血流循环停止　TCD 可以通过探测脑血流循环停止来帮助诊断脑死亡。

2. TCD 检查的护理

（1）行 TCD 检查不需要禁食，请患者于检查前正常用餐，空腹状态和饮水较少的情况下，会影响脑血流检测。

（2）尽量穿着低领松口的衣服，方便暴露颈部和肩部。

（3）24h 内禁用血管收缩剂或血管扩张剂。

（4）检查前 1 天洗头不用固发剂或发油。

（5）进入诊室检查前请患者关闭手机等通信设备，勿在检查时拨打或接听手机，避免电磁信号对检查的干扰。

（6）检查前患者应静候 5min，避免呼吸及心率的不稳定影响检查。

（7）应在饭后检查，前 1h 内勿吸烟。

第六节 · 放射性核素检查

核医学显像即放射性核素显像，是一类能反映功能和代谢的显像方法，包括单光子发射计算机断层（SPECT）和正电子发射计算机断层（PET）。SPECT 大多使用能通过血脑屏障的放射性药物，显示局部脑血流的分布；PET 主要使用正电子放射性核素及其标记化合物，显示局部脑葡萄糖代谢、脑受体分布与数量和脑血流分布。

（一）单光子发射计算机断层

临床应用方面，与 CT 和 MRI 等结构性影像相比，SPECT 显像可获得两者无法获得的脑功能资料，对于某些疾病诊断有一定的优越性。

（1）短暂性脑缺血发作（TIA）　TIA 患者在没有脑组织结构的改变时 CT 和 MRI 往往正常，而 SPECT 却可发现相应区域 rCBF 降低。

（2）癫痫　发作期病灶区的 rCBF 增高，而在发作间歇期 rCBF 降低。据此原理，可配合脑电图提高手术前病灶定位的准确性。

（3）痴呆　阿尔茨海默病患者典型表现是对称性颞顶叶 rCBF 降低；血管性痴呆可见散在、多个 rCBF 减低区；额颞叶痴呆则呈双侧额叶低灌注。

（4）锥体外系疾病　帕金森病可见纹状体的 rCBF 降低；亨廷顿病可见到额、顶和尾状核的 rCBF 降低。

（二）正电子发射计算机断层

临床应用方面，PET 弥补了单纯解剖形态成像的不足，能反映局部脑功能的变化，在疾病还未引起脑的结构改变时就能发现脑局部代谢的异常，临床上有很重要的用途。

（1）癫痫　难治性癫痫需外科治疗时，PET 能帮助确定低代谢活动的癫痫病灶的位置。

（2）痴呆　PET 可用于痴呆的鉴别诊断，AD 可表现为双侧对称性的顶叶和颞 ^{18}F-FDG 下降。AD 患者出现的代谢减低主要与对应区域的脑组织萎缩、代谢物质利用减少有关，因此 AD 经过矫正脑萎缩后与常人无明显差别；而血管性痴呆糖代谢的表现与 AD 不同，当前者去除脑梗死组织后，残留的正常脑组织仍然表现为葡萄糖代谢率的降低。

（3）帕金森病　联合应用多巴胺转运蛋白和多巴胺 D2 受体，显像能完整地评估帕金森病的黑质-纹状体通路变性程度，对帕金森病的早期诊断、鉴别诊断和病情严重程度评估均有一定价值。

（4）肿瘤　主要用于脑肿瘤放射治疗后辐射坏死与肿瘤复发或残存的鉴别诊断，前者表现为代谢减低，后者则为代谢增高。在检查脑部原发性肿瘤方面也很有价值，能敏感地发现早期病灶，帮助判断肿瘤的恶性程度。

PET 的主要不足是仪器设备和检查费用昂贵，仅在少数大型医院应用。

第七节·脑、神经和肌肉活组织检查

脑、神经和肌肉活组织检查的主要目的是明确病因，得出病理诊断，并且通过病理学检查的结果进一步解释临床和神经电生理的改变。但是活组织检查受取材的部位、大小和病变分布的限制，也有一定的局限性，有时即使病理结果阴性，也不能排除诊断。

（一）脑活组织检查

脑活组织检查是通过取材局部脑组织进行病理学检查的一种方法，可为某些脑部疾病的诊断提供重要的依据。

1. 适应证

① 弥漫性脑部病变。

② 局灶性病变。

2. 禁忌证

不堪承受手术，以及具有出血素质、菌血症或头皮感染者。

3. 护理

（1）术前护理

① 心理护理：护士应主动介绍手术的目的、方法、手术并发症及处理。耐心解答患者提出的问题，讲解成功的案例，增强患者的信心。同时与家属进行沟通，使家属多关心、开导患者，消除患者的思想顾虑，引导患者更好地配合治疗。

② 完善各项检查：如血常规、凝血常规、肝肾功能、电解质等术前常规及生化检查。

③ 术前常规准备：备皮，禁食水 6～8h，防止术中呕吐引起窒息，术前应用抗生素预防感染。

（2）术后护理

① 严密监测病情变化：术后应将患者安置在有抢救设施的观察室内，或有监护设备的 ICU 病房内。

② 严密观察患者生命体征：给予心电监测，持续监测心率、呼吸、血氧饱和度、血压，注意体温变化，术后体温正常又上升应考虑到切口感染。

③ 意识的观察：意识变化常提示颅脑损伤的轻重程度。意识障碍程度是反映脑功能状态的可靠指标之一。

④ 瞳孔的变化：观察瞳孔的变化对判断病情和及时发现颅内压升高危象非常重要。观察两侧瞳孔大小及对光反应，是否等圆，要连续观察，并记录其动态变化。

⑤ 观察患者肢体运动功能的变化，如有异常及时通知医师。

⑥ 颅内压增高的观察：如患者血压增高、脉搏缓慢有力、呼吸深慢、喷射性呕吐、视盘水肿，提示患者出现颅内压增高，立即告知医师，及时予以脱水降颅压治疗。

⑦ 术后体位：血压正常、神志清醒者，可抬高床头 15°～30°，以减少颅内充血及脑水肿。

⑧ 预防并发症：出血、颅内血肿、脑水肿、伤口感染。

（二）神经活组织检查

腓肠神经活组织检查是最常用的神经活组织检查，有助于确定周围神经病变的性质和病变程度的判断，是周围神经疾病病因诊断的重要依据。

1. 适应证

各种原因所致的周围神经病，儿童的适应证还可包括疑诊异染性脑白质营养不良、肾上腺脑白质营养不良和球形细胞脑白质营养不良等。

2. 护理

（1）术前护理

① 心理护理：针对患者的心理状态，向其说明手术是在局部麻醉下进行，安全、损伤小，行神经活检术有利于进一步明确诊断及治疗方法，从而减轻患者和家属的心理压力。主动关心患者，向其介绍手术过程及需配合的注意事项，从而使其产生信任感，积极配合手术。

② 疼痛护理：评估患者疼痛分值，遵医嘱实施个体化的镇痛方法，如分散注意力、物理治疗局部按摩等，帮助患者稳定情绪，尽量使疼痛反应减轻。

③ 感觉障碍护理：温水泡双手、双足，早晚各 1 次，10～15min/次，水温低于 50℃，避免烫伤；使用敷料外涂并向心性按摩，3 次/d，30 min/次，促进局部血液循环；评估皮肤情况，观测患者四肢皮肤温度及颜色、足背动脉搏动情况；修剪指、趾甲，避免抓伤皮肤；询问患者的感觉并记录。

④ 安全护理：防止患者因下肢无力导致跌倒，加强巡视，密切观察患者有无行走困难及感知障碍，功能锻炼时注意防止跌倒、扭伤等意外。

（2）术后护理

① 一般护理：取平卧位，卧床休息并抬高术侧下肢 24h，第 2 天可下床活动。遵医嘱静脉滴注抗生素 3 天。注意活检区域皮肤保护，避免胶布过敏、汗液刺激、体位压迫引起的皮肤损伤，协助进行床上大小便。给予高蛋白质、高维生素饮食，保证营养充足。

② 病情观察：术后严密观察切口有无渗血、渗液、疼痛；了解活检侧足部感觉有无异常，每班进行观察记录，发现异常及时报告医师并处理。

③ 遵医嘱用药。

（三）肌肉活组织检查

肌肉活组织检查是临床常用的病理学检查手段。

1. 适应证

（1）肌肉疾病的诊断与鉴别诊断。

（2）鉴别神经源性或肌源性肌损害。

（3）确定系统性疾病（如内分泌性肌病等）伴有肌无力者有无肌肉组织受累、肌肉间质有无血管炎症或异常物质沉积等。

2. 护理

（1）安慰患者，减少其恐惧、焦虑心理。

（2）患者取卧位，术肢外展，暴露活检部位。

（3）协助医师消毒穿刺部位皮肤，铺无菌巾，局部麻醉。

（4）密切观察患者面色、呼吸等生命体征变化，询问患者不适主诉。

（5）术后患肢抬高 6h，之后适当活动，避免患肢用力。

（6）观察伤口敷料是否清洁、有无渗血、伤口有无疼痛和麻木等情况。

（7）做好生活护理，满足患者生活需要。

（8）做好护理记录，记录患者生命体征、伤口敷料情况。

（9）活检术后 10～14 天拆线，在此期间要保持伤口敷料清洁干燥。

第八节·基因诊断技术

神经系统遗传病约占人类遗传病的 60%，具有家族性和终生性的特点。基因诊断又称分子诊断，指运用分子生物学的技术方法来分析受检者的某一特定基因的结构（DNA 水平）或功能（RNA 水平）是否异常，以此来对相应的疾病进行诊断，是重要的病因诊断技术之一。基因诊断的途径主要包括：DNA 检测、基因连锁分析和 mRNA 检测。常用的基因诊断的技术包括核酸分子杂交技术、聚合酶链反应扩增技术（PCR）、基因测序和基因芯片技术等。

（一）基因诊断常用的技术和方法

根据原理通常分为以下几类：

（1）核酸分子杂交技术　是将分子杂交与组织化学相结合的一项技术，其利用标记的已知核酸探针，与待测样品 DNA 或 RNA 片段进行核酸分子杂交，对特定的 DNA 或 RNA 序列进行定量或定性检测，是最早应用于基因诊断的基本技术之一。根据杂交方式不同分为 Southern 印迹杂交、Northern 印迹杂交、原位杂交、斑点杂交和免疫印迹杂交等。

（2）聚合酶链反应扩增技术（PCR）　PCR 技术利用体内 DNA 复制原理，在模板 DNA、引物和四种脱氧核糖核苷三磷酸存在的条件下，依赖 DNA 聚合酶进行酶促反应，从而获得大量靶 DNA，由于其特异性和高效性，已经广泛应用于遗传性疾病的基因诊断。

（3）DNA 测序　是分离并扩增患者相关基因片段后，测定其核苷酸序列，探究 DNA 变异性质，是基因诊断最直接、最准确的技术。

（4）基因芯片技术　是将 DNA 寡核苷酸有序的排列形成二位 DNA 探针阵列，与荧光标记样品杂交，然后通过共聚焦显微镜检测杂交信号的强度，获得待测样品的大量基因序列信息。生物芯片技术与其他学科的交叉融合，可用于基因表达水平的检测、药物筛选、个体化医疗、DNA 序列分析及生物信息学研究等。

（5）外显子捕获技术　通过全外显子组的扫描，结合生物信息分析技术，找到遗传病患者特异的单核苷酸多态性（SNPs），经过验证即可发现某种单基因病的致病基因。

（6）全基因组关联分析（GWAS）　是指在全基因组层面上，开展多中心、大样本、反复验证 SNPs 与疾病的关联研究，以揭示遗传病的相关基因。GWAS 将在多基因遗传病和肿瘤易感基因的检测以及相关疾病的诊断中发挥重要作用。

（二）基因诊断的临床概念

基因诊断可以弥补神经系统遗传性疾病临床（表型）诊断的不足，利于早期诊断，并为遗传病的分类提供新的方法和依据，为遗传病的治疗提供新的出路。

（1）遗传性疾病　根据受累遗传物质的不同分类，神经系统遗传性疾病主要包括单基因遗传病、多基因遗传病、线粒体遗传病、染色体病和体细胞遗传病（主要为癌症）。目前基因诊断在神经系统遗传性疾病中的应用主要包括：①单基因遗传病的诊断、鉴别诊断及病因的确定，如 Duchenne 型进行性肌营养不良、亨廷顿病、遗传性脊髓小脑共济失调、脊髓性肌萎缩、Charcot-Marie-Toth 病、家族性淀粉样变性、肝豆状核变性、遗传性肌张力障碍、亚急性坏死性脑脊髓病、强直性肌营养不良等；②为表型多样性疾病的基因分型提供依据，如脊髓小脑共济失调主要为基因分型；③对单基因和多基因遗传性疾病易感人群进行早期诊断和干预，如检测肝豆状核变性基因和阿尔茨海默病的载脂蛋白 E 基因，确定易感人群进行早期干预，阻止或延缓出现临床症状；④神经系统遗传性疾病的产前诊断和咨询。

（2）感染性疾病　病原体的检测应用基因诊断方法来检测血液、脑脊液、其他体液、组织标本的病原体，有利于早期、快速、准确地诊断神经系统感染性疾病。目前常用的包括：病毒感染（单纯疱疹病毒、EB 病毒等）、细菌感染（结核、新型隐球菌、脑膜炎双球菌等）、螺旋体感染（神经莱姆病）、弓形虫感染和 Prion 蛋白病。

随着越来越多神经遗传疾病的基因被克隆，不仅为其分子发病机制的探讨奠定了基础，也使得遗传病的诊断由临床水平过渡到基因水平（包括产前基因诊断、症状前基因诊断、临床基因诊断等不同层次），从而大大地提高了诊断速度和准确性。同时，我们也要注意，基因诊断的基础仍然是临床诊断，对许多遗传疾病在明确其基因突变类型及其分布规律之前尚不能进行基因诊断。只有在临床诊断正确的基础上建立的基因诊断方法才是可靠的。

第九节 · 肌电图检查

肌电图（EMG）和神经传导速度（NCV）是神经系统的重要辅助检查，两者通常联合应用，其适应证是脊髓前角细胞及以下病变，主要用于周围神经、神经肌肉接头和肌肉病变的诊断。肌电图包括常规肌电图、运动单位计数、单纤维肌电图等；广义的神经传导速度包括运动神经传导速度、感觉神经传导速度、F 波、H 反射以及重复神经电刺激等，通常意义的神经传导速度主要指运动神经传导速度和感觉神经传导速度。

1. 适应证

适用于肌萎缩，感觉障碍伴无力，运动功能障碍，用于确定有无脊髓前角病变，周围神经受累及肌肉病变，比如脊髓前角灰质炎，运动神经元病，单个或多发性周围神经病，各种脊病等，还可用于判断周围神经损伤的程度，完全性或部分受损，及帮助判断预后，了解神经有无恢复、再生等。

2. 禁忌证

神志不清，或者不能协作，进行主动用力者，检查部位有感染，有出血性疾病者。

3. 护理

（1）患者应穿戴宽松衣物，容易穿脱，因该项检查需手脚四肢暴露进行。

（2）不可过饥过饱，过饥患者易因检查产生的疼痛，引起头晕、汗出等问题，部分过饱患者检查则因疼痛易引发呕吐，需特别注意。

（3）皮肤准备　嘱咐患者在开展检查前一天使用肥皂水进行沐浴，充分清洗四肢，清洗之后不能使用任何护肤品，保证皮肤做好检查准备。

（4）健康知识护理　与患者进行沟通，对患者进行健康知识教育，将双侧胫前肌、股四头肌、小指展肌、拇短展肌、三角肌、肱二头肌的按摩和训练放松、收缩相关知识告知患者，叮嘱患者在检查前一天进行相关的训练，保证患者熟练地掌握相关知识。

（5）患者检查前需调整好心态，保持放松状态，避免精神过于紧张而影响检查结果。在检查的整个过程当中，患者会出现不同程度的负面情绪，对相关的负面情绪进行了解之后，针对性地采用心理引导的方式进行情绪引导，消除患者因为经济条件、疼痛、创伤等因素引起的恐惧和紧张的心理。如果有家属陪护的患者，也需要对家属进行心理引导，向其介绍检查的内容，消除担心的情绪，同时告知家属采用积极的语言对患者进行鼓励。

（6）告知患者在进行检查之前首先要排空大小便，不能空腹检查。

（7）患者检查前需调整好心态，保持放松状态，避免精神过于紧张而影响检查结果。

第十节·多导睡眠监测技术

多导睡眠监测（PSG）是应用多导睡眠监测系统持续同步采集、记录和分析多项睡眠生理参数及睡眠事件的一项检查，是诊断睡眠障碍疾病的"金标准"。

1. 适应证

（1）睡眠相关呼吸障碍　可疑阻塞型睡眠呼吸暂停、中枢性睡眠呼吸暂停、鼾症的术前评估。

（2）非睡眠呼吸障碍　发作性睡病、异态睡眠或癫痫、睡眠相关运动障碍、失眠等。

（3）气道正压压力滴定和治疗。

2. 护理

（1）检查前当天勿小睡，勿使用睡眠药物（除非这些已成为日常习惯），勿饮酒及含咖啡因的饮料。

（2）检查前沐浴、剃须，勿使用美发、美甲、护发用品及化妆品。

（3）着前开式宽松衣服以便于检查。

（4）吸氧患者在病情允许情况下暂停氧气吸入，以免影响检查结果。

（5）呼吸暂停的防护　①对于打鼾、憋气严重的患者检查时须有家属陪护；②值班人员应实时监测，动态掌握患者情况，发现异常及时处理；③检查后根据检查结果做相应处理，必要时佩戴无创呼吸机治疗。

第十一节 · 经颅多普勒超声发泡试验

经颅多普勒超声发泡试验，又称对比增强经颅多普勒超声，为通过肘静脉推注对比剂进入右心房，如果存在右向左分流，则微泡通过分流进入左心室和体循环，通过经颅多普勒超声可以监测到进入脑动脉的气泡微栓子。

1. 适应证

（1）隐源性脑卒中、短暂性脑缺血发作、无症状脑梗死患者。

（2）偏头痛，特别是有先兆偏头痛患者。

（3）不明原因的晕厥患者。

2. 方法

于患者头部安装检测探头，肘静脉穿刺后，取 2 支 10mL 注射器，一支装有 9mL 生理盐水，吸 1mL 空气，回抽 1 滴患者血液，连接三通管，将两个注射器来回推注，使空气与盐水血流充分混合为激活盐水，患者平静状态下推注一次激活盐水，让患者进行瓦尔萨尔瓦动作时推注激活盐水两次，反复三次，观察并记录结果。

3. 护理

（1）操作前准备　留置针及敷贴、三通管、水银血压计、10mL 注射器 2 个、皮肤消毒液、生理盐水 100mL。

（2）体位　平卧位，检查时头颈部尽量制动。

（3）指导患者做瓦尔萨尔瓦动作　令患者行强力闭呼动作，即深吸气后紧闭声门，再用力呼气，持续 10s，呼气时对抗紧闭的会厌，通过增加胸腔内压来影响血液循环和自主神经功能。瓦尔萨尔瓦动作中，右心房压力升高，未闭的卵圆孔扩张到最大，提高阳性率。

（4）操作中注意观察患者生命体征。

第十二节 · 超低频经颅磁刺激治疗

超低频经颅磁刺激是通过在头部加特殊磁场，在脑内产生特殊感应电流，通过生物共振的机制，针对性地加强各个神经递质所对应的超慢波功率，调节各种递质电活动，从而调节递质的生理功能。

（一）适应证

（1）失眠、抑郁、焦虑、精神分裂症等。

（2）癫痫、脑外伤、脑血管病后遗症、脑瘫、帕金森病、头痛、头晕等。

（二）禁忌证

（1）装有心脏起搏器或心导管、电极者。

（2）颅内有金属物、颅内感染、颅内肿瘤、有耳蜗植入器者。

（3）出血性疾病、体质极度虚弱者。

（4）对磁疗有明显不良反应者。

（5）孕妇禁用，婴幼儿及不能表达自我感觉者慎用。

（三）护理

1. 治疗前

（1）评估患者基本情况，告知治疗方法以取得配合。

（2）避免空腹，宜餐后半小时进行治疗。

（3）不得携带手机等电子产品及对磁场有影响的物品。

2. 治疗中

（1）保持安静闭目状态，全身放松。

（2）随时观察患者反应，如有不适及时告知医师。

3. 治疗后

（1）询问患者治疗后的反应，稍做休息再行离开。

（2）交代患者观察治疗效果及感受，并反馈给医师。

（3）每2周为1个疗程，每天1～2次。

第十三节 · 主动脉内球囊反搏术

经股动脉穿刺送入主动脉内球囊反搏（IABP）球囊导管至降主动脉，确定位置后将导管体外端连接反搏仪，调整各种参数后开始反搏，主动脉内球囊通过与心动周期同步充放气，达到辅助循环的作用。

（一）适应证

（1）急性心肌梗死伴心源性休克、乳头功能不全、室间隔穿孔。

（2）难治性不稳定型心绞痛、顽固性左心衰竭伴心源性休克、难以控制的心律失常。

（3）冠状动脉旁路手术和术后支持治疗。

（4）心脏外科术后低心排综合征。

（5）心脏移植的支持治疗。

（二）禁忌证

（1）主动脉病变或创伤。

（2）重度主动脉瓣关闭不全。

（3）脑出血或不可逆的脑损害。

（4）严重动脉粥样硬化病变。

（5）凝血功能异常。

（三）护理

1. 术前护理

（1）讲解 IABP 手术过程，取得患者配合。

（2）检查双侧足背动脉、股动脉搏动，听诊股动脉区有无血管杂音。

（3）完善血常规、血型、出凝血时间等相关检查，必要时备血。

（4）穿刺区备皮。

（5）遵医嘱予抗血小板聚集及镇痛镇静药物。

（6）用物准备　球囊导管、反搏主机、肝素盐水、手术扩创包、1％利多卡因、除颤器等。

（7）留置导尿管，建立静脉通路。

2. 术中配合

（1）记录生命体征、心率、心律、心排血量、心脏指数等评价术后效果。

（2）严密监测患者意识、血压、心率、心律、呼吸等变化，如有异常积极配合医师抢救。

3. 术后护理

（1）卧床休息，肢体制动，插管侧大腿弯曲不超过 30°，床头抬高也不超过 30°，以防导管打折移位；协助患者翻身拍背，减少坠积性肺炎及压力性损伤的发生。

（2）每小时用肝素盐水冲洗测压管以免血栓形成，询问患者自我感觉，观察足背动脉搏动情况、皮肤温度，局部有无出血、血肿等。

（3）记录患者生命体征、意识、尿量、心排血量、心脏指数、心电图反搏波形变化、搏动压力等，出现异常及时通知医师。

（4）反搏有效征兆　神志清醒、尿量增加、中心静脉压及左心房压在正常范围内、升压药剂量大幅度减少甚至完全撤除，反搏时可见主动脉收缩波降低而舒张波明显上升是反搏辅助有效的最有力根据。

（5）血流动力学稳定后根据病情逐渐减少主动脉球囊反搏比率，最后停止反搏，每次变换频率间隔 1h 左右，停止反搏后带管观察时间不超过 30min，以免发生 IABP 球囊导管血栓形成。

（6）并发症观察与处理　①下肢缺血：出现疼痛、麻木、苍白、水肿等缺血或坏死的表现，轻者使用无鞘的 IABP 球囊导管或插入 IABP 球囊导管后撤出血管鞘管，严重者立即撤出 IABP 球囊导管。②主动脉破裂：表现为突然发生持续性撕裂样胸痛，血压和脉搏不稳定甚至休克等表现。一旦发生，应立即终止反搏，撤出 IABP 球囊导管。③感染：局部发热、红、肿、化脓，严重者出现败血症。严格无菌操作和预防性应用抗生素可控制其发生率。④出血、血肿：股动脉插管处出血较常见，可压迫止血后加压包扎。⑤气囊破裂发生气栓塞：立即停止反搏，更换气囊导管。

第十四节·血栓弹力图

血栓弹力图（TEG）是反映血液凝固动态变化，包括纤维蛋白的形成速度、溶解状态和凝状的坚固性、弹力度的指标。

（一）适应证

（1）术前术后各种凝血异常的筛查。

（2）各种出血原因的鉴别诊断，指导成分输血。

（3）鉴别诊断原发性纤维蛋白溶解亢进和继发性纤维蛋白溶解亢进。

（4）监测各种促凝、抗纤或抗凝等药物的疗效，指导正确使用。

（5）高凝状态诊断，评估血栓发生概率。

（6）各类手术术后血栓发生的评估。

（7）急性创伤、烧伤、休克患者的凝血功能评估。

（二）化验取材

全血。

（三）操作方法

（1）自然全血法　静脉血取出后立即放入盛血杯内测定。

（2）全血复钙法　38g/L 柠檬酸钠抗凝血（血：抗凝剂＝9：1）0.6mL 放入塑料试管或涂硅试管中，再加入 12.9g/L 的 $CaCl_2$ 液 0.4mL 混合，立即开动秒表，取 0.36mL 混合液于盛血杯内测定。

（3）血浆复钙法　将 38g/L 柠檬酸钠抗凝血以 1000r/min 离心 5min，取上层血浆 0.4mL 和等量的 12.9g/L $CaCl_2$ 液混合立即开动秒表，取 0.36mL 混合液于盛血杯内测定。

第十五节·血浆置换术

血浆置换（PE）是将全血引出体外分离成血浆和细胞成分，将患者的血浆舍弃，然后以同等速度将新鲜血浆、白蛋白溶液、平衡液等血浆代用品代替分离出的血浆回输进体内的过程，达到减轻病理损害、清除致病物质的目的。

（一）适应证

（1）急进性肾小球肾炎、IgA 肾病、韦格纳肉芽肿及多发性动脉炎所致肾损害等。

（2）多种免疫性疾病、自身免疫性溶血性贫血、血栓性血小板减少性紫癜。

（3）甲状腺危象、肝性脑病等。

（4）肾移植后急慢性排异性反应、移植肾复发肾小球疾病等。

（5）急性药物或毒物中毒。

（6）其他 结肠癌、雷诺综合征、高黏滞综合征等。

（二）禁忌证

血浆置换无绝对禁忌证，相对禁忌证包括：

（1）对血浆、人血清蛋白、肝素等有严重过敏者。

（2）药物难以纠正的全身循环衰竭者。

（3）非稳定期的心、脑梗死者，脑出血或重度脑水肿伴有脑疝者。

（4）活动性出血，严重出血、凝血功能障碍者。

（三）方法

建立血管通路，抗凝，并将管道与血浆分离器连接，确保血流量达 50～80mL/min，置换液回输率要同血浆排除率平行，一般不超过 30～50mL/min，以避免过快输入置换液引发不良反应。根据病情需要可使用双重滤过、冷滤过等方法。

（四）护理

1. 治疗前准备

（1）治疗前进食，防止空腹治疗引发低血糖，床旁备氧气及抢救药物。

（2）操作前准备 透析机、抗凝血药、血浆分离器、管路、无菌手套、纱布、中心静脉或外周静脉穿刺针、新鲜血浆或白蛋白/代血浆、生理盐水等。

（3）做好沟通交流，消除紧张心理。

2. 术中护理

（1）严格执行操作规程 各管路连接紧密，保持血流速度，使血流速度达到100～120mL/min，保证治疗效果。

（2）血浆的正确使用 采用现取、现融、现用的方法保证凝血因子不失去活性。使用恒温箱控制水温在37℃，不可忽冷忽热，融化后的血浆在10℃放置不超过2h，在4℃要24h内用完。

（3）观察病情 持续心电、血压、血氧监护，必要时吸氧。观察有无出血、凝血等。

3. 术中常见问题及处理

（1）血浆过敏反应 是术中常见并发症，术前须了解患者有无过敏史，操作前给予抗过敏药，严密观察患者病情，防止发生过敏反应。

（2）血压下降 多为一过性血压下降，于治疗初出现，故在开始时血流量不宜过大，约在 70mL，然后缓慢阶梯性增加至目标流量。部分患者紧张、疼痛刺激也可造成血压一过性下降，要做好心理护理。术中每15min监测血压1次，发现异常及时报告医师。

（3）低钙血症 出现口周、舌、手足麻木及针刺感，重者手足抽搐，遵医嘱术前静脉推注 10%葡萄糖酸钙 10～20mL 以减少低钙血症发生。

（4）出血倾向 在保证管路畅通情况下尽量减少肝素用量，治疗后应用鱼精蛋白中和肝素。

4. 术后观察

（1）迟发性过敏反应 观察有无皮肤瘙痒、红疹、胸闷等现象，严重者血压下降甚至意识丧失。

（2）中心静脉置管的护理　①保持局部清洁干燥，预防感染。②保持导管通畅，以防导管堵塞。③妥善固定导管，防止导管移位或脱出。

第十六节 · 神经心理评估

神经心理评估是神经心理研究中所常用的方法。而神经心理评估又常采取神经心理测验方法。

1974 年，L. A. Davison 将神经心理学的研究分为三个领域，即实验心理学、行为神经病学与临床神经心理学。这三个领域的研究都涉及脑和心理（行为）关系的问题，但它们的对象和方法略有不同。

神经心理测验是在现代心理测验基础上发展起来的用于脑功能评估的一类心理测验方法，是神经心理学研究脑与行为关系的一种重要方法。神经心理测验评估的心理或行为的范围很广，包括感觉、知觉、运动、言语、注意、记忆和思维，涉及脑功能的各个方面。

一、常用的神经心理学量表

（1）Luria-Nebraska 成套测验（LNB）。
（2）国内神经心理学成套测验（Hku-ahmu Battory）。
（3）简明精神状态检查（MMSE）。
（4）蒙特利尔认知评估（MoCA）量表。
（5）阿尔茨海默病评定量表-认知部分（ADAS-cog）。
（6）严重障碍量表（SIB）。

二、神经心理学量表在运用中需注意的问题

（1）正确认识各种量表的正常值和划界分。
（2）测评者最好要经过统一的培训，各种神经心理学量表一般都有指导语和较详尽的操作程序，对量表的熟练程度会对测量结果产生一定的影响，对测量工具越熟悉，操作经验越丰富，得出的结果越客观。
（3）控制好混杂因素的影响。
（4）正确掌握神经心理学量表结果的分析方法。

第十七节 · 神经介入技术

神经介入医学是指利用血管内导管操作技术，在计算机控制的数字减影血管造影（DSA）系统的支持下，对累及人体神经系统血管的病变进行诊断和治疗，达到栓塞、溶解、扩张、成形和抗肿瘤等治疗目的的一种临床医学科学。也称为介入神经放射学、神经外科血管内治疗学、血管内神经外科学。

一、治疗类型

神经介入治疗对象主要包括脑、脑膜、颌面部、颈部、眼、耳鼻喉、脊柱及脊髓等部位的血管异常。治疗疾病主要有动脉狭窄、动脉瘤、动静脉畸形、动静脉瘘、急性脑梗死及头颈部肿瘤。

治疗技术分为血管成形术（血管腔内球囊扩张及支架植入）、血管栓塞术（固体材料栓塞术、液体材料栓塞术、可脱球囊栓塞术、弹簧圈栓塞术等）、血管内药物灌注（超选择性溶栓、超选择性化疗、局部止血）。

二、适应证

（1）原发的神经血管疾病的诊断，如颅内动脉瘤、动静脉血管畸形、硬脑膜动静脉瘘、粥样硬化性狭窄、血管病、脑血管痉挛、急性缺血性卒中。

（2）神经介入前，动脉瘤手术中的辅助造影，治疗后的随访，如动脉瘤栓塞或夹闭后、动静脉瘘治疗后。

三、禁忌证

（1）病情严重，如颅内高压严重或脑疝，不能耐受介入治疗者。

（2）有严重的心、肝、肾等重要器官功能障碍者，凝血功能严重异常伴有严重出血倾向。

（3）高龄患者、血管硬化迂曲，导管难以到位者，穿刺部位存在感染、创面或肿物。

（4）患者及家属不愿意接受介入治疗。

（5）各种疾病不适宜血管内介入治疗的患者。

四、护理要点

（一）术前准备

（1）观察并记录患者的神志、瞳孔及生命体征的变化。记录患者肢体活动及足背动脉搏动情况，以便作为术后观察对照，能够及时发现有无股动脉血栓形成。

（2）术前 4h 禁食，以免术中因化疗药引起呕吐导致窒息。

（3）按医嘱做碘过敏试验、抗生素试验，并做记录。

（4）穿刺部位皮肤准备范围为大腿内侧 1/3 至脐下，包括会阴部。

（5）除常规术前准备外，另备敷料包、器械包、血压计、CT 片等。

（6）环境准备。导管室术前 1h 进行空气消毒，紫外线照射 30min，地面用消毒液湿拖。

（7）指导患者术中如何配合医师，术中穿刺侧肢体严格制动，造影时听从医师要求保持头位不动，以免影响拍片。告知患者对比剂进入体内时，可能会有发热的感觉，属正常情况。训练患者在病床上解大小便，学会能伸直下肢、抬高腰臀部放入便盆。

（8）心理护理。保证患者有充足的睡眠，必要时可给予地西泮或苯巴比妥等镇静催眠药。

（二）术中护理

（1）做好术中解释工作，交代注意事项（特别是向动脉内注射对比剂时会有一过性的头面部发热感，此时切勿乱动，以免照片模糊不清），解除思想顾虑，争取患者的良好配合。经股动脉或肱动脉插管行全脑血管造影患者仰卧于摄片台上即可。

（2）建立静脉通道，准备好局部麻醉药及对比剂。

（3）医师向动脉内注入对比剂时，注意观察患者的神志、面色、脉搏、呼吸有无异常，注射侧的球结膜有无充血，必要时测血压。如出现意识、呼吸障碍或癫痫大发作，应立即通知医师停止操作，及时处理。

（三）术后护理

1. 穿刺处护理

（1）术后 6h（造影）或 12h（治疗）内穿刺点加压包扎，查看包扎处松紧情况（应可插入 2～3 指）在此期间穿刺下肢严格制动并不能翻身。

（2）观察记录穿刺点有无出血、青紫、血肿，足背动脉搏动情况。观察穿刺部位有无出血或肿胀、肢体远侧脉搏、皮肤颜色、温度和功能情况，发现异常情况应及时报告医师处理。

防止颅压增高动作，如咳嗽及用力排便。及时给予镇静剂，控制剧烈咳嗽，咳嗽时要用双手加压动脉穿刺部位，缓冲动脉压力，防止血栓脱落。

2. 病情观察

根据病情测量患者血压、脉搏、呼吸，注意患者有无头晕、头痛、呕吐、失语、肌力下降等神经系统症状。全麻或病情较重患者，要严密观察病情变化，如有异常，及时报告医师。

3. 饮食护理

鼓励患者大量饮水以促进对比剂排出，4h 内饮水 1000mL，总量约 2500mL。术后可进食普食，但避免食用甜汤、鸡蛋，以防胀气。

4. 活动监督

患者卧床 24h，其间每 2h 按摩一次穿刺侧肢体，防止静脉血栓形成。24h 后如无异常去除加压后包扎，穿刺点常规消毒，纱布覆盖，可下床行走。

5. 疼痛护理

局部疼痛明显者，观察记录疼痛的性质、程度、时间、发作规律、伴随症状，遵医嘱给予镇痛药，并记录用药效果，调整舒适的体位。

五、并发症的观察及护理

神经介入技术对脑血管病诊断而言是一种有效的诊断方法。然而，由于它是一种创伤性检查，所以对脑血管病不应作为首选或常规检查方法，需要掌握好适应证和禁忌证，并做好有关准备工作。

（一）术中血管迷走神经反射

1. 可能的原因

精神紧张、疼痛刺激、过度压迫、牵拉、血容量不足、尿潴留等。

2. 主要表现

神情淡漠、打哈欠、面色苍白、出汗、心率减慢、血压下降。

3. 护理

（1）严密监测生命体征

① 颈动脉狭窄支架置入术的患者，由于扩张的支架直接刺激颈动脉压力感受器，可反射性出现心率减慢、血压降低。

② 特别是在支架释放、球囊扩张过程中更加密切关注血压和心率的变化，一旦心率减慢至＜50 次/min，及时告知手术医师，迅速作出处理。

（2）实施正确的拔管、按压技术　过度压迫可引起血管性迷走神经反射，可表现为患者在手术结束、压迫止血过程中，自觉乏力，从而出现神情淡漠、出汗、血压下降。

4. 处理

立即减轻按压力度，吸氧、去枕头偏向一侧、补液，应用多巴胺、阿托品等药物。

5. 预防

① 在手术结束、压迫止血过程中，不能放松对生命体征的观察，需随时与患者交谈，询问有无不适感，一旦发现患者表情淡漠、打哈欠、出汗，护士首先考虑由于过度按压导致的血管性迷走神经反射，立即做相应的处理。

② 为减少压迫刺激，必须掌握正确的压迫技巧，左手食指、中指在穿刺血管近心端压迫，压迫力度以足背动脉能被触摸到为宜，压迫时间为 15～20min。

（二）穿刺相关并发症的观察及处理

1. 穿刺引起的并发症

出血、血肿、假性动脉瘤、动静脉瘘等。

2. 发生原因

与反复多次穿刺，鞘管直径大（＞8F），拔鞘时压迫点位置不准，时间过短，或穿刺侧肢体制动时间不足，抗凝治疗，各种原因引起的腹压增高等有关。

3. 处理

（1）血肿　患者回病房后即发现股动脉压迫包扎处敷料有渗血，局部肿胀，瘀斑。处理方法如下。

① 重新压迫 20min 以上，止血后再用弹力绷带 8 字形加压包扎 24h。

② 对局部血肿及淤血者，24h 后采用 50% 硫酸镁湿热敷，5～7 天后血肿及瘀斑消退。

（2）假性动脉瘤　术后股动脉处触到杂音，B 超检查提示假性动脉瘤。处理方法如下。

① 采用上述方法加压包扎。

② 下肢继续制动。

③ 48h 后血管杂音未见消失，最后予外科手术修补。

（3）后腹膜出血　表情淡漠、烦躁、血压下降，腹部稍膨隆，床旁超声显示后腹膜大量液性暗区。处理：立即配血、快速输液、输血、穿刺部位徒手按压，待血压回升后，用 1kg 沙包加压包扎，下肢用绷带固定在床尾制动。

4. 穿刺相关并发症的预防

（1）在搬动患者、转送患者回病房途中需特别注意包扎部位有无移动错位，运送途中需一手扶住沙袋，以防滑落。

（2）发现有出血情况，必须徒手按压直到止血。

（3）术后加压包扎及下肢制动很重要，穿刺部位加压包扎 6h，制动 24h，1 周内避免剧烈运动。

（4）耐心告知患者穿刺侧肢体严格制动的必要性及可能发生的严重后果，使患者自觉遵医嘱。

（5）做好生活护理，协助患者大小便，积极预防和治疗可能引起腹压增高的便秘、咳嗽等症状。

（三）颅内动脉瘤破裂的观察及处理

1. 发生原因

多因血压波动，介入材料的机械刺激，凝血机制改变引起，与手术者操作技术的熟练程度也有关系。

2. 表现

血压突然升高，呼吸节律改变，造影显示对比剂自瘤体漏出。

3. 处理

（1）护士立即递送弹簧圈，配合医师快速对破裂的动脉瘤进行栓塞，同时加快降压药的滴速。

（2）弹簧圈填塞无效，立即做术前准备，备血，剃头，通知手术室，紧急运送患者到手术室，行开颅血肿清除、去骨瓣减压，同时夹闭动脉瘤。

（3）高血压是颅内动脉瘤形成发展及破裂的高危因素，当血压达到一定阈值，突破动脉瘤壁的承受压力，便会破裂出血，发生率为 2.0%～3.3%。动脉瘤介入术中破裂是介入治疗中最危险的情况之一。

4. 预防

（1）对清醒患者要做好解释工作，消除其恐惧心理，缓解因紧张而导致的血压升高。

（2）观察患者瞳孔是否等大、对光反应是否存在；意识不清或全麻患者，术中的严密观察尤为重要。

（3）颅内动脉瘤栓塞治疗术患者接有创动脉压监测，动态观察血压、心率的变化，为防止动脉穿刺部位堵塞，同时接无创动脉压监测，测量时间为每 10min 1 次。

（4）术中护士始终保持高度的警惕，发现血压升高，迅速准备好对比剂，一旦动脉瘤破裂，及时准确地递送各种型号规格的填栓塞材料，为抢救赢得时间。

（四）急性脑梗死的观察及处理

1. 发生原因

与导管刺激使原有斑块脱落，导管内肝素滴注不畅导致血栓形成，抗凝不足，操作时间过长有关。

2. 表现

为言语障碍、肌力减退或消失，严重者意识不清、昏迷。

3. 处理

以平卧、吸氧、保暖、静脉滴入 20％甘露醇、右旋糖酐-40、肝素 5000U。

术中造影时发现血栓形成，加快肝素盐水的滴注速度，并从微导管内缓慢注入尿激酶 50 万 U 溶栓。

第十八节 · 血管内低温技术

一、 置入依据

血管内低温技术是利用人工方法将神经危重症患者的体温降低到预期水平从而进行脑保护的体温管理技术。它的工作原理是采用介入方法将温度控制导管插入人体深静脉内（如经锁骨下静脉至上腔静脉，或经股静脉至下腔静脉），直接对血液进行降温/复温。心室颤动、室性心动过速、心搏骤停而心肺复苏后的昏迷患者推荐低温治疗。因不可电击复律而心肺复苏后的昏迷患者可予低温治疗。大脑半球大面积脑梗死（≥大脑中动脉供血区的 2/3）患者、幕上大容积脑出血（＞25mL）患者、重症颅脑外伤（格拉斯哥昏迷评分 3～8 分。颅内压 20mmHg）患者、重症脊髓外伤患者、难治癫痫持续状态患者因病情严重可以考虑低温治疗，低温治疗可改善缺血所诱发的细胞凋亡、线粒体功能障碍、血脑屏障受阻等，预防或减轻重度脑缺血患者神经功能的永久性损伤，同时也可降低心肺复苏患者的残疾率和病死率，尤其是对心脏骤停后主动循环恢复但仍昏迷的患者使用低温治疗（核心温度 32～34℃），能起到显著的神经保护作用。

二、置入方法

将中心静脉导管通过股静脉置入下腔静脉中，再由血管内热交换亚低温治疗仪把冷却无菌生理盐水泵入导管末端 3 个密闭球囊里，与静脉内血液充分接触进行热交换，再经导管的流出道回到血管内降温仪中，形成一个密闭循环系统。

三、 低温实施的步骤

（1）低温前患者的准备　给患者留置测温导尿管、中心静脉导管、热交换导管、鼻肠管，建立人工气道，并行颅骨穿刺进行颅内压监测，连接心电监护。给予患者镇静、肌肉松弛、抗寒战等药物治疗。

（2）仪器准备　血管内热交换低温治疗仪，控温毯，呼吸机，核心体温、CVP、ICP 监测插件。

（3）进行降温治疗　将低温治疗仪与患者连接，打开电源开关，设置目标温度。用控温毯维持体表温度在 36.5～37℃。

四、 重点评估及注意事项

行血管内低温治疗前需严格评估必要性与可行性，不可盲目进行，对于脑电无活动的昏迷或认知功能障碍、凝血功能障碍、妊娠、复苏时间大于 30min、有气管插管的禁忌证、肝肾功能衰竭、血氧饱和度＜85％持续 15min 以上、年龄大于 65 岁的老人或小于 3 岁的儿童、失血性休克、活动性出血、严重心肺疾病等患者，均不宜使用血管内低温治疗。其次因治疗费用较高，预后不可估计，需要与患者家属做好详细的沟通。

（1）要明确血管内低温治疗的目的　根据治疗目的设置目标温度。准备时应关闭门窗，保护患者隐私，保证室内温度适宜，恒定在 25℃，减少人员流动，做好集中护理。

（2）留置带温度探头导尿管　手法与留置普通导尿管手法一致，注意做好无菌操作，不要随意或弯折导尿管，以免损坏温度探头，留置导尿管成功后即可与低温治疗仪连接。

（3）低温治疗目标温度的选择　国内外学者把机体低于 37℃ 的体温分为四类：轻度低温（33～35℃）、中度低温（28～32℃）、深度低温（17～27℃）和超深度低温（16℃以下）。国际复苏联络委员会推荐临床脑损伤患者低温治疗时体温维持在 32～34℃，对心脑肺的保护作与深度低温相似，但不良反应不明显。28℃ 以下低温容易引起低血压和心律失常等并发症。神经重症患者可选择目标温度 32～35℃。极早期心肺复苏后低温治疗可选择目标温度 36℃。

（4）低温治疗的时间和治疗窗口　应尽早开始降温，伤后 24h 内开始均有效，6h 内开始疗效更好，3h 为最佳治疗时间窗，或根据颅内压（＞20mmHg）确定低温治疗开始时间。诱导低温时长尽可能缩短，最好 2～4h 达到目标温度。目标低温维持时长至少 24h，或根据颅内压（＜20mmHg）确定。复温速度采取主动控制，并根据疾病种类在 6～72h 内缓慢达到常温。

（5）核心体温监测的"金标准"　是肺动脉导管温度，其与脑部温度最接近。核心体温监测部位也可选择直肠、膀胱、鼓膜、食管、阴道等。这些部位温度与脑或肺动脉温度差异较小，膀胱温度和直肠温度略低于脑温，神经重症患者首选膀胱或直肠温度监测技术，以发挥其无创、易操作和最接近脑温的优势。

五、血管内低温治疗的观察与记录

（1）随时观察患者病情变化、体温、血压、心率，严格记录出入量。动态生命体征的监测，观察患者心率/律的改变，尤其心率减慢时，护士在进行翻身、叩背以及气道吸引时，动作应轻柔，防止出现一过性心率下降，导致心律失常。输注的药液严格控制速度，每 2h 监测一次尿量，防止低温期间的多尿。心率＜50 次/min、平均动脉压＜60mmHg、脑灌注压＜40mmHg 应立即报告医师及时处理。

（2）随时观察寒战反应，必须准确对寒战进行评估，对于镇静、肌肉松弛药物，采用双通道轮换法更换泵用药物，保证药物浓度、速度的稳定，全身始终要保暖，全身盖棉被，肢端可戴手套穿棉袜，出现寒战、有异常应及时汇报医师处理。

（3）密切观察颅内压变化情况，为患者更换体位、床单时，移动身体幅度与动作要小，同时一名护士要观察有创颅内压的数值变化，保持平卧头正位，床头抬高 25°～30°，气道吸引时间应控制在 15s；进行集中护理，即患者应用甘露醇降颅压后，集中进行气道湿化、振动排痰、气道吸引等操作，同时观察颅内压波动。

（4）观察患者皮肤情况，严格交接班制度，防止冻伤。对骨突处皮肤、耳郭、受压部位可给予敷料进行保护，定时进行 Braden 压力性损伤风险评估，给予警示牌提示。患者由于体位固定，骶尾部、枕部易发生压力性损伤，须早期给予保护。使用体表降温时，须避免冰或冰袋长时间直接接触患者皮肤，血管内低温冷水导管与中心静脉导管的连接处应用无菌巾包裹，防止直接与皮肤接触出现冻伤，应用抗血栓泵及抗凝药物，预防深静脉血栓形成。

（5）遵医嘱进行血生化各系统的化验标本留取，动态监测各种指标，防止电解质紊乱。注意查看治疗仪的工作状态，及时排除报警、故障，保证降温效果。在复温期，镇静药应用与剂量逐渐减少，患者意识逐步恢复，非计划性拔管会随之发生，合理的安全措施、适当使用镇静剂、适时脱机以及评估，可以明显降低非计划性拔管的发生率。

六、血管内低温治疗的并发症

（1）呼吸道感染　低温治疗，使用肌肉松弛药均可抑制咳嗽排痰，需重视人工气道的管理，加强拍背，定时、及时吸痰，清除呼吸道分泌物，保持呼吸道通畅，同时应重视人工气道的湿化及温化，纠正、维持患者水平衡，防止呼吸道分泌物潴留、肺部感染发生、痰栓形成及缺氧。

（2）心律失常　心律失常在低温治疗中较常见，但其发生率与常温组相比并无明显差异，说明并非低温所致，与原发性脑损伤有关。复温过快会导致脑水肿反弹，加重颅脑损伤，引起缺氧、心律失常等并发症。整个治疗过程中必须严密监测患者的心律以及血压变化，保证各器官供血正常。

（3）凝血功能障碍　低温使血小板变形、储存入肝窦、脾脏等，使血小板减少，易发生凝血障碍，需定时检测患者凝血功能。在患者采血后，需要延长按压时间，避免因凝血异常导致穿刺部位出血。

（4）高血糖　低温时胰岛素分泌减少且组织对胰岛素敏感性降低，从而容易导致高血糖，应严密监测血糖变化。

（5）电解质紊乱　使用低温治疗容易导致电解质丢失，因此需定时监测血镁、钾、钙的变化，防止电解质紊乱。

（6）胃潴留　低温治疗期间患者易发生胃潴留，患者低温治疗前应提前放置鼻肠管，保证较早进行肠内营养支持，肠内营养初始速率为 30～50mL/h，每 4h 抽吸胃内残留一次，残留＞100mL，通知医师进行处理。

第十九节·脑室穿刺引流技术

一、置入依据

脑室穿刺引流术是神经科常见的抢救技术，用于急救或诊断某些颅内压增高疾病，通过穿刺放出脑脊液以抢救脑危象和脑疝。同时引流脑室内的肿瘤液、炎性液、血性液，能有效地减轻其对脑室的刺激，以减轻症状，为继续抢救和治疗赢得时间。

（一）适应证

（1）因脑积水引起严重颅内压增高的患者，病情危重甚至发生脑疝，或昏迷时，先采用脑室穿刺和引流，作为紧急减压抢救措施，为进一步检查治疗创造条件。

（2）脑室内有出血的患者，穿刺引流血性脑脊液可减轻脑室反应及防止脑室系统阻塞。

（3）开颅术中为降低颅内压，有利于改善手术区的显露，常穿刺侧脑室，引流脑脊液。术后尤其在颅后窝术后为解除反应性颅内高压，也常用侧脑室外引流。

（4）向脑室内注入阳性对比剂或气体做脑室造影。

（5）引流炎性脑脊液，或向脑室内注入抗生素治疗室管膜炎。

（6）脑室内注入靛胭脂 1mL 或酚磺肽 1mL，鉴别是交通性抑或梗阻性脑积水。

（7）做脑脊液分流手术，放置各种分流管。

（8）抽取脑脊液做生化和细胞学检查等。

（二）禁忌证

（1）硬脑膜下积脓或脑脓肿患者，脑室穿刺可使感染向脑内扩散，且有脓肿破入脑室的危险。

（2）脑血管畸形，特别是巨大或高流量型或位于侧脑室附近的血管畸形患者，脑室穿刺可引起出血。

（3）弥漫性脑肿胀或脑水肿，脑室受压缩小者，穿刺困难，引流也很难奏效。

（4）严重颅内高压，视力低于 0.1 者，穿刺需谨慎，因突然减压有失明的危险。

二、脑室穿刺引流技术的方法

脑室系统包括位于两侧大脑半球内对称的左右侧脑室，位于脑幕上中线部位，经室间孔与两侧脑室相通的第三脑室，中脑导水管以及位于颅后窝小脑半球与脑桥延髓之间的第四脑室。脑室穿刺仅指穿刺两侧侧脑室而言。临床中常见的穿刺方法有以下几种。

（1）前角穿刺 穿刺点在冠状缝前和中线旁各 2.5cm，穿刺方向与矢状面平行，对准两外耳道假想连线，深度不超过 5cm。

（2）后角穿刺 穿刺点在枕外隆凸上 5～6cm 和距矢状线 3cm 的交点处用颅骨锥钻孔。

（3）侧方穿刺 穿刺侧脑室下角时，在耳郭最高点上方 1cm，穿刺三角部时，在外耳孔上方和后方各 4cm 处。均垂直进针，深度为 4～5cm。

（4）经眶穿刺 在眶上缘中点下后 0.5cm 处，向上 45°、向内 15°进针，深度为 4～5cm。

三、注意事项

（1）脑室穿刺是难度较大、有危险性的有创技术操作，常见的并发症有脑室出血、硬膜外或硬膜下血肿、脑室感染，因此应严格掌握适应证，配合医师做好术前谈话，术中配合宣教。

（2）正确选择穿刺部位。前角穿刺常用于脑室造影和脑室引流。经枕穿刺常用于脑室造影、脑室-枕大池分流和颅后窝手术中及术后持续引流。侧方穿刺多用于分流术。穿刺部位的选择应考虑病变部位，应选择离病变部位较远处穿刺。还应考虑脑室移位或受压变形缩小，两侧侧室是否相通等情况，以决定最佳穿刺部位及是否需双侧穿刺。

（3）穿刺失败最主要的原因是穿刺点和穿刺方向不对，应严格确定穿刺点，掌握穿刺方向。需改变穿刺方向时，应将脑室穿刺针或导管拔出后重新穿刺，不可在脑内转换方向，以免损伤脑组织。穿刺不应过急过深，以防损伤脑干或脉络丛而引起出血。进入脑室后放出脑脊液要慢，以防减压太快引起硬脑膜下、硬脑膜外或脑室内出血。

（4）术后保持脑室引流通畅，缓慢持续引流脑脊液。引流管最高处距侧脑室距离为 15～20cm，以保持颅内压低于脑脊液初压水平；引流管不可受压扭曲、折叠，翻身或搬运患者等护理操作时，防止引流管牵拉、脱出；引流管无脑脊液流出时，应查明原因，不可强行冲洗，否则可能导致脑血栓、感染的发生。

防止引流过量、过快而导致低颅压性头痛、呕吐。同时，颅内压较高情况下骤然减压，可导致硬膜外或硬膜下血肿，甚至发生脑疝。脑室引流不畅时，先放低引流袋看有无脑脊液引出，必要时可在无菌条件下向外抽吸；如为引流管阻塞，则重新更换引流管。

四、日常护理

（1）穿刺部位敷料干燥，如有渗出及时更换，保持引流系统的密闭性，防止逆行感染。

（2）密切观察患者意识、瞳孔、生命体征，脑脊液引流量、性状。正常脑脊液无色透明、无沉淀，术后 1～2 天略带血性，以后转为橙色。若术后脑脊液颜色加深、血性，提示有脑室内出血，应通知医师行止血处理；脑脊液混浊，呈毛玻璃状或有絮状物，提示发生感染，并送标本化验，配合医师抗感染处理；引流的脑脊液量多时应注意及时补充水、电解质。

（3）及时拔管，持续引流一般不超过 1 周，开颅术后脑室引流一般 3～4 天拔管。拔管前 1 天，夹闭引流管，并观察患者有无头痛、呕吐等症状，以便了解有无再次颅内压升高。拔管后切口如有脑脊液漏应通知医师及时缝合，以免引起感染。

脑室持续引流方法简单，安全，并发症少，是神经科常用的急救手段。做好围手术期护理可提高临床治疗效果，降低并发症发生率，恢复神经功能，可快速降低颅内高压，尤其对颅内高压的危重患者具有至关重要的作用。

第二十节·脑死亡评估技术

一、评估依据

脑死亡（BD）是指包括脑干在内的全脑功能丧失的不可逆转的状态。1968

年，美国哈佛医学委员会首次提出了脑死亡判断标准，全世界至今已有 80 多个国家和地区陆续建立了脑死亡标准，一些国家还制订了相应的脑死亡法，也有国家采用的是脑死亡和心脏死亡标准并存的方式。2013 年我国已推出脑死亡判定标准与技术规范成人质控版，2014 年脑损伤评估的儿童质控版在《中华神经科杂志》上发表。相比国外一些脑死亡判定的标准，我国脑死亡的判定标准是最严格的，应用的是全脑死亡的概念。对已发生脑死亡的患者，任何医疗救治均告无效，做好脑死亡评估，及时终止抢救可减少不必要的医疗支出，减轻家庭和社会的经济和感情负担。

二、判定方法

（一）判定的先决条件

1. 昏迷原因明确

（1）原发性脑损伤引起的昏迷，如颅脑外伤、脑血管疾病。

（2）继发性脑损伤引起的昏迷，如心搏骤停、麻醉意外、溺水、窒息。

2. 排除各种原因的可逆性昏迷

（1）急性中毒　一氧化碳中毒，酒精中毒，镇静催眠药物中毒，麻醉药物中毒，抗精神病药物中毒，肌肉松弛药物中毒。

（2）低温　膀胱温度或肛温≤32℃。

（3）严重电解质及酸碱平衡紊乱。

（4）严重代谢及内分泌功能障碍　肝性脑病、尿毒症性脑病、低血糖或高血糖性脑病。

（二）临床判定

1. 深昏迷

（1）检查方法及结果判定　用拇指分别强力压迫患者两侧眶上切迹或针刺面部，不应有任何面部肌肉活动，用格拉斯哥昏迷量表测定昏迷评分为 3 分。

（2）注意事项

① 任何刺激必须局限于头面部。

② 在颈部以下刺激时可引起脊髓反射。脑死亡时枕大孔以下的脊髓仍然存活，仍有脊髓反射及脊髓自动反射。脊髓反射包括各种深反射及病理反射。脊髓自动反射大多与刺激部位相关，刺激颈部可起头部旋转运动；刺激上肢可引起上肢屈曲、伸展、上举、旋前、旋后；刺激腹部引起腹壁肌肉收缩；刺激下肢引起下肢屈曲、伸展；进行自主呼吸诱发试验时可出现 Lazarus 征（典型表现为双上肢肘屈、两肩内收、双臂上举、双手呈张力失调型姿势、双手交叉、旋前伸展）。

③ 脊髓自动反射必须与自发运动相区别，自发运动通常在无刺激时发生，多数为一侧性，脊髓自动反射固定出现于特定刺激相关部位。

④ 有末梢性三叉神经病变或面神经麻痹时，不应轻率判定脑死亡。

⑤ 脑死亡者不应有去大脑强直、去皮质强直、痉挛或其他不自主运动。

⑥ 脑死亡应与植物状态严格区别。

2. 脑干反射消失

瞳孔对光反应消失；角膜反射消失；头眼反射消失；眼前庭反射消失（温度试验）；咳嗽反射消失。

3. 无自主呼吸

靠呼吸机维持通气，自主呼吸激发试验证实无自主呼吸。

（1）先决条件　自主呼吸诱发试验必须符合下列条件：

① 肛温≥36.5℃（如体温低下，可升温）。

② 收缩压≥90mmHg 或平均动脉压≥60mmHg（如血压下降，可用药物升压）。

③ $PaCO_2$≥40mmHg（不足时，可减少每分通气量）。

④ PaO_2≥200mmHg（不足时，应吸 100％氧气 10～15min）。

（2）试验方法及步骤

① 脱离呼吸机 8min。

② 将输氧导管通过气管插管插至隆突水平，输入 100％氧气 6L/min。

③ 密切观察腹部及胸部有无呼吸运动。

④ 8min 内测 $PaCO_2$ 不少于两次。

（3）结果判定　若 $PaCO_2$≥60mmHg 或超过基线水平 20mmHg 仍无呼吸运动，即可确定无自主呼吸。

（4）注意事项　自主呼吸诱发试验期间如出现发绀、低血压、心律失常或其他危险时，应立即终止试验。

（三）确认试验

（1）短潜伏期体感诱发电位。

（2）正中神经 SLSEP 显示双侧 N9 和（或）N13 存在，P14、N18 和 N20 消失。

（3）脑电图　脑电图显示电静息。

（4）经颅多普勒超声（TCD）显示颅内前循环和后循环血流呈振荡波，尖小收缩波或血流信号消失。

（5）提示以上 3 项确认试验至少具备 2 项。

（6）判定时间　临床判定和确认试验结果均符合脑死亡判定标准者可首次判定为脑死亡，首次判定 12h 后再次复查，结果仍符合脑死亡判定标准者，方可最终确认为脑死亡。

三、关键环节的注意事项

（1）确认试验顺序。优选顺序依次为 SLSEP、脑电图、TCD。确认试验应至少 2 项符合脑死亡判定标准。

（2）实施脑死亡的医师至少 2 名，并要求为从事临床工作 5 年以上的执业医师。

（3）成人与儿童脑死亡评估技术中的差异。

（4）判定时间。29 天～1 岁婴儿，首次判定 24h 后再次复查，结果仍符合脑死亡判定标准，方可最终确认为脑死亡。1～18 岁患者同成人，首次判定 12h 后再次复查，结果仍符合脑死亡判定标准，方可最终确认为脑死亡。严重颅脑损伤或心跳呼吸骤停复苏后应至少等待 24h 进行脑死亡判定。

（5）评估无自主呼吸时，儿童较成人的体温、血压及脱机时的要求存在不同。

① 膀胱温度或肛温≥35℃（中心体温＞35℃）。如体温低于这一标准，应予升温。

② 收缩压达到同年龄正常值。如存在低血压，应予升压药物。

③ 脱机前吸入 100％氧气 10min。

（6）确认试验顺序和要求也存在不同，儿童脑死亡评估确认试验的优选顺序依次为脑电图、TCD、SLSEP，确认试验应至少 2 项符合脑死亡判定标准。

脑死亡有别于"植物人"、昏迷。"植物人"的脑干功能依然存在，昏迷只是由于大脑皮质受到严重损害或处于突然抑制状态，患者可以有自主呼吸、心跳和脑干反应；而脑死亡则无自主呼吸，是永久的、不可逆的状态。

第一节·概述

头痛是临床常见的症状，一生从未有过头痛的人不超过总人群的 2%。通常将局限于头颅上半部，包括眉弓、耳轮上缘和枕外隆突连线以上部位的疼痛统称头痛。头痛病因繁多，神经痛、颅内感染、颅内占位性病变、脑血管疾病、颅外头面部疾病，以及全身疾病如急性感染、中毒等均可导致头痛。发病年龄常见于青年、中年和老年。

一、发病机制

头痛的发病机制复杂，主要是由于颅内、外痛敏结构内的痛觉感受器受到刺激，经痛觉传导通路传导到达大脑皮质而引起。颅内痛敏结构包括静脉窦（如矢状窦）、脑膜前动脉及中动脉、颅底硬脑膜、三叉神经（V）、舌咽神经（IX）和迷走神经（X）、颈内动脉近端部分及邻近大脑动脉环分支、脑干中脑导水管周围灰质和丘脑感觉中继核等；颅外痛敏结构包括颅骨骨膜、头部皮肤、皮下组织、帽状腱膜、头颈部肌肉和颅外动脉、第 2 和第 3 颈神经、眼、耳、牙齿、鼻窦、口咽部和鼻腔黏膜等。机械、化学、生物刺激和体内生化改变作用于颅内、外痛敏结构均可引起头痛。如颅内、外动脉扩张或受牵拉，颅内静脉和静脉窦的移位或受牵引，脑神经和颈神经受到压迫、牵拉或炎症刺激，颅、颈部肌肉痉挛、炎症刺激或创伤，各种原因引起的脑膜刺激，颅内压异常，颅内 5-羟色胺能神经元投射系统功能紊乱等。

二、疼痛分级

按世界卫生组织的疼痛分级标准进行评估，疼痛分为五级。

0 度：不痛。

Ⅰ 度：轻度痛，为间歇痛，可不用药。

Ⅱ 度：中度痛，为持续痛，影响休息，需用镇痛药。

Ⅲ 度：重度痛，为持续痛，不用药不能缓解疼痛。

Ⅳ 度：严重痛，为持续剧痛伴血压、脉搏等变化。

三、疼痛评估内容

（1）一般情况　姓名、年龄、职业、教育背景、民族、信仰和家庭情况。

（2）疼痛的部位　如体表痛、胸痛、腹痛、头痛等。

（3）疼痛的性质　如刺痛、烧灼痛、牵拉痛、痉挛痛、绞痛、牵涉痛等。

（4）疼痛的时间　疼痛开始时间，持续时间，有无规律性等。

（5）疼痛的程度　对疼痛程度的评价可用评价工具。

（6）疼痛的伴随症状　如局部有无红、肿、热、痛的炎症表现，有无肢体的功能障碍；腹痛是否伴有腹肌紧张、发热、胃肠道功能紊乱；头痛是否伴有脑膜刺激征表现；有无生命体征变化等。

（7）疼痛的表达方式　如咬牙沉默、呻吟、大声哭叫等。

（8）与疼痛有关的因素　了解进食、月经周期、天气、体位、活动等与疼痛是否有关系。

（9）疼痛对患者的影响　是否影响睡眠和休息，是否影响正常工作和生活，是否有抑郁退缩等情绪变化，以及家庭的支持情况。

（10）以往类似疼痛的处理方法　采用何种措施，效果如何。

四、常用的评估方法及工具

（1）直观模拟评分表（VAS）　是各种痛觉评分法中最敏感的方法。在一条10cm直线的两端分别用文字注明"无痛"和"剧痛"，让患者根据自己的痛觉在线上最能反映自己疼痛程度之处划一交叉线标记出疼痛程度，见图6-1。

VAS简单易行、有效，相对比较客观而且敏感。但此评分表刻度较为抽象，标记线时需要必要的感觉、运动和知觉能力，不适合文化程度较低或认知损害者。

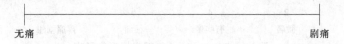

无痛　　　　　　　　　　　　　　　　　　　　　　　　　　剧痛

图 6-1　直观模拟评分表——VAS

（2）数字评定量表（NRS）　是应用范围最广的单维度评估量表。将一条直线平均分成10份，在每个点用数字0～10表示疼痛依次加重的程度，0为无痛，10为剧痛，让患者自己圈出最能代表自身疼痛程度的数字。0为无痛；1～3为轻度疼痛；4～6为中度疼痛；7～10为重度疼痛，见图6-2。适用于老年人和文化程度较低者，此评价表在国际上较为通用。

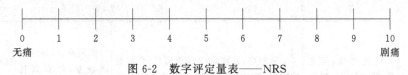

0　　1　　2　　3　　4　　5　　6　　7　　8　　9　　10
无痛　　　　　　　　　　　　　　　　　　　　　　　　剧痛

图 6-2　数字评定量表——NRS

（3）言语描述疼痛量表（VRS）　是最早应用于疼痛研究的量表。最轻疼痛程度为0分，每级增加1分，每个级别都有相应的评分标准，便于定量分析疼痛程度，包括以下三个量表。

VRS-4：①无疼痛；②轻微疼痛；③中等度疼痛；④剧烈疼痛。无疼痛 0 分，每级增加 1 分。此方法简便，患者容易理解，但不精确，不适合临床科研。

VRS-5：①轻微疼痛；②引起不适感疼痛；③具有窘迫感的疼痛；④严重疼痛；⑤剧烈疼痛。轻微疼痛为 0 分，每级增加 1 分。

VRS：该量表每个分级都有对疼痛程度的描述，见图 6-3。0 分表示无疼痛；1 分表示轻度疼痛，可忍受，能正常生活睡眠；2 分表示中度疼痛，适当影响睡眠，需用镇痛药；3 分表示重度疼痛，影响睡眠，需用麻醉镇痛药；4 分表示疼痛剧烈，影响睡眠较重，并有其他症状；5 分表示无法忍受，严重影响睡眠，并有其他症状。此量表患者易于理解，但缺乏精确度，有时患者很难找出与自己的疼痛程度相对应的评分，从而影响疼痛管理与治疗。

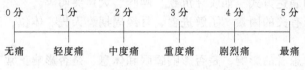

图 6-3　言语描述疼痛量表——VRS

（4）Wong-Baker 面部表情疼痛量表　该评价量表采用 6 种面部表情从微笑至哭泣表达疼痛程度，最适用于 3 岁及以上人群，没有特定的文化背景和性别要求，易于掌握，见图 6-4。尤其适用于急性疼痛者、老年人、小儿、表达能力丧失者、存在语言或文化差异者。

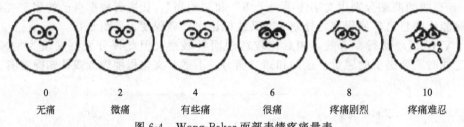

图 6-4　Wong-Baker 面部表情疼痛量表

（5）长海痛尺　长海痛尺是将 NRS 和 VRS 相结合，用 VRS 和 NRS 的刻度进行解释、限定，发挥两者的优点，即有比较精确的 0～10 的刻度来评分，又有患者易于理解的文字描述，因此护士对患者进行宣教也相对容易，从而保证评价结果能够真实反映患者的疼痛感觉，见图 6-5。

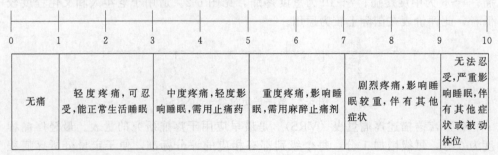

图 6-5　长海痛尺

对于无力指示量尺上数字的患者，可嘱患者眨眼来帮助评估疼痛；此外，还可利用患者拇指和示指之间张开的角度来表示自身的疼痛，两个手指张开角度越大，表示痛觉强度越高。

（6）五指法　即伸出手掌，拇指代表剧痛、示指代表重度痛、中指代表中度痛、环指代表轻度痛、小指代表不痛，临床儿童患者在疼痛状态下很难耐心听取护士的详细解释，而儿童的感性认识的启蒙教育从手指开始，所以五指法易于儿童接受。

（7）六点行为评分法　以疼痛对其行为的影响程度表达疼痛强度。按每级 1 分，从 0 分无疼痛到 5 分剧烈疼痛无法从事正常工作和学习共 6 个级别（0～5 分）；也可将无疼痛计为 1 分的 6 个级别评定计分方法（1～6 分）。6 个级别表述：①无疼痛；②有疼痛但容易忽视；③有疼痛，无法忽视，不干扰日常工作；④有疼痛，无法忽视，干扰注意力；⑤有疼痛，无法忽视，所有日常工作都受影响，但生活能基本自理；⑥剧烈疼痛，需休息或卧床休息。此方法多用于头痛的定量测定，也可用于对疼痛患者的对比研究。采用疼痛对行为的影响来表达疼痛强度，贴近患者的生活，有一定的客观性，便于理解，适用于出院后随访。

五、头痛分类

（1）根据头痛起病方式分类

① 急性起病的头痛：常见如蛛网膜下腔出血和其他脑血管疾病、脑膜炎或脑炎等。

② 亚急性起病的头痛：如颞动脉炎、颅内肿瘤等。

③ 慢性起病的头痛：如偏头痛、紧张性头痛、丛集性头痛、药物依赖性头痛等。

（2）根据头痛发生病因分类

① 原发性头痛：包括偏头痛、紧张性头痛、丛集性头痛等。

② 继发性头痛：包括头颈部外伤、颅颈部血管性因素、颅内非血管性疾病、感染、药物戒断、精神性因素等多种原因所致的头痛。

③ 颅神经痛、中枢性和原发性面痛，以及其他颜面部结构病变所致头痛及其他类型头痛。

第二节·偏头痛

偏头痛是一种常见的反复发作的头痛疾病，其病情特征包括一侧或者两侧搏动性的剧烈头痛，且多发生于偏侧头部，可合并有恶心、呕吐、害怕声光刺激等症状。偏头痛是一种常见的慢性神经血管性疾病，多起病于儿童和青春期，中青年期达发病高峰，女性多见，男女患者比例约为 1：（2～3），人群中患病率为 5％～10％，常有遗传背景。

一、病因与发病机制

遗传、饮食、内分泌以及精神因素等与偏头痛的发病有一定关系。偏头痛的发病机制目前尚不十分清楚。既往的血管扩张学说已经被许多新近的研究结果质疑。氙 CT 脑血流成像、MRA、SPECT、PET 和 fMRI 等影像学研究已经证实，偏头痛发生时并非一定有血管扩张，因此，学者们多认为，脑膜和（或）颅外动脉扩张只是偏头痛发作中的附带现象，并非偏头痛发作的必要条件，也不必然导致偏头痛。

二、临床表现与诊断要点

1. 临床表现

偏头痛的常见症状包括头痛，开始常为隐约疼痛，逐步变为搏动性疼痛，活动时加重，还可以从头的一侧转移至另一侧，累及头前部或整个头部，对光线、噪声音和气味敏感，伴有恶心、呕吐，胃部不适，腹部疼痛，食欲差，感觉非常地暖或冷，肤色苍白，疲劳、头晕、视野模糊，腹泻。比较罕见的症状包括发热、影响正常的肢体活动。

2. 诊断要点

偏头痛的诊断主要依据家族史、典型的临床特征，以及通过辅助检查如头颅CT、MRI、MRA 等排除了其他疾病，重视继发性头痛的各种警兆。

三、治疗与预后

1. 治疗

偏头痛的治疗目的是减轻或终止头痛发作，缓解伴发症状，预防头痛复发。治疗包括药物治疗和非药物治疗两个方面。非药物治疗主要是物理疗法，可采取用磁疗、氧疗、心理疏导，缓解压力，保持健康的生活方式，避免各种偏头痛诱因。药物性治疗分为发作期治疗和预防性治疗。发作期的治疗为了取得最佳疗效，通常在症状起始时立即服药。治疗药物包括非特异性镇痛药如非甾体类抗炎药（NSAIDs）和阿片类药物，特异性药物如麦角类制剂和曲普坦类药物。药物选择应根据头痛程度、伴随症状、既往用药情况等综合考虑，进行个体化治疗。

2. 预后

大多数偏头痛患者的预后良好。偏头痛症状可随年龄的增长而逐渐缓解，部分患者可在 60～70 岁时不再发作。

四、护理

1. 护理评估

（1）患者疼痛发生的部位、持续时间、性质。

（2）患者疼痛时有无畏光、恶心、呕吐等全身不适等症状。

（3）患者文化程度、对疾病认识程度、家庭环境及经济条件等。

2. 护理问题

（1）疼痛　与发作性神经-血管功能障碍有关。

（2）焦虑　与偏头痛长期、反复发作有关。

（3）睡眠形态紊乱　与头痛长期反复发作和（或）焦虑等情绪改变有关。

3. 护理措施

（1）一般护理

① 给予患者疾病相关知识宣教，告诉患者和家人疾病相关的病因，应避免常见诱因。

② 观察头痛的性质、持续时间、程度及有无伴随症状，做好记录，报告医师。

③ 遵医嘱给予镇痛药。

④ 保持病室安静，防止噪声和强光刺激患者。

⑤ 耐心倾听患者的主诉，关心和安慰患者。

⑥ 指导患者采用各种放松的办法，如做深呼吸等。

⑦ 加强基础护理，协助患者满足其生活需要。

（2）饮食护理　多食富含 B 族维生素的食物，如瘦肉、各类奶类、新鲜蔬菜果类，避免进食巧克力、奶酪、红酒及腌制和熏制等易诱发偏头痛发作的食物。

（3）生活护理　休息，保证充足的休息和睡眠，指导患者建立健康的生活方式，适度运动，劳逸结合。

（4）用药护理　遵医嘱应用镇痛药物，告知患者和家属镇痛药物的常见不良反应及依赖性和成瘾性，指导患者正确用药。

（5）康复护理　指导并协助患者和家属采取缓解疼痛的非药物治疗方法，如缓慢深呼吸、听轻音乐、引导式想象、冷热敷、按摩和指压镇痛等。

（6）心理护理　加强与患者和家属的沟通和交流，及时了解患者的心理状态，关心体贴患者，帮助患者积极调整心态，消除紧张心理。

第三节·丛集性头痛

丛集性头痛是某个时期内突然出现一系列的剧烈头痛，一般无前兆，疼痛多见于一侧眼眶或（及）额颞部，可伴同侧眼结膜充血、流泪、眼睑水肿或鼻塞、流涕，有时出现瞳孔缩小、垂睑、脸红、颊肿等症状。头痛多为非搏动性剧痛，患者坐立不安或前俯后仰地摇动，部分患者用拳击头部以缓解疼痛，不少患者的头痛在固定时间内出现，每次发作持续 15～180min，会自行缓解。

一、病因与发病机制

丛集性头痛的病因与发病机制尚不清楚。丛集性头痛可导致患者生物学节律改变，许多患者的发作时间与睡眠觉醒周期有关。遗传因素在发病中也起到一定作用。

二、临床表现与诊断要点

丛集性头痛的疼痛常起源于一侧眼眶周围，向三处即同侧颞区、前额、下颌区放散，呈周期性爆炸性疼痛。每次发作绝大多数在同一侧，只有极少数转移到对侧。程度为剧痛、深在、无搏动性，性质为爆炸性，偶有阵发性、针刺样或冰刺样疼痛。头痛发生较快，通常没有先兆症状，2～15min 达最强程度。约 75％的患者一次发作持续 30～120min，平均 45min。也有发作在 10min 内结束及发作长达数小时之久的病例。发作频率为每日 6 次至每周 1 次不等，平均每月 1～3 次。每次发作几乎在相同时间内，持续时间基本相似。疼痛高峰时患者常辗转不安或采取直立位，当疼痛呈阵发性时，则预示着发作即将结束。眼、鼻刺激征和不完全的霍纳征是丛集性头痛常见的伴随症状，表现为疼痛侧结膜充血、流泪、鼻塞、流涕以及痛侧上睑下垂、瞳孔缩小、软组织肿胀等。

丛集性疼痛诊断主要依据：符合下述第 1～3 项的发作至少 5 次。

（1）严重的一侧性眶部，眶上部和（或）颞部疼痛，如不治疗可持续 15min 至 3h。

（2）疼痛至少伴有下列体征中之一：①同侧结膜充血和（或）流泪；②同侧鼻充血和（或）鼻流涕；③同侧前额和面部出汗；④同侧眼睑水肿；⑤同侧瞳孔缩小和（或）上睑下垂。

（3）发作频率隔日 1 次至少 1 日 8 次。

（4）不是由其他疾病所致。

三、治疗与预后

头痛治疗基本相同。发作时可口服麦角胺，或者在每天发作前服。预防发作或减轻发作时的症状，连服 10～14 天。舒马普坦是 5-HT 受体激动药，与 5-HT 受体结合，从而抑制 5-HT 的扩张血管作用，使血管收缩达到治疗目的，可以口服、滴鼻、皮下或静脉注射，用药后如出现胸闷、胸部发紧应立即停用。丛集发作时口服泼尼松，或甲泼尼龙静脉滴注，至丛集发作停止后停药。

发作时面罩吸氧或高压氧治疗，对部分患者有效。钙离子拮抗药，如氟桂利嗪（氟桂嗪），抗癫痫药物，如丙戊酸钠，部分患者有效。非甾类固醇类镇痛药，如阿司匹林、吲哚美辛（消炎痛）、双氯酚酸等可以试用。组胺脱敏治疗对部分患者有效。药物治疗无效的患者可试用神经阻滞疗法，如利多卡因蝶腭神经节阻滞，眶上神经或眶下神经酒精注射，射频三叉神经节阻滞。

丛集性头痛发作可持续数周乃至数月后缓解，一般 1 年发作 1～2 次，有的患者发病有明显季节性，以春秋季多见。缓解期可持续数月至数年，一般难以根治。

四、护理

1. 护理评估

（1）头痛的部位、性质、程度和持续时间。

（2）相关疾病病史及家族史。

（3）患者的生活作息、睡眠、饮食习惯等。

2. 护理问题

（1）疼痛　与血管收缩功能不稳定有关。

（2）舒适的改变　与自主神经中枢功能紊乱致流泪、结膜充血、鼻塞、流涕、眼睑下垂和眼睑水肿等有关。

（3）恐惧　与疼痛剧烈而又难以迅速镇痛有关。

3. 护理措施

（1）一般护理

①观察患者头痛的性质、持续时间、程度及伴随症状，并做好记录，报告医师。体贴患者，耐心倾听患者的主诉，消除其恐惧心理。

②指导患者卧床休息，保持安静，减少某些应激反应。指导患者发作期注意安全，防止受伤和意外；有眼睑下垂妨碍日常生活时，可给患者左右眼交替戴上眼罩，以防双眼同时疲劳而致跌伤。

③ 护理操作动作应轻柔，以免加重患者的疼痛。

④ 遵医嘱给予镇痛药。

⑤ 给氧可缓解丛集性头痛，注意氧流量，并保持氧管通畅。

⑥ 基础护理，协助患者满足其生活需要。

⑦ 嘱患者注意眼部卫生，勿用脏手及不洁之物拭眼部，防止眼部感染。

（2）饮食护理

① 头痛患者应禁烟酒，合理控制总热量，营养物质分配合理，忌食辛辣刺激食品，慎食肥甘油腻之品，避免煎、炸食物以及酪胺含量高的易诱发偏头痛的食物，如巧克力、乳酪、柑橘、酒精类食物。

② 多食富含维生素 B_1 的谷类、豆类食物以及新鲜水果、蔬菜等。急性期给予清淡半流质饮食。

（3）生活护理

① 应养成规律健康的生活习惯，帮助患者消除恐惧情绪，规划合理、健康的饮食。

② 研究发现体温升高也是重要的诱发因素，尽量避免能使体温升高的各种因素，洗澡时应用温水淋浴。

（4）用药护理

在发作期，应避免硝酸甘油、组胺类药物，因其可使头痛发作。

（5）康复护理

① 丛集性头痛通常规律性发作，结合患者既往发作病史，协同患者总结发作周期，发作前征兆、诱发因素，告知患者急性发作的处理办法。可服用一些预防性药物，如麦角胺等。经治疗后丛集性头痛可能再发，但持续时间减少，疼痛程度减轻，疼痛性质可改变，再次发作可再次进行治疗，治疗效果不受前次治疗影响。

② 加强有氧锻炼，避免过度劳累，注意劳逸结合。减少各种诱发因素，如应激反应、头部外伤、疲乏劳累、过冷过热、炫目光照以及某些特殊的食物：巧克力、鸡蛋、牛乳制品等。保持心情愉快，可减少复发的可能性。

（6）心理护理

① 丛集性头痛患者疼痛剧烈，难以忍受，加之疼痛难以迅速镇痛，患者往往有神经质的表现，如坐立不安或在床上翻滚不安，甚至恐惧心理，患者往往脾气暴躁，有强迫他人的行为。护士应给予患者足够的关心，倾听患者，理解患者所经历的痛苦，耐心地向患者及家属讲解疾病的相关知识，详细介绍治疗的新方法及治疗成功的例子。

② 告诉患者该病的预后较好，减轻或消除其紧张、恐惧心理。住院期间密切观察病情，尽量减少患者急性发作。

③ 生活上主动关心患者，提供安静、舒适的休养环境，消除患者的不良心态，增强患者战胜疾病的信心。

第四节·紧张性头痛

紧张性头痛是头痛中最常见的一种，是指没有明显病因、缺乏偏头痛特征的临床最常见的慢性头痛，占头痛患者的 40%。表现为双侧枕部、全头部紧缩性或压迫性非搏动性头痛。多与日常生活中的应激有关，但如持续存在，则可能是焦虑症或抑郁症的特征性症状之一。

一、病因与发病机制

紧张性头痛病因尚不十分清楚，可能与多种因素如肌肉、肌筋膜的血液循环障碍，细胞内外钾离子转运障碍，5-HT、乳酸和缓激肽等致痛物质的局部集聚以及焦虑、情绪障碍、应激等因素导致头部及颈肩部肌肉持久收缩、痉挛和缺血有关。其发病机制多为气候变化、精神变化、颈部紧张等持续性肌收缩、血管收缩致循环不良，产生致痛物质。

二、临床表现与诊断要点

紧张性头痛可发生在各个年龄段，而以老年人和小孩较少见，男女比例相近，可以是短期发病，也可以迁延数十年。其头痛为胀痛、压痛性或束紧感，疼痛部位多位于额部或颞部，偶限于一侧，若在枕部，常诉说颈部不适，检查可发现颈部痉挛，其余检查未见异常。通常晨起即出现头痛，逐渐加重，至午后症状最重。表现为持续钝痛或压痛，或头部有紧箍感，或搏动样疼痛。严重者伴有烦躁，注意力不集中，记忆力下降，怕光怕声。晚饭后症状逐渐减轻，精神也随之好转，此种情况周而复始，可以持续几天至几个月。检查可以发现颈枕部或太阳穴部位肌肉发紧，可能有轻度的压痛。但是头颅 CT 和 MRI 以及腰穿脑脊液检查均为正常。

紧张性头痛的诊断依据一般为：

（1）符合 2~4 特征的至少 10 次发作；平均每月发作<1 天，每年发作<12 天。

（2）头痛持续半小时到 7 天。

（3）头痛表现至少有以下四项当中的两项。第一项是压迫感，紧箍样的头痛；第二是轻或中度紧张的疼痛；第三是头两侧局限性疼痛；第四个是上楼或相关体育活动不加重头痛。

（4）符合以下两项：①恶心和呕吐；②畏光、畏声中不超过一项。

（5）没有一些可以查明的头痛的原因，比如慢性外伤后的头痛、药源性头痛、脑神经痛，其他特定的头痛综合征等。患者现在有的疾病没有办法引起和解释紧张性头痛的情况。

三、治疗与预后

本病的许多治疗药物与偏头痛用药相同。急性发作期用对乙酰氨基酚、阿司匹林、非甾体抗炎药、麦角胺或二氢麦角胺等有效。预防性治疗用阿米替林、丙咪嗪或 5-羟色胺选择性再摄取抑制剂（如林或氯西汀）常有效，普萘洛尔对某些病例有用。失眠者可给予苯二氮䓬类如地西泮 10~20mg/d 口服。选择性病例应用心理疗法、物理疗法和松弛术更有益处。

紧张性头痛患者预后良好，有效且规范的治疗，能够减轻或消除头痛的症状，使患者工作、学习不受影响。积极避免诱发因素，可以使症状减少，甚至不再发作，提高患者的生活质量。

四、护理

1. 护理评估

（1）患者头痛的部位、性质、程度和持续时间。

（2）患者头痛的规律。

（3）患者相关疾病病史。

（4）患者的文化程度、家庭环境、经济条件等。

2. 护理问题

（1）疼痛 由颈部和头面部肌肉持续收缩引起。

（2）焦虑 与疾病反复发作，难以根治有关。

（3）睡眠形态紊乱 与头痛长期反复发作和（或）焦虑等情绪改变有关。

3. 护理措施

（1）一般护理

① 观察头痛的性质、持续时间、程度及有无伴随症状，做好记录，报告医师。

② 保持病室安静，防止噪声和强光刺激。

③ 耐心倾听患者的主诉，多给予关心和安慰。

④ 指导患者适当放松，如做深呼吸等。

⑤ 遵医嘱给予镇痛药。

⑥ 加强基础护理，协助患者满足其生活需要。

⑦ 遵医嘱给予三环类抗抑郁药，抗焦虑药，减轻患者焦虑情绪。

（2）饮食护理

① 少吃巧克力、咖啡等食品，忌烟酒，饮酒会引起血管扩张，引起或加重头痛症状。

② 多补充大豆、核桃等镁元素丰富的食物。可进食高营养、高蛋白、易消化的食物。

③ 多食用富含粗纤维的食物，保持大便通畅，以免便秘及用力排泄使血压及颅内压快速升高，引起头痛。

（3）生活护理

① 紧张性头痛多数由精神压力引起，指导患者规律地生活，注意休息，适当减轻自己的压力，保持安静的睡眠环境，保证充足的睡眠。

② 调节情绪，积极参加有兴趣的各类活动，做到劳逸结合，避免过度劳累。

③ 紧张性头痛发作时，指导患者做肌肉伸展训练、按摩等可以促进血液循环放松肌肉。

（4）用药护理 了解各类药物的作用、剂量、用法、不良反应和注意事项，正确服用。

（5）康复护理

① 指导训练坐位、站立、睡眠及工作时颈部和头部的正确姿势。

② 练习改善头部位置，加强颈后部肌肉的动作，可在颈后部放置冰袋。

③ 多在背和肩部进行中至深部按摩。

④ 多做被动伸展斜方肌上部、提肩肌和胸肌等动作。

（6）心理护理

① 耐心询问患者病史、帮助患者明确引起头痛的原因，使其认识到心理因素与疾病发作的关系，然后对其进行有针对性的指导，消除其不良情绪。

② 注意纠正其性格缺陷。建议患者遇事冷静，做到处事不惊、从容不迫及乐观开朗。

③ 指导患者放松精神，减轻自己的压力。以免头痛恶性循环。比如让患者闭上双眼，深吸一口气，然后慢慢呼出，再循环慢吸慢呼。在该过程中，指导患者感受有新鲜空气进入肺部，还可默默读数，以起到缓解疼痛的效果。

④ 自我暗示法。患者感觉头痛要发作时，双手呈半握状，并设想双手在变热、额肌在发凉。

⑤ 可选择家庭情况和个性相近的患者在一起相互交流，同时，还可以选择治疗效果比较好的患者谈自身治疗体会，以增强他们对治疗疾病的信心。

第五节 · 药物过度使用性头痛

药物过度使用性头痛是由于长期滥用镇痛药物引起的药物依赖性头痛，多见于50 岁左右女性，头痛程度及发作频率、持续时间较原发性头痛重，且伴焦虑、烦躁、恶心、呕吐等症状，严重影响人们的身体健康和生活质量。随着社会经济的发展、生活节律的加快，人们生活压力越来越大，头痛症状的发生率也越来越高，由于头痛带来的不合理使用镇痛药物诱发的药物过度使用性头痛的发病率也逐年上升，越来越引起人们的注意。

一、病因与发病机制

药物过度使用性头痛可能是由于长期应用镇痛药引起的，好发于长期使用镇痛药者、原发性偏头痛患者、中年女性等，饮酒、睡眠不规律、心理压力等因素容易诱发。

发病机制尚不清楚，有各种假说与推测。药物反复刺激痛觉传导通路可能导致中枢敏化，细胞适应了过度的镇痛刺激，使得细胞膜传导发生障碍，导致中枢神经系统对治疗不起反应，药物直接抑制了中枢神经系统的痛觉调制能力，药物使患者血液中 5-羟色胺水平下降，进而使中枢神经系统 5-羟色胺受体上调，从而导致痛觉过敏状态的出现。

二、临床表现与诊断要点

药物过度使用性头痛以长期慢性头痛为主要症状，头痛多数容易晨起出现，多数会每天都出现，而且多为枕部疼痛及跳痛，并可能会伴有头晕、呕吐、恶心、焦虑、坐立不安和畏光、畏声等症状。药物过度使用性头痛可以出现焦虑、抑郁、失眠、轻度认知障碍等并发症。

有长期使用镇痛药的病史，头痛时间在 3 个月及以上，每个月有 15 天及以上发作，排除其他器质性疾病所继发的头痛，可以确诊为药物过度使用性头痛。

三、治疗与预后

　　药物过度使用性头痛主要是由于镇痛药物滥用引起的头痛，最有效的治疗是病因治疗，即对镇痛药物进行科学的停用，除此之外，预防用药及对症治疗也是本病的治疗重点。

　　药物过度使用性头痛虽然需要长期治疗，但经过有效且规范的治疗，能够减轻或消除症状，维持正常的生活质量，不会影响寿命，建议患者定期复查。

四、护理

1. 护理评估

（1）患者头痛的部位、性质、程度和持续时间。

（2）了解患者相关疾病病史。

（3）了解患者头痛的规律。

（4）评估患者文化程度、对疾病的认识、家庭环境、经济因素等。

2. 护理问题

（1）疼痛　与原发疾病及过度服用镇痛药有关。

（2）焦虑　与头痛频繁发作、服药后仍无缓解有关。

（3）睡眠形态紊乱　与头痛长期频繁发作和（或）焦虑等情绪改变有关。

（4）知识缺乏　与缺乏镇痛药相关副作用知识有关。

3. 护理措施

（1）一般护理

①认真观察头痛患者的疼痛性质、持续时间、程度及伴随症状，并做好记录，报告医师。

②给予患者相关疾病知识指导，告知患者及家属相关疾病的病因，积极治疗原发病。遵医嘱减药或者停药。

③关心体贴患者，耐心倾听患者的主诉，消除其恐惧心理。

④卧床休息，保持病室安静，减少各种声光刺激。

⑤各项护理操作动作应轻柔，以免加重患者的疼痛。

⑥加强基础护理，协助患者满足其生活需要。

⑦密切观察患者停药后的反应。

⑧做好追踪随访，提高患者良好的用药依从性。

（2）饮食护理　饮食宜清淡，应避免食用某些辛辣刺激性食物，煎、炸类食物以及酪胺含量高的易诱发偏头痛的食物，如巧克力、乳酪、柑橘、含酒精类食物，多食富含 B 族维生素的谷类、豆类食物以及新鲜水果、蔬菜等。戒烟酒。

（3）生活护理

①注意休息，生活有规律，保证充足的睡眠。

②保持心情舒畅，适量运动，加强体质锻炼。

③药物过度使用性头痛多由原发性疾病疼痛后服用镇痛药过量导致，要养成良好的用药习惯，积极治疗原发疾病，预防镇痛药物的过量使用。

（4）用药护理

① 指导患者严格按医嘱用药，切不可自行加药、减药、停药，防止出现药物的依赖性和成瘾性，药物效果控制不佳时应及时再次就医。

② 撤药治疗患者可能出现头痛加重、恶心、呕吐和低血压、心动过速、紧张、焦虑、躁动等撤药反应，可在医师的指导下使用补液、止吐等药物来治疗缓解病情。

（5）康复护理　指导患者在疼痛发作时，可适当地局部按摩或者行中医针灸治疗来改善病情。

（6）心理护理

① 加强与患者和家属的沟通和交流，及时了解患者的心理状态，关心体贴患者，帮助患者积极调整心态，消除紧张心理。

② 分享成功的案例，协同家属共同配合，为患者树立战胜疾病的信心。

③ 告知患者撤药后的不良反应一般会持续 2～10 天，最多不超过 4 周。不耐受者可行补液、止吐等过度治疗。

第六节 · 低颅压性头痛

低颅压性头痛多见于体弱女性或者脑脊髓手术患者，是脑脊液压力小于 $60mmH_2O$ 导致的头痛，多为体位性，患者常在直立 15min 内出现头痛或头痛明显加剧，卧位后头痛缓解或消失。

一、病因与发病机制

低颅压力形成（$<60mmH_2O$）头痛包括特发性和继发性两种，特发性病因不明，可能与血管舒缩障碍引起 CSF 分泌减少或吸收增加有关；脱水、糖尿病酮症酸中毒、尿毒症、全身严重感染、脑膜脑炎、过度换气和低血压等使 CSF 生成减少。由于 CSF 量减少、压力降低、脑组织移位下沉等使脑内容痛敏结构，如脑膜、血管及三叉、舌咽、迷走等脑神经受牵张而引起头痛。

二、临床表现与诊断要点

本病见于各种年龄，特发性多见于体弱女性，继发性无明显性别差异。头痛以枕部或额部多见，呈轻-中度钝痛或搏动样疼痛，缓慢加重，常伴恶心、呕吐、眩晕、耳鸣、颈僵和视物模糊等。头痛与体位有明显关系，立位时出现或加重，卧位时减轻或消失，头痛多在变换体位后 15min 内出现。

根据体位性头痛的典型临床特点，即体位性头痛，头痛在立位时出现或加重，卧位时减轻或消失，头痛多在变换体位后 15～30min 内出现；结合腰穿测定脑脊液压力降低（$<60mmH_2O$）可以确诊。

三、治疗与预后

低颅压性头痛主要是对原发疾病的治疗，脱水患者可以补液治疗，脑脊液漏如果保守治疗效果不好，可以考虑手术治疗。同时给予对症治疗，改善头痛症状。

早期明确诊断，经过积极、有效、规范的治疗，大多数低颅压性头痛患者的症状可以痊愈，且预后良好。

四、护理

1. 护理评估

（1）查看患者神志、瞳孔及生命体征。

（2）评估患者头痛的部位、性质、程度和持续时间。

（3）了解患者相关疾病病史。

（4）评估患者对疾病的认识及头痛的规律等。

（5）了解患者相关检查结果。

2. 护理问题

（1）疼痛 与颅压低有关。

（2）焦虑 与头痛不适，影响正常生活有关。

（3）知识缺乏 与不了解低颅压疾病知识有关。

3. 护理措施

（1）一般护理

① 观察头痛的性质、持续时间、程度及有无伴随症状，做好记录，报告医师。

② 保持病室安静，防止噪声和强光刺激。

③ 耐心倾听患者的主诉，关心和安慰患者。

④ 指导患者注意卧床休息，腰穿后严格卧床休息 4～6h，预防低颅压的发生。

⑤ 遵医嘱给予补液。

⑥ 加强基础护理，协助患者满足其生活需要。

⑦ 鼓励患者积极治疗原发病。

（2）饮食护理

① 宜大量饮水，可以喝淡盐水来促进脑脊液生成。

② 对于合并感染性疾病的患者，避免进食辣椒等刺激性食物，以免加重感染。

③ 有糖尿病酮症酸中毒的患者，一定要避免进食太多主食。

（3）生活护理

① 卧床患者，要做好皮肤、头发的清洁，勤换洗内衣、内裤，要保证室内勤通风。

② 炎热季节，身体水分丢失相对多，要及时补充水分，合理营养，预防脱水。

③ 糖尿病患者一定要管理好血糖，避免感染和大的创伤，预防糖尿病酮症酸中毒发生。

④ 体弱女性患者要定期监测血压，加强营养，适当补充水分。

（4）用药护理

① 严格遵医嘱使用脱水剂、利尿药。

② 头痛明显的患者，可以临时口服镇痛药物，一般建议饭后口服，减轻或者避免镇痛药物对消化道的副作用。

（5）心理护理

① 告知患者低颅压头痛属良性头痛，消除患者紧张心理。

② 给予患者及家属相关疾病知识指导，嘱家属多予患者以关怀，嘱患者注意卧床休息。

第七章 ▶▶ 脑血管疾病的护理

第一节 · 概述

　　脑血管疾病（CVD）是脑血管病变导致脑功能障碍的一类疾病的总称。它主要包括血管腔闭塞或狭窄、血管破裂、血管壁畸形或损伤等各种病变引起的局限性或弥漫性脑功能障碍。相同类型脑血管疾病表现有一定的相似性，典型症状为突然发生的意识改变、言语不清、一侧肢体麻木无力、吞咽困难等，治疗原则包括挽救患者生命、降低致残风险、改善患者生活质量以及降低复发率等。

　　2019 年中国心血管健康与疾病报告显示，脑血管病高发病率、高患病率、高疾病负担的特点，给患者及其家庭生活带来极大的痛苦与沉重的精神负担，仍然是导致中国人口死亡的主要疾病之一。大量研究表明，在脑血管疾病的临床治疗过程中，有效的护理措施有利于增加患者对于疾病的认知，提高治疗痊愈率，降低致残率及病死率，并有利于进一步改善患者生存质量，改善预后效果显著。

　　脑血管病的分类与分型对于临床诊断疾病、针对性选择治疗及护理措施具有重要意义，是脑血管疾病诊断和鉴别诊断及个体化治疗的基础，也是进行脑血管病流行病学研究和临床研究的基本依据。中华医学会神经病学分会和脑血管病学组结合 1995 年中国脑血管病分类方法及近年来国内外对脑血管疾病分类的新认识写成了《中国脑血管疾病分类 2015》（表 7-1），具体分为 13 类，本章节主要选取其中四大类列举护理方法。

表 7-1　脑血管病的分类

一、缺血性脑血管疾病	心源性
1. 短暂性脑缺血发作（TIA）	动脉源性
2. 脑梗死	脂肪性
大动脉粥样硬化性脑梗死	其他（反常栓塞、空气栓塞）
颈内动脉闭塞综合征	小动脉闭塞性脑梗死
大脑前动脉闭塞综合征	脑分水岭梗死
大脑中动脉闭塞综合征	出血性脑梗死
大脑后动脉闭塞综合征	其他原因（真性红细胞增多症、高凝状态、moyan
基底动脉闭塞综合征	原因未明
小脑后下动脉闭塞综合征	3. 脑动脉盗血综合征
其他	4. 慢性脑缺血
脑栓塞	二、出血性脑血管疾病

1. 脑出血	中脑周围非动脉瘤性蛛网膜下腔出血
基底节区出血	其他原因（烟雾病、颅内静脉血栓系统血栓形
脑叶出血	成、血液病、抗凝治疗并发症等）
脑干出血	3. 其他颅内出血
脑室出血	硬膜外出血
小脑出血	硬膜下出血
多发性脑出血	三、颅内静脉窦及脑静脉血栓形成
2. 蛛网膜下腔出血	四、血管性认知障碍
动脉瘤破裂	非痴呆性脑血管性认知障碍
脑血管畸形	血管性痴呆

缺血性脑血管疾病（ICVD）是指在供应脑部的血管、血管壁或血流动力学改变的基础上，发生脑部血液供应障碍导致相应供血区域脑组织缺血缺氧，并引起短暂或持久性的局部或弥漫性脑损害，主要包括短暂性脑缺血发作（TIA）和缺血性脑卒中（又称"脑梗死"）两大类型。

第二节·短暂性脑缺血发作

短暂性脑缺血发作（TIA）是临床常见的一种疾病，是指颅内血管病变引起的一过性或短暂性、局灶性脑或视网膜功能障碍，症状一般持续 $10\sim20min$，多在 1h 内恢复，最长不超过 24h。据统计，全国每年新发 TIA 为 31 万人，过去主要依据发病时间区分脑梗死与 TIA，随着影像学发展，目前国际上已经达成共识，即影像学有明显显示责任缺血病灶时，无论症状/体征持续时间长短都可诊断为脑梗死，因此，许多既往的 TIA 病例实际上属于小卒中。2019 英国国家卫生与临床优化研究所（NICE）指南指出所有 TIA 疑诊病例均应被视为具有潜在发生卒中的高风险。美国 AHA 荟萃分析显示：TIA 发生后仍然生存的患者 10 年卒中发生率约为 19%、心肌梗死及其他心血管事件死亡风险约为 43%，近期发生卒中、心肌梗死及猝死的风险远高于正常人。TIA 发作间歇时间缩短、发病后持续时间延长、临床症状加重将是其发展为脑梗死的强烈信号。对于 TIA 患者应积极寻找、控制病因，提倡改善生活方式、戒烟戒酒、坚持锻炼。

一、病因与病理

（1）微栓塞动脉粥样硬化的不稳定斑块和附壁血栓脱落形成微血栓。

（2）血流动力学改变是指颈部或颅内动脉狭窄、痉挛的基础上，血压的急剧波动或下降导致病变血管灌注不足，血流恢复后神经症状随之缓解。

（3）其他因素包括颅内外血管狭窄或痉挛（供应脑部的动脉血管受压或受各种刺激发生痉挛导致一过性脑缺血）、心功能障碍、血液成分异常等。

二、临床表现与诊断要点

TIA 好发于中老年人，多伴有动脉粥样硬化、高血压、糖尿病、高血脂、心脏病、睡眠呼吸暂停、吸烟、饮酒等脑血管意外高危因素，起病迅速、持续数分钟后自行缓解，恢复后不留后遗症状，神经功能损伤范围及严重程度有限。

① 颈内动脉系统 TIA：典型表现为病变侧单眼一过性黑蒙或失明，对侧身体瘫痪及感觉障碍；还可能出现言语障碍或对侧同向性偏盲。

② 椎-基底动脉系统 TIA：最常见表现为眩晕、恶心呕吐、平衡障碍、复视等，可能出现跌倒发作、短暂性全面性遗忘症、双眼视力障碍。

三、辅助检查

对于新发 TIA，一般患者就诊时症状已经消失，需要根据病史进行全面检查及评估。

(1) 体格检查　观察患者一般情况，进行系统的神经系统查体。

(2) 一般检查　血常规、凝血功能、血糖、血脂、电解质、肝肾功能、心电图、超声心动图。

(3) 血管检查　头部 CT 及 MRI、经颅多普勒（TCD）、血管造影、颈部血管超声。

四、治疗措施

(1) 去除病因　急性发作时应及时救治患者，密切观察患者病情变化及检验、检查结果；稳定斑块，促进微循环，调节血糖、血压等水平，对于高危因素积极采取干预措施。

(2) 药物治疗　非心源性栓塞性 TIA 推荐抗血小板药物，国内外各大指南均推荐 TIA 或轻型缺血性脑卒中患者 24h 内早期启动阿司匹林联合氯吡格雷双联抗血小板治疗并维持 21 天；心源性栓塞性 TIA 一般推荐抗凝治疗；对于血流动力型 TIA 应进行扩容治疗纠正低灌注；中医药物治疗包括丹参、川芎、红花等。

(3) 外科治疗　严重颈动脉狭窄或药物治疗无效可考虑选择性实施颈动脉内膜切除术（CEA）、颈动脉支架置入术（CAS）、动脉血管成形术（PTA）等外科手术或血管内介入治疗。

五、护理评估

(1) 全面评估病史，掌握患者脑血管疾病高危因素，了解患者基础疾病。

(2) 了解患者发病的频率、持续时间及严重程度。

(3) 体格检查包括生命体征、神志、瞳孔、肢体活动能力、吞咽功能、日常生活能力评定、跌倒风险评估等。

(4) 评估患者文化程度及疾病相关知识了解情况。

六、护理问题

(1) 有外伤的风险　与突发眩晕、肢体麻木乏力、一过性黑蒙、平衡障碍有关。

(2) 潜在并发症　脑卒中可能。

(3) 舒适度改变　与恶心、呕吐、眩晕，脑部供血不足有关。

（4）知识缺乏　与缺乏脑血管疾病专科知识有关。

（5）焦虑　与担心疾病预后有关。

七、护理措施

（1）一般护理　急性发病时应协助患者安静卧床休息，头下垫枕不宜过高（以15°～20°为宜），以免影响头部血液供应；保持病室内环境安静，温湿度适宜，尽量减少外界不良刺激，重视患者主诉，将患者日常用物及呼叫铃置于床旁可及处，指导其改变体位时动作应迟缓，头部不宜大幅度活动，迅速完成建立静脉通路、遵医嘱给药、吸氧等护理操作，密切观察病情变化并实时记录；记录每次发病持续时间、间隔时间、伴随症状有无加重趋势，警惕完全性脑卒中的发生；需要外科/介入手术患者应做好围术期护理。

（2）用药护理　短暂性脑缺血发作一般症状较轻，应充分强调遵医嘱服药对于预防疾病进展的重要程度，增强患者的用药依从性。嘱患者遵医嘱正确使用药物，不可随意改变服药剂量与频次甚至自行停药。①在使用抗凝和抗血小板药物时告知患者用药过程中尽量使用软毛牙刷，避免用牙签剔牙，避免进食坚硬难消化的食物，勤剪指甲，避免用力抓挠皮肤；医务人员进行侵入性护理操作（如静脉穿刺、留置胃管/尿管）时动作应轻柔，减少反复操作次数，动静脉穿刺拔针后应延长按压时间；同时指导患者学会自我观察，定期复查出凝血时间及凝血酶原时间，密切观察有无颅内、消化道、眼底、皮肤黏膜及泌尿系统等出血征象，注意保持大便通畅，切不可用力排便，便秘的患者可同时服用润肠通便药物治疗，对于突发头痛、意识改变的患者应高度警惕脑出血发作，呕吐咖啡色胃液、大便带血或黑粪应警惕消化道出血；若需接受手术治疗或拔牙前，请告知医师正在使用抗血小板药物。②使用降压、降糖、降脂等药物应规律监测并记录、定期复查相应实验室指标及肝肾功能情况，出现异常情况及时告知医师。更换或停用任何一种药物前，需咨询医师或药师，避免自行调节药物剂量。

（3）饮食护理　向患者及家属强调饮食调理的重要性，指导患者进食时间规律，建议进食低盐、低脂、低糖、优质蛋白、富含维生素的食物，多进食新鲜蔬菜水果保持大便通畅，忌油腻、辛辣刺激食物，忌暴饮暴食。

（4）生活护理　发作间歇期应强化患者对于 TIA 进展至脑梗死事件的认识；鼓励其建立良好的生活方式，戒烟戒酒，规律睡眠，坚持适当运动，采取积极的干预措施稳定脑血管疾病相关高危因素。症状频发的患者要注意外出、如厕、淋浴时应确保光线充足、有他人陪伴，日常活动时穿大小合适且防滑的鞋子，裤子不宜过长，卧床—床上坐起—床旁站立—外出行走四个环节需缓慢转换，头晕时不宜下床活动以防发生跌倒。

（5）心理护理　将健康宣教与人文关怀融入日常护理及护理操作中，使其对疾病建立正确的认识，充分认识病因、危险因素及预后，消除患者紧张情绪，重视个体感受，鼓励患者保持积极乐观的心态，发现不良心理状态应及时给予针对性的护理干预。

第三节·脑梗死

脑梗死又称缺血性脑卒中，是指因脑部血液循环障碍，缺血、缺氧所致的局限性脑组织的缺血性坏死或软化。脑梗死是脑血管病中最常见的一种类型，约占全部急性脑血管病的 70%。

脑梗死的分型方法有很多，可以依据临床表现分型，依据病因分型，依据影像学表现分型。当前国际广泛使用的 TOAST 分型将脑梗死按病因的不同分为五型：大动脉粥样硬化型、心源性栓塞型、小动脉闭塞型、其他明确病因型和不明原因型。

一、临床表现

发病年龄多在 50～70 岁，有动脉粥样硬化、高血压、糖尿病等病史。安静或睡眠时发病，急性起病，在几小时或几天内逐渐加重。神经系统局灶体征明显，重者出现不同程度的意识障碍。CT 扫描显示低密度灶（发病 23～48h）；MRI 检查显示异常信号（发病 4h 后）。下面介绍不同血管闭塞所致脑梗死的临床表现。

1. 颈内动脉系统（前循环）脑梗死

（1）颈内动脉闭塞　临床表现复杂多样，取决于侧支循环代偿的状况和发病前颈内动脉的狭窄程度。如果侧支循环代偿良好，可以全无症状。若侧支循环不良，可引起短暂性脑缺血发作（TIA），也可表现为大脑中动脉和（或）大脑前动缺血症状，或分水岭梗死（位于大脑前、中动脉或大脑中、后动脉之间），临床表现可有同侧霍纳综合征、对侧偏瘫、偏身感觉障碍、双眼对侧同向性偏盲，优势半球受累可出现失语，非优势半球受累可有体象障碍。当眼动脉受累时，可有单眼一过性失明，偶尔成为永久性视力丧失。颈部触诊发现颈内动脉搏动减弱或消失，听诊可闻及血管杂音。

（2）大脑中动脉闭塞　临床表现可以很轻微，也可以致命，主要取决于闭塞的部位及侧支循环的状况。大脑中动脉主干闭塞可出现对侧偏瘫、偏身感觉障碍和同向性偏盲，可伴有双眼向病灶侧凝视，优势半球受累可出现失语，非优势半球病变可有体象障碍。由于主干闭塞引起大面积的脑梗死，患者多有不同程度的意识障碍，脑水肿严重时可导致脑疝形成甚至死亡。皮质支闭塞引起的偏瘫及偏身感觉障碍，以面部和上肢为重，下肢和足受累较轻，累及优势半球可有失语，意识水平不受影响。深穿支闭塞更为常见，表现为对侧偏瘫，肢体、面和舌的受累程度均等，对侧偏身感觉障碍，可伴有偏盲、失语等。

（3）大脑前动脉闭塞　如果前交通动脉开放，一侧大脑前动脉近段闭塞可以完全没有症状。非近段闭塞时，出现对侧偏瘫，下肢重于上肢，有轻度感觉障碍，优势半球脑病变可有运动性失语，可伴有尿失禁（旁中央小叶受损）及对侧强握反射等。深穿支闭塞，出现对侧面、舌及上肢轻瘫（内囊膝部及部分内前肢）。双侧大脑前动脉闭塞时，可出现淡漠、欣快等精神症状，双下肢瘫痪，尿潴留或尿失禁，以及强握等原始反射。

2. 椎-基底动脉系统（后循环）脑梗死

（1）大脑后动脉闭塞 大脑后动脉闭塞引起的临床症状变异很大，动脉的闭塞位置和大脑动脉环的代偿功能在很大程度上决定了脑梗死的范围和严重程度。

主干闭塞表现为对侧偏盲、偏瘫及偏身感觉障碍，丘脑综合征，优势半球受累可伴有失读。皮质支闭塞出现双眼对侧视野同向偏盲（但有黄斑回避），偶为象限盲，可伴有视幻觉、视物变形和视觉失认等，优势半球受累可表现为失读及命名性失语等症状，非优势半球受累可有体象障碍。基底动脉上端闭塞，尤其是双侧后交通动脉异常细小时，会引起双侧大脑后动脉皮质支闭塞、表现为双眼全盲，对光反应存在，有时可伴有不成形的幻视发作；累及颞叶的下内侧时，会出现严重的记忆力损害。

深穿支闭塞的表现：①丘脑膝状体动脉闭塞出现丘脑综合征，表现为对侧偏身感觉障碍（以深感觉障碍为主），自发性疼痛，感觉过度，轻偏瘫，共济失调，舞蹈-手足徐动；②丘脑穿动脉闭塞出现红核丘脑综合征，表现为病灶侧舞蹈样不自主运动、意向性震颤、小脑性共济失调，对侧偏身感觉障碍；③中脑脚间支闭塞出现韦伯综合征，表现为同侧动眼神经麻痹，对侧面瘫；或贝内迪克特综合征，表现为同侧动眼神经麻痹，对侧不自主运动。

（2）椎动脉闭塞 若两侧椎动脉的粗细差别不大，当一侧闭塞时，通过对侧椎动脉的代偿作用，可以无明显的症状。约10%的患者一侧椎动脉细小，脑干仅由另一侧椎动脉供血、此时供血动脉闭塞引起的病变范围等同于基底动脉或双侧椎动脉阻塞后的梗死区域，症状较为严重。

延髓背外侧综合征：在小脑后下动脉，或椎动脉供应延髓外侧的分支闭塞时发生，临床表现为眩晕、恶心、呕吐和眼球震颤（前庭神经核受损）；声音嘶哑、吞咽困难及饮水呛咳（疑核及舌咽、迷走神经受损）；病灶侧小脑性共济失调（绳状体或小脑损伤）；交叉性感觉障碍，即病灶同侧面部痛、温觉减退或消失（三叉神经脊束核受损），病灶对侧偏身痛，温觉减退或消失（对侧交叉的脊髓丘脑束受损）；病灶同侧霍纳综合征（交感神经下行纤维损伤）。由于小脑后下动脉的解剖变异很大，除上述症状外，还可能有一些不典型的临床表现，需仔细识别。

（3）基底动脉闭塞 基底动脉主干闭塞，表现为眩晕、恶心及呕吐、眼球震颤、复视、构音障碍、吞咽困难及共济失调等，病情进展迅速可出现延髓性麻痹、四肢瘫痪、昏迷、中枢性高热、应激性溃疡，常导致死亡。基底动脉分支的闭塞会引起脑干和小脑的梗死，表现为各种临床综合征，下面介绍几种常见的类型。

① 脑桥腹外侧综合征：又称米亚尔-居布勒综合征，是基底动脉的短旋支闭塞，表现为同侧面神经和展神经麻痹，对侧偏瘫。

② 福维尔综合征：是基底动脉的旁正中支闭塞，表现为两眼不能向病灶侧同向运动，病灶侧面神经和展神经麻痹，对侧偏瘫。

③ 闭锁综合征：脑桥基底部双侧梗死，表现为双侧面瘫，延髓性麻痹，四肢瘫，不能讲话，但因脑干网状结构未受累，患者意识清楚，能随意睁闭眼，可通过睁闭眼或眼球垂直运动来表达自己的意愿。

④ 基底动脉尖综合征：基底动脉尖端分出两对动脉，大脑后动脉和小脑上动脉。供血区域包括中脑、丘脑、小脑上部、颞叶内侧和枕叶。临床表现为眼球运动

障碍，瞳孔异常，觉醒和行为障碍，可伴有记忆力丧失，病灶对侧偏盲或皮质盲。

二、治疗措施

1. 急性期治疗原则

超早期治疗，力争在 3~6h 治疗时间窗内溶栓治疗，并降低脑代谢，控制脑水肿及保护脑细胞，挽救缺血半暗带；个体化治疗根据患者年龄、缺血性脑卒中类型、病情程度和基础疾病等采取最适当的治疗；防治并发症如感染等；整体化治疗采取支持疗法，对症治疗和早期康复治疗，对脑卒中危险因素如高血压、糖尿病和心脏病等采取预防性干预，减少复发率和降低病残率。

2. 治疗方法

低盐低脂饮食，维持内环境和生命体征平稳；及时应用脱水剂，消除脑水肿；应用抗血小板聚集药、钙拮抗药、血管扩张药；防止再形成新的梗死灶；加强侧支循环。

三、护理问题

(1) 清理呼吸道无效　与患者神志改变，呼吸道感染等有关。

(2) 潜在并发症　出血。与抗凝药、抗血小板聚集药等的使用有关。

(3) 躯体活动障碍　与疾病致偏瘫及平衡能力降低有关。

(4) 生活自理能力下降　与偏瘫、肢体乏力有关。

(5) 有受伤的危险　与疾病致躯体活动障碍有关。

(6) 有皮肤完整性受损的危险　与肢体偏瘫，卧床有关。

(7) 有深静脉血栓形成的危险　与偏瘫肢体有关。

(8) 便秘　与长期卧床有关。

(9) 焦虑/恐惧　与担心疾病预后及用药费用有关。

(10) 知识缺乏　与缺乏疾病防治的有关知识有关。

四、护理措施

(1) 一般护理　常用物品放在易拿取的地方，以方便患者随时取用；指导患者使用呼叫器，了解患者所需并及时解决。协助做好洗漱、穿衣、修饰等个人卫生护理；出汗多时、大小便后，需及时擦洗，更换干净衣裤；保持口腔清洁，及时更换床单。保持床单位清洁、干燥、平整、无渣屑。饮食以软食为主，忌坚硬、油炸类食物；多饮水，给予高维生素、高膳食纤维素的流质饮食；保证合适的热量和蛋白质，维持足够的水分摄入，合理进食，加强营养，增强抵抗力。指导患者最大限度地活动，根据病情变换体位，侧卧或半卧位时保证<30°；翻身时避免推、拉、拖的动作，以免擦伤皮肤。指导家属定时协助患者排便。观察肠蠕动、排气、腹胀及上次排便的时间；给予腹部顺时针按摩，促进肠蠕动；必要时遵医嘱应用促进肠蠕动的药物及开塞露灌肠。

(2) 专科护理

① 告知患者应用软毛牙刷刷牙、进食易消化食物，避免如鱼刺等损伤消化道黏膜；修剪指甲，避免抓挠皮肤，活动时避免磕碰；将危险物品（如水果刀、指甲

剪等）放在患者不能接触的地方，防止碰伤、划伤等。

②观察病情变化：观察口腔、皮肤黏膜等处有无出血倾向；观察大小便情况，注意内脏有无出血；观察有无恶心、呕吐、头痛等脑出血症状；如有异常，立即通知医师进行处理；有创性操作后，按压穿刺部位5min以上。血压宜比正常血压高10～20mmHg，以免引起低灌注损伤。

③告知患者及家属跌倒、坠床风险及防范措施，有针对性地进行防跌倒、防坠床知识教育；指导患者熟悉床单位和病房的设置，在床头设立标识；指导患者家属做好陪护，注意安全，防止意外发生；保持病区环境安全，加强对患者的陪护，加用床档；用局部减压装置，按时巡视，每2h翻身一次，床头交接班。指导卧床患者床上运动，必要时使用足底泵预防深静脉血栓。指导患者正确服药，配合治疗。对于鼻饲患者，每天评估患者的吞咽功能，指导患者进食。鼻饲时和鼻饲后抬高床头30°，以免食物反流入气道，引起吸入性肺炎。对于留置导尿管的患者，鼓励患者多喝水，定时夹闭导尿管，训练膀胱功能。

④心理护理：建立良好的护患关系，亲切而又耐心地解释和尽可能解决患者实际需要；给予脑梗死知识宣教，讲解本病的预后效果，使之了解病情，从而消除紧张心理，积极配合治疗和护理；与家属沟通，让其多关心患者，给患者心理安慰。保持情绪稳定，避免激动、烦躁不安。

⑤康复护理：安置舒适的体位，患肢保持功能位；向家属讲解功能锻炼与疾病恢复的关系，指导进行患肢被动功能锻炼；密切观察肢体肌力变化；鼓励患者用健侧手进食，消除患者依赖心理。

⑥对于脑梗死介入手术的患者，按介入手术护理常规进行护理。

五、介入围手术期知识拓展

1. 常见的手术并发症及观察

（1）呕吐　由于麻醉药的影响，一些患者术后会发生呕吐反应。全麻手术后的患者回病房肛门排气后进食流质，或者至少6～8h进食流质。注意抬高床头，若患者呕吐，应将患者头偏向一侧，以免反流物误入气道，及时清理呕吐物，保持床单整洁干净。

（2）高灌注综合征　由于血管长期闭塞，破坏了脑血管的储备功能，当血管再通时，同侧脑血流量显著增加，导致脑水肿、头痛、癫痫，甚至出现脑出血和蛛网膜下腔出血。既往研究提示血压控制不佳，侧支循环差是发生高灌注综合征的危险因素。为减少高灌注风险，应严格控制围手术期血压。

（3）低血压　据文献报道，颈动脉粥样硬化性狭窄或闭塞是导致缺血性脑卒中最常见原因，20％～30％缺血性脑卒中患者均由颈动脉狭窄引起。随着微创技术广泛应用，颈动脉支架成形术（CAS）已成为颈动脉狭窄治疗有效手段。但CAS术后存在低血压风险，严重时可能导致术后缺血性脑卒中。CAS术后低血压发生与颈动脉窦压力感受器受到机械性刺激有关。导致颈动脉狭窄的颈动脉斑块主要分布在颈动脉分叉和颈内动脉起始部，介入操作过程中导丝刺激、球囊扩张、支架植入等机械性扩张和牵拉颈动脉窦引起内膜和动脉粥样硬化斑块表面撕裂，使得颈动脉管壁顺应性调整和颈动脉受体敏感性改变，可能导致患者心率减慢和血压下降。根据医嘱扩容，升压。

（4）假性动脉瘤形成　假性动脉瘤（PSA）主要是由于医源性损伤导致的动脉壁破裂之后与周围组织形成的血肿。多数是由于术者反复穿刺、压迫不当、术后沙袋移位、患者依从性差及抗凝药物的使用等因素造成。表现为局部疼痛，可触及搏动性肿块和收缩期震颤，并伴有收缩期杂音，收缩期动脉血通过瘤颈部进入瘤腔，舒张期反流入动脉内。可以通过彩超检查确诊。PSA 一般不能自愈，且可引发血栓、动脉瘤体破裂大出血、皮下组织坏死等不良事件，所以一经发现，应积极处理。每日对比腿围、淤青面积，观察肿胀和淤青是否消失。并做好记录。重新加压包扎。可以采用芒硝联用冰片中药封包促进局部肿块消散。也可用红外线炎症治疗机联用药物缓解患者疼痛。可以采用 8 字型包扎，动脉瘤内注射药物，必要时手术。

（5）伤口出血　术后密切观察患者伤口敷料有无渗血。发现异常及时报告医师。嘱患者避免使用增加腹部压力的动作。

（6）血管再狭窄或闭塞　是血管内治疗常见并发症，与新发卒中事件密切相关。血管内膜增生，术中内膜损伤，术后不充分的抗血小板聚集治疗均可能使血管发生再狭窄或闭塞。此外，在血管再通过程中，血管成角过大，导丝反复尝试穿透血栓，可能进入血管内膜下，导致夹层的发生，使血管发生再狭窄或闭塞。术后护士应严密观察患者的生命体征及神志、瞳孔的变化。注意触摸患者双侧足背动脉的搏动情况并进行对照。

（7）下肢静脉血栓　为预防下肢深静脉血栓形成，在术前应指导患者做双足踝泵运动。操作方法：踝关节背伸，趾屈和旋转活动，先最大角度向上勾脚，使脚尖朝向自己，保持 10s，后用力绷脚，脚尖用力向下踩，在最大位置保持 10s，最后踝关节旋转 10s。

2. 围手术期血压管理

急性缺血性脑卒中患者的血管内治疗围手术期血压管理目标值仍不明确。近年来，多项多中心随机对照临床试验均按照既往指南要求，将术后血压控制在 180/105mmHg 以下。ESCAPE 研究对于大血管术后仍然闭塞的患者，将其血压目标值定为收缩压≥150mmHg，以有利于侧支循环血流的维持；对于成功实现血管再通的患者，则控制血压至正常水平。DAWN 研究建议对于实现成功再通（研究中定义为 2/3 的大脑中动脉供血区实现再通）的患者，术后 24h 控制收缩压＜140mmHg。

推荐意见：①为防止过度灌注综合征及症状性颅内出血转化，要求术前至术后24h 血压控制在 180/105mmHg 以下（Ⅱ级推荐，B 级证据）。②血管再通成功的患者，可以控制血压在 140/90mmHg 以下或较基础血压降低 20mmHg 左右，但不应低于 100/60mmHg（Ⅱ级推荐，C 级证据）。③血管再通情况不佳或有血管再闭塞风险的患者，不建议控制血压至较低水平（Ⅰ级推荐，C 级证据）。

3. 围术期抗栓药物推荐意见

①非桥接治疗患者，机械取栓后应常规给予抗血小板药物治疗；如果行急诊支架置入术，术前应予服用负荷剂量抗血小板药物（阿司匹林 300mg 及氯吡格雷300mg）；术后每天联合服用阿司匹林 100mg 及氯吡格雷 75 mg 至少 1 个月（Ⅰ级

推荐，C级证据）。②桥接治疗患者，静脉溶栓后24h内的抗栓治疗是否存在风险尚不明确，对于桥接治疗合并急诊支架置入术的患者，为防止支架内急性血栓形成，静脉溶栓后24h内抗栓治疗安全性尚不明确（Ⅲ级推荐，C级证据）。

第四节·脑出血

脑出血是指原发性非外伤性脑实质内出血，也称自发性脑出血，占急性脑血管病的20%～30%。年发病率为（60～80）/10万人，急性期病死率为30%～40%，是急性脑血管病中病死率最高的。在脑出血中大脑半球出血约占80%，脑干和小脑出血约占20%。最常见的病因是高血压合并细小动脉硬化，其他病因包括脑动静脉畸形、动脉瘤、血液病、梗死后出血、脑淀粉样血管病、烟雾病、脑动脉炎、抗凝或溶栓治疗、瘤卒中等。

一、临床表现

脑出血最常见的病因为高血压和动脉粥样硬化。高血压性脑出血常发生在50～70岁，男性略多，冬春季易发。出血前多无预兆，少数有头昏、头痛、肢体麻木和口齿不清等前驱症状。起病突然，临床症状常在数分钟至数小时达到高峰。多在情绪紧张、兴奋、用力大便或寒冷刺激时发病，少数在安静时发病。急性期多表现为突然头痛、呕吐、偏瘫、失语、意识障碍、大小便失禁等，血压多增高。临床症状、体征因出血部位和出血量不同而异。

1. 基底节区出血

其中壳核是高血压脑出血最常见的出血部位，占50%～60%，丘脑出血约占20%，尾状核出血少见。

（1）壳核出血　主要是豆纹动脉尤其是外侧支破裂引起。血肿常向内扩展波及内囊。临床表现取决于血肿部位和血肿量。损伤内囊常引起对侧偏瘫、对侧偏身感觉障碍和同向性偏盲。还可表现有双眼向病灶侧凝视，优势半球受累可有失语。出血量大时患者很快出现昏迷，病情在数小时内迅速恶化。出血量较小则可表现为纯运动或纯感觉障碍，仅凭临床表现无法与脑梗死区分。

（2）丘脑出血　主要是丘脑穿通动脉或丘脑膝状体动脉破裂引起。出血侵及内囊可出现对侧肢体瘫痪，多为下肢重于上肢，感觉障碍较重，深、浅感觉同时受累，但深感觉障碍明显，可伴有偏身自发性疼痛和感觉过度；优势半球出血的患者，可出现失语，非优势半球受累，可有体象障碍及偏侧忽视等。丘脑出血可出现精神障碍，表现为情感淡漠、视幻觉及情绪低落等，还可出现丘脑性失语（言语缓慢不清、重复言语、发音困难、复述差、朗读正常）和丘脑性痴呆（记忆力减退、计算力下降、情感障碍、人格改变）。

丘脑出血向下扩展到下丘脑或中脑上部时，可引起一系列眼位异常，如垂直凝视或侧视麻痹、双眼分离性斜视、凝视鼻尖、瞳孔对光反应迟钝、假性展神经麻痹及会聚障碍等。血肿波及丘脑下部或破入第三脑室，表现为意识障碍加深，瞳孔缩小，中枢性高热及去大脑强直等症状。

（3）尾状核头出血 较少见。一般出血量不大，多经侧脑室前角破入脑室。临床表现为头痛、呕吐、对侧中枢性面舌瘫、轻度颈项强直；也可无明显的肢体瘫痪，仅有脑膜刺激征，与蛛网膜下腔出血的表现相似。

2. 脑叶出血

占脑出血的 5%～10%。常见原因有脑动静脉畸形、血液病、高血压、烟雾病等。血肿常局限于一个叶内，也可同时累及相邻的两个脑叶，一般以顶叶最多见，其次为颞叶、枕叶及额叶。与脑深部出血相比，一般血肿体积较大。临床可表现为头痛、呕吐等，癫痫发作比其他部位出血常见，肢体瘫痪较轻，昏迷较少见。根据累及脑叶的不同，可出现不同的局灶性定位症状和体征。①额叶出血：可有前额痛及呕吐，痫性发作较多见，对侧轻偏瘫、共同偏视、精神障碍，尿便障碍，并出现摸索和强握反射等，优势半球出血时可出现运动性失语。②顶叶出血：偏瘫虽较轻，而偏瘫侧感觉障碍显著，对侧下象限盲，优势半球出血时可出现混合性失语，非优势侧受累有体象障碍。③颞叶出血：表现为对侧中枢性面舌及上肢为主的瘫痪，对侧上象限盲，优势半球出血时可出现感觉性失语或混合性失语，可有颞叶癫痫、幻嗅、幻视等。④枕叶出血：可表现为对侧同向性偏盲，并有黄斑回避现象，也可表现为对侧象限盲，可有一过性黑蒙和视物变形，多无肢体瘫痪。

3. 脑干出血

约占脑出血的 10%，绝大多数为脑桥出血，由基底动脉的脑桥支破裂导致。偶见中脑出血，延髓出血极为罕见。

脑桥出血临床表现为突然头痛、呕吐、眩晕、复视、眼球不同轴、侧视麻痹、交叉性瘫痪或偏瘫、四肢瘫等。出血量少时，患者意识清楚，可表现为一些典型的综合征，如福维尔综合征、米亚尔-居布勒综合征、闭锁综合征等。大量出血（>5mL）时，血肿波及脑桥双侧基底和被盖部，患者很快进入意识障碍，出现针尖样瞳孔、四肢瘫痪、呼吸障碍、去大脑强直、应激性溃疡、中枢性高热等，常在48h 内死亡。

中脑出血少见，轻症患者表现为突然出现复视、眼睑下垂、一侧或两侧瞳孔扩大、眼球不同轴、水平或垂直眼震、同侧肢体共济失调，也可表现韦伯或贝内迪克特综合征。严重者很快出现意识障碍、四肢瘫痪、去大脑强直，常迅速死亡。

延髓出血更为少见，临床表现突然猝倒，意识障碍，血压下降，呼吸节律不规则，心律失常，继而死亡。轻症患者可表现为不典型的瓦伦贝格综合征。

4. 小脑出血

约占脑出血的 10%。最常见的出血动脉为小脑上动脉的分支，病变多累及小脑齿状核。发病突然，眩晕和共济失调明显，可伴有频繁呕吐及后头部疼痛等。当出血量不大时，主要表现为小脑症状，如眼球震颤、病变侧共济失调、站立和行走不稳、肌张力降低及颈项强直、构音障碍和吟诗样语言，无偏瘫。出血量增加时，还可表现有脑桥受压体征，如展神经麻痹、侧视麻痹、周围性面瘫、吞咽困难及出现肢体和（或）锥体束征等。大量小脑出血，尤其是蚓部出血时，患者很快进入昏迷，双侧瞳孔缩小呈针尖样，呼吸节律不规则、有去大脑强直发作，最后致枕骨大孔疝而死亡。

5. 脑室出血

分为原发性和继发性脑室出血。原发性是指脉络丛血管出血或室管膜下 1.5cm 内出血破入脑室，继发性是指脑实质出血破入脑室者。在此仅描述原发性脑室出血。占脑出血的 3％～5％。出血量较少时，仅表现头痛、呕吐、脑膜刺激征阳性，无局限性神经体征。临床上易误诊为蛛网膜下腔出血，需通过头颅 CT 扫描来确定诊断。出血量大时，很快进入昏迷或昏迷逐渐加深，双侧瞳孔缩小呈针尖样，四肢肌张力增高，病理反射阳性，早期出现去大脑强直发作，脑膜刺激征阳性，常出现丘脑下部受损的症状及体征，如上消化道出血、中枢性高热、大汗、应激性溃疡、急性肺水肿、血糖增高及尿崩症，预后差，多迅速死亡。

二、治疗措施

（1）患者卧床，保持安静。

（2）严密观察生命体征及神志、瞳孔变化。

（3）保持呼吸道通畅。

（4）控制血压，控制血管源性脑水肿。常用的药物有 20％甘露醇、甘油果糖、呋塞米、地塞米松等。

（5）预防应激性溃疡，常用奥美拉唑等。

（6）保证营养和维持水电解质平衡。

（7）防治并发症。

（8）必要时手术治疗。

三、主要护理问题

（1）清理呼吸道无效　与出血部位累及呼吸中枢或气道内有痰有关。

（2）低效性呼吸形态　与出血部位累及呼吸中枢或气道内有痰有关。

（3）潜在并发症（脑疝）　与颅内压增高有关。

（4）躯体活动障碍　与疾病致偏瘫及平衡能力降低有关。

（5）生活自理能力下降　与偏瘫，肢体乏力有关。

（6）有受伤的危险　与疾病致躯体活动障碍有关。

（7）有皮肤完整性受损的危险　与肢体偏瘫，卧床有关。

（8）有深静脉血栓形成的危险　与偏瘫肢体有关。

（9）便秘　与长期卧床有关。

（10）焦虑/恐惧　与担心疾病预后及用药费用有关。

（11）知识缺乏　与缺乏疾病防治的有关知识有关。

四、护理措施

（1）休息与安全　急性期绝对卧床休息，床头抬高 15°～30°，减轻脑水肿。保持环境安静，减少探视，避免各种刺激。老年患者、神志模糊及谵妄患者加床挡。带有胃管、尿管及其他引流管的患者要评估是否为高危拔管患者，做好患者及家属健康宣教，必要时予以保护性约束。保持患者呼吸道通畅，昏迷患者平卧时头偏向一侧，防止分泌物堵塞呼吸道，有活动性义齿应取下。

（2）一般护理　保持床单位整洁干燥，每两小时翻身拍背一次。不能自行翻身的患者睡气垫按摩床。协助和指导患者家属做好口腔护理和大小便护理。做好良肢位的摆放，保持肢体功能位置。饮食给予高蛋白、高维生素、易消化、低脂、无刺激性、营养丰富的清淡饮食。有消化道出血迹象时应查胃液隐血。必要时暂禁食。并遵医嘱给予胃黏膜保护剂。不能经口进食者，应留置胃管给予鼻饲流质。鼻饲流质时和鼻饲后 30～60min 应抬高床头 30°。避免食物反流。可以使用洼田饮水试验进行吞咽功能的评定。再根据吞咽能力给予适当的进食方式。洼田饮水试验是评定吞咽功能障碍的方法，其分级如下：患者端坐位，观察患者咽下 30mL 温开水的情况来评定吞咽功能的情况。1 级，能顺利地一次性将水咽下，无呛咳现象。2 级，分 2 次及以上咽下，无呛咳现象。3 级，能一次性咽下，但有呛咳现象。4 级，分 2 次及以上咽下，但有呛咳现象。5 级，不能全部咽下，有频繁的呛咳现象。一般吞咽功能 3 级及以上，可以考虑留置胃管给予鼻饲流质。

（3）专科护理　观察患者有无剧烈头痛，喷射性呕吐，躁动不安，血压升高，脉搏减慢，呼吸不规则，瞳孔不等大，意识障碍加重等脑疝的先兆表现。一旦出现应马上报告医师配合抢救。观察有无呃逆，上腹部饱胀不适，胃痛，呕血，便血，尿量减少等症状。插胃管鼻饲的患者，注意回抽胃液，并观察胃液的颜色是否为咖啡色或血性，观察有无黑粪。评估患者是否为高危血栓患者。指导卧床患者多饮水，床上运动，必要时使用足底泵预防深静脉血栓。每班评估肌力，记录肌力分级，注意观察肌力的动态变化并及时告知医师。肌力的分级分为 0～5 级六级肌力。肌力的改变，往往预示着患者疾病的转归。

（4）用药护理　使用甘露醇等脱水降颅压药物时要防止药物外漏，要保证甘露醇快速滴入，必要时加压静脉滴入。做好接尿准备。降压药要严格遵医嘱服用，不可骤停或自行更换，服药过程中如出现不适及时告知医师处理。

第五节·蛛网膜下腔出血

蛛网膜下腔出血（SAH）指脑底部或脑表面的病变血管破裂，血液流入蛛网膜下隙引起的一种临床综合征，临床上将蛛网膜下腔出血分为外伤性（继发性）与非外伤性（原发性）两大类。非外伤性 SAH 病因主要是动脉瘤，占全部蛛网膜下腔出血病例的 85%，是一种常见且致死率极高的疾病。SAH 年发病率为（1～27）/10 万，好发年龄在 40～60 岁（平均≥50 岁），女性发病率高于男性，男女差异可能与激素水平相关。

一、病因与病理

（1）病因　最常见的病因为先天性脑动脉瘤破裂出血，其次为脑血管畸形，还可见于脑底异常血管网病、夹层动脉瘤、血管炎、血液病、颅内肿瘤、抗凝治疗并发症、外伤等；高危因素包括年龄、SAH 家族史或合并相关疾病的高危人群，相关多变量模型研究发现高血压、吸烟、酗酒均为 SAH 的独立危险因素。

（2）病理　①一般来说，动脉瘤的形成可能由于动脉壁先天性发育不全、后天获得性内弹力层变性，导致动脉弹性减弱，血管壁薄弱处逐渐向外膨出形成囊状血管瘤，好发于大脑动脉环（Willis 环）的分支部位。②脑血管畸形则常为先天发育不全形成畸形血管，血管壁薄弱容易破裂。

当上述血管病变自发破裂或者遭遇情绪激动、重体力劳动、血压骤升等因素刺激导致破裂后时，血液流入蛛网膜下隙刺激痛觉敏感部位引起头痛，同时可导致颅内容积增加、颅内压升高等一系列病理生理变化。

二、临床表现与诊断要点

1. 临床表现

主要取决于出血量、积血部位、脑脊液循环受损程度，重者可突然昏迷甚至死亡，轻症可无任何明显症状和体征，容易延误诊断。

（1）头痛　典型表现为突然发作的剧烈整个头部胀痛或爆裂样疼痛，患者常在情绪激动、用力排便或体力劳动时突发剧烈头痛、短暂意识丧失，可伴有恶心、呕吐、癫痫和脑膜刺激征，临床大多数蛛网膜下腔出血者因剧烈头痛入院。严重头痛是动脉瘤 SAH 的典型表现，动静脉畸形所导致的头痛常不明显，局部头痛往往提示破裂动脉瘤的位置；头痛一般持续数日，两周后减轻，若头痛突然加重警惕动脉瘤再次破裂。

（2）意识障碍和精神症状　多数患者无意识障碍，但可有烦躁、幻觉等症状；危重患者可出现谵妄、不同程度意识障碍，少数患者出现部分或全面性癫痫发作。

（3）脑膜刺激征阳性　是最具特征性的体征，以头痛后出现颈项强直多见。

（4）并发症

① 再出血：是 SAH 最严重的急性并发症，首次出血后两周内再发率最高，以5～11 天为高峰。

② 脑积水：由于蛛网膜下隙和脑室血凝块堵塞脑脊液循环通路，患者容易出现急性或亚急性脑积水，轻重症表现为嗜睡、痴呆、步态异常、思维缓慢、尿失禁等；重症出现头痛呕吐、意识障碍，多随着出血被吸收而好转。

③ 脑血管痉挛：SAH 后出现脑血管痉挛，导致迟发性缺血性脑损伤。

④ 其他：发热、血压升高、血糖升高，存在意识障碍的患者还可能存在误吸及呼吸道阻塞。

2. 诊断要点

（1）头颅 CT 平扫　CT 是诊断 SAH 的首选检查方法。在发病后 12h 内敏感度高达 98%～100%，可发现蛛网膜下隙高密度影，还可通过 CT 初步判断颅内动脉瘤的位置、观察有无脑积水及了解出血吸收情况。

（2）脑脊液（CSF）检查　是最具有诊断价值和特征性意义的检查。指南推荐怀疑 SAH 患者 CT 检查阴性应行腰椎穿刺进一步检查，肉眼观察脑脊液呈均匀一致血性，压力增高（>200mmH$_2$O），镜检可见大量红细胞。发病一周后脑脊液变黄，镜下可见大量皱缩红细胞，并可见吞噬了血红蛋白或含铁血黄素的巨噬细胞。

（3）数字减影血管造影（DSA）　DSA 是明确病因、诊断颅内动脉瘤的"金标准"，可清楚判断动脉瘤的位置、大小、是否伴有血管痉挛等。DSA 不能及时实行时应尽早予以 CTA 或 MRA 检查。

三、治疗与预后

SAH 患者的病情评估标准有多个版本，包括改良 Fisher 量表（主要评估痉挛情况，见表 7-2）、格拉斯哥昏迷评分量表等。

表 7-2　改良 Fisher 量表

分数/分	CT 表现	血管痉挛风险/％
0	未见出血或仅脑室内出血或实质内出血	3
1	仅见基底池出血	14
2	仅见周边脑池或侧裂池出血	38
3	广泛 SAH 伴脑实质出血	57
4	基底池和周边脑池、侧裂池较厚积血	57

SAH 患者的急诊诊断与处理与患者预后密切相关，急性期治疗要点主要包括一般治疗、防治再出血、防治脑水肿、防治脑血管痉挛与迟发性脑梗死等并发症。

1. 一般治疗

（1）头部制动　绝对卧床 4～6 周，避免血压升高及颅压升高因素，躁动者在保持呼吸稳定的情况下予以镇静治疗。患者症状好转、出血吸收后可遵医嘱抬高床头、床上坐起等循序渐进地恢复活动。

（2）血压管理　急性 SAH 降压幅度尚无确定的循证证据支持，但收缩压降至 160mmHg 以下并保持平稳是合理的，收缩压降至 130mmHg 以下可能有害；指南推荐使用尼卡地平等钙通道阻滞药或拉贝洛尔等 β 受体阻滞药维持恰当的血压水平。同时，应保持大小便通畅，减少血压波动。

2. 防治再出血

（1）手术或介入治疗　对于大部分破裂动脉瘤患者，应尽早通过介入治疗或开颅手术进行干预，以降低再出血风险。

（2）药物治疗　抗纤维蛋白溶解药物能降低 SAH 再出血风险，可酌情应用氨甲环酸或氨基己酸进行早期、短疗程（<72h）、足量的止血治疗；严重头痛影响睡眠及情绪，造成血压波动，需要时应给予药物止痛治疗。

3. 防治脑积水、降低颅高压

急性脑积水发生率为 15％～87％，临床评分或 Fisher 评分较差的患者更容易出现。对于临床存在颅内压增高的患者应适当限制入量，可使用甘露醇、呋塞米、甘油果糖等药物脱水治疗，药物治疗无效应考虑行脑室穿刺脑脊液引流术。

4. 防治脑血管痉挛与迟发性脑梗死

维持有效的循环血量，避免过度脱水，处理动脉瘤后血压偏低的患者应减少脱水降压，适当扩容，必要时可使用多巴胺升压；指南推荐入院后早期口服或静脉应用钙通道阻滞药尼莫地平/法舒地尔预防脑血管痉挛；早期使用他汀类药物预防迟发性脑梗死。

5. 对症支持治疗

包括处理发热、癫痫发作、呼吸道阻塞、水电解质平衡紊乱、深静脉血栓形成等。

四、护理评估

(1) 全面采集病史及完善体格检查，掌握患者有无 SAH 危险因素，如先天性动脉瘤、脑动脉粥样硬化、血液病、既往高血压等。

(2) 了解患者发病前有无情绪激动、用力排便、饮酒、外伤等诱因。

(3) 利用数字评分法、脸谱法或语言描述评分法评估患者疼痛等级。

(4) 了解其检查结果、检验结果。

(5) 评估患者对疾病的认知及心理状态。

五、护理问题

(1) 疼痛　头痛与颅内压增高、血液刺激脑膜或激发脑血管痉挛等有关。

(2) 自理缺陷　与绝对卧床有关。

(3) 潜在并发症　再出血、脑疝、脑血管痉挛与迟发性脑梗死等。

(4) 恐惧　与发病迅速，担心预后及害怕手术有关。

六、护理措施

(1) 一般护理　急性期绝对卧床休息 4～6 周，避免一切可能使患者血压和颅内压增高的因素，包括移动头部用力咳嗽及大便、情绪激动、剧烈咳嗽等。必要时遵医嘱予以镇静、通便等治疗，躁动患者加床挡保护，予以防跌倒坠床宣教；给予床上擦浴等生活护理时动作应轻柔。

(2) 严密观察病情变化　①密切观察神志、瞳孔、生命体征等变化。如在病情稳定后突然出现剧烈头痛、呕吐、抽搐，甚至昏迷等症状应警惕再出血；如出现神志障碍加深，呼吸、脉搏减慢，瞳孔散大等提示脑疝形成；一旦发生应立即通知医师，给予及时抢救处理。②保持呼吸道通畅，遵医嘱给氧，长期卧床患者应动态评估其吞咽功能，防止呛咳、误吸，预防窒息及坠积性肺炎发生，若患者出现呼吸障碍及时告知医师并予以对症处理。

(3) 用药护理　保持静脉通路通畅妥善固定，避免药物外渗；根据医嘱准确用药，实时观察药物疗效及不良反应；使用甘露醇降颅压时应 30min 内快速静脉滴注完毕，必要时记录 24h 尿量；使用氨基己酸过程中观察有无肝肾功能损害及血栓形成；尼莫地平口服用法为 40～60mg，每天 4～6 次，持续三周，必要时静脉用药，静脉泵入尼莫地平时应控制速度，由于尼莫地平活性成分容易被聚氯乙烯（PVC）吸收，所以输注时仅允许使用聚乙烯（PE）输液管，且尼莫地平对光不稳定，因此使用时应避光输注。

(4) 饮食护理　合理饮食，进食低盐低脂易消化且富含纤维素的食物，多食蔬菜水果，保持大便通畅，以免发生再出血。饮食避免辛辣刺激，发生应激性溃疡者应禁食。出现意识障碍及吞咽功能障碍者予以留置胃管鼻饲流质。

(5) 对症护理　①头痛：指导患者转移注意力、深呼吸、按摩等缓解疼痛技巧，遵医嘱脱水、镇痛，观察头痛频率、性质、程度及伴随症状；②意识障碍或长期卧床患者皮肤护理：包括大小便失禁患者肛周失禁性皮炎、骨隆突出处皮肤压力性损伤及心电监护仪、专科管道等带来的器械相关性压力性损伤；③预防深静脉血栓发生：深静脉血栓形成及肺栓塞是 SAH 尤其是有意识障碍的危重患者的常见并发症，应使用深静脉血栓风险评估表进行动态评估，对于中高危风险且四肢血管彩超未见血栓形成的患者，督促患者卧床时进行主动、被动活动，多喝水、抬高下肢，可预防性使用弹力袜、气压治疗等物理预防措施；④中枢性发热患者规律监测体温变化，积极处理。

（6）心理护理　向患者及家属介绍疾病发生、发展的病因及诱因，增加患者战胜疾病的信心，积极配合治疗；对于疼痛不耐受的患者主动给予更多心理疏导，解除其烦躁、紧张、焦虑、抑郁等不良情绪。

第六节 · 颅内静脉窦及脑静脉血栓形成

颅内静脉系统血栓形成（CVST）是指由多种病因引起的以脑静脉回流受阻、常伴有脑脊液吸收障碍导致颅内压增高和局灶脑损害为特征的一组脑静脉系统血管性疾病，其发病率约占所有脑卒中患者的 0.5%～1%。颅内静脉系统（表 7-3）由脑静脉与静脉窦组成，病变可见于脑内浅静脉、深静脉或静脉窦。

表 7-3　颅内静脉系统

颅内静脉系统	脑内	浅静脉	大脑皮质大部分血流→大脑上静脉	深、浅静脉经乙状窦由颈内静脉出颅
			大脑外侧沟附近血流→大脑中静脉	
			大脑半球外侧面下部和底部血流→大脑下静脉	
		深静脉	主要是大脑大静脉（Galen 静脉）	
	静脉窦		上矢状窦、直窦、下矢状窦→	窦汇
			横窦、乙状窦、海绵窦→	颈内静脉

脑静脉窦内血流方向，见图 7-1。

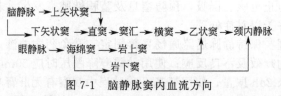

图 7-1　脑静脉窦内血流方向

一、病因与病理

颅内静脉系统血栓与其解剖结构有关，解剖变异多、血流慢、容量大，静脉壁薄、不与动脉伴行，易受到颅内压变化和局部占位性病变的影响，从而易形成血栓。

病因或危险因素主要包括感染性和非感染性两大类，感染性常继发于头面部、耳部或其他部位的化脓性感染及非特异性炎症；非感染性指血液高凝状态、结缔组织疾病、颅内压过低、自身免疫系统疾病、恶性肿瘤、妊娠期和产褥期、机械性促进因素［颅脑创伤（TBI）、腰椎穿刺脑脊液检查、神经外科手术等］、药物因素［服用避孕药、激素替代治疗、静脉注射免疫球蛋白（IVIg）等］。2019 版《颅内静脉血栓形成指南》中强调了颅内静脉血栓形成以年轻、女性多见，其主要危险因素除产褥期和长期口服避孕药外，还包括我国近年来较突出的卵巢过度刺激干预、人工流产术等。

二、临床表现与诊断要点

（一）临床表现

由于脑静脉与静脉窦之间、静脉窦与静脉窦之间以及静脉窦与颅外静脉之间在解剖上相互沟通吻合，因此临床表现常与血栓累及范围、侧支循环条件等因素密切相关，导致其临床表现复杂多样，不具有特征性。主要表现如下。

（1）头痛　头痛为 CVST 的常见症状。静脉或静脉窦血栓可直接引起小血管和毛细血管高压状态，也可以通过减少脑脊液的吸收来增高颅内压，甚至引起血管壁的破裂导致脑实质出血引起头痛；部分患者入院时即存在意识障碍无法进行疼痛评估。

（2）局灶性脑损害　表现为中枢性运动障碍、感觉缺失、失语或偏盲。

（3）癫痫发作　部分性或全身性癫痫发作有时可作为 CVST 唯一表现。

（4）其他表现　包括硬脑膜动静脉瘘、视盘水肿、视物模糊、精神改变、复视、意识障碍或昏迷等，还可表现出眩晕、失语、构音障碍、畏光、颈部疼痛、耳鸣等少见症状。

（二）诊断要点

（1）影像学检查　①CT 结合 CT 静脉成像（CTV）检查：可明确诊断静脉窦血栓形成，观察动静脉病变以及脑组织结构改变，为疑似颅内静脉系统血栓形成的首选检查方法。②MRI 结合 MR 静脉成像（MRV）：可直接显示血栓及继发脑损害，较 CT 更为敏感和准确。③数字减影血管造影术（DSA），DSA 仍是明确诊断的"金标准"，但由于其操作不当易导致颅内高压的风险，故不作为常规和首选检查方法。

（2）其他检查　D-二聚体水平升高诊断颅内静脉系统血栓形成的敏感度和特异度分别为 94.1％和 97.5％，可以作为辅助诊断的重要指标之一。

（3）危险筛查因素　包括慢性炎性疾病、肾病综合征等；实验室指标包括血常规、凝血功能试验、蛋白 S 和蛋白 C、抗凝血酶Ⅲ等。

三、治疗与预后

（1）病因治疗　感染性颅内静脉系统血栓形成应予及时、足量、足疗程的抗生素治疗，原发性且未化脓性病灶必要时可行外科手术彻底清除感染来源；非感染性治疗应在治疗原发病的基础上积极纠正脱水，降低血液黏稠度，改善血液循环。

（2）抗凝治疗　仍然是 CVST 的主要治疗手段，可防止血栓扩散、促进血栓溶解，积极预防深静脉血栓以及肺栓塞的形成，无禁忌证的患者应尽早开展抗凝治疗。可用药物包括：低分子量肝素（急性期）、华法林（急性期后），以及达比加群、利伐沙班、阿哌沙班、依度沙班等新型抗凝药。

（3）血管内治疗　包括溶栓治疗、血管内机械取栓治疗、球囊扩张成形术和血管内支架植入治疗。

四、护理问题

(1) 脑组织灌注异常　与疾病病理性改变本身有关。

(2) 疼痛　头痛与颅内压增高、脑损害有关。

(3) 潜在并发症（有出血的风险）　与使用抗凝药物有关。

(4) 有跌倒的风险　与头痛、肢体无力可能及视物模糊、癫痫发作等有关。

五、护理措施

(1) 一般护理　鼓励患者多活动、多饮水，改变血液高凝状态，女性患者应停止口服避孕药物减少诱因。对于长期服用抗凝药物的患者应及时修剪指甲，避免抓挠皮肤；存在肢体无力需要卧床的患者翻身活动时、转运过程中应避免磕碰；正常活动患者应穿着长短适宜的裤子、防滑的鞋子，尤其在行走、沐浴过程中动作应预防跌倒发生。

(2) 用药护理　指导患者规律服用抗凝药，避免多服或漏服；用药后观察患者有无皮肤黏膜出血、消化道出血、牙龈出血、眼底及颅内出血等，指导定期复查凝血功能、肝肾功能及大小便常规，一旦发生出血倾向应及时告知医师，积极对症处理。

(3) 饮食护理　选择清淡饮食，进食低盐低脂易消化且富含纤维素的食物，多食蔬菜水果，保持大便通畅；忌辛辣刺激食物，忌烟酒，避免服用坚硬、影响吞咽及消化的食物，如刺较多的鱼类、坚果类，避免造成消化道黏膜损伤出血。

(4) 介入围术期护理

① 术前护理：应做好患者心理疏导，术前准备包括清洁腹股沟穿刺区域、根据医嘱予以术前导尿、协助患者更换清洁病号服、佩戴手腕带、建立静脉通路备用，遵医嘱准备术前、术中药物。

② 术后护理

a. 严密观察患者神志、瞳孔、生命体征、肢体活动状态、言语功能等、穿刺点周围敷料及皮肤状况、足背动脉搏动等。

b. 积极预防术后深静脉血栓发生。观察穿刺处肢体远端皮肤颜色、温度、足背动脉搏动等情况，了解患者有无肢体活动及感觉障碍，对比双侧腿围；鼓励患者麻醉复苏后多饮水，同时加强健侧肢体功能锻炼、指导患者穿刺侧肢体足背伸屈运动，促进静脉回流；必要时使用梯度压力袜、气压治疗等物理预防。

(5) 癫痫发作护理　保持室内光线柔和，避免强光刺激；保持呼吸道通畅，床头备开口器，舌钳，包有纱布的压舌板，预防发作时舌咬伤；癫痫发作时，切不可过度按压肢体，防止发生骨折，遵医嘱使用镇定等药物。

第七节·血管性认知障碍

血管性认知障碍（VCI）是指脑血管病变及其危险因素引起的从轻度认知障碍

到痴呆的不同程度认知障碍，涉及至少 1 个认知域受损的临床综合征。包括非痴呆性脑血管性认知障碍（VCI-ND）和血管性痴呆（VaD），前者是指日常能力基本正常，复杂的工具性日常能力可有轻微障碍，未达到痴呆标准。

一、病因与发病机制

发病机制一般认为是脑血管疾病的病灶损害了额叶、颞叶及边缘系统，导致记忆、执行能力等高级功能受损。通常为渐进性发病，可伴有明确的脑血管病史。病因包括脑梗死、脑出血等显性脑血管病，也包括慢性脑缺血、白质疏松等非显性脑血管病；VCI 危险因素包括：年龄、高血压、血脂异常、糖尿病、肥胖、房颤及其他心脏病、吸烟等。

二、临床表现与诊断要点

（一）临床表现

步态异常，包括行走不稳、反复跌倒；尿频尿急、小便失禁；人格/性格改变，如意志力丧失、抑郁、情绪异常；词语或视觉内容的延迟回忆缺陷；VCI-ND 一般较少出现精神行为症状或症状较轻，而 VaD 患者容易出现抑郁、焦虑、幻觉、妄想、冲动攻击行为等，且程度较重。

（二）诊断要点

（1）临床评估　包括病史采集和神经系统体格检查。

（2）全面神经心理评估　确认存在认知障碍，对可疑 VCI 者进行完整的神经心理评估，至少评估注意/执行功能，记忆、语言和视空间功能等 4 个核心认知域。

（3）神经影像学检查　提供 VCI 的病变证据，如卒中病灶部位、大小，白质病变程度。

（4）实验室检查　检验高危因素，如高血糖、高血脂、高同型半胱氨酸；排除肝肾功能不全、甲状腺功能低下、维生素 B_{12} 缺乏等非血管性因素导致的认知障碍。

三、治疗与预后

VCI 预防的关键是脑血管病和痴呆性危险因素的防治。VCI 治疗主要包括认知功能障碍的治疗和精神行为症状的治疗两方面。部分药物治疗效果仍存在争议。临床主要运用多奈哌齐改善患者执行功能，石杉碱甲可能增强患者记忆力，美金刚/胞磷胆碱/养血清脑丸改善认知功能；治疗精神行为症状首选非药物治疗，VCI-ND患者精神行为症状可通过音乐治疗、环境调整等进行调节，VaD 患者常使用艾司西酞普兰、舍曲林等治疗抑郁状态，奥氮平、喹硫平改善精神行为症状等。

四、护理评估

（1）通过其照护者，详细评估患者起病时间、起病形式、具体表现、进展方式、诊疗经过；评估患者认知障碍与精神行为异常的程度；生活自理能力及对社会造成的影响。

（2）评估患者发病前脑血管危险因素及干预情况，脑血管病史以及家族史。

（3）体格检查，掌握患者一般情况及神经系统症状。

五、护理问题

（1）有走失的风险　与认知障碍有关。

（2）自理能力缺陷可能。

（3）思维过程紊乱。

（4）言语沟通障碍。

（5）照护者角色紧张。

六、护理措施

（1）一般护理　血管性认知障碍的发生与脑血管疾病及其高危因素有着密切联系，应积极纠正，通过健康的生活方式促进疾病恢复。定期锻炼和参加社交活动是治疗计划的重要组成部分。散步、慢跑等活动有助于改善情绪，保持关节、肌肉和心脏的健康，促进睡眠，同时有利于高血压、高血糖及其他慢性疾病的管理和治疗；进行社会活动如听音乐、跳舞、读书或听书、园艺等可以帮助患者改善情绪、训练注意力；其次，多听与患者有关的小故事可能促进其记忆好转，但日常活动应在患者情绪稳定时进行，避免引起患者冲动攻击行为伤及自身与他人安全。若日常活动中发现病情进展加速或出现并发症，应及时就医，并遵医嘱定期检查。

（2）饮食护理　患者可能会忘记吃饭及喝水，导致营养不良、脱水和便秘，应提醒或协助患者按时进食。

（3）防走失护理　为患者佩戴高危走失风险标识：包括可识别身份的橘色手腕带、特殊病号服，强调家属24h陪同的重要性，加强病房门禁管理，有条件者为患者佩戴实时定位工具。

（4）用药护理　药物治疗以口服为主，为防止患者漏服或大剂量服用，口服药应由医务人员或家属看服到口；日常将药物保存至患者不可触及的位置，避免患者误食。

（5）心理护理　尊重患者人格，应耐心与患者沟通，讲解疾病相关知识，让其了解自己的疾病发生与发展原因，增强患者战胜疾病的信心，消除内心的无助及低落感；对于情感障碍、情绪不稳定的患者鼓励其语言交流，防止自杀与自伤发生。

第八节·脑血管疾病的危险因素及其健康管理

脑血管疾病高危因素分为不可改变因素及可改变因素，不可改变因素包括年龄、性别、种族、遗传等，可干预因素及其健康管理措施详细阐述如下：

（1）高血压　患者合并原发性高血压时，可影响脑血管内皮细胞收缩功能，增加动脉壁厚度，引起血管狭窄或者痉挛。《中国脑血管病临床管理指南建议》建议常规进行人群血压筛查。对于高血压患者应积极改善生活方式、合理药物治疗、规律监测血压；饮食注意低盐，每人每天摄入钠盐含量＜6g，少吃或不吃腌制食物，应增加蔬菜水果摄入量，进食清淡易消化、富含膳食纤维的食物，避免辛辣刺激；

保持大便通畅，切不可用力排便；其次应戒烟戒酒、规律锻炼改善血管弹性，保持心态平稳，避免情绪激动；药物使用频次与剂量必须在医师指导下进行调节，服药前后须规律测量并记录，为临床治疗提供依据，切不可自行用药或停药，普通高血压患者降压目标值为＜140/90mmHg，伴有其他基础疾病的患者降压应随具体情况而定。

（2）吸烟/被动吸烟　吸烟与被动吸烟可引起低密度脂蛋白胆固醇的氧化，加重内皮细胞的损伤。烟草中的尼古丁能引起血管痉挛，血压升高，加剧动脉粥样硬化，从而损伤血管，已成为脑血管疾病的一大强有力的危险因素，此外吸烟还可以促进呼吸道等慢性疾病发生，影响预后。应全民动员戒烟行动，鼓励公众参与科普，强调吸烟的危害，吸烟者可使用尼古丁替代疗法、口服戒烟药物、心理暗示等方式达到戒烟目的；被动吸烟者应劝导吸烟者戒烟，增强避免被动吸烟意识。

（3）高血糖水平和糖尿病　当患者血糖水平比较高时/合并糖尿病时，易导致血管内皮受到损伤，增加动脉粥样硬化风险。高血糖及糖尿病患者应从心理上正确看待疾病，避免消极悲观情绪，积极调整饮食习惯，减少含糖量高的主食、水果、麦片等摄入；增加慢跑、散步等可耐受运动量；同时应规律监测血糖情况，必要时可行糖化血红蛋白检测、糖耐量试验等，若2～3个月血糖控制效果不佳，应遵医嘱使用口服降糖药物或胰岛素治疗。

（4）高脂血症　患者合并高脂血症时，可加大血液黏稠度，形成斑块，导致血管狭窄，与缺血性脑血管疾病发生率之间存在明显相关性。《中国脑血管病一级预防指南》推荐40岁以上男性和绝经后女性应每年进行血脂检查，卒中高危人群建议每6个月定期监测血脂。高脂血症患者可通过饮食治疗及药物治疗来改善血脂情况。血脂异常人群在进行运动健身的同时应进食富含蛋白质、维生素、膳食纤维的饮食，避免高热量、高脂肪、高胆固醇的食物，例如油条、鸡皮、肥肉等；药物治疗包括依折麦布降低胆固醇水平，他汀类降脂，可降低动脉粥样硬化性患者脑卒中风险。

（5）房颤及其他心脏病　相关调查研究显示，调整其他危险因素后，单独心房颤动可使缺血性脑血管疾病发病风险增加4～5倍，其他心脏疾病亦可增加风险。40岁以上的成年人应定期体检，早期发现心脏疾病，确定房颤的患者应在医师指导下进行抗凝治疗或手术治疗，并在积极治疗原发病的基础上预防脑血管疾病；长期使用抗凝治疗如华法林、阿司匹林、利伐沙班的患者应注意出血风险。

（6）颈部血管斑块　由于高血压、高血脂、高血糖等多种因素共同影响，血管内皮受损，血液中过多的脂质沉积于受损血管壁，最终发展为粥样硬化斑块、不稳定斑块脱落或破损，堵塞脑血管，容易发生缺血性脑血管疾病。对于斑块形成的患者应遵医嘱使用降血脂药物避免斑块进一步扩大，当斑块扩大，颈部血管狭窄程度＞70％时，考虑手术治疗。

（7）高同型半胱氨酸血症　是一种以血液中同型半胱氨酸升高为特征的疾病，通常指同型半胱氨酸＞15μmol/L。同型半胱氨酸会导致氧化应激反应、动脉粥样硬化、内皮细胞损伤等，从而加重动脉粥样硬化程度。首先应饮食上进行调整，应通过食用蔬菜、水果、豆类、鱼类、肉类、谷类摄入叶酸、维生素 B_6 和维生素 B_{12}；其次可采用药物进行调理，如口服叶酸片、甲钴胺、维生素 B_6、维生素 B_{12}。

同型半胱氨酸升高已经成为心脑血管疾病独立的危险因素，临床对于高血压病的患者，应常规完善同型半胱氨酸的检查，若发现升高应及时干预；反之，发现同型半胱氨酸升高的患者，建议完善其他脑血管疾病相关危险因素检查。

(8) 肥胖　是指一定程度的明显超重与脂肪层过厚，是体内脂肪，尤其是甘油三酯积聚过多而导致的一种状态，受到遗传和环境等多种因素共同影响。

相关研究证实，伴发高血压、糖尿病及心脏病的脑卒中与超重或肥胖有关，其主要健康管理措施包括饮食方式改善以及运动锻炼两方面。①饮食方面：应保持长期膳食平衡，养成良好的进食习惯，避免暴饮暴食；饮食上选择低脂、低能量食物，适当限制热量摄入，同时增加蔬菜水果、蛋白质、谷类摄入量；尽量选择蒸、煮、炖的烹饪方法，避免食用过量碳水化合物及油炸食物。②运动方面：锻炼方式及强度需结合自身兴趣爱好及其可承受的运动负荷进行选择，可选取游泳、慢跑、跳舞、瑜伽等多种运动形式相结合，疫情期间居家运动可参照国家体育总局发布科学健身 18 法，科学锻炼，循序渐进，长期坚持。

(9) 炎症和感染　《中国脑血管病一级预防指南》指出：炎症不仅可以加剧脑卒中急性期的继发性脑损伤，也可以阻碍脑卒中后的神经功能恢复；此外，炎症具有制栓作用，也成为脑卒中的危险因素，急性感染常直接触发脑卒中，慢性炎症反应则影响动脉粥样硬化斑块的形成、增长和稳定性。那么对于脑血管疾病高危人群，日常生活应该养成良好生活习惯，避免熬夜、受凉或过度劳累，应增加饮水量、加强锻炼，增强自身免疫力；其次，要注意个人卫生、戒烟，注意室内/外环境卫生等；对于患有类风湿关节炎、系统性红斑狼疮、牙周炎、慢性支气管炎等慢性炎性疾病的患者应积极配合治疗，控制炎症和感染的发展，脑血管病高危人群可考虑监测超敏 C 反应蛋白等炎性因子。

(10) 高尿酸　高尿酸血症是加重动脉粥样硬化、促进脑血管疾病发生及进展的重要因素，《高尿酸血症/痛风患者实践指南》（2020 年）推荐无症状高尿酸血症患者首选非药物治疗，如调整饮食、控制体重等，当血尿酸 ≥ 540 $\mu mol/L$ 时，为预防出现糖尿病、高血压、肾损伤和心血管疾病，建议降尿酸药物治疗。高尿酸患者应避免食用动物内脏、海鲜、啤酒等高嘌呤食物，每日需进行中等强度运动 30min 以上，必要时积极进行尿酸监测。

第八章 ▶▶ 神经系统变性疾病的护理

第一节·概述

神经系统变性疾病是一组原因不明的慢性进行性损害中枢神经系统和周围神经系统等组织的疾病。许多变性疾病是神经组织在衍化、发育、成熟、衰老等过程中发生于分子生物学水平的一系列复杂变化，进而表现为结构和功能等方面的障碍，目前对这一系列的动态变化及其机制尚未完全认识。

神经系统变性疾病有着一些共同的临床和病理特征：①通常只累及神经系统特定的某个或多个功能，在病理上也表现为对特定的解剖部位和具有特定生理功能的神经元的选择性损伤。如肌萎缩侧索硬化主要累及皮质-脑干-脊髓的运动神经元，临床上主要表现为上运动神经元和下运动神经元损害的症状和体征；某些遗传性共济失调主要累及小脑浦肯野（Purkinje）细胞。②患者常常是隐匿起病，缓慢进行性加重。在疾病早期，尽管神经系统已经有了分子水平甚至病理水平的损害，但仍有较长的一段临床无症状期。患者及家属常常不能准确说出起病的确切日期。而当临床症状出现后，大多数神经系统变性疾病的病程是进行性恶化，而没有缓解的过程。③常常具有一定的家族聚集性。多数神经系统变性疾病可以分为家族性和散发性，其中家族性患者中的一部分是由于特定的遗传突变导致的。目前对许多变性疾病发病机制的理解主要来自针对家族性患者的研究，如阿尔茨海默病的 β-淀粉样蛋白瀑布学说。④缺乏明确的具有改变疾病进程作用的药物。目前大多数神经系统变性疾病，如阿尔茨海默病、帕金森病等，均是以对症治疗为主，而没有能够延缓或者逆转疾病进程的药物。尽管如此，目前对症治疗的药物仍能在很长时间内缓解患者的临床症状，而针对这些疾病的新药研发也是当前神经科学领域研究的热点。

神经系统变性疾病的分类系统也日益受到挑战。目前常用的神经系统变性疾病的分类是基于临床症候群的分类，然而随着神经病理研究的进展，人们发现不同的神经系统变性疾病有着相同或相似的病理改变，如帕金森病和路易体痴呆的主要病理改变均是以 α 突触核蛋白为主要成分的路易小体，因此一起被称为 α 突触核蛋白病，行为异常型额颞叶痴呆、进行性核上性麻痹和皮质基底节变性的主要病理改变均是 tau 蛋白的过度磷酸化和异常沉积，因此一起被称为 tau 蛋白病。此外还有 β 淀粉样蛋白病、TDP-43 蛋白病等。近年来，随着分子生物学研究的进展，人们发现同一种神经系统变性疾病可以有不同的分子生物学改变，而不同的神经系统变性疾病的发病可以基于相同的分子生物学改变。如行为异常型额颞叶痴呆最常见的分子生物学改变是 tau 蛋白的异常沉积，然而研究发现有 10％的临床诊断为行为异常型额颞叶痴呆患者的分子致病基础是 β 淀粉样蛋白的异常聚集，这一部分患者又可以归为阿尔茨海默病的额叶变异型。神经系统变性疾病分类系统的日益细化也反映了对疾病发病机制和病理生理过程理解的日益深入。本章仍然采用传统的基于临床症候群的分类系统，以便理解和掌握。然而，当有了基于疾病分子致病基础的能够改变疾病进程的药物出现时，这种分类系统将不再适用于患者的临床诊治。

　　本章将主要论述几种常见的神经系统变性疾病，包括运动神经元病、阿尔茨海默病、路易体痴呆、额颞叶痴呆和多系统萎缩，并讨论常见痴呆的鉴别诊断。帕金森病也是常见的神经系统变性疾病，详见第十一章。

第二节 · 运动神经元病

　　运动神经元病（MND）是一系列以上、下运动神经元损害为突出表现的慢性进行性神经系统变性疾病。临床表现为上、下运动神经元损害的不同组合，特征表现为肌无力和萎缩、延髓麻痹及锥体束征。通常感觉系统和括约肌功能不受累。损害仅限于下运动神经元，表现为无力和肌萎缩而无锥体束征者，为进行性肌萎缩（PMA）。单独损害延髓运动神经核而表现为咽喉肌和舌肌无力、萎缩者，为进行性延髓麻痹（PBP）。仅累及锥体束而表现为无力和锥体束征者为原发性侧索硬化（PLS）。如上、下运动神经元均有损害，表现为肌无力、肌萎缩和锥体束征者，则为肌萎缩侧索硬化（ALS）。其中 ALS 最为常见。ALS 多中年发病，不到 10％的患者为 40 岁前起病，病程为 2～6 年，亦有少数病程较长者。男性多于女性，患病比例为（1.2～2.5）：1。年发病率为 1.5/10 万～2.7/10 万，患病率约为 2.7/10 万～7.4/10 万。

一、病因与发病机制

　　关于 MND 的病因和发病机制，目前有多种假说：遗传机制、氧化应激、兴奋性毒性、神经营养因子障碍、自身免疫机制、病毒感染及环境因素等。虽然确切致病机制迄今未明，但目前较为集中的认识是，在遗传背景基础上的氧化应激损害和兴奋性毒性作用共同损害了运动神经元，主要影响了线粒体和细胞骨架的结构和功能。有资料显示，老年男性、外伤史、过度体力劳动（如矿工、重体力劳动者等）都可能是发病的危险因素。

　　(1) 遗传机制　本病大多为散发，5％～10％的患者有家族史，遗传方式主要为常染色体显性遗传。最常见的致病基因是 21 号染色体上的铜（锌）超氧化物歧化酶（SOD-1）基因，约 20％的家族性 ALS 和 0.7％～4％的散发性 ALS 与此基因突变有关。目前研究表明 SOD-1 基因突变的致病机制并非 SOD-1 功能缺陷，而是突变后的 SOD-1 促氧化作用增强，同时由于错误折叠产生异常聚集进而对前角运动神经元产生毒性作用，近年来，研究者又发现 1 号染色体上 TAR DNA 结合蛋白（TDP-43）基因突变与家族性和散发性 ALS 均相关；9 号染色体上的 *C9orf 72* 基因非编码区 GGGGCC 六核苷酸重复序列与 25％左右的家族性 ALS 有关。

（2）RNA 加工异常　研究显示 TDP-43、肉瘤融合（FUS）基因等与 ALS 发病相关的突变基因均编码 RNA 结合蛋白。突变导致这些蛋白聚集形成胞浆内的包涵体，进而导致神经元变性。*C9orf 72* 基因 GGGGCC 六核苷酸重复序列的增加也会导致无效 RNA 转录体增多、全长 RNA 转录体减少，这些缺陷的 RNA 转录体与核糖核酸蛋白结合，进而影响细胞的活力和功能。

（3）炎症反应　越来越多的研究显示炎症反应和兴奋性神经递质在 ALS 的发病中也发挥着重要作用。炎症反应中小胶质细胞受到最多关注，小胶质细胞一旦激活后会释放一系列的炎症因子，通过级联反应导致前角运动神经元死亡。

（4）兴奋性氨基酸毒性　研究发现，ALS 患者 CSF 中的兴奋性神经递质谷氨酸水平明显升高，谷氨酸可能因过度刺激谷氨酸受体，进而导致细胞内钙离子超载、脂质过氧化、核酸和线粒体受损等级联反应导致神经元死亡。

（5）感染和自身免疫　有学者认为 ALS 发病与脊髓灰质炎病毒、肠道病毒、人类免疫缺陷病毒（HIV）有关，HIV 感染和莱姆病患者有时表现出 ALS 样综合征。免疫功能测定有发现 ALS 患者 CSF 免疫球蛋白升高，血中 T 细胞数目和功能异常，免疫复合物形成，抗神经节苷脂抗体阳性，推测 ALS 的血清可能对前角细胞等神经组织存在毒性作用。但病毒感染和自身免疫与 ALS 发病之间的关系目前仍未得到验证。

（6）金属元素　有学者认为 ALS 发病与某些金属，如铅、汞、铝等有关。如汞和铅中毒可导致与 ALS 相似的临床表现。铅接触史和血铅浓度增高均表现出与 ALS 的相关性。环境中金属元素含量的差异也可能是某些地区 ALS 地理性高发病率的原因。但重金属元素与 ALS 发病之间的关系还需要进一步研究验证。

（7）其他　其他可能参与 ALS 发病的机制包括神经营养因子缺乏、细胞骨架紊乱和功能障碍、线粒体功能障碍和细胞凋亡等。

二、病理

肉眼可见脊髓萎缩变细。光镜下脊髓前角细胞变性脱失，以颈髓明显，胸腰髓次之；大脑皮质运动区的锥体细胞也发生变性、脱失。散发性 ALS 患者的神经元细胞胞质内有种泛素化包涵体，研究发现其主要成分为 TDP-43，是 ALS 的特征性病理改变。而在家族性 ALS 患者则可观察到一种不同的包涵体——hyaline conglomerate，其主要成分是神经纤维丝，而不含泛素。脑干运动神经核中以舌下神经核变性最为突出，疑核、三叉神经运动核、迷走神经背核和面神经核也有变性改变，动眼神经核则很少被累及。病变部位可见不同程度的胶质增生，吞噬活动不明显。脊神经前根变细，轴索断裂，髓鞘脱失，纤维减少。锥体束的变性自远端向近端发展，出现脱髓鞘和轴突变性。有时还可见到其他传导束的变化，如皮质的联系纤维、后纵束、红核脊髓束以及脑干和脊髓内多种其他传导束。肌肉呈现失神经支配性萎缩。在亚急性与慢性病例中可见肌肉内有神经纤维的萌芽，可能为神经再生的证据。晚期，体内其他组织如心肌、胃肠道平滑肌亦可出现变性改变。

三、临床表现

通常起病隐匿，缓慢进展，偶见亚急性进展者。由于损害部位的不同，临床表现为肌无力、肌萎缩和锥体束征的不同组合。但不少病例先出现一种类型的表现，随后又出现另一类型的表现，最后演变成 ALS。一项针对 PMA 的研究显示，70 名接受尸检的 PMA 患者中，53 名患者均有皮质脊髓束受损的表现，这可能与临床表现的下运动神经元损害突出，掩盖了上运动神经元损害的体征有关。因此，在疾病早期有时较难确定属哪一类型。

（1）肌萎缩侧索硬化 为最多见的类型，也称为经典型，其他类型称为变异型。大多数为获得性，少数为家族性。发病年龄多在 30～60 岁，多数 45 岁以上发病。男性多于女性。呈典型的上、下运动神经元同时损害的临床特征。常见首发症状为一侧或双侧手指活动笨拙、无力，随后出现手部小肌肉萎缩，以大、小鱼际肌，骨间肌，蚓状肌为明显，双手可呈鹰爪形，逐渐延及前臂、上臂和肩胛带肌群。随着病程的延长，肌无力和萎缩扩展至躯干和颈部，最后累及面肌和咽喉肌。少数病例肌萎缩和无力从下肢开始，常表现为足背屈力弱。受累部位常有明显肌束颤动、肌肉萎缩，同时伴有腱反射活跃或亢进，霍夫曼征阳性巴宾斯基征阳性。患者一般无客观的感觉障碍，但可有主观的感觉症状，如麻木等。括约肌功能常保持良好。患者意识始终保持清醒。延髓麻痹一般发生在本病的晚期，在少数病例可为首发症状。舌肌常先受累，表现为舌肌萎缩、束颤和伸舌无力。随后出现腭、咽、喉、咀嚼肌萎缩无力，以致患者构音不清，吞咽困难，咀嚼无力。由于同时有双侧皮质延髓束受损，故可有假性延髓性麻痹。面肌中口轮匝肌受累最明显。眼外肌一般不受影响。ALS 患者的疾病进展常有一定的模式，通常从首先受累的上肢（下肢），发展到对侧的上肢（下肢），到同侧的下肢（上肢），到对侧的下肢（上肢），最后是球部受累。预后不良，多在 3～5 年内死于呼吸肌麻痹或肺部感染。

（2）进行性肌萎缩 发病年龄 20～50 岁，多在 30 岁左右，略早于 ALS，男性较多。运动神经元变性仅限于脊髓前角细胞和脑干运动神经核，表现为下运动神经元损害的症状和体征。首发症状常为单手或双手小肌肉萎缩、无力，逐渐累及前臂、上臂及肩胛带肌群。少数病例肌萎缩可从下肢开始。受累肌肉萎缩明显，肌张力降低，可见肌束颤动，腱反射减弱，病理反射阴性。一般无感觉和括约肌功能障碍。许多患者后期会出现上运动神经元损害的体征，而且通常是在首发症状出现的两年内出现，此时被称为下运动神经元起病的 ALS。尸检结果显示，即使没有上运动神经元损害表现的 PMA 患者，也常有运动皮质神经元或皮质脊髓束的损害。本型部分患者进展较慢，病程可达 10 年以上或更长。晚期发展至全身肌肉萎缩、无力，生活不能自理，最后常因肺部感染而死亡。

（3）进行性延髓麻痹 少见。发病年龄较晚，多在 40 岁或 50 岁以后起病。主要表现为进行性发音不清、声音嘶哑、吞咽困难、饮水呛咳、咀嚼无力。舌肌明显萎缩，并有肌束颤动，唇肌、咽喉肌萎缩，咽反射消失。有时同时损害双侧皮质脑干束，出现强哭强笑、下颌反射亢进，从而真性和假性延髓麻痹共存。后期常出现其他节段上下运动神经元受累的表现，此时称为球部起病的 ALS。部分患者病情进展较快，可在 1～2 年内因呼吸肌麻痹或肺部感染而死亡。

（4）原发性侧索硬化 临床上罕见。多在中年以后发病，起病隐匿。常见首发症状为双下肢对称性僵硬、乏力，行走呈剪刀步态。缓慢进展，逐渐累及双上肢。四肢肌张力呈痉挛性增高，腱反射亢进，病理反射阳性，一般无肌萎缩和肌束颤动，感觉无障碍，括约肌功能不受累。如双侧皮质脑干束受损，可出现假性延髓麻痹表现。部分患者后期会出现下运动神经元损害的表现，此时称为上运动神经元起病的 ALS，进展较一般 ALS 慢，可存活较长时间。

既往认为 ALS 是一种纯运动系统的疾病，没有智力、感觉系统、锥体外系及自主神经系统损害的临床表现。但是，临床观察确实发现了一小部分 ALS 患者出现了运动系统以外的表现，如痴呆、锥体外系症状、感觉异常和膀胱直肠功能障碍等，少部分患者中还可出现眼外肌运动障碍。习惯上，将伴有这些少见表现的 ALS 称为 ALS 叠加综合征。其确切发病机制仍不清楚，有研究在 ALS 叠加综合征患者的尸检病理中发现 TDP-43 蛋白的异常沉积。

四、辅助检查

（1）肌电图 有很高诊断价值，呈典型的神经源性损害。ALS 患者往往在延髓、颈、胸与腰骶不同神经节段所支配的肌肉出现进行性失神经支配和慢性神经再生支配现象。主要表现为静息状态下可见纤颤电位、正锐波、束颤电位，小力收缩时运动单位时限增宽、波幅增大、多相波增加，大力收缩时募集相减少，呈单纯相；运动神经传导检查可能出现复合肌肉动作电位（CMAP）波幅减低，较少出现运动神经传导速度异常，感觉神经传导检查多无异常。同时进行胸锁乳突肌和胸段椎旁肌肌电图的检查对诊断有重要意义。

（2）脑脊液检查 腰穿压力正常或偏低，脑脊液检查正常或蛋白有轻度增高，免疫球蛋白可能增高。

（3）血液检查 血常规检查正常。血清肌酸磷酸激酶活性正常或者轻度增高而其同工酶不高。需常规行甲状腺功能、维生素 B_{12}、血清蛋白电泳、免疫学指标等检查除外其他原因引起的 ALS 综合征。

（4）CT 和 MRI 检查 主要用于鉴别诊断，排除其他结构性病变导致的锥体束或下运动神经元损害。

（5）肌肉活检 可见神经源性肌萎缩的病理改变，并非诊断 MND 的常规检查项目，仅在临床表现不典型或诊断困难，需要与其他疾病鉴别时选择。

五、诊断要点

根据中年以后隐匿起病，慢性进行性加重的病程，临床主要表现为上、下运动神经元损害所致的肌无力、肌萎缩、延髓麻痹及锥体束征的不同组合，无感觉障碍，肌电图呈神经源性损害，脑脊液正常，影像学无异常，一般不难做出临床诊断。

世界神经病学联盟于 1994 年在西班牙首次提出该病的 El Escorial 诊断标准，2000 年又发表此标准的修订版，具体如下：

（1）诊断 ALS 必须符合以下 3 点：

① 临床、电生理或病理学检查显示下运动神经元病变的证据。

② 临床检查显示上运动神经元病变的证据。

③ 病史或检查显示上述症状或体征在一个部位内扩展或者从一个部位扩展到其他部位。

(2) 同时必须排除以下 2 点：

① 电生理或病理学检查提示患者有可能存在导致上下神经元病变的其他疾病。

② 神经影像学提示患者有可能存在导致上述临床或电生理变化的其他疾病。

(3) 进一步根据临床证据的充足程度，可以对 ALS 进行分级诊断（表 8-1）。

表 8-1 修订的 Escorial 肌萎缩侧索硬化临床诊断标准

临床诊断确定性	临床特点
确诊 ALS	至少有 3 个部位的上、下运动神经元病变的体征
很可能 ALS	至少有 2 个部位的上、下运动神经元病变的体征，而且，某些上运动神经体征必须位于下运动神经元体征近端(之上)
实验室支持很可能 ALS	只有 1 个部位的上、下运动神经元病变的体征，或一个部位的上运动神经元体征，加肌电图显示的至少两个肢体的下运动神经元损害证据
可能 ALS	只有 1 个部位的上、下运动神经元病变的体征，或有 2 处或以上的上运动神经元体征，或者下运动神经元体征位于上运动神经元体征近端(之上)

六、治疗

MND 的治疗包括病因治疗、对症治疗和各种非药物治疗。必须指出的是，MND 是一组异质性疾病，致病因素可能多样且相互影响，故其治疗必须是多种方法的联合应用。期望用单个药物或单种治疗完全阻断疾病的进展是不现实的。

至今仍缺乏能够有效逆转或控制 ALS 病情发展的药物。当前病因治疗的发展方向包括抗兴奋性氨基酸毒性、神经营养因子、抗氧化和自由基清除、新型钙通道阻滞药、抗细胞凋亡、基因治疗及神经干细胞移植等。利鲁唑具有抑制谷氨酸释放等作用，每次 50mg，每天 2 次，服用 18 个月，有可能延缓病程、延长延髓麻痹患者的生存期，但对患者的肌力和生活质量没有显著改善。

多学科综合治疗对改善 ALS 患者的生活质量具有重要作用。对症治疗包括针对吞咽、呼吸、构音、痉挛、疼痛、营养障碍等并发症和伴随症状的治疗。吞咽困难者应鼻饲饮食或经皮胃造瘘保证营养。有呼吸衰竭者可尽早采用无创呼吸机辅助呼吸，或根据具体情况选择是否行气管切开机械通气辅助呼吸。在对症治疗的同时，要充分注意药物可能发生的不良反应。临床应用时需仔细权衡利弊、针对患者的情况个体化用药。

七、护理评估

(1) 健康史 了解有无长期毒物接触史；询问是否有烟酒嗜好；了解患者休息与睡眠是否充足规律，了解患者情绪是否稳定，精神是否愉快，是否因为睡眠不足影响致使情绪低落、亢奋、易怒；评估患者既往身体状况如何，了解有无脊髓灰质炎病毒、肠道病毒、人类免疫缺陷病毒感染史，外伤或重体力劳动史；询问患者是否服药，用药情况及有无毒副反应；询问患者家族近亲中有无类似发作患者。

(2) 身体状况 观察患者神志、瞳孔及生命体征情况，询问患者日常生活情况，检查肌力、肌张力变化及肌肉萎缩情况；检查患者姿势、平衡及全身协调情况；询问患者日常进食情况，了解有无饮水反呛、吞咽困难、言语不清等现象。

（3）辅助检查 评估患者肌电图是否呈神经源性损害，脑脊液、影像学是否异常，了解甲状腺功能、维生素 B_{12}、血清蛋白电泳、免疫学指标等检查是否正常，了解 CT 和 MRI 检查是否正常。

（4）心理-社会状况 了解患者的精神状态，是否有抑郁、焦躁不安等情绪及自卑、脾气暴躁、绝望心理，是否有幻听、幻视、精神错乱、多虑等现象。

八、护理问题

（1）清理呼吸道无效 与疾病晚期出现呼吸衰竭有关。

（2）窒息的危险 与延髓和脑桥神经核变性引起的吞咽困难，咀嚼、咳嗽和呼吸无力，上颚低垂、咽反射消失、咽部唾液积存有关。

（3）躯体活动障碍 与肢体松弛性瘫痪、肌张力增高有关。

（4）语言沟通障碍 与延髓麻痹出现的构音障碍讲话含糊不清有关。

（5）营养失调（低于机体需要量） 与延髓麻痹出现的吞咽、咀嚼困难，舌肌萎缩伴震颤有关。

（6）自理能力受限 与肢体不同程度出现运动神经元损害有关。

（7）舒适度的改变 与周围神经受压引起的主观感觉异常如麻木、疼痛有关。

（8）自我形象紊乱 与肢体松弛性瘫痪，肌张力增高，构音障碍讲话含糊不清有关。

（9）知识缺乏 缺乏疾病、药物及护理等相关知识。

（10）焦虑 与担心疾病的进展及预后有关。

（11）家庭运作异常 与调整的需要、角色紊乱有关。

（12）潜在并发症 肺部感染、便秘、皮肤完整性受损、深静脉血栓形成及肢体挛缩。

九、护理措施

（1）一般护理 ①预防压力性损伤的护理：应满足患者舒适和基本生活需要，保持衣着干净，无污物、汗渍。出汗多或流涎时应及时给予抹洗，并更换衣物被服；保持床单位整洁、干燥，定时翻身、拍背，注意骨突处保护，预防压力性损伤。②安全护理：指导和鼓励患者做好自我护理，协助患者洗漱、进食、沐浴等并做好安全防护。对丁下肢行动不便、起坐困难者，应配备高位坐厕、坚固且带有扶手的高脚椅、床铺护栏、卫生间和走道扶手等必要的辅助设施；传呼器置于患者床边；生活日用品放在患者伸手可及处，以方便患者使用。③呼吸功能锻炼：指导患者做深而慢有效呼吸运动，锻炼呼吸肌，保证和维持肌肉正常功能，将瘫痪患者肢体摆放于功能位。④病情观察：密切观察生命体征，监测心率、血压、血氧饱和度，尤其是呼吸的变化。发现异常及时对症处理，必要时使用面罩无创呼吸机辅助呼吸，或气管插管。长时间脱机困难患者可以行气管切开术，有创呼吸机辅助呼吸，保证有效通气。

（2）饮食护理 ①告知患者及家属导致营养低下的原因、饮食治疗的原则与目的，指导合理选择饮食和正确进食。②饮食种类：予以高热量、高蛋白、富含维生素、易消化的饮食。多食温补食品有利于增强自身免疫力（如纯天然蜂王浆、大枣、山药、赤小豆、羊肉、小米、山楂、当归、莲子、核桃仁、牛肉、乌鸡等）。避免食用寒凉性的食物（如苦瓜、黄花菜、白菜、冬瓜、绿豆、芥菜、紫菜、海带、西瓜、山竹等）。③饮食类型：根据吞咽困难的程度相应改变食物的性状，小块、软和、水分适中。少量多餐，加强患者的营养，提高对疾病耐受力。④进食方式：对于气管切开或吞咽困难的患者，推荐经皮内镜下胃造瘘术（PEG）手术，若患者拒绝可采用鼻饲营养，同时注意营养均衡，并监测营养指标。⑤进食的安全护理：进食或饮水时，应注意抬高床头，保持坐位或半坐位；注意力集中，并给予患者充足的时间和安静的进食环境，不催促、打扰患者进食；对于流涎过多的患者可使用吸管吸食流质；对于咀嚼和吞咽功能障碍者应选用稀粥、面片、蒸蛋等精细制作的小块食物或黏稠不易反流的食物，并指导患者少量分次吞咽，避免吃坚硬、滑溜的食物，如果冻等；对于进食困难、饮水反呛的患者要及时插胃管给予鼻饲，防止经口进食引起误吸、窒息或吸入性肺炎。

（3）生活护理　①言语训练：对于言语不清、构音障碍的患者，应耐心倾听患者的主诉，了解患者的生活需要和情感需要。可指导患者采用手势、纸笔、画板等沟通方式与他人交流。沟通过程中，态度要和蔼、诚恳，尊重患者，不可随意打断患者说话。②便秘的护理：对于顽固性便秘者，应指导多食用含纤维素多的食物，多吃新鲜蔬果、多喝水，每天双手顺时针按摩腹部，促进肠蠕动；还可指导适量服用蜂蜜、香油等帮助通便，必要时遵医嘱口服液状石蜡等缓泻剂，或给予开塞露塞肛等。③排尿的护理：对于排尿困难的患者应评估患者有无尿潴留和尿路感染等症状，可指导患者精神放松，腹部按摩、热敷以刺激排尿，必要时给予导尿和留置尿管。④日常生活能力训练：与患者和家属共同制订切实可行的运动锻炼计划，告知患者运动锻炼的目的在于防止和推迟关节强直与肢体挛缩，有助于维持身体的灵活性，增加肺活量，防止便秘、保持并增强自我照顾能力。对于已出现某些功能障碍或起坐已感到困难的患者，要指导其有计划、有目的地锻炼，告知患者知难而退或家人包办只会加速其功能衰退；指导患者进行如鼓腮、伸舌、噘嘴、龇牙、吹吸等面肌功能训练，可以改善面部表情和吞咽困难，协调发音。⑤对有幻觉、错觉、欣快、抑郁、精神错乱、意识模糊或智力障碍的患者应特别强调专人陪护。

（4）用药护理

① 告知患者本病需要长期或终身服药治疗，认真检查患者是否按时服药，有无错服或误服，药物代为保管，每次送服到口。

② 指导患者及家属认真记录常用药物种类与名称、剂型、用法、服药注意事项、疗效，了解不良反应的观察及处理。45%～64%的运动神经元病患者可因肌肉痉挛、关节僵硬、便秘、腹肌强直、皮肤压迫出现疼痛。可使用肌松剂巴氯芬 5mg 口服，每日 3 次，盐酸乙哌立松 50mg 口服，每日 1～3 次，病情晚期可根据患者情况给予非激素类抗炎药或阿片制剂。

③ 用药期间的注意事项。不可私自调整药物的剂量、频次。利鲁唑最常见的不良反应是疲劳，胃部不适，轻度转氨酶升高。要密切观察不良反应，定期复查肝功能。

④ 可制作表格提醒患者按时、准确地服药。

（5）康复护理 在患者耐受的情况下指导深呼吸、有效咳嗽训练；对于肢体无力、肌肉萎缩者鼓励白天增加床上、床旁活动，并辅以局部按摩、推拿、针灸等；请患者及家属共同参与活动计划的制订，根据训练结果评估患者肌力情况，及时修订活动计划以期达到最佳活动效果；在活动过程中对患者取得的成绩要给予肯定和赞赏，在效果不明显的情况下注意患者心理状态的评估。

疾病晚期，患者出现显著的运动障碍而卧床不起，应帮助患者采取舒适体位，被动活动关节，按摩四肢肌肉，注意动作轻柔，勿造成患者疼痛和骨折。

（6）心理护理 细心观察患者的心理反应，鼓励患者表达并注意倾听他们的心理感受，与患者讨论身体健康状况改变所造成的影响、不利于应对的因素，及时给予正确的信息和引导，使其能够接受和适应自己目前的状态并能设法改善。鼓励患者尽量维持过去的兴趣与爱好，多与他人交往，不要孤立自己；指导家属关心体贴患者，多鼓励、少指责和念叨，为患者创造良好的亲情氛围，减轻他们的心理压力。告诉患者本病病程长、进展缓慢、治疗周期长，而疗效的好坏常与患者精神情绪有关，鼓励他们保持良好的心态。

十、预后

运动神经元病的预后因不同的疾病类型和发病年龄而不同，原发性侧索硬化进展缓慢，预后良好。部分进行性肌萎缩患者的病情可以维持较长时间稳定，但不会改善；肌萎缩侧索硬化、进行性延髓麻痹以及部分进行性肌萎缩患者的预后差，病情持续性进展，多于 5 年内死于呼吸肌麻痹或肺部感染。

第三节 · 阿尔茨海默病

阿尔茨海默病（AD），是发生于老年和老年前期、以进行性认知功能障碍和行为损害为特征的中枢神经系统退行性病变。临床上表现为记忆障碍、失语、失用、失认、视空间能力损害、抽象思维和计算力损害、人格和行为改变等。AD 是老年期最常见的痴呆类型，约占老年期痴呆的 50%～70%。随着对 AD 认识的不断深入，目前认为 AD 在痴呆阶段之前还存在一个极为重要的痴呆前阶段，此阶段已有 AD 病理生理改变，但没有或仅有轻微临床症状。

一、流行病学

流行病学调查显示，65 岁以上老年人 AD 患病率在发达国家为 4%～8%，我国为 3%～7%，女性高于男性。依此推算，我国目前约有 AD 患者 600 万～800 万。随着年龄的增长，AD 患病率逐渐上升，至 85 岁以后，每 3～4 位老年人中就有 1 位罹患 AD。AD 发病的危险因素有低教育程度、膳食因素、吸烟、女性雌激素水平降低、高血糖、高胆固醇、高同型半胱氨酸和血管病因素等。

二、病因与发病机制

AD 可分为家族性 AD 和散发性 AD。家族性 AD 呈常染色体显性遗传，多于

65 岁前起病，最为常见的是 21 号染色体的淀粉样前体蛋白（APP）基因、位于 14 号染色体的早老素 1（PSEN 1）基因及位于 1 号染色体的早老素 2（PSEN 2）基因突变。对于占 AD 患者 90％以上的散发性 AD，影响发病的主要风险基因包括载脂蛋白 E（APOE）基因、簇集蛋白（CLU）基因、补体受体 1（CR1）基因和磷脂结合网格蛋白装配蛋白（PICALM）基因，其中 APOEε4 等位基因携带者是散发性 AD 最为明确的高危人群。

有关 AD 的发病机制，现有多种学说，其中影响较广的有 β 淀粉样蛋白（Aβ）瀑布学说，该学说认为 Aβ 的生成与清除失衡是导致神经元变性和痴呆发生的起始事件。Aβ 是由淀粉样蛋白前体蛋白剪切产生。APP 是体内广泛存在的一种跨膜蛋白，α-β-和 γ-分泌酶均参与其蛋白水解过程。在 α-分泌酶的作用下，APP 会被剪切成水溶性片段，而在 β-和 γ-分泌酶的先后作用下，APP 会被剪切成不溶性的 $Aβ_{40}$ 和 $Aβ_{42}$，这些不溶性的 Aβ 片段随后导致下游的级联致病过程。家族性 AD 的三种基因突变均可导致 Aβ 的过度生成，是该学说的有力佐证。而唐氏综合征患者因体内多了一个 APP 基因，在早年就出现 Aβ 沉积斑块，也从侧面证明了该学说。另一重要的学说为 tau 蛋白学说，认为过度磷酸化的 tau 蛋白影响了神经元骨架微管蛋白的稳定性，同时导致神经原纤维缠结形成，进而破坏了神经元及突触的正常功能。近年来，也有学者提出了神经血管假说，提出脑血管功能的失常导致神经元功能障碍，Aβ 清除能力下降，导致认知功能损害。除此之外，尚有细胞周期调节蛋白障碍、氧化应激、炎性机制和线粒体功能障碍等多种假说。

三、病理

AD 的大体病理表现为脑的体积缩小和重量减轻，脑沟加深、变宽，脑回萎缩，颞叶特别是海马区萎缩明显，组织病理学上的典型改变包括神经炎性斑（嗜银神经轴突末梢包绕 Aβ 而形成）、神经原纤维缠结（由过度磷酸化的 tau 蛋白于神经元内高度螺旋化形成）、神经元缺失和胶质增生。此外，在 AD 患者的脑组织内还可以观察到大脑皮质 α 突核触蛋白形成的路易小体，海马锥体细胞的颗粒空泡变性和淀粉样脑血管病等。

（1）神经炎性斑（NP）　在 AD 患者的大脑皮质、海马、某些皮质下神经核团如杏仁核、前脑基底神经核和丘脑中存在大量的 NP。NP 主要形成于神经元细胞外，以 Aβ 沉积为核心，核心周边是更多的 Aβ 和增大的轴突末梢。自 20 世纪 70 年代以来，相继有研究者制定了诊断 AD 所需大脑皮质 NP 数量的神经病理诊断标准，目前广泛使用的是美国学者 Mirra 等 1991 年提出的半定量诊断标准，用图像匹配的方法估计三个脑叶新皮质严重受累区 NP 的数量。

（2）神经原纤维缠结（NFT）　大脑皮质和海马存在大量 NFT，NFT 主要在神经元胞体内产生，有些可扩展到近端树突干。含 NFT 的神经元细胞通常已呈退行性改变，NFT 最早在内嗅皮质和海马区形成，后期遍布于大脑皮质，也常见于杏仁核、前脑基底神经核、某些下丘脑神经核、脑干的中缝核和脑桥的蓝斑。

AD 最突出的神经生化改变是大脑皮质和海马区乙酰胆碱水平的降低，这是由于胆碱能神经元及胆碱能投射通路的选择性缺失造成的，也是目前用于轻中度 AD 治疗的胆碱酯酶抑制剂作用的解剖基础。

四、临床表现

AD通常隐匿起病,持续进行性发展,主要表现为认知功能减退和非认知性神经精神症状。按照最新分期,AD包括两个阶段:痴呆前阶段和痴呆阶段。

(1) 痴呆前阶段 此阶段分为轻度认知功能障碍发生前期 (pre-MCI) 和轻度认知功能障碍期 (MCI),AD的pre-MCI期没有任何认知障碍的临床表现或者仅有极轻微的记忆力减退主诉,客观的神经心理学检查正常,这个概念目前主要用于临床研究。AD的MCI期,即AD源性MCI,主要表现为记忆力轻度受损,学习和保存新知识的能力下降,其他认知域,如注意力、执行能力、语言能力和视空间能力也可出现轻度受损,客观的神经心理学检查有减退,但未达到痴呆的程度,也不影响日常生活能力。

(2) 痴呆阶段 即传统意义上的AD,此阶段患者认知功能损害导致了日常生活能力下降,根据认知损害的程度可以分为轻、中、重三期。

① 轻度:主要表现是记忆障碍。首先出现的是近事记忆减退,常将日常所做的事和常用的一些物品遗忘,随着病情的发展,可出现远期记忆减退,即对发生已久的事情和人物的遗忘。部分患者出现视空间障碍,外出后找不到回家的路,不能精确地临摹立体图。面对生疏和复杂的事物容易出现疲乏、焦虑和消极情绪,还会表现出人格方面的障碍,如不爱清洁、不修边幅、暴躁易怒、自私多疑。

② 中度:除记忆障碍继续加重外,工作、学习新知识和社会接触能力减退,特别是原已掌握的知识和技巧出现明显的衰退。出现逻辑思维、综合分析能力减退,言语重复,计算力下降,明显的视空间障碍,如在家中找不到自己的房间,还可出现失语、失用、失认等,有些患者还可出现癫痫、强直-少动综合征。此时患者常有较明显的行为和精神异常,性格内向的患者变得易激惹、兴奋欣快、言语增多,而原来性格外向的患者则可变得沉默寡言,对任何事情提不起兴趣,出现明显的人格改变,甚至做出一些丧失羞耻感(如随地大小便等)的行为。

③ 重度:此期的患者除上述各项症状逐渐加重外,还有情感淡漠、哭笑无常、言语能力丧失,以致不能完成日常简单的生活事项如穿衣、进食。终日无语而卧床,与外界(包括亲友)逐渐丧失接触能力,四肢出现强直或屈曲瘫痪,括约肌功能障碍。此期患者常可并发全身系统疾病的症状,如肺部及尿路感染、压力性损伤,以及全身性衰竭症状等,最终因并发症而死亡。

AD的痴呆前阶段和痴呆阶段是一个连续的病理生理过程,目前认为在AD临床症状出现前的15～20年脑内就开始出现Aβ和Tau的异常沉积,当患者出现认知功能减退的临床症状时,脑内已有显著的神经元退行性改变和缺失。

五、辅助检查

(1) 实验室检查 血常规、尿常规、血生化检查均正常。脑脊液检查可发现$A\beta_{42}$水平降低,总tau蛋白和磷酸化tau蛋白增高

(2) 脑电图 AD的早期脑电图改变主要是波幅降低和α节律减慢。少数患者早期就有脑电图α波明显减少,甚至完全消失,随病情进展,可逐渐出现较广泛的θ活动,以额、顶叶明显,晚期则表现为弥漫性慢波。

（3）影像学　CT 检查见脑萎缩、脑室扩大；头颅 MRI 检查显示双侧颞叶、海马萎缩。SPECT 灌注成像和氟脱氧葡萄糖 PET 成像可见顶叶、颞叶和额叶，尤其是双侧颞叶的海马区血流和代谢降低。使用各种 Aβ 标记配体（如 PIB、AV45 等）的 PET 成像技术可见脑内的 Aβ 沉积。

（4）神经心理学检查　对 AD 的认知评估领域应包括记忆功能、语言功能、定向力、运用能力、注意力、知觉（视、听、感知）和执行功能七个领域。临床上常用的工具有以下几种。①总体评定量表，如简易精神状况检查量表（MMSE）、蒙特利尔认知测验（MoCA）、阿尔茨海默病认知功能评价量表（ADAS-cog）、认知能力筛查量表（CASI）等；②分级量表，如临床痴呆评定量表（GDR ）和总体衰退量表（GDS）；③精神行为评定量表，如痴呆行为障碍量表（DBD）、汉密尔顿抑郁量表（HAMD）、神经精神问卷（NPI）；④用于鉴别的量表，如 Hachinski 缺血量表。还应指出的是，选用何种量表，如何评价测验结果，必须结合临床表现和其他辅助检查结果综合得出判断。

（5）基因检查　有明确家族史的患者可进行 *APP*、*PSEN 1*、*PSEN 2* 基因检测，致病突变的发现有助于确诊。

（6）生物标志物在 AD 诊断中的价值　随着 AD 研究的深入，生物标志物在 AD 诊断中的价值受到越来越广泛的关注。按照生物标志物在 AD 诊断中的作用有以下几项。①诊断标志物：主要包括脑脊液中 $Aβ_{42}$、总 tau 蛋白和磷酸化 tau 蛋白，使用 Aβ 标记配体的 PET 检查，以及 *APP*、*PSEN 1*、*PSEN 2* 基因的致病突变。诊断标志物可用于 AD 的早期诊断和确诊。②疾病进展标志物：主要包括脑结构 MRI 检查显示海马体积缩小或内侧颞叶萎缩以及氟脱氧葡萄糖 PET 检查，进展标志物可以用于监测 AD 的病情进展情况。

按照生物标志物的病理生理学意义有以下几项。①反映 Aβ 沉积：包括脑脊液 $Aβ_{42}$ 水平和使用 Aβ 标记配体的 PET 成像。②反映神经元损伤：包括脑脊液总 tau 蛋白和磷酸化 tau 蛋白水平、结构 MRI、氟脱氧葡萄糖 PET 成像、SPECT 灌注成像等。

六、诊断

应用最广泛的 AD 诊断标准是由美国国立神经病语言障碍卒中研究所和阿尔茨海默病及相关疾病学会（NINCDS-ADRDA）1984 年制定的，2011 年美国国立老化研究所和阿尔茨海默协会（NIA-AA）对此标准进行了修订，制定了 AD 不同阶段的诊断标准，并推荐 AD 痴呆阶段和 MCI 期的诊断标准用于临床。

在 AD 诊断前，首先要确定患者是否符合痴呆的诊断标准。符合下列条件可诊断为痴呆：

（1）至少以下 2 个认知域损害，可伴或不伴行为症状。

① 学习和记忆能力。

② 语言功能（听、说、读、写）。

③ 推理和判断能力。

④ 执行功能和处理复杂任务的能力。

⑤ 视空间功能。

可伴或不伴有：人格、行为改变。

（2）工作能力或日常生活能力受到影响。

（3）无法用谵妄或精神障碍解释。

在确定痴呆后，才可考虑是否符合 AD 的诊断。AD 的诊断分下面几种：

1. AD 痴呆阶段的临床诊断标准

（1）很可能的 AD 痴呆

① 核心临床标准：a. 符合痴呆诊断标准；b. 起病隐匿，症状在数月至数年中逐渐出现；c. 有明确的认知损害病史；d. 表现为遗忘综合征（学习和近记忆下降，伴 1 个或 1 个以上其他认知域损害），或者非遗忘综合征（语言、视空间或执行功能三者之一损害，伴 1 个或 1 个以上其他认知域损害）。

② 排除标准：a. 伴有与认知障碍发生或恶化相关的脑卒中史，或存在多发或广泛脑梗死，或存在严重的白质病变；b. 有路易体痴呆的核心症状；c. 有额颞叶痴呆的显著特征；d. 有原发性进行性失语的显著性特征；e. 有其他引起记忆和认知功能损害的神经系统疾病，或非神经系统疾病，或药物过量或滥用证据。

③ 支持标准：a. 在以知情人提供和正规神经心理学检查得到的信息为基础的评估中，发现进行性认知下降的证据；b. 找到致病基因（*APP*、*PSEN* 1 或 *PSEN* 2）突变的证据。

（2）可能的 AD 痴呆　有以下任一情况时，即可诊断。

① 非典型过程：符合很可能的 AD 痴呆核心临床标准中的第 a. 和 d. 条，但认知障碍突然发生，或病史不详，或认知进行性下降的客观证据不足。

② 满足 AD 痴呆的所有核心临床标准，但具有以下证据：a. 伴有与认知障碍发生或恶化相关的脑卒中史，或存在多发或广泛脑梗死，或存在严重的白质病变；b. 有其他疾病引起的痴呆特征，或痴呆症状可用其他疾病和原因解释。

2. AD 源性 MCI 的临床诊断标准

（1）符合 MCI 的临床表现　①患者主诉，或者知情者、医师发现的认知功能改变。②一个或多个认知领域受损的客观证据，尤其是记忆受损。③日常生活能力基本正常。④未达痴呆标准。

（2）符合 AD 病理生理过程　①排除血管性、创伤性、医源性引起的认知功能障碍。②有纵向随访发现认知功能持续下降的证据。③有与 AD 遗传因素相关的病史。

在临床研究中，AD 的诊断可同时参考上述的生物标志物。生物标志物的纳入，一方面可以提高 AD 痴呆和 AD 源性 MCI 诊断的可靠度，另一方面还有助于开展 pre-MCI 期的研究，此阶段者尚无临床症状，诊断主要依赖生物标志物。

七、治疗

AD 患者认知功能进行性减退，针对 AD 患者神经递质改变的药物治疗，以及其他非药物治疗和护理能够减轻病情和延缓发展。

有效的护理能延长患者的生命及改善患者的生活质量，并能防止压力性损伤、肺部感染等并发症，以及摔伤、外出迷路等意外的发生。

1. 非药物治疗

包括职业训练、认知康复治疗、音乐治疗等。

2. 药物治疗

(1) 改善认知功能 ①乙酰胆碱酯酶抑制剂（AChEI）：是目前用于改善轻中度 AD 患者认知功能的主要药物，AChEI 通过抑制突触间隙的乙酰胆碱酯酶从而减少由突触前神经元释放到突触间隙的乙酰胆碱的水解，进而增强对胆碱能受体的刺激。AChEI 代表性的药物有多奈哌齐、卡巴拉汀、加兰他敏、石杉碱甲等。②N-甲基-D-门冬氨酸（NMDA）受体拮抗剂：代表药物是美金刚。此类药物能够拮抗 NMDA 受体，具有调节谷氨酸活性的作用，用于中晚期 AD 患者的治疗。③临床上有时还使用脑代谢赋活剂如茴拉西坦和奥拉西坦等。

(2) 控制精神症状 很多患者在疾病的某一阶段出现精神症状，如幻觉、妄想、抑郁、焦虑、激越、睡眠紊乱等，可给予抗抑郁药物和抗精神病药物，前者常用选择性 5-HT 再摄取抑制剂，如氟西汀、帕罗西汀、西酞普兰、舍曲林等，后者常用不典型抗精神病药，如利培酮、奥氮平、喹硫平等。这些药物的使用原则是：①低剂量起始；②缓慢增量；③增量间隔时间稍长；④尽量使用最小有效剂量，短期使用；⑤治疗个体化；⑥注意药物间的相互作用。此外，有文献报道美金刚也可用于缓解中晚期 AD 患者的激越和攻击行为。

3. 支持治疗

重度患者自身生活能力严重减退，常导致营养不良、肺部感染、泌尿系感染、压力性损伤等并发症，应加强支持治疗和对症治疗。

目前还没有确定的能有效逆转疾病进程的药物，针对 AD 发病机制不同靶点，包括 Aβ 和 tau 异常聚集的药物开发尚处于试验阶段。

八、护理评估

(1) 健康史 了解有无长期毒物接触史；询问有无烟酒嗜好；了解患者文化水平，饮食习惯；了解患者情绪是否稳定，精神是否愉快，有无情绪行为改变、人格改变、主动性缺乏。有无记忆力、定向力、计算力、思维能力下降；评估患者既往身体状况如何，了解有无高血糖、高胆固醇、脑血管疾病及脑外伤病史；询问患者是否服药，用药情况及有无毒性作用；询问患者家族近亲中有无类似发作患者。

(2) 身体状况 观察患者有无记忆障碍、认知障碍、行为异常情况，询问患者日常生活情况，是否能自理。检查有无失语、失认、计算不能；了解有无情绪低落，出现幻觉、错觉、强迫症、易激惹、自伤、有暴力倾向等；检查患者姿势、平衡及全身协调情况；询问患者日常进食情况，了解有无饮水呛咳、吞咽困难等现象。

(3) 辅助检查 评估患者脑电图是否正常，脑脊液、影像学 CT 和 MRI 检查是否正常，了解血、尿常规及血生化等检查是否正常，神经心理学检查是否正常。

(4) 心理-社会状况 了解患者的精神状态，有无抑郁、焦躁不安等情绪及自卑、脾气暴躁、绝望心理，有无幻听、幻视、精神错乱、强迫症、易激惹、自伤、有暴力倾向等现象。

九、护理问题

（1）走失的危险　与空间定向力障碍有关。

（2）自伤及伤人的危险　与情感、行为障碍有关。

（3）自理能力缺陷　与记忆力、计算力降低或丧失有关。

（4）思维过程紊乱　与认知功能障碍有关。

（5）记忆力受损　与智能损害有关

（6）语言沟通障碍　与思维障碍有关。

（7）家庭运作异常　与角色紊乱，以及疾病进行性加重有关。

（8）知识缺乏　缺乏疾病、药物及护理等相关知识。

（9）潜在并发症（感染、压力性损伤、外伤）。

十、护理措施

（1）一般护理　①安全护理：入院后应及时全面评估患者的认知水平、日常生活能力、家庭环境及支持系统。做好跌倒/坠床、压力性损伤、走失、误吸等危险因素的评估。保证专业资源安全、舒适的居住环境，防止危险物品带入。②预防走失：能帮助患者准确、方便地识别方向，找到目标物的标记。提供安全的活动空间，住院时要求患者穿病号服，佩戴腕带，床头贴防走失标识。患者外出时最好有人陪同或随身携带手机，佩戴患者身份证、有姓名和家人联系电话的卡片，以助迷路后被人送回来。加强巡视病房，注意门禁系统的管理，班班重点交接，发现患者不在时及时与其取得联系做好家属的陪伴工作。③精神症状的护理：及时评估患者有无幻听、幻视、精神错乱、强迫症、易激惹、自伤、有暴力倾向等现象。专人24h看护，防自伤、伤人。遵医嘱按时准确服用抗抑郁药物和抗精神病药物，做好用药指导，密切观察药物不良反应。④言语康复训练：主动与患者交流，使用手势示意、交流板等，重复言语交流，鼓励患者大声朗读，多参与亲友的交谈。命名性失语主要为遗忘名称，护理时要患者反复说出名称，强化记忆。运动性失语主要为构音困难，要给患者示范口型，一字一句面对面地教。选择短的儿歌、诗词等，反复教患者读简短的句子、日常生活用物名等，让患者认读识字卡片、各种动物和水果卡片，利用数字卡片训练患者的计算能力。

（2）饮食护理　①合理安排膳食，尽量保持一日三餐定时、定量，安排与他人一起进食，保持平时的饮食习惯。②饮食种类：食物温度应适中，饮食以低盐、低脂肪、高蛋白、多维生素为主。多吃新鲜蔬菜、水果，不食辛辣刺激食物，禁烟酒、咖啡、浓茶等。③进食的安全护理：食物简单，最好切成小块，以软滑的食物为佳，避免导致窒息，允许患者用手拿食物，进食前协助将患者手洗干净。对吞咽困难者应缓慢进食，不可催促，对少数食欲亢进、暴饮暴食者，适当限制食量，进食时必须有人照看，以免呛入气管致窒息，并对患者家属进行预防患者误吸和误食的饮食安全指导。对进食障碍、饮水呛咳的患者，及时给予鼻饲饮食，防止经口进食致误吸、窒息、吸入性肺炎。将吞咽风险患者列入重点交接班。④给予营养支持，根据病情需要，遵医嘱给予静脉补充葡萄糖、电解质、脂肪乳等。评估营养状况，每周测量一次体重，了解患者吞咽困难的程度及每日进食情况，评估患者的营养状况有无改善。

（3）生活护理　①预防感染：保持病室空气清新，病室温度维持在 20～22℃，湿度 50%～60%，注意保暖，预防感冒，防止各种感染，特别是慢性肺部及尿路感染。对长期卧床的患者应加强翻身拍背，指导患者深呼吸和有效咳嗽，保持呼吸道通畅，指导并协助康复训练。保持口腔清洁卫生，必要时做口腔护理。②预防压力性损伤：加强皮肤护理，防止发生压力性损伤。保持床单位清洁、干燥、平整，常用物品放于靠近患者的地方，以利于随时使用。按时更换卧位，做好晨晚间护理等工作。③密切观察患者的病情动态：定期进行血压、血糖的监测，注意患者饮食、生活变化。④穿着护理时：把要穿的衣服按顺序排列，避免太多的纽扣，以拉链取代纽扣，以弹力裤腰取代腰带，起居有规律，保证充足的睡眠。

（4）用药护理　所有口服药必须由护士按时送服，不能放置在患者旁边。服药时必须看守患者服药，帮助其将药全部服下，以免遗忘或错服；除要监督患者把药服下，并要让患者张开嘴，检查是否已将药物咽下。中、重度痴呆患者服药后常不能诉说其不适，应细心观察服药后的反应，及时反馈给医师，以便及时调整给药方案。卧床、吞咽困难的患者，不易吞服药片，最好将药片分成小粒或碾碎后溶于水中服用，不能吞咽的需从胃管内注入药物。指导遵医嘱正确用药，讲解药物不良反应。至少每 3～6 个月随访 1 次，对治疗进行评估，以根据评估结果调整药物的剂量及治疗方案，确保疗效的有效性。

（5）康复护理　认知功能训练可延缓病情发展，对提高 AD 患者的认识、自理能力及生活质量起到关键作用（详见第二十章神经内科常见疾病康复护理，第四节）。

（6）心理护理　尊重患者，对其发生的精神症状、性格改变及行为异常给予理解、宽容、富于爱心，用诚恳的态度对待患者。耐心听取患者的诉说，多与患者交谈，当出现妄想症状时，勿与其争辩，暂表同意，并转移注意力，切忌伤害其感情及自尊心。观察言行变化，分析产生异常行为的原因后，有计划、有目的地与其交谈。鼓励患者培养兴趣与爱好，保持良好的心态。鼓励患者与家人和亲友多沟通交流，以减少其孤独感，同时患者家属应避免对患者的部分异常行为的误解与指责。针对个体情况进行针对性心理护理，如读书、看报、体育锻炼、集体活动。

十一、预后

AD 病程为 5～10 年，少数患者可存活 10 年或更长的时间，多死于肺部感染、泌尿系感染及压力性损伤等并发症。

第四节·路易体痴呆

路易体痴呆（DLB）是一种神经系统变性疾病，临床主要表现为波动性认知障碍、帕金森综合征和以视幻觉为突出表现的精神症状。20 世纪 80 年代前，路易体痴呆的病例报道并不多，直至后来细胞免疫组化方法的诞生使之检出率大幅度提高。目前认为 DLB 仅次于 AD，在神经变性病所致的痴呆中居第二位。

一、病因与发病机制

DLB 的病因和发病机制尚未明确。多为散发，偶有家族遗传性发病。DLB 典型的病理改变为路易小体，路易小体的主要成分是 α 突触核蛋白和泛素等，这些异常蛋白的沉积可能导致神经元功能紊乱和凋亡。

(1) α 突触核蛋白基因突变　α 突触核蛋白是一种由 140 个氨基酸组成的前突触核蛋白，以新皮质、海马、嗅球、纹状体和丘脑含量较高，基因在第 4 号染色体上。正常情况下 α 突触核蛋白二级结构为 α 螺旋。研究证明，α 突触核蛋白基因突变可导致蛋白折叠错误和排列混乱。纤维状呈凝团状态的 α 突触核蛋白积聚物，与其他蛋白质一起形成了某种包涵物，即通常所说的路易小体。α 突触核蛋白基因有 4 个外显子，如 209 位的鸟嘌呤变成了腺嘌呤，即导致氨基酸序列 53 位的丙氨酸被苏氨酸替代，破坏了蛋白的 α 螺旋，而易于形成 β 片层结构，后者参与了蛋白质的自身聚集并形成淀粉样结构。有学者采用转基因方法在果蝇表达野生型和突变型 α 突触核蛋白，可观察到发育至成年后，表达突变型基因的果蝇出现运动功能障碍，脑干多巴胺能神经元丢失，神经元内出现路易小体等。

(2) Parkin 基因突变　泛素-蛋白水解酶系统存在于真核细胞的内质网和细胞质内，主要包括泛素和蛋白水解酶两种物质，它们能高效、高选择性地降解细胞内受损伤的蛋白，避免异常蛋白的沉积，因此发挥重要的蛋白质质量控制作用。在此过程中，受损蛋白必须要和泛素结合才能被蛋白水解酶识别，该过程称为泛素化。泛素化需要多种酶的参与，其中有一种酶称为底物识别蛋白（Parkin 蛋白或 E3 酶），该酶由 Parkin 基因编码。如果 Parkin 基因突变导致底物识别蛋白功能损害或丧失，则上述变异的 α 突触核蛋白不能被泛素化降解而在细胞内聚集，最终引起细胞死亡。

二、病理

1912 年德国病理学家 Lewy 首先发现路易小体。这是一种见于神经元内圆形嗜酸性（HE 染色）的包涵体，它们弥漫分布于大脑皮层，并深入边缘系统（海马和杏仁核等）、黑质或脑干其他核团。20 世纪 80 年代通过细胞免疫染色方法发现路易小体内含有泛素蛋白，以后又使用抗 α 突触核蛋白抗体进行免疫标记，使诊断率进一步提高。皮层路易小体数目与患者症状的严重程度相关，视幻觉严重程度与颞叶后部皮质路易小体的数目相关。路易小体并非 DLB 所特有，帕金森病等神经退行性疾病也可出现。此外 DLB 神经元中或脑内可能还有以下非特异性变化：神经炎性斑、神经原纤维缠结、局部神经元丢失、微空泡变、突触消失、神经递质枯竭等，这些变化在帕金森病和 AD 也可见到，但分布和严重程度不一，因此可以鉴别。

三、临床表现

DLB 发病年龄在 50～85 岁，平均发病年龄是 75 岁，男女比例为 4：1。临床表现可归结为 3 个核心症状：波动性认知障碍、视幻觉和帕金森综合征。

(1) 波动性认知障碍　认知功能损害常表现为执行功能和视空间功能障碍，而近事记忆功能早期受损较轻。视空间功能障碍常表现得比较突出，患者很可能在一个熟悉的环境中迷路，比如在吃饭的间隙去洗手间出来后可能无法找到回自己餐桌的路。

相对于 AD 渐进性恶化的病程，DLB 的认知功能具有波动性。患者常出现突发而又短暂的认知障碍，可持续几分钟，几小时或几天，之后又戏剧般地恢复。比如一个患者在和别人正常对话，突然沉默不语，两眼发直，几小时后突然好转。患者本人对此可有特征性的主观描述"忽然什么都不知道了，如同坠入云里雾里"，在此期间患者认知功能、定向能力、语言能力、视空间能力、注意力和判断能力都有下降。DLB 患者这种认知功能的波动本质上是注意力和警觉程度的波动，患者及家属常常不会主动提供相应的病史，可询问家属是否存在间断性白天睡眠过多或发作性言语混乱等情况。

（2）视幻觉　50%～80%的患者在疾病早期就有视幻觉。视幻觉的内容活灵活现，可以是痛苦恐怖的印象，也可以是愉快的幻觉，以至患者乐意接受。早期患者可以分辨出幻觉和实物，比较常见的描述包括在屋子内走动的侏儒和宠物等。视幻觉常在夜间出现。听幻觉、嗅幻觉也可存在，出现听幻觉时患者可能拿着未连线的电话筒畅聊，或者拿着亲友的照片窃窃私语。后期患者无法辨别幻觉，对于旁人否定会表现得很激惹。

（3）帕金森综合征　主要包括运动迟缓、肌张力增高和静止性震颤，详细可参见第十一章第二节。与经典的帕金森病相比，DLB 患者的肌强直较运动缓慢和震颤更严重，且常为双侧对称性且症状较轻。

（4）其他症状　有睡眠障碍、对抗精神病类药物过度敏感、自主神经功能紊乱和性格改变等。快速动眼期睡眠行为障碍被认为是 DLB 最早出现的症状。患者在快速动眼期睡眠会出现肢体运动和梦呓。DLB 患者对抗精神病类药物极度敏感，这类药物会加重运动障碍、自主神经功能障碍和认知障碍，导致全身肌张力增高，重者可出现抗精神药物恶性综合征而危及生命。自主神经功能紊乱常见的有直立性低血压、性功能障碍、便秘、尿潴留、多汗、少汗、晕厥、眼干、口干等。自主神经紊乱可能由于脊髓侧角细胞损伤所致。性格改变常见的有攻击性增强、抑郁等。

四、辅助检查

（1）实验室检查　DLB 没有特异性的实验室检查方法，因此检查的目的是鉴别诊断。需要进行的检查有：血常规、甲状腺功能、维生素 B_{12} 水平、梅毒抗体、莱姆病抗体、HIV 抗体检查等。

（2）影像学检查　MRI 和 CT 可发现脑广泛萎缩但缺乏特征性表现，SPECT 和 PET 发现 DLB 患者枕叶皮质代谢率下降，纹状体多巴胺转运体摄取降低，有一定鉴别意义。此外有研究显示，DLB 患者常有间碘苄胍（MIBG）闪烁扫描提示心肌摄取率降低。

（3）神经心理学检查　认知功能障碍主要表现在视空间功能障碍，比如让患者画钟面，虽然钟面上的数字、时针、分针和秒针一应俱全，但是相互间关系完全是混乱的，数字可能集中在一侧钟面，而时针分针长短不成比例。又比如画一幢立体的小屋，虽然各个部件齐全，但是空间关系错误，患者完全不顾及透视关系（图 8-1）。

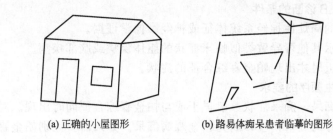

(a) 正确的小屋图形　　　　　(b) 路易体痴呆患者临摹的图形

图 8-1　路易体痴呆患者临摹的小屋

五、诊断

2005 年 McKeith 等对 DLB 诊断标准进行了修订，具体如下。

1. 诊断 DLB 必须具备的症状

（1）就总体病程而言认知功能进行性下降，以致明显影响社会或职业功能。

（2）认知功能以注意、执行功能和视空间功能损害最明显。

（3）疾病早期可以没有记忆损害，但随着病程发展，记忆障碍越来越明显。

2. 三个核心症状

如果同时具备以下三个特点之二则诊断为很可能的 DLB，如只具备一个，则诊断为可能的 DLB。

（1）波动性认知功能障碍，患者的注意和警觉性变化明显。

（2）反复发作的详细成形的视幻觉。

（3）自发的帕金森综合征症状。

3. 提示性症状

具备一个或一个以上的核心症状，同时还具备一个或一个以上的提示性症状，则诊断为很可能的 DLB；无核心症状，但具备一个或一个以上的提示性症状可诊断为可能的 DLB。

（1）REM 期睡眠障碍。

（2）对抗精神病类药物过度敏感。

（3）SPECT 或 PET 提示基底节多巴胺能活性降低。

4. 支持证据

DLB 患者经常出现，但是不具有诊断特异性的症状。

（1）反复跌倒、晕厥或短暂意识丧失。

（2）自主神经功能紊乱（如直立性低血压、尿失禁）。

（3）其他感官的幻觉、错觉。

（4）系统性妄想。

（5）抑郁。

（6）CT 或 MRI 提示颞叶结构完好。

（7）SPECT/PET 提示枕叶皮质的代谢率降低。

（8）间碘苄胍（MIBG）闪烁扫描提示心肌摄取率降低。

（9）肌电图提示慢波，颞叶出现短阵尖波。

5. 不支持 DLB 诊断的条件

（1）脑卒中的局灶性神经系统体征或神经影像学证据。

（2）检查提示其他可导致类似临床症状的躯体疾病或脑部疾病。

（3）痴呆严重时才出现帕金森综合征的症状。

6. 对症状发生顺序的要求

对于路易体痴呆，痴呆症状一般早于或与帕金森综合征同时出现。对于明确的帕金森病患者合并的痴呆，应诊断为帕金森病痴呆。如果需要区别帕金森病痴呆和DLB，则应参照"1年原则"，即帕金森症状出现后1年内发生痴呆，可考虑DLB，而1年后出现的痴呆应诊断为PDD。

六、治疗

目前尚无特异性治疗方法，用药主要是对症治疗。

对于改善认知，目前疗效比较肯定的是胆碱酯酶抑制剂，可作为首选药物，多奈哌齐对改善视幻觉有一定作用，卡巴拉汀对改善淡漠、焦虑、幻觉和错觉有效。同时，胆碱酯酶抑制剂对改善运动障碍也有一定效果。美金刚对于临床整体情况和行为障碍有轻度缓解作用。对于患者的REM期睡眠障碍可在睡前给予小剂量氯硝西泮。

由于DLB患者对抗精神病类药物极度敏感，因此当患者出现显著的精神症状时应首先考虑胆碱酯酶抑制剂和（或）减少帕金森病药物的用量。如确需使用抗精神病药物，可谨慎选用新型非典型抗精神病药物如奥氮平、利培酮、喹硫平等，需从极小剂量开始使用并密切观察不良反应。经典抗精神病药物如氟哌啶醇和硫利达嗪可用于AD，但禁忌用于DLB。选择性5-HT受体再摄取抑制剂对改善情绪有一定作用。

左旋多巴有可能加重视幻觉，当运动障碍影响日常生活能力时，可酌情从最小剂量、缓慢增量给药。多巴胺受体激动剂的治疗效果常不如左旋多巴明显。

七、护理评估

（1）健康史　了解有无烟酒嗜好；了解患者文化水平、饮食习惯；了解患者情绪是否稳定，精神是否愉快，有无情绪行为改变、性格改变、攻击性增强。有无运动迟缓、肌张力增高和静止性震颤；有无睡眠障碍、自主神经功能紊乱和波动性视空间功能障碍；评估患者既往身体状况如何，了解有无脑炎、脑血管疾病及脑外伤病史；询问患者是否服药，用药情况及有无毒性作用；询问患者家族近亲中有无类似发作患者。

（2）身体状况　参见本章第三节。

（3）辅助检查　评估患者MRI和CT可发现脑广泛萎缩但缺乏特征性表现，SPECT和PET发现DLB患者枕叶皮质代谢率下降，纹状体多巴胺转运体摄取降低，有一定鉴别意义。了解血常规、甲状腺功能、维生素B_{12}水平、梅毒抗体、莱姆病抗体、HIV抗体等检查是否正常。神经心理学检查是否正常。

（4）心理-社会状况　参见本章第三节。

八、护理问题

（1）走失的危险　与空间定向力障碍有关。

（2）躯体活动障碍　与静止性震颤、肌强直、随意运动异常有关。

（3）自理能力缺陷　与活动障碍、认知障碍有关。

（4）营养失调（低于机体需要量）　与吞咽困难、进食减少和肌强直、震颤所致机体消耗能量增加有关。

（5）排便异常（便秘）　与消化系统障碍或活动量减少有关。

（6）自尊低下　与流涎、震颤等身体形象改变和语言障碍、生活依赖他人有关。

（7）思维过程紊乱　与认知功能障碍有关。

（8）知识缺乏　缺乏疾病、药物及护理等相关知识。

（9）潜在并发症（感染、压力性损伤、外伤）。

九、护理措施

（1）一般护理　参见本章第三节一般护理的①～③。

（2）饮食护理　参见本章第三节。

（3）生活护理　①预防感染：见本章第三节。②预防压力性损伤：加强皮肤护理，出汗多或流涎时应及时给予抹洗，并更换衣物被服；保持床单位整洁、干燥、定时翻身、拍背，注意骨突处保护，预防压力性损伤。指导和鼓励患者做好自我护理，协助患者洗漱、进食、沐浴等并做好安全防护。对于出汗多、皮脂腺分泌亢进的患者，要指导其穿柔软、宽松的棉布衣服，防止发生压力性损伤。③病情观察：密切观察患者的病情动态，定期进行血压、血糖的监测，注意患者饮食、睡眠、排便情况。④便秘的护理：对于顽固性便秘者，应指导多食用含纤维素多的食物，多吃新鲜蔬果、多喝水，每天双手顺时针按摩腹部，促进肠蠕动；还可指导适量服用蜂蜜、麻油等帮助通便，必要时遵医嘱口服液状石蜡等缓泻剂，或给予开塞露塞肛等。⑤排尿护理：对于排尿困难的患者应评估患者有无尿潴留和尿路感染等症状，可指导患者精神放松，腹部按摩、热敷以刺激排尿，必要时给予导尿和留置尿管。⑥运动锻炼计划：与患者和家属共同制订切实可行的运动锻炼计划，告知患者运动锻炼的目的在于防止和推迟关节强直与肢体挛缩，有助于维持身体的灵活性，增加肺活量，防止便秘，保持并增强自我照顾能力。对于已出现某些功能障碍或起坐已感到困难的患者，要指导其有计划、有目的地锻炼，告知患者知难而退或家人包办只会加速其功能衰退；指导患者进行如鼓腮、伸舌、噘嘴、龇牙、吹吸等面肌功能训练，可以改善面部表情和吞咽困难，协调发音；对有幻觉、错觉、欣快、抑郁、精神错乱、意识模糊或智力障碍的患者应特别强调专人陪护。⑦穿着护理：参见本章第三节。

（4）用药护理　所有口服药必须由护士按时送服，不能放置在患者旁边。服药时必须看守患者服药，帮助其将药全部服下，以免遗忘或错服；除要监督患者把药服下，并要让患者张开嘴，检查是否已将药物咽下。卧床、吞咽困难的患者，不易吞服药片，最好将药片分成小粒或碾碎后溶于水中服用，不能吞咽的需从胃管内注入药物。指导遵医嘱正确用药，讲解药物不良反应、用药期间的注意事项，不可私自调整药物的剂量、频次。普拉克索片、复方左旋多巴服用后易导致直立性低血压可引起跌倒，用药后应卧床休息，预防跌倒/坠床。

（5）康复护理　①认知功能训练：起病初期患者认知功能损害常表现为执行功能和视空间功能障碍，而近事记忆功能早期受损较轻。视空间功能障碍常表现得比较突出，患者很可能在一个熟悉的环境中迷路，比如在吃饭的间隙去洗手间出来后可能无法找到回自己餐桌的路。要用较多的提示帮助患者认识的过程，在以后的训练过程中逐渐减少提示；保持原有爱好，培养新的爱好，定时看书、读报、听音乐及看电视，鼓励患者参与的过程也是记忆的过程；患者经常去的地方应有明显标志。②步行训练：鼓励患者积极参加家居活动和参加社交活动，坚持适当运动锻炼，如养花、下棋、散步、太极拳、体操等，注意保持身体和各关节的活动强度与最大活动范围。如患者感到从椅子上起立或坐下有困难，应每天做完一般运动后，反复多次练习起坐动作；起步困难者可以在患者脚前放置一个小的障碍物作为视觉提示，帮助起步，也可使用有明显节拍的音乐进行适当的听觉提示，练习走路；步行时要目视前方、不要目视地面，应集中注意力，以保持步行的幅度与速度；鼓励患者步行时两腿尽量保持一定距离，双臂要摆动，以增加平衡；转身时要以弧线形式前移，尽可能不要在原地转弯；提醒患者不可一边步行一边讲话，不可碎步急速移动、拖着脚走路、双脚紧贴地面站立或穿着拖鞋行走等，以免引起跌倒；护士或家人在协助患者行走时，不要强行拉着患者走，当患者感到脚粘在地上时，可告诉患者先向后退一步，再往前走，这样会比直接向前容易得多。当患者出现显著的运动障碍而卧床不起时，应帮助患者采取舒适体位，被动活动关节，按摩四肢肌肉，注意动作轻柔，勿造成患者疼痛和骨折。

（6）心理护理　参见本章第三节。

十、预后

本病预后不佳。寿命预期为 5～7 年，较 AD 短。患者最终死因常为营养不良、肺部感染、摔伤、压力性损伤等。

第五节·额颞叶痴呆

额颞叶变性（FTLD）是以进行性额叶和（或）颞叶萎缩为共同特征的一组疾病，其临床表现和病理学特征均具有明显的异质性。FTLD 是一个神经病理诊断，而额颞叶痴呆（FTD）则是与 FTLD 相关的一组临床综合征，通常包括两大类：以人格和行为改变为主要特征的行为异常型 FTD（bvFTD）和以语言功能隐匿性下降为主要特征的原发性进行性失语（PPA），后者又可以分为进行性非流利性失语（PNFA）和语义性痴呆（SD）。近年来有学者提出 PPA 的一种新的亚型，即少词型进行性失语（LPA），目前还需要更多的研究来明确其临床、病理和影像学特征。FTD 在早发性痴呆中约占第二位，在 45～65 岁人群中患病率为 15/10 万～22/10 万，与 AD 在这个年龄段的患病率相近。

一、病因与发病机制

FTD 的病因及发病机制尚不清楚。神经生化研究显示 FTD 患者额叶及颞叶皮层 5-羟色胺（5-HT）能递质减少，脑组织及脑脊液中多巴胺释放亦有下降，胆碱能系统通常无异常。但近年也有学者发现在不具有 Pick 小体的 FTD 患者的颞叶中，毒蕈碱样乙酰胆碱受体的数量明显减少。这种胆碱受体神经元损害比突触前胆碱能神经元受损更为严重，并且胆碱酯酶抑制剂治疗无效。

大约 40% 的 FTD 患者有遗传家族史，但只有 10%～30% 的家系表现出明确的常染色体显性遗传模式。目前有 5 个基因的突变与 FTD 发病明确相关，其中最常见的是微管相关蛋白 tau 基因（MAPT）、颗粒体蛋白基因（PGRN）和 9 号染色体第 72 开放阅读框基因（C9orf 72），这三个基因的突变与 80% 的常染色显性遗传的 FTD 家系相关。另两种少见的突变基因包括 VCP 和 CHMP 2B，主要导致 TDP 43 阳性的 FTD。

17 号染色体连锁伴帕金森病的 FTD（FTDP-17）是一种重要的家族性 FTD 亚型，由 tau 基因突变所致。tau 是微管组装和稳定的关键蛋白，对神经系统的发育起重要作用。在成人大脑中，tau 蛋白有 6 种异构体，其中 3 种有 3 个微管结合域，称为 3R-tau；另外 3 种异构体有 4 个微管结合域，称为 4R-tau。tau 蛋白基因的突变可以导致 tau 蛋白过度磷酸化，影响微管形成，促使微管崩解，并在神经元内形成不溶性沉积物，引起神经元损害。PGRN 蛋白是广泛表达的多功能生长因子，对个体发育、细胞周期进展、损伤修复和炎症都起重要作用，*PGRN* 基因突变可导致其功能下降或丧失。*C9orf 72* 基因的功能仍然不清，其内含子区域内 GGGGCC 六核苷酸重复序列超过 65 时可导致家族性 FTD 或 ALS。

二、病理

FTD 的共同病理特征是额颞叶变性（FTLD），在大体标本上的主要病理特征是脑萎缩，主要累及额叶和（或）颞叶，通常表现为双侧不对称性，多数患者左半球受累严重，杏仁核萎缩较海马明显，灰质和白质均可受累，侧脑室呈轻中度扩大。组织学可见萎缩脑叶皮质各层的神经元数目均明显减少，尤以二、三层最为显著，残存神经元多呈不同程度的变性和萎缩；皮质以及皮质下白质星形胶质细胞呈弥漫性增生伴海绵状改变。

按细胞内异常沉积蛋白的不同，FTLD 分为三种主要亚型。①FTLD-tau：占所有 FTLD 病例的 40%，又可以分为 3R-tau 和 4R-tau 两个亚组；3R-tau 见于 Pick 病，4R-tau 见于 FTDP-17，均属于 tau 蛋白病的范畴，tau 蛋白病还包括进行性核上性麻痹和皮质基底节变性综合征等。② FTLDTDP43：占所有 FTLD 病例的 50%，见于 FTD-MND、SD 和部分 bvFTD。③FTLD-非 tau/TDP43：占所有 FTLD 病例的 10%，指没有 tau 蛋白和 TDP43 包涵体的 FTLD。

三、临床表现

发病年龄在 45～70 岁，绝大部分患者在 65 岁以前发病，无明显性别差异。起病隐匿，进展缓慢。40% 的 bvFTD 患者有家族史，而 SD 患者的家族史罕见。临床上以明显的人格、行为改变和语言障碍为特征，可以合并帕金森综合征和运动神经元病表现。

（1）行为异常型FTD（bvFTD）　是最常见的FTD亚型。人格、情感和行为改变出现早且突出，并贯穿于疾病的全过程。患者常常表现为固执、易激惹或者情感淡漠，之后逐渐出现行为异常、举止不当、刻板行为、对外界漠然、无同情心以及冲动行为。部分患者可出现特征性的双侧颞叶切除综合征，表现为迟钝、淡漠；口部过度活动，把拿到手的任何东西都放入口中试探；易饥饿、过度饮食、肥胖等食性改变，性行为增加等。90%的患者部分或完全缺乏自知力，尤其是男性患者。随着病情进展，患者会出现认知障碍。与阿尔茨海默病的认知障碍不同，FTD患者的记忆障碍较轻，尤其是空间定向保存较好，但行为、判断和语言能力明显障碍。患者变得不能思考，言语减少，词汇贫乏，刻板语言和模仿语言，甚至缄默。晚期患者可以出现妄想以及感知觉障碍等精神症状，部分患者可以出现锥体系或锥体外系损害的表现。

（2）原发性进行性失语（PPA）　包括PNFA和SD两种类型。PNFA多在60岁缓慢起病，表现为语言表达障碍，对话能力下降，语言减少，找词困难，语音和语法错误。患者不愿意交谈，喜欢听而不喜欢说，最后变得缄默不语，阅读和写作困难，但理解力相对保留，日常生活能力保留，行为和性格改变极为罕见。SD以语义记忆损害出现最早，并且最严重，患者语言流利、语法正确，但是不能理解单词含义，找词困难，语言不能被他人理解，丧失物品常识，伴有不同程度面孔失认，命名性失语是特异性表现。晚期可出现行为异常，但视空间、注意力和记忆力相对保留。

四、辅助检查

（1）实验室检查　血、尿常规，血生化检查正常。目前尚缺乏敏感性和特异性俱佳的识别早期FTD的标志物，有研究提示FTD患者血清或CSF的tau/$A\beta_{42}$水平降低程度高于AD，FTD-MND患者脑脊液TDP-43含量可能增高，GRN基因突变的FTD患者血清或CSF的颗粒体蛋白前体水平降低。

（2）影像学检查　可见CT或者MRI有特征性的额叶和（或）前颞叶萎缩，脑回变窄、脑沟增宽，侧脑室额角扩大，额叶皮层和前颞极皮质变薄，而顶枕叶很少受累。上述改变可在疾病早期出现，多呈双侧不对称性。SPECT多表现为不对称性额、颞叶血流减少；PET多显示不对称性额、颞叶代谢减低，有利于本病的早期诊断。

（3）神经心理学检查　Addenbrook认知功能改良量表（ACE-R）有助于发现FTD患者，而MMSE的诊断敏感性差。神经精神量表、剑桥行为量表或额叶行为量表有助于评价行为异常。

五、诊断

由于FTD各个亚型的临床表现存在很大的异质性，因此国际上针对bvFTD和PPA分别制订了相应的诊断标准。此处重点介绍Rascovsky等于2011年修订的bvFTD临床诊断标准。

（1）患者有行为和（或）认知功能进行性恶化。

（2）必须存在以下行为/认知表现中的至少 3 项，且为持续性或重复发生。

① 早期脱抑制行为。

② 早期出现冷漠和（或）迟钝。

③ 早期出现同情/移情缺失。

④ 早期出现持续性/强迫性/刻板性行为。

⑤ 食欲亢进和饮食改变。

⑥ 神经心理学检查提示执行障碍合并相对较轻的记忆及视觉功能障碍。

（3）生活或社会功能受损。

（4）至少存在下列影像学表现中的 1 个。

① CT 或 MRI 显示额叶和（或）前颞叶萎缩。

② PET 或 SPECT 显示额叶和（或）前颞叶低灌注或低代谢。

（5）bvFTD 的排除标准如下。

① 临床表现更有可能由其他神经系统非退行性疾病或内科疾病引起。

② 行为异常无法用精神疾病解释。

③ 生物标志物强烈提示 AD 或其他神经退行性病变。

PPA 患者以语言功能障碍为主要临床表现，其诊断标准参考由 Gono-Tempini 等于 2011 年提出的诊断标准。

六、治疗

本病目前尚无有效治疗方法，主要以对症治疗为主。胆碱酯酶抑制剂和 NM-DA 受体拮抗剂通常无效。对于易激惹、好动、有攻击行为的患者可以给予选择性 5-HT 再摄取抑制剂和非典型抗精神病药物，同时需注意其锥体外系不良反应。如患者出现双侧颞叶切除综合征，应注意控制饮食。病程晚期主要是防止呼吸道、泌尿系统感染以及压力性损伤等。有条件者可以由经过培训的看护者给予适当的生活及行为指导和对症处理。

七、护理评估

（1）健康史　了解有无烟酒嗜好；了解患者文化水平、饮食习惯；了解患者情绪是否稳定，精神是否愉快，有无情绪行为改变、性格改变、攻击性增强。是否有固执、易激惹或者情感淡漠，之后逐渐出现行为异常、举止不当、刻板行为、对外界漠然、无同情心以及冲动行为。是否有迟钝、淡漠；口部过度活动，把拿到手的任何东西都放入口中试探；易饥饿、过度饮食、肥胖等食性改变，性行为增加等。评估患者是否出现语言表达障碍，对话能力下降，语言减少，找词困难，语音和语法错误。患者不愿意交谈，喜欢听而不喜欢说，最后变得缄默不语，阅读和写作困难；评估患者既往身体状况如何，了解有无脑炎、脑血管疾病及脑外伤病史；询问患者是否服药，用药情况及有无毒性作用；询问患者家族近亲中有无类似发作患者。

（2）身体状况　观察患者有无人格、行为异常改变和语言障碍情况，询问患者日常生活情况，是否能自理。身体有无其他不适。

（3）辅助检查 评估患者可见 CT 或者 MRI 有特征性的额叶和（或）前颞叶萎缩，脑回变窄、脑沟增宽，侧脑室额角扩大，额叶皮质和前颞极皮质变薄，而顶枕叶很少受累。上述改变可在疾病早期出现，多呈双侧不对称性。SPECT 多表现为不对称性额、颞叶血流减少；PET 多显示不对称性额、颞叶代谢减低，有利于本病的早期诊断。了解神经心理学检查和血生化、脑脊液检查是否正常。

（4）心理-社会状况 了解患者的精神状态，有无抑郁、焦躁不安等情绪及因为语言障碍而导致自卑、脾气暴躁、绝望心理，有无固执、易激惹或者情感淡漠。

八、护理问题

（1）自伤及伤人的危险 与情感、行为障碍有关。

（2）走失的危险 与晚期患者可以出现妄想以及感知觉障碍等精神症状有关。

（3）营养失调（高于机体需要量） 与易饥饿、过度饮食，热量增加有关。

（4）语言沟通障碍 与思维障碍有关。

（5）家庭运作异常 与角色紊乱，以及疾病进行性加重有关。

（6）知识缺乏 缺乏疾病、药物及护理等相关知识。

（7）潜在并发症（感染、压力性损伤）。

九、护理措施

（1）一般护理 ①预防走失的护理：参见本章第二节。②将呼叫器及日常用品（手纸、水杯、眼镜等）放在患者易拿易取处，方便使用。③精神症状的护理：参见本章第二节。

（2）饮食护理 合理安排膳食，尽量保持一日三餐定时、定量，安排与他人一起进食，保持平时的饮食习惯。食物温度应适中，饮食以低盐、低脂肪、高蛋白、多维生素为主。多吃新鲜蔬菜、水果，不食辛辣刺激食物，禁烟酒、咖啡、浓茶等。食物简单，最好切成小块，以软滑的食物为佳，避免导致窒息，进食时必须有人照看，不能让患者进食过多，患者感觉饥饿时给予少食多餐。

（3）生活护理 ①预防感染：参见本章第三节。②预防压力性损伤的护理：加强皮肤护理，保持床单位整洁、干燥，定时翻身、拍背，注意骨突处保护，预防压力性损伤。③病情观察。密切观察患者的病情动态，定期进行血压、血糖的监测，注意患者饮食、睡眠、排便情况及有无情绪低落、易激惹或情感淡漠，家属和医务人员要多关心患者，多与患者沟通交流。

（4）用药护理 所有口服药必须由护士按时送服，不能放置在患者旁边。服药时必须看守患者服药，帮助其将药全部服下，以免遗忘或错服；除要监督患者把药服下，并要让患者张开嘴，检查是否已将药物咽下。指导遵医嘱正确用药，讲解药物不良反应、用药期间的注意事项，不可私自调整药物的剂量、频次。

（5）康复护理 ①言语康复：主动与患者交流，使用手势示意、交流板等，重复言语交流，鼓励患者大声朗读，多参与亲友的交谈。命名性失语主要为遗忘名称，护理时要患者反复说出名称，强化记忆。运动性失语主要为构音困难，要给患者示范口型，一字一句面对面地教。选择短的儿歌、诗词等，反复教患者读简短的句子、日常生活用物名等，让患者认读识字卡片、各种动物和水果卡片，提高患者的言语能力。②认知训练：要用较多的提示帮助患者认识的过程，在以后的训练过程中逐渐减少提示；保持原有爱好，培养新的爱好，定时看书、读报、听音乐及看电视，鼓励患者参与的过程也是记忆的过程；患者经常去的地方应有明显标志。③鼓励患者积极参加家居活动和参加社交活动，坚持适当运动锻炼，如养花、下棋、散步、太极拳、体操等，注意保持身体和各关节的活动强度与最大活动范围。当患者出现显著的运动障碍而卧床不起时，应帮助患者采取舒适体位，被动活动关节，按摩四肢肌肉，注意动作轻柔，勿造成患者疼痛和骨折。

（6）心理护理　参见本章第二节。

十、预后

较差，病程 3～10 年，SD 患者存活期长于 PNFA 患者，多死于肺部感染、泌尿系感染及压力性损伤等并发症。

第六节·痴呆的鉴别诊断

不同类型的痴呆，临床表现各不相同。除认知功能缺损外，精神行为的异常也常常出现，且在多种痴呆综合征中各有侧重，了解这些疾病的精神症状可帮助鉴别诊断（表 8-2）。

阿尔茨海默病是老年期痴呆的最常见类型，在本章第三节中已有详述，在此仅简述与其他几类常见痴呆相比的特点。

（1）血管性痴呆（VaD）　包括缺血性或出血性脑血管病，或者是心脏和循环障碍引起的低血流灌注所致的各种临床痴呆，是痴呆的常见类型之一。AD 与 VaD 在临床表现上有不少类似之处，但病因、病理大相径庭，治疗和预后也不相同（表 8-3），VaD 常常相对突然起病（以天或周计），呈波动性进程，阶梯样发展，这在反复发生的皮质或皮质下损害的患者（多发梗死性痴呆）中常见。然而，需要注意的是，皮质下小血管性痴呆起病相对隐匿，发展进程较缓慢。反映执行功能和语言功能的神经心理学测验如 Stroop 色词测验、言语流畅性测验、数字符号转换测验、结构模仿、迷宫测验等有助于两者的鉴别。Hachinski 缺血评分量表 ≥7 分提示 VaD，≤4 分提示 AD，5 分或 6 分提示为混合性痴呆。这一评分标准简明易行，应用广泛，但缺点是未包含影像学指标。

表 8-2　各种神经精神症状及对应的痴呆综合征

神经精神症状	痴呆综合征	神经精神症状	痴呆综合征
抑郁	阿尔茨海默病		血管性痴呆,视觉中枢梗死
	帕金森病	谵妄	路易体痴呆
	血管性痴呆		阿尔茨海默病晚期
	皮质基底节变性		帕金森病,经多巴胺能药物治疗后
	路易体痴呆	情感淡漠	进行性核上性麻痹
幻觉	路易体痴呆		额颞叶痴呆
	帕金森病,经多巴胺能药物治疗后		路易体痴呆

神经精神症状	痴呆综合征	神经精神症状	痴呆综合征
失抑制 激越和(或)攻击	阿尔茨海默病 血管性痴呆 额颞叶痴呆 阿尔茨海默病	REM期睡眠行为障碍	路易体痴呆 额颞叶痴呆 路易体痴呆 帕金森病

表 8-3　阿尔茨海默病（AD）与血管性痴呆（VaD）的鉴别要点

项目	AD	VaD
性别	女性多见	男性多见
病程	进展性,持续进行性发展	波动性进展
自觉症状	少	常见头痛、眩晕、肢体麻木等
认知功能	全面性痴呆,人格损害	斑片状损害,人格相对保留
伴随症状	精神行为异常	局灶性神经系统症状体征
神经心理学检查	突出的早期情景记忆损害	情景记忆损害常不明显,执行功能受损常见
CT/MRI	脑萎缩	脑梗死灶或出血灶
PET/SPECT	颞、顶叶对称性血流低下	局限性、非对称性血流低下

（2）额颞叶痴呆（FTD）　FTD 的形态学特征是额极和颞极的萎缩。但疾病早期，这些改变并不明显，随着疾病的进展，MRI、SPECT 等检查才可见典型的局限性脑萎缩和代谢低下。FTD 认知功能受损的模式属于"额叶型"，在视空间短时记忆、词语的即刻、延迟、线索回忆和再认、内隐记忆、注意持续性测验中，FTD 患者的表现比 AD 患者要好，而 Wisconsin 卡片分类测验、Stroop 测验、连线测验 B 等执行功能检测中表现比 AD 患者差。此外，非认知症状，如社会意识和自知力缺乏、失抑制、人际交往失范、反社会行为、淡漠、意志缺失等，是鉴别 FTD 与 AD 的重要依据（表 8-4）。

表 8-4　额颞叶痴呆与阿尔茨海默病的鉴别要点

项目	FTD	AD
自知力丧失	常见,早期即出现	常见,疾病晚期出现
进食改变	食欲旺盛,酷爱碳水化合物类物质	厌食、体重减轻更多见
刻板行为	常见	罕见
言语减少	常见	疾病晚期出现
失抑制	常见	可有,但程度较轻
欣快	常见	罕见
情感淡漠	常见,严重	常见,不严重
自我忽视(自我照料能力差)	常见	较少,疾病晚期出现
记忆损害	疾病晚期才出现	早期出现,严重
执行功能障碍	早期出现,进行性加重	大部分患者晚期才出现
视空间能力	相对保留	早期受累
计算能力	相对保留	早期受累

（3）路易体痴呆（DLB）　DLB 患者与 AD 相比，回忆及再认功能均相对保留，而言语流畅性、视觉感知及执行功能等方面损害更为严重。在认知水平相当的

情况下，DLB 患者较 AD 患者功能损害更为严重，运动及神经精神障碍更重，生活自理能力更差。DLB 患者特征性的临床表现，即波动性认知障碍、帕金森综合征和反复出现的视幻觉有助于与 AD 的鉴别。

（4）帕金森病痴呆（PDD） PDD 指帕金森病患者的认知损害达到痴呆的程度。相对于其他认知领域的损害，PDD 患者的执行功能受损尤其严重。视空间功能缺陷也是常见的表现，其程度较 AD 重。PDD 患者的短时记忆、长时记忆能力均有下降，但严重度比 AD 轻。

PDD 与 DLB 在临床和病理表现上均有许多重叠。反复的视幻觉发作在两种疾病中均较常见。但帕金森病患者痴呆表现通常在运动症状出现后 10 年甚至更长时间以后方才出现。然而，除了症状出现顺序、起病年龄的不同以及对左旋多巴胺制剂反应的些微差别外，DLB 与 PDD 患者在认知损害领域、神经心理学表现、睡眠障碍、自主神经功能损害、帕金森病症状、神经阻滞剂高敏性以及对胆碱酯酶抑制剂的疗效等诸多方面均十分相似。因此有学者指出，将两者截然分开是不科学的。DLB 与 PDD 可能是广义路易体疾病谱中的不同表现。

（5）其他

① 正常颅压性脑积水：以进行性智能减退、共济失调步态和尿失禁三大主征为特点。部分老年期正常颅压性脑积水可与血管性痴呆混淆，但前者起病隐匿，亦无明确卒中史。正常颅压性脑积水是可治性痴呆的常见病因，除了病史问询和详细体检外，确定脑积水的类型还需结合 CT、MRI 等检查才能作出判断。

② 亨廷顿病（HD）：为常染色体显性遗传病，多于 35～40 岁发病。最初表现为全身不自主运动或手足徐动，伴有行为异常，如易激惹、淡漠、压抑等。数年后智力逐渐衰退。早期智力损害以记忆力、视空间功能障碍和语言欠流畅为主，后期发展为全面认知衰退，运用障碍尤其显著。根据典型的家族史、运动障碍和进行性痴呆，结合影像学检查手段，不难诊断。

③ 进行性核上性麻痹（PSP）：为神经变性疾病，目前病因仍不明确。皮质下结构中病理可见神经原纤维缠结、颗粒空泡变性、神经元丢失等。临床多为隐匿起病，表现为性格改变、情绪异常、步态不稳、视觉和语言障碍。主要特点为核上性眼肌麻痹、轴性肌强直、帕金森综合征、假性延髓性麻痹和痴呆。典型患者诊断不难，但在疾病早期和症状不典型的病例需与帕金森病、小脑疾病和基底节疾病相鉴别。

④ 感染、中毒、代谢性疾病：痴呆还可能是多种中枢神经系统感染性疾病如 HIV、神经梅毒、朊蛋白病、脑炎等的表现之一。维生素 B_{12} 缺乏、甲状腺功能减退、酒精中毒、一氧化碳中毒、重金属中毒等均可出现痴呆。

对于痴呆及其亚型的诊断，需综合临床、影像学检查、神经心理、实验室检查、病理学检查等多方面检查共同完成。

第七节 · 多系统萎缩

多系统萎缩（MSA）是一组成年期发病、散发性的神经系统变性疾病，临床表现为不同程度的自主神经功能障碍、对左旋多巴类药物反应不良的帕金森综合征、小脑性共济失调和锥体束征等症状。由于在起病时累及这三个系统的先后不同，所以造成的临床表现各不相同。但随着疾病的发展，最终出现这三个系统全部损害的病理和临床表现。国外流行病学调查显示 50 岁以上人群中 MSA 的年发病率约为 3/10 万，中国尚无完整的流行病学资料。

一、病因与发病机制

病因不清。目前认为 MSA 的发病机制可能有两条途径：一是原发性少突胶质细胞病变假说，即先出现以 α 突触核蛋白阳性包涵体为特征的少突胶质细胞变性，导致神经元髓鞘变性脱失，激活小胶质细胞，诱发氧化应激，进而导致神经元变性死亡；二是神经元本身 α 突触核蛋白异常聚集，造成神经元变性死亡。α 突触核蛋白异常聚集的原因尚未明确，可能与遗传易感性和环境因素有关。

MSA 患者很少有家族史，全基因组单核苷酸多态性关联分析显示，α 突触核蛋白基因（SNCA）rs11931074、rs3857059 和 rs3822086 位点多态性可增加 MSA 患病风险。其他候选基因包括：微管相关蛋白 tau 基因（MAPT）、Parkin 基因等。环境因素的作用尚不十分明确，有研究提示职业、生活习惯（如有机溶剂、塑料单体和添加剂暴露、重金属接触、从事农业工作）可能增加 MSA 发病风险，但这些危险因素尚未完全证实。

二、病理

MSA 的病理学标志是在神经胶质细胞胞浆内发现以 α 突触核蛋白为主要成分的嗜酸性包涵体，其他特征性病理改变还包括神经元丢失和胶质细胞增生。病变主要累及纹状体-黑质系统、橄榄-脑桥-小脑系统和脊髓的中间内、外侧细胞柱和 Onuf 核。MSA 包涵体的核心成分为 α 突触核蛋白，因此，MSA 和帕金森病、路易体痴呆一起被归为突触核蛋白病。

三、临床表现

成年期发病，50～60 岁多见，平均发病年龄为 54.2 岁（31～78 岁），男性发病率稍高，缓慢起病，逐渐进展。首发症状多为自主神经功能障碍、帕金森综合征和小脑性共济失调，少数患者也有以肌萎缩起病的。不论以何种神经系统的症状群起病，当疾病进一步进展都会出现两个或多个系统的神经症状群。既往 MSA 包括 Shy-Drager 综合征（SDS）、纹状体黑质变性（SND）和橄榄体脑桥小脑萎缩（OPCA）。目前 MSA 主要分为两种临床亚型，其中以帕金森综合征为突出表现的临床亚型称为 MSA-P 型，以小脑性共济失调为突出表现者称为 MSA-C 型。

（1）自主神经功能障碍 往往是首发症状，也是最常见的症状之一。常见的临床表现有：尿失禁、尿频、尿急和尿潴留、男性勃起功能障碍、直立性低血压、吞咽困难、瞳孔大小不等和霍纳综合征、哮喘、呼吸暂停和呼吸困难，严重时需气管切开。斑纹和手凉是自主神经功能障碍所致，有特征性。男性最早出现的症状是勃起功能障碍，女性为尿失禁。

（2）帕金森综合征 是 MSA-P 亚型的突出症状，也是其他亚型的常见症状之一。MSA 帕金森综合征的特点主要表现为运动迟缓，肌强直和震颤，双侧同时受累，但可轻重不同。抗胆碱能药物可缓解部分症状，多数对左旋多巴治疗反应不佳，1/3 患者有效，但维持时间不长，且易出现异动症等不良反应。

（3）小脑性共济失调　是 MSA-C 亚型的突出症状，也是其他 MSA 亚型的常见症状之一。临床表现为进行性步态和肢体共济失调，从下肢开始，以下肢的表现为突出，并有明显的构音障碍和眼球震颤等小脑性共济失调。检查可发现下肢受累较重的小脑损害体征。当合并皮质脊髓束和锥体外系症状时常掩盖小脑体征的发现。

（4）其他

① 20％的患者出现轻度认知功能损害。

② 常见吞咽困难、发音障碍等症状。

③ 睡眠障碍，包括睡眠呼吸暂停、睡眠异常和 REM 睡眠行为异常等。

④ 其他锥体外系症状：肌张力障碍、腭阵挛和肌阵挛皆可见，手和面部刺激敏感的肌阵挛是 MSA 的特征性表现。

⑤ 部分患者出现肌肉萎缩，后期出现肌张力增高、腱反射亢进和巴宾斯基征，有时出现视神经萎缩，少数有眼肌麻痹、眼球向上或向下凝视麻痹。

四、辅助检查

（1）直立倾斜试验　测量平卧位和直立位的血压和心率，站立 3min 内血压较平卧时下降≥30/15mmHg，且心率无明显变化者为阳性（直立性低血压）。

（2）膀胱功能评价　有助于早期发现神经源性膀胱功能障碍。尿动力学实验可发现逼尿肌反射兴奋性升高，尿道括约肌功能减退，疾病后期出现残余尿增加。膀胱 B 超有助于膀胱排空障碍的诊断。

（3）肛门括约肌肌电图　往往出现失神经改变，此项检查正常有助于排除 MSA。

（4）^{123}I-间碘苄胍（^{123}I-MIBG）心肌显像　此检查有助于区分自主神经功能障碍是交感神经节前或节后病变。帕金森病患者心肌摄取^{123}I-MIBG 能力降低，而 MSA 患者交感神经节后纤维相对完整，无此改变。

（5）影像学检查　MRI 发现壳核、脑桥、小脑中脚和小脑等有明显萎缩，第四脑室、脑桥小脑脚池扩大。高场强（1.5T 以上）MRI T_2 相可见壳核背外侧缘条带状弧形高信号、脑桥基底部"十字征"和小脑中脚高信号。^{18}F-脱氧葡萄糖 PET 显示纹状体或脑干代谢减低。

五、诊断

根据成年期缓慢起病、无家族史、临床表现为逐渐进展的自主神经功能障碍、帕金森综合征和小脑性共济失调等症状及体征，应考虑本病。临床诊断可参照 2008 年修订的 Gilman 诊断标准。

1. 很可能的 MSA

成年起病（>30 岁）、散发、进行性发展，同时具有以下表现：

（1）自主神经功能障碍　尿失禁伴男性勃起功能障碍，或直立性低血压（站立3min 内血压较平卧时下降≥30/15mmHg）。

（2）下列两项之一　①对左旋多巴类药物反应不良的帕金森综合征：表现运动迟缓，伴强直、震颤或姿势反射障碍。②小脑功能障碍：步态共济失调，伴小脑性构音障碍、肢体共济失调或小脑性眼动障碍。

2. 可能的 MSA

成年起病（＞30 岁）、散发、进行性发展，同时具有以下表现：

（1）下列两项之一　①帕金森综合征：运动迟缓，伴强直、震颤或姿势反射障碍。②小脑功能障碍：步态共济失调，伴小脑性构音障碍、肢体共济失调或小脑性眼动障碍。

（2）至少有 1 项提示自主神经功能障碍的表现　无其他原因解释的尿急、尿频或膀胱排空障碍，男性勃起功能障碍，或直立性低血压（但未达很可能 MSA 标准）。

（3）至少有 1 项下列表现

① 可能的 MSA-P 或 MSA-C：a. 巴宾斯基征阳性，伴腱反射活跃；b. 喘鸣。

② 可能的 MSA-P：a. 进展迅速的帕金森综合征；b. 对左旋多巴类药物反应不良；c. 运动症状之后 3 年内出现姿势反射障碍；d. 步态共济失调、小脑性构音障碍、肢体共济失调或小脑性眼动障碍；e. 运动症状之后 5 年内出现吞咽困难；f. MRI 显示壳核、小脑脑桥脚、脑桥或小脑萎缩；g. FDG-PET 显示壳核、脑干或小脑低代谢。

③ 可能的 MSA-C：a. 帕金森综合征（运动迟缓和强直）；b. MRI 显示壳核、小脑脑桥脚、脑桥萎缩；c. FDG-PET 显示壳核低代谢；d. SPECT 或 PET 显示黑质纹状体突触前多巴胺能纤维失神经改变。

3. MSA 的支持点和不支持点

见表 8-5。

表 8-5　MSA 诊断的支持点和不支持点

支持点	不支持点
口面部肌张力障碍	经典的搓丸样静止性震颤
不对称的颈项前屈	临床符合周围神经病
脊柱严重前屈和(或)侧屈	非药物所致的幻觉
手足挛缩	75 岁以后发病
叹气样呼吸	有共济失调或帕金森综合征家族史
严重的发音障碍	符合 DSM-Ⅳ痴呆诊断标准
严重的构音障碍	提示多发性硬化的白质损害
新发或加重的打鼾	
手足冰冷	
强哭强笑	
肌阵挛样姿势性或动作性震颤	

六、治疗

目前尚无特异性治疗方法，主要是针对自主神经障碍和帕金森综合征进行对症治疗。

（1）直立性低血压　首选非药物治疗，如医用弹力袜、高盐饮食、夜间抬高床头等。无效可选用药物治疗。①醋酸氟氢可的松医用是自主神经功能障碍导致的慢性直立性低血压的首选药物。可口服，0.1～0.6mg/d，需注意水肿、补钾和卧位高血压。②血管 α 受体激动剂盐酸米多君，能迅速升高血压（30～60min），2.5mg，每日 2～3 次，最大剂量是 40mg/d，忌睡前服用以免卧位高血压，将床头抬高 30°～45°有助于预防卧位高血压。③另外有麻黄碱、非甾体抗炎药如吲哚美辛等，不推荐用于 MSA 患者的直立性低血压的常规治疗。

（2）排尿功能障碍　曲司氯铵（20mg，每日 2 次）、奥昔布宁（2.5～5mg，每日 2～3 次）、托特罗定（2mg，每日 2 次）能改善早期出现的逼尿肌痉挛症状。

（3）帕金森综合征　对疑似 MSA 的患者，左旋多巴的最大作用是与原发帕金森病鉴别，仅有少数 MSA 患者左旋多巴治疗有效，但疗效并不持久，多巴胺受体激动剂和金刚烷胺亦无显著疗效；帕罗西汀可能有助于改善患者的运动功能；双侧丘脑基底核高频刺激对少数 MSA-P 亚型患者可能有效。

七、护理评估

（1）健康史　了解患者有无烟酒嗜好；了解患者文化水平、饮食习惯；了解患者情绪是否稳定，精神是否愉快，有无运动迟缓、肌张力增高和静止性震颤；有无睡眠障碍、自主神经功能障碍和进行性步态和肢体共济失调；评估患者既往身体状况如何，了解有无脑炎、脑血管疾病及脑外伤病史；询问患者是否服药，用药情况及有无毒副反应；询问患者家族近亲中有无类似发作患者。

（2）身体状况　观察患者有无自主神经功能障碍如尿失禁、尿潴留、男性勃起功能障碍、直立性低血压、吞咽困难、瞳孔大小不等和霍纳综合征；是否有运动迟缓、肌张力增高和静止性震颤；询问患者日常生活情况，是否能自理。观察患者神志、瞳孔及生命体征情况，分别测量站立位、坐位、平卧位三位血压；询问患者日常生活情况，检查肌力、肌张力变化；检查患者姿势、平衡及全身协调情况；询问患者日常进食情况，了解有无饮水呛咳、吞咽困难等现象。

（3）辅助检查　评估患者 MRI 发现壳核、脑桥、小脑中脚和小脑等有明显萎缩，第四脑室、脑桥小脑脚池扩大。高场强（1.5T 以上）MRI T_2 相可见壳核背外侧缘条带状弧形高信号、脑桥基底部"十字征"和小脑中脚高信号。[18]F-脱氧葡萄糖 PET 显示纹状体或脑干代谢减低；直立倾斜试验是否阳性；膀胱功能评价有助于早期发现神经源性膀胱功能障碍。

（4）心理-社会状况　了解患者的精神状态，有无抑郁、焦躁不安等情绪及自卑、脾气暴躁、绝望心理，有无幻听、幻视、精神错乱、多虑等现象。

八、护理问题

（1）躯体活动障碍　与静止性震颤、肌强直、随意运动异常有关。

（2）语言沟通障碍　与咽喉部、面部肌肉强直有关。

（3）知识缺乏　缺乏对疾病的相关认识和对所用药物的治疗知识。

（4）自尊低下　与流涎、震颤等身体形象改变和语言障碍、生活依赖他人有关。

(5) 营养失调（低于机体需要量）　与吞咽困难、进食减少和肌强直、震颤所致机体消耗能量增加有关。

(6) 排尿异常（尿失禁、尿潴留）　与自主神经功能障碍有关。

(7) 排便异常（便秘）　与消化系统障碍或活动量减少有关。

(8) 潜在并发症（外伤、压力性损伤、感染）。

九、护理措施

(1) 一般护理　①安全护理：入院后应及时全面评估患者的病情、日常生活能力、家庭环境及支持系统。做好跌倒/坠床、压力性损伤、误吸等危险因素的评估。②对于下肢行动不便、起坐困难者，应配备高位坐厕、坚固且带有扶手的高脚椅、床铺护栏、卫生间和走道扶手等必要的辅助设施；传呼器置于患者床边；提供无需系鞋带的鞋子，便于穿脱的衣服、粗柄牙刷等；生活日用品放在患者伸手可及处，以方便患者使用。③直立性低血压的护理：遵医嘱按时监测坐立卧位血压，发现异常及时报告医师。嘱患者改变体位时动作要缓慢，夜间抬高床头 30°～45°，穿弹力袜，高盐饮食；遵医嘱按时服用药物，密切观察药物的作用和不良反应。

(2) 饮食护理　①告知患者及家属导致营养低下的原因、饮食治疗的原则与目的，指导合理选择饮食和正确进食。②饮食的种类：予以高热量、高维生素、高纤维素、低盐、低脂、低胆固醇、适量优质蛋白的清淡易消化饮食，避免刺激性食物，并戒烟、酒、槟榔等，主食以五谷类为主，多选粗粮，多食新鲜蔬菜、水果，多喝水。③进食的安全护理：进食或饮水时，应注意抬高床头，保持坐位或半坐位；注意力集中，并给予患者充足的时间和安静的进食环境，不催促、打扰患者进食；对于流涎过多的患者可使用吸管吸食流质；对于咀嚼和吞咽功能障碍者应选用稀粥、面片、蒸蛋等精细制作的小块食物或黏稠不易反流的食物，并指导患者少量分次吞咽，避免吃坚硬、滑溜的食物，如果冻；对于进食困难、饮水反呛的患者要及时插胃管给予鼻饲，防止经口进食引起误吸、窒息或吸入性肺炎。④给予营养支持：根据病情需要，遵医嘱给予静脉补充葡萄糖、电解质、脂肪乳等。评估营养状况，每周测量一次体重，了解患者吞咽困难的程度及每日进食情况，评估患者的营养状况有无改善。

(3) 生活护理　预防感染、预防压力性损伤的护理、病情观察、便秘的护理、排尿的护理、运动锻炼计划，见本章第三节的生活护理。

睡眠障碍的护理：评估患者每日睡眠情况及精神状况，有异常报告医师并遵医嘱使用药物，观察药物的疗效及不良反应。保持病室环境安静、舒适，限制探视，给患者创造良好的睡眠环境。亲人陪伴，让患者保持愉悦的心情有利于睡眠。

(4) 用药护理　见本章第三节。可制作表格提醒患者按时、准确地服药。

(5) 康复护理　鼓励患者积极参加家居活动和参加社交活动，坚持适当运动锻炼，如养花、下棋、散步、太极拳、体操等，注意保持身体和各关节的活动强度与最大活动范围。如患者感到从椅子上起立或坐下有困难，应每天做完一般运动后，反复多次练习起坐动作；起步困难者可以在患者脚前放置一个小的障碍物作为视觉提示，帮助起步，也可使用有明显节拍的音乐进行适当的听觉提示，练习走路；步行时要目视前方，不要目视地面，应集中注意力，以保持步行的幅度与速度；鼓励患者步行时两腿尽量保持一定距离，双臂要摆动，以增加平衡；转身时要以弧线形式前移，尽可能不要在原地转弯；提醒患者不可一边步行一边讲话，不可碎步急速移动、拖着脚走路、双脚紧贴地面站立或穿着拖鞋行走等，以免引起跌倒；护士或家人在协助患者行走时，不要强行拉着患者走，当患者感到脚粘在地上时，可告诉患者先向后退一步，再往前走，这样会比直接向前容易得多。当患者出现显著的运动障碍而卧床不起时，应帮助患者采取舒适体位，被动活动关节，按摩四肢肌肉，注意动作轻柔，勿造成患者疼痛和骨折。做好神经源性膀胱功能的训练。

（6）心理护理　参见本章第三节。

十、预后

诊断为 MSA 的患者多数预后不良。从首发症状进展到运动障碍（锥体系、锥体外系和小脑性运动障碍）和自主神经系统功能障碍的平均时间为 2 年（1～10 年）；从发病到需要协助行走、轮椅、卧床不起和死亡的平均间隔时间各自为 3 年、5 年、8 年和 9 年。研究显示，MSA 对自主神经系统的损害越重，对黑质纹状体系统的损害越轻，患者的预后越差。

第九章

中枢神经系统感染性疾病的护理

第一节·概述

病原微生物侵犯中枢神经系统（CNS）的实质、被膜及血管等引起的急性或慢性炎症性疾病，少数疾病在病理上表现为非炎性改变。这些病原微生物包括病毒、细菌、真菌、螺旋体、寄生虫、立克次体和朊蛋白等。

病原微生物主要通过三种途径进入 CNS。

① 血行感染：病原体通过昆虫叮咬、动物咬伤损伤皮肤黏膜后进入血液或通过使用不洁注射器、输血等途径直接血液，面部感染时病原体也可经静脉逆行入颅，或孕妇感染的病原体经胎盘传给胎儿。

② 直接感染：病原体通过穿透性外伤或邻近结构的感染向颅内蔓延。

③ 逆行感染：嗜神经病毒如单纯疱疹病毒、狂犬病毒等首先感染皮肤、呼吸道或胃肠道黏膜，经神经末梢进入神经干，然后逆行进入颅内。

根据感染部位，中枢神经系统感染可分为 3 种。①脑炎、脊髓炎或脑脊髓炎：主要侵犯脑和（或）脊髓实质。②脑膜炎、脊膜炎或脑脊膜炎：主要侵犯脑和（或）脊髓被膜。③脑膜脑炎：脑实质与脑膜均受累。

第二节·病毒感染性疾病——单纯疱疹病毒性脑炎

中枢神经系统病毒感染是指病毒进入神经系统及相关组织引起的炎性或非炎性改变。依据发病缓急及病情进展速度可分为急性病毒感染和慢性病毒感染。根据病原学中病毒核酸的特点分为 DNA 病毒感染和 RNA 病毒感染两大类。能够引起人类神经系统感染的病毒很多，具有代表性的有：DNA 病毒中的单纯疱疹病毒、水痘-带状疱疹病毒和巨细胞病毒等；RNA 病毒中的脊髓灰质炎病毒、柯萨奇病毒等。

（一）病因及病理

单纯疱疹病毒（HSV）是一种嗜神经性 DNA 病毒，有两种血清型，即 HSV-1 和 HSV-2，患者和健康携带者是主要传染源，HSV-1 主要通过密切接触或飞沫传播，HSV-2 主要通过性接触或母婴传播。

病理改变主要是脑组织水肿、软化、出血、坏死，双侧大脑半球均可弥漫性受累，常呈不对称分布，以颞叶内侧、边缘系统和额叶眶面最为明显，亦可累及枕叶，其中脑实质中出血性坏死是一重要病理特征。镜下血管周围有大量淋巴细胞浸润形成袖套状，小胶质细胞增生，神经细胞弥漫性变性坏死。神经细胞和胶质细胞核内可见嗜酸性包涵体，包涵体内含有疱疹病毒的颗粒和抗原，是其最有特征性的病理改变。

（二）临床表现

（1）任何年龄均可患病，约 2/3 的病例发生于 40 岁以上的成人。原发感染的潜伏期为 2～21 天，平均 6 天，前驱期可有发热、全身不适、头痛、肌痛、嗜睡、腹痛和腹泻等症状。多急性起病，约 1/4 患者有口唇疱疹史，病后体温可高达 38.4～40.0℃。病程为数日至 1～2 个月。

（2）临床常见症状包括头痛、呕吐、轻微的意识和人格改变、记忆丧失、轻偏瘫、偏盲、失语、共济失调、多动（震颤、舞蹈样动作、肌阵挛）、脑膜刺激征等。约 1/3 的患者出现全身性或部分性癫痫发作。部分患者可因精神行为异常为首发或唯一症状而就诊于精神科，表现为注意力涣散、反应迟钝、言语减少、情感淡漠、表情呆滞、呆坐或卧床、行动懒散，甚至不能自理生活；或表现木僵、缄默；或有动作增多、行为奇特及冲动行为等。

（三）辅助检查

（1）血常规　可见白细胞计数轻度增高。

（2）脑电图检查　表现为弥漫性高波幅慢波，以单侧或双侧颞、额区异常更明显。

（3）影像学检查　CT：局灶性低密度区，散布点状高密度（颞叶常见）。MRI：T_1 加权像上为低信号，T_2 加权像上为高信号。

（4）脑脊液检查

① 常规检查：压力正常或轻度增高，有核细胞数增多，淋巴细胞为主，可有红细胞数增多，蛋白质轻中度增高，糖、氯化物正常。

② 病原学检查：检测 HSV 特异性 IgG 和 IgM 抗体，检测脑脊液中 HSV DNA。

（四）诊断要点

（1）有口唇或生殖道疱疹史，或此次发病有皮肤、黏膜疱疹。

（2）起病急，病情重，临床表现有上呼吸道感染前驱症状或发热、咳嗽等。

（3）脑实质损害的表现，如意识障碍、精神症状、癫痫和肢体瘫痪等。

（4）脑脊液常规检查符合病毒感染特点。

（5）脑电图提示有局灶性慢波及癫痫样放电。

（6）影像学（CT、MRI）显示额、颞叶软化病灶。

（7）双份血清和脑脊液抗体检查有显著变化趋势。

（8）病毒学检查阳性。

通常有前 5 项改变即可诊断，后 3 项 1 项异常更支持诊断。

（五）治疗措施与预后

（1）抗病毒药物治疗　阿昔洛韦是治疗 HSV 的首选药物，阿昔洛韦为一种鸟嘌呤衍生物，能抑制病毒 DNA 的合成，是广谱抗病毒药物。

（2）肾上腺皮质激素　对应用肾上腺皮质激素治疗本病尚有争议，但肾上腺皮质激素能控制 HSE 炎症反应和减轻水肿，对病情危重、头颅 CT 见出血性坏死灶以及脑脊液白细胞和红细胞明显增多者可酌情使用。

（3）对症支持治疗　对重症及昏迷的患者至关重要，注意维持营养及水、电解质的平衡，保持呼吸道通畅。高热者给予物理降温，抗惊厥；颅内压增高者及时给予脱水降颅压治疗。并需加强护理，预防压力性损伤及呼吸道感染等并发症。恢复期可进行康复治疗。

（4）预后　取决于疾病的严重程度和治疗是否及时。本病未经抗病毒治疗、治疗不及时或不充分，以及病情严重者，预后不良，病死率可达 60%～80%，发病数日内及时给予足量的抗病毒药物治疗或病情较轻者，多数患者可治愈。但约 10% 患者可遗留不同程度的认知障碍、癫痫、瘫痪等后遗症。

（六）护理评估

（1）健康史　了解是否有呼吸道感染、消化道感染史。

（2）身体状况　观察患者精神状态，有无头痛、呕吐、惊厥、脑膜刺激征等。

（3）辅助检查　评估患者影像学检查中头颅 CT 和 MRI 检查是否显示颞叶局灶性出血性脑软化灶。了解实验室检查结果（如血常规、脑脊液检查等）。

（4）心理-社会状况　了解患者的精神状态，有无抑郁、焦躁不安等情绪及自卑、脾气暴躁、绝望心理，有无幻听、幻视、精神错乱、多虑等现象。

（七）护理问题

（1）体温过高　与病毒感染有关。

（2）躯体活动障碍　与意识状态有关。

（3）营养失调（低于机体需要量）　与摄入不足有关。

（4）有受伤的危险。

（八）护理措施

（1）一般护理　急性期患者应卧床休息，可适当抬高床头 30°～45°，即半卧位，有明显颅高压的患者，应抬高床头 10°～15°，以减轻脑水肿、改善头部血液供应，有瘫痪的患者每种体位不能超过 2h，应及时更换体位，应将瘫痪肢体保持良好姿势，有精神症状的患者起居活动时应随时有人在旁看护，协助完成日常生活照顾。

（2）饮食护理　给予高蛋白、高热量、高维生素、易消化的饮食，多饮水，保证机体对能量的需求，轻者给予流食或半流食，要少量多次，以减少呕吐，昏迷患者或吞咽困难者，应给予静脉输液或鼻饲补充营养和热量。

（3）心理护理　护士应主动向患者家属介绍疾病的相关知识，特别对有精神症状的患者家属，以期获得更多的社会支持，定时探视患者，态度和蔼，言语亲切，对木僵患者多给予鼓励，避免言语的不良刺激，加重木僵状态，不在患者面前谈论其他不利于疾病的事情。

（4）用药护理 护士应掌握常用抗病毒药物的作用及不良反应，以便针对性地进行健康教育指导。多选静脉应用阿昔洛韦抗病毒，阿昔洛韦磷酸盐通过抑制病毒DNA聚合酶从而阻止病毒DNA合成。因本药呈碱性，与其他药物混合容易引起pH值的改变，加药时应尽量避免其配伍禁忌，注意用药前的临时配药。不良反应有变态反应、恶心、呕吐、腹痛、下肢抽搐、舌及手足麻木感；血液尿素氮、血清肌酐值升高，肝功能异常等；一般在减量或终止给药后缓解。

（5）康复护理

① 肢体功能训练：保持肢体功能位，按摩肢体，防止肌萎缩，协助患者进行屈、伸、旋转练习，活动时间逐渐延长，活动量逐渐增加，强调锻炼时注意安全，树立患者信心。

② 语言训练：与家属共同用制订语言训练计划，鼓励患者用手势、点头、摇头来表达自己的需要和情感。

第三节·细菌感染性疾病——化脓性脑膜炎

由于各种细菌侵害神经系统所致的炎症性疾病称为神经系统细菌感染。在各种神经系统感染性疾病中，细菌感染较常见。细菌可侵犯中枢神经系统软脑膜、脑实质、脊髓，或感染其他邻近组织如静脉窦、周围神经等。

化脓性脑膜炎由化脓性细菌感染所致的脑脊髓膜炎症，是中枢神经系统常见的化脓性感染。化脓性脑膜炎常合并化脓性脑炎或脑脓肿，为一种极为严重的颅内感染性疾病。化脓性脑膜炎的病死率和病残率较高。好发于婴幼儿、儿童和老年人。

（一）病因及病理

化脓性脑膜炎最常见的致病菌为肺炎球菌、脑膜炎双球菌及流感嗜血杆菌B型，其次为金黄色葡萄球菌、链球菌、大肠埃希菌、变形杆菌、厌氧杆菌、沙门菌及铜绿假单胞菌等。

（1）软脑膜及大脑浅表血管扩张充血，蛛网膜下隙大量脓性渗出物覆盖脑表面，并沉积于脑沟及脑基底池。

（2）脓性渗出物阻塞蛛网膜颗粒或脑池，影响脑脊液的吸收和循环时，引起交通性或梗阻性脑积水。

（3）镜下可见蛛网膜下隙大量多形核粒细胞及纤维蛋白渗出物，革兰染色后细胞内外均可找到病原菌。

（二）临床表现

（1）多呈暴发性或急性起病。

（2）感染症状 发热、寒战或上呼吸道感染症状等。

（3）脑膜刺激征 颈项强直、凯尔尼格征和布鲁津斯基征阳性。

（4）颅内压增高 剧烈头痛、呕吐、意识障碍等。

（5）脑实质损害症状　癫痫、偏瘫。

（三）诊断要点

根据急性起病的发热、头痛、呕吐，查体有脑膜刺激征，脑脊液压力升高、白细胞明显升高，即应考虑本病。确诊须有病原学证据，包括脑脊液细菌涂片检出病原菌、血细菌培养阳性等。

（四）治疗措施与预后

1. 抗菌治疗

应掌握的原则是及早使用抗生素，通常在确定病原菌之前使用广谱抗生素，若明确病原菌则应选用敏感的抗生素。

（1）未确定病原菌　第三代头孢菌素的头孢曲松或头孢噻肟常作为化脓性脑膜炎首选用药，对脑膜炎双球菌、肺炎球菌、流感嗜血杆菌及B型链球菌引起的化脓性脑膜炎疗效比较肯定。

（2）确定病原菌　应根据病原菌选择敏感的抗生素。

① 肺炎球菌：对青霉素敏感者可用大剂量青霉素，成人每天2000万～2400万U，儿童每天40万U/kg，分次静脉滴注。对青霉素耐药者，可考虑用头孢曲松，必要时联合万古霉素治疗。2周为1个疗程，通常开始抗生素治疗后24～36h内复查脑脊液，以评价治疗效果。

② 脑膜炎球菌：首选青霉素，耐药者选用头孢噻肟或头孢曲松，可与氨苄西林或氯霉素联用。对青霉素或β-内酰胺类抗生素过敏者可用氯霉素。

③ 革兰阴性杆菌：对铜绿假单胞菌引起的脑膜炎可使用头孢他啶，其他革兰阴性杆菌脑膜炎可用头孢曲松、头孢噻肟或头孢他啶，疗程常为3周。

2. 激素治疗

激素可以抑制炎性细胞因子的释放，稳定血脑屏障。对病情较重且没有明显激素禁忌证的患者可考虑应用。通常给予地塞米松10mg静脉滴注，连用3～5天。

3. 对症支持治疗

颅压高者可脱水降颅压。高热者使用物理降温或使用退热剂。癫痫发作者给予抗癫痫药物以终止发作。

4. 预后

化脓性脑膜炎病死率为15%，尽管抗生素的研制已经有了很大的进步，但至今化脓性脑膜炎的病死率和病残率仍然很高。化脓性脑膜炎预后与病原菌、机体状况和是否及早有效地抗生素治疗密切相关。少数化脓性脑膜炎病后可遗留智力障碍、癫痫、脑积水等后遗症。

五、护理评估

（1）健康史　患病前有无呼吸道、消化道、皮肤的感染史。

（2）身体状况

① 全身中毒症状：发热、烦躁、意识障碍、惊厥。

② 颅内压增高：头痛、呕吐。

③ 脑膜刺激征：颈强直、凯尔尼格征阳性、布鲁津斯基征阳性。

（3）辅助检查　脑脊液检查、血培养、血常规。

（4）心理-社会状况 评估患者对本病因、并发症及预后的认知程度，评估患者的心理状况（紧张焦虑和恐惧心理）。

（六）护理问题

（1）体温过高 与细菌感染有关。

（2）有受伤的风险 与抽搐、偏瘫有关。

（3）疼痛 与颅内压增高有关。

（4）潜在并发症（脑疝）。

（5）焦虑。

（七）护理措施

（1）一般护理 保持病室安静，经常通风，为避免强光对患者的刺激，宜用窗帘适当遮挡，定期消毒，减少陪护和探视人员。

（2）饮食护理 给予营养、清淡可口、易于消化的流质或半流质饮食，餐间可给水果及果汁，昏迷患者可给予鼻饲保证患者有足够的入量。

（3）生活护理 患者因发热、呕吐、饮食少等常有口臭，要认真做好口腔护理，干裂者涂抹液状石蜡，要保持皮肤清洁、干燥，特别是有瘀点、瘀斑的皮肤，有时有痒感，应避免抓破。

（4）病情观察 病情有突然恶化的可能，必须做到经常巡视，密切观察意识状态，瞳孔变化，面色、出血点及生命体征，发热、头痛可用物理降温或遵医嘱服用解热镇痛药，烦躁、惊厥患者要加床挡保护患者，防止坠床，适当约束，酌情给予镇静药。

第四节 · 新型隐球菌性脑膜炎

新型隐球菌性脑膜炎是由新型隐球菌感染脑膜和（或）脑实质所致的中枢神经系统的亚急性或慢性炎性疾病，是中枢神经系统最常见的真菌感染。该病可见于任何年龄，但以 30～60 岁成人发病率最高。

（一）病因及病理

新型隐球菌多由呼吸道吸入；另有约 1/3 患者经皮肤黏膜、消化道传染。侵入人体的隐球菌是否致病与机体的免疫功能密切相关，人类感染新型隐球菌主要累及肺部和中枢神经系统。机体抵抗力或免疫力降低时，侵入的新型隐球菌随血行播散，使血-脑脊液屏障被破坏而引起脑膜炎症。新型隐球菌可沿血管鞘膜进入血管周围间隙增殖，在基底核和丘脑等部位形成多发性小囊肿或脓肿，新型隐球菌也可沿着血管周围鞘膜侵入脑实质内形成肉芽肿。

隐球菌主要侵犯脑及脑膜，大体可见脑膜广泛增厚和血管充血，脑组织水肿，脑回变平，脑沟变浅，软脑膜呈弥漫性浑浊，尤以脑底部为重。脑沟、脑池或脑实质内可见小颗粒状结节或囊状物，内有胶样渗出物，镜下胶样黏液中可见大量隐球菌部分被多核巨细胞吞噬。脑室扩大。镜下早期病变可见脑膜有淋巴细胞、单核细胞浸润，在脑膜、脑池、脑室和脑实质中可见大量的隐球菌菌体，但脑实质很少有炎症反应。

（二）临床表现

（1）各年龄段均可发病，20～40岁青壮年最常见。

（2）起病隐匿，进展缓慢。早期可有不规则低热或间歇性头痛，后持续并进行性加重；免疫功能低下的患者可呈急性发病，常以发热、头痛、恶心、呕吐为首发症状。晚期头痛剧烈，甚至出现抽搐、去大脑强直发作和脑疝等。

（3）神经系统检查多数患者有明显的颈强直和凯尔尼格征。少数出现精神症状如烦躁不安、人格改变、记忆衰退。大脑、小脑或脑干的较大肉芽肿引起肢体瘫痪和共济失调等局灶性体征。大多数患者出现颅内压增高症状和体征，如视盘水肿及后期视神经萎缩，不同程度的意识障碍，脑室系统梗阻出现脑积水。由于脑底部蛛网膜下腔渗出明显，常有蛛网膜粘连而引起多数脑神经受损的症状，常累及听神经、面神经和动眼神经等。

（三）诊断要点

有长期大量应用抗生素、免疫抑制药及免疫低下性疾病如 AIDS、淋巴瘤、白血病、器官移植等病史，亚急性或慢性进展的头痛、喷射性呕吐、脑神经受损及脑膜刺激征，脑脊液蛋白定量增高、氯化物及葡萄糖降低者，应考虑本病。

临床确诊需在脑脊液中找到新型隐球菌。应反复做脑脊液墨汁染色、培养或动物接种以寻找病原。通常墨汁染色阳性率较低，故需尽早应用脑脊液乳胶凝集（LA）或抗原酶联免疫测定法检测隐球菌抗原，以提高早期诊断率。

（四）治疗措施与预后

（1）抗真菌治疗　两性霉素 B 药效最强；氟康唑对隐球菌脑膜炎有特效；氟胞嘧啶与两性霉素 B 合用增强疗效。

（2）对症及支持治疗　控制颅内压升高，防止脑疝发生是隐球菌性脑膜炎最重要的对症治疗。必要时给予镇痛药治疗头痛。因机体慢性消耗很大，应注意患者的全身营养状况及加强护理，防止感染并发症。

（3）外科手术治疗　如颅内压持续升高超过 300mmH$_2$O 且脑室扩大者，可考虑外科脑室引流术。诊断不明的患者可行脑实质或脑膜活检；真菌性脑脓肿需在两性霉素 B 的基础上行外科手术切除；隐球菌性肉芽肿直径超过 3cm 可考虑手术切除。术后患者多需延长内科抗真菌治疗。

（4）预后　本病常进行性加重，预后不良，病死率较高，若能早期诊断，积极应用抗真菌药物治疗，尚能存活，未经治疗者常在数月内死亡。经过治疗的患者也常见神经系统并发症和后遗症，病情可在数年内反复缓解和加重。

（五）护理评估

（1）病史　病因和诱因、主要及其伴随症状、高危因素。

（2）身体评估　生命体征、精神状态、头痛、肌力和肌张力、语言功能等。

（3）辅助检查　腰穿脑脊液检查、头颅 MRI、脑电图等。

（六）护理问题

（1）体温过高　与隐球菌性脑膜炎有关。

（2）营养失调（低于机体需要量）。

（3）潜在并发症（脑疝、压力性损伤）。

（4）焦虑　与担心疾病预后、经济负担等有关。

（七）护理措施

（1）一般护理　将患者置于安静病室，卧床休息，床头抬高15°～30°，减少探视。保持室内光线柔和。各项操作轻柔、缓慢，避免嘈杂，防止对患者造成不良刺激。并指导家属陪护时减少与患者谈话时间，使其充分休息。患者因反复出现昏迷，严格按昏迷患者护理，取头偏一侧卧位，床边备吸引器，保持呼吸道通畅。上床档，每2h翻身拍背一次，及时处理二便，保持床单位及皮肤整洁、干燥，遵医嘱保证液体入量。

（2）生活护理　由于本病病情重，治疗时间长，且发病及治疗中都损耗大量体液及热能，患者一般都比较虚弱，各方面抵抗力都较差，所以做好生活护理很重要。给予患者高蛋白高热量且易消化的半流食或鼻饲饮食。做好口腔、皮肤护理，定时翻身拍背，随时更换湿脏衣服。

（3）心理护理　在治疗期间，常因药物不良反应大、反复剧烈的头痛及呕吐、治疗的费用高导致患者产生悲观、失望的消极心态，医务人员要耐心疏导、安慰体贴患者，认真细致讲解药物的作用、不良反应、注意事项以及治愈成功的实例，积极调动家属配合，令患者正确看待自身疾病，树立起战胜病魔的信心。

（4）用药护理　两性霉素B为多烯类抗真菌药，是治疗新型隐球菌性脑膜炎首选药，但其毒性大，不易透过血脑屏障，遇光易分解，可引起高热、头痛、静脉炎、溶血性贫血、白细胞减少以及心、肝、肾的损害。在用药中应注意：①采用静脉滴注结合鞘内注射的方法并小剂量递增给药，新鲜配制，避光静滴。②严格控制剂量、滴数，滴注时间不少于6～8h。③定期查肝肾功能、电解质、血常规和心电图，及时了解是否引起各重要脏器的损害。④注意保护静脉，两性霉素B对血管刺激非常大，可考虑给患者置入深静脉导管，从而保护血管。

第五节·朊蛋白病

朊蛋白病是由朊蛋白引起的中枢神经系统变性疾病，亦称朊病毒病、蛋白粒子病、感染性海绵状脑病、亚急性海绵状脑病等。朊蛋白病是一种人畜共患、中枢神经系统慢性非炎性致死性疾病。目前已经明确的人类朊蛋白病有：克-雅病（CJD）、格斯特曼-施特劳斯勒尔-沙因克尔综合征（GSS综合征）、库鲁病以及致死性家族型失眠症。

一、克-雅病

克-雅病是指由朊蛋白感染而表现为精神障碍、痴呆、帕金森样表现、共济失调、肌阵挛、肌肉萎缩等的慢性或亚急性、进展性疾病，又称为皮质-纹状体-脊髓变性、亚急性海绵状脑病等。本病好发于 50～70 岁人群，男女均可发病，感染后潜伏期为 4～30 年。

（一）病因

可分为外源性朊蛋白病和内源性朊蛋白病基因突变。外源性朊蛋白感染可通过角膜、硬脑膜移植，经肠道外给予人生长激素制剂和埋藏未充分消毒的脑电极等传播。手术室和病理实验室工作人员以及制备脑源性生物制品者要提高警惕，医务人员应避免身体破损处、结膜和皮肤与患者脑脊液、血液或组织相接触。新变异性CJD 患者脑组织的动物传染实验证实，其与疯牛病具有相似的种系特征性，变异型CJD 被认为是牛海绵状脑病即疯牛病传播给人类所致。内源性发病原因为家族性CJD 患者自身的朊蛋白基因突变所致，为常染色体显性遗传。

（二）病理

病理可见脑呈海绵状变性、皮质、基底节和脊髓萎缩变性，与病程长短有关，脑萎缩特点是对称性大脑萎缩，严重者纹状体、丘脑萎缩。海绵状改变在皮层最严重，其次为基底节、小脑和丘脑，显微镜下可见神经元丢失、星形胶质细胞增生、海绵状变性，即细胞胞浆中空泡形成和感染脑组织内可发现异常 PrP 淀粉样斑块，无炎症反应。电镜显示这些空泡系神经元的囊性扩张和神经膜的局灶性坏死，其泡内有细胞膜碎片相似的卷曲结构。

（三）临床表现

CJD 起病多为慢性或亚急性，呈进行性发展。主要表现为皮质功能损害、小脑功能障碍、脊髓前角损害和椎体束受损等症状及体征。可分为三个阶段：

（1）早期 表现以精神与智力障碍为主，类似神经衰弱样或抑郁症表现，如情感低落、易疲惫、注意力差、记忆减退、失眠、易激动等。

（2）中期 以进行性痴呆、肌阵挛、精神异常、锥体束征和锥体外系表现为最常见，部分可能出现视觉症状且常常是首发症状。

（3）晚期 出现二便失禁、无动性缄默、昏迷或去皮质强直状态。

（四）诊断要点

采用以下标准：①在 2 年内发生的进行性痴呆；②肌阵挛、视力障碍、小脑症状、无动性缄默 4 项中具有 2 项；③脑电图周期性同步放电的特征性改变。具有以上 3 项可诊断为很可能 CJD；仅具备①②两项，不具备第③项诊断为可能 CJD；如患者活检发现海绵状变性和 PrP_{sc} 者，则为确诊的 CJD。可用脑蛋白监测代替脑电图特异性改变。

（五）治疗

本病无有效治疗方法，临床仅为对症治疗。一旦确诊，首先进行隔离，并对患者使用过的生活用品和医疗用品进行彻底销毁。

（六）预后

病死率高达 100％，绝大多数在一年内死亡，平均存活时间为 6 个月。

（七）护理评估

（1）健康史　①了解患者有无病毒接触史；②了解患者休息与睡眠是否充足规律，了解患者情绪是否稳定，精神是否愉快；③评估患者既往身体状况如何；④询问患者是否服药，用药情况及有无毒性作用；⑤询问患者家族近亲中有无类似发作患者。

（2）身体状况　观察患者精神状态、神志、瞳孔及生命体征的变化。询问患者日常生活情况和日常进食情况，有无大小便失禁。

（3）辅助检查　评估患者脑电图有无异常放电。

（4）心理-社会状况　了解患者的精神状态，是否有抑郁、焦躁不安等情绪及自卑、脾气暴躁、绝望心理，是否有幻听、幻视、精神错乱、多虑等现象。

（八）护理措施

（1）呼吸道护理　在使用呼吸机时注意观察肺通气状况，包括胸廓起伏以及双肺呼吸音是否对称，人工呼吸和自主呼吸是否协调等，正确判断和处理呼吸机报警，密切监测血气分析、血氧饱和度、血生化、血液分析的变化，及时同医师联系并充分固定气管插管，每日及时湿化吸痰，注意严格无菌操作，给予生理盐水 20mL 加氨溴索 5mg 雾化吸入 4 次/d，吸痰前先翻身叩背，吸痰后再雾化吸入，雾化完毕后再吸痰。

（2）消毒隔离　待患者置单人病室，严格控制探视，以降低感染的发生率，所有治疗护理用具专用并单独消毒处理，床单位用 2％含氯消毒剂擦拭 2 次/d，地面用 2％含氯消毒剂拖擦 2 次，排泄物、床单、被服用 2％含氯消毒剂浸泡后弃之，衣物开水烫洗并在阳光下暴晒，污染物袋内焚烧处理，垃圾装入双层黄色塑料袋内，外袋上用记号笔标记，出院后病室按终末消毒处理。

（3）基础护理　每日进行全身擦浴，及时更换休养服、床单、被罩，保持清洁舒适平整干燥，用 0.9％生理盐水每天早晚进行口腔护理各 1 次。双眼白天滴 0.25％的氯霉素眼药水 1 次/2h，晚间涂眼药膏以保护角膜。翻身、叩背每 2h 一次。定时按摩骨隆突处以促进受压部位血液循环，防止压力性损伤发生。

（4）并发症预防

①尿路感染的护理：密切观察尿量、颜色、性质并准确记录，定时用呋喃西林溶液进行膀胱冲洗，以及会阴消毒，2 次/d，定时夹闭尿管以锻炼自行排尿功能。

②鼻饲并发症的护理：动态观察胃肠道是否存在腹胀、腹泻、腹痛、恶心、呕吐等症状，根据患者情况及时调整肠内营养方案，喂养过程中每 6h 抽吸一次胃内残留物，如果残留量大于 200mL，应降低鼻饲次数。并观察胃内容物的颜色，以及时发现应激性溃疡的发生。

（5）家属心理护理　由于病情重且病程长，家庭经济负担重，家属存在不良心理，可能抱怨、不理解，甚至有发生医疗纠纷可能。因此，心理护理格外重要，应给予患者家属关心和照顾。与其讲解此病的病情、治疗、护理。让家属明白此病的病理特点、传染性，在正确指导护理好患者的同时还要保护好自己以防感染。

二、 GSS 综合征

GSS 综合征是一种以慢性进行性小脑共济失调、锥体束征、构音障碍和痴呆为主要表现的常染色体显性遗传朊蛋白病。本病非常罕见。

（一）病因

为 PRNP 基因突变。PRNP 基因是人朊蛋白基因。

（二）病理

病变部位以小脑为主，大脑皮质、纹状体、脑干、丘脑受累较轻。主要病理改变为小脑海绵样变性、神经元缺失、星形胶质细胞增生，可见弥漫性 PrP 淀粉样蛋白斑块，且形态多种多样。

（三）临床表现

为中年隐性起病，平均发病年龄为 45 岁。病程较长，可持续 5 年左右。以小脑性共济失调、锥体束征、构音障碍、眼震为主要临床表现。常伴有痴呆但程度较轻。常见步态不稳、失明、耳聋、肌阵挛、下肢肌肉无力萎缩和远端感觉减退、腱反射减低、记忆力下降等症状。

（四）诊断

有家族史情况下，该家系中的人群出现进行性慢性小脑性共济失调、锥体束征、痴呆发生较晚或不明显，结合脑电图特征性三相波即可诊断本病。

（五）治疗

目前无特殊有效治疗。

（六）预后

病死率 100%，患者存活时间较长，为 1～11 年，是朊蛋白病中存活时间最长的一种疾病。

（七）护理评估

（1）健康史　参见本节克-雅病健康史的②～⑤。

（2）身体状况　观察患者精神状态、神志、瞳孔及生命体征的变化。询问患者日常生活情况，有无视物不清、走路不稳、四肢无力。

（3）辅助检查　评估患者脑电图有无异常放电。

（4）心理-社会状况　参见本节克-雅病。

（八）护理问题

（1）躯体活动障碍　与下肢肌肉萎缩、感觉异常有关。

（2）语言沟通障碍　与构音障碍有关。

（3）知识缺乏　缺乏对疾病的相关认识和对所用药物的治疗知识。

（4）自尊低下　与流涎、震颤等身体形象改变和语言障碍、生活依赖他人有关。

（5）营养失调（低于机体需要量）　与吞咽困难、进食减少和肌强直、震颤所致机体消耗能量增加有关。

（九）护理措施

（1）一般护理　做好口腔护理、会阴冲洗。嘱患者选择可口、易咀嚼、易消化及高热量的食物，建议患者缓慢进食，避免进食易产气的食物，防止发生误吸。每次翻身时给予叩背，促进痰液排出，防止肺部感染的发生。

（2）用药护理　需严格管理患者的日常服用药物，谨遵医嘱，还需记录患者的各项指标，观察患者有无用药不良反应的发生。若有，及时告知主治医师，采取有效措施，保证患者生命体征稳定。

（3）家属健康教育　家属制作身份识别卡片放于患者身上，患者外出需要家属陪伴。

（4）康复护理　在治疗后期，对患者进行康复训练，促进患者机体功能恢复，使其正常地生活，如语言功能训练、正常行走能力锻炼、平衡维持能力训练等。

（5）心理护理　患者容易出现自卑、恐惧、紧张的心理情绪，需对患者进行有效的心理护理，通过鼓励、夸奖帮助患者树立自信心，缓解患者的不良心理情绪。

三、库鲁病

库鲁病是发生于大洋洲巴布亚新几内亚东部高地福尔人群中的亚急性传染性朊蛋白病。该地曾盛行食人尸的风俗，使该地区库鲁病大量流行。目前已基本得到控制。

（一）病因

因为感染朊蛋白，这种朊蛋白在库鲁病患者的脑组织中分离出来。患者的脑组织是库鲁病传染源的主要载体，因此，对患者脑组织进行针对性隔离处理是此病的一项重要工作。

（二）病理

病理变化仅局限于中枢神经系统，并且病变多集中在小脑。病理可见到小脑蚓部萎缩。镜下可见到小脑海绵状变性及弥漫性神经细胞变性，还可观察到广泛的星形胶质细胞肥大和增生。

（三）临床表现

以小脑性共济失调为首发症状，并贯穿本病全过程，之后出现震颤、眼外肌运动障碍和肌无力，直到最后完全丧失运动功能。

（四）诊断

在特殊地区人群因特殊的风俗习惯，出现以小脑共济失调和全身震颤为主要症状者，即可诊断。

（五）治疗

本病无特效治疗方法，仅对症处理。

（六）预后

本病病死率100%，大多数患者发病后3～9个月死亡。

（七）护理评估

（1）健康史　了解患者有无接触过类似症状患者或者特殊风俗。评估患者既往身体状况如何。

（2）身体状况、心理-社会状况　参见 GSS 综合征。

（八）护理问题

（1）躯体活动障碍　与全身震颤、肌无力有关。

（2）知识缺乏　缺乏对疾病的相关认识和对所用药物的治疗知识。

（3）自尊低下　与流涎、震颤等身体形象改变和语言障碍、生活依赖他人有关。

（4）营养失调（低于机体需要量）　与进食减少、震颤所致机体消耗能量增加有关。

（5）排便异常（便秘）　与活动量减少有关。

（6）潜在并发症（外伤、压力性损伤、感染）。

（九）护理措施

（1）饮食护理　护理人员需关注患者的饮食结构，由于患者受疾病困扰，会有厌食现象，为患者制订合理的饮食计划，色泽的搭配需吸引患者的注意力，确保其获得充足的养分，提高患者机体免疫力，同时鼓励患者多吃水果、蔬菜，促进新陈代谢。

（2）用药护理　需严格管理患者的日常服用药物，谨遵医嘱，还需记录患者的各项指标，观察患者是否有用药不良反应的发生，若有，及时告知主治医师，采取有效措施，保证患者生命体征稳定。

（3）心理护理　年龄稍大的患者容易出现自卑、恐惧、紧张的心理情绪，需对患者进行有效的心理护理，通过鼓励、夸奖帮助患者树立自信心，缓解患者的不良心理情绪。

（4）康复护理　在治疗后期，对患者进行康复训练，促进患者机体功能恢复，使其正常地生活，如语言功能训练、正常行走能力锻炼、平衡维持能力训练等。

四、致死性家族型失眠症

致死性家族型失眠症（FFI）是一种染色体显性遗传性朊蛋白疾病。极为罕见，为进行性、致死性的中枢神经系统变性疾病。临床表现为顽固性失眠、自主神经功能及随意运动障碍，可伴有痴呆。

（一）病因

为家族遗传性的 PRNP 基因突变。

（二）病理

FFI 病理部位主要在丘脑前腹侧和背内侧核，丘脑中央内侧核和枕核也经常受损害，表现为神经元明显缺失和神经胶质细胞增生。

（三）临床表现

（1）顽固性失眠　患者入睡困难、夜间易醒、多梦、梦游，并进行性加重，伴有惊恐发作、恐惧等。

(2) 随意运动障碍　主要为共济失调、构音障碍、吞咽困难、肌阵挛等。

(3) 自主神经功能障碍　可有多汗、多泪、血压升高、发热和心动过速等。

晚期可出现呼吸急促、反常呼吸、情感障碍、皮质性痴呆、木僵、运动减少、震颤、不能站立等。最后进入昏迷，突然死亡。

(四) 诊断

有明显的 FFI 家族史，出现顽固性失眠、自主神经功能障碍、共济失调和锥体束征等表现，结合脑电图的特殊改变可确诊本病。

(五) 治疗

无特殊治疗，仅对症处理。

(六) 预后

本病进展快，病死率100%。存活时间为 6～32 个月，平均为 13.3 个月。

(七) 护理评估

(1) 健康史　询问患者家族近亲中有无类似发作患者；了解患者的睡眠状况。

(2) 身体状况　观察患者神志、瞳孔及生命体征情况；询问患者日常生活情况，检查肌力、肌张力变化；询问患者日常进食情况，了解有无饮水反呛、吞咽困难、言语不清等现象。

(3) 辅助检查、心理-社会状况　参见克-雅病。

(八) 护理问题

(1) 睡眠障碍　与患者顽固性失眠有关。

(2) 语言沟通障碍　与构音障碍有关。

(3) 知识缺乏　缺乏对疾病的相关认识和对所用药物的治疗知识。

(4) 营养失调（低于机体需要量）　与吞咽困难有关。

(九) 护理措施

(1) 生命体征观察　患者意识、呼吸、瞳孔的观察特别重要。首先就要每天按时巡视病房。患者睡觉时鼾声大，而且睡眠质量差，易醒，所以对于有睡眠障碍的患者应注意观察临床症状，对医师的早日确诊有帮助。患者呼吸不规律，应注意观察呼吸次数，避免发生意外。对于神经内科的患者，瞳孔是反映脑部特征的信号，此类患者瞳孔住院期间无特殊变化。

(2) 基础护理　患者入院时处于昏睡状态，应该做好口腔护理、会阴冲洗。嘱患者选择可口、易咀嚼、易消化及高热量的食物，建议患者缓慢进食，避免进食易产气的食物，防止发生误吸。每次翻身时给予叩背，促进痰液排出，防止肺部感染的发生。

(3) 认知功能训练　患者记忆力差，应该主动和患者交流，并且进行提问，以便及时了解患者认知情况。为患者准备简单的拼图、感兴趣的小说漫画，让患者在帮助下完成拼图游戏，阅读小说漫画，锻炼患者的认知功能，提高患者的自我护理能力。在日常护理工作中，了解患者记忆力差的特点，反复提示患者按时吃药，使其能够配合治疗。

（4）用药护理 患者应用激素，用药后患者出现短暂定向力障碍，胡言乱语，精神较差，应严密观察患者应用激素后的反应。告知患者应用激素期间避免感冒着凉，身体会发胖，长期应用可能会出现股骨头坏死的症状。应遵医嘱加用补钙、补钾、护胃的口服药服用，防止副作用的发生。

（5）心理护理 明确诊断后使家属得知此病不能治愈。护士应做好家属的安慰工作，告知家属疾病是渐进的过程，不要在患者面前过度悲伤，给患者造成心理负担。与此同时，更应该关心、关爱患者，给予鼓励，尽量满足患者的需求，使患者感受到医护人员的支持，建立信心。

第六节·螺旋体感染性疾病

螺旋体在自然界和动物体内广泛存在，是介于细菌和原虫之间的单细胞微生物。对人类有致病性并可累及中枢神经系统的螺旋体有：①密螺旋体，主要导致真皮、皮下组织和血管内皮炎症和坏死；②疏螺旋体，可引起发热和自身免疫反应性损伤；③钩端螺旋体，导致发热、炎症和坏死。这三种螺旋体所致的具有代表性的疾病依次有：梅毒、莱姆病和钩端螺旋体病。

一、神经梅毒

神经梅毒指受苍白密螺旋体感染所引起的中枢神经系统疾病。神经梅毒是梅毒的晚期表现。4%～10%未经过治疗的梅毒患者最终会发展为神经梅毒。神经梅毒侵犯的病变部位较广，包括脑脊髓膜、血管和脑脊髓实质等。

（一）病因

因感染苍白密螺旋体而成为神经梅毒。常常在感染后3～18个月内侵入中枢神经系统。感染途径有两种，先天梅毒是通过胎盘由患病母亲传给胎儿，即胎传梅毒。后天则是通过性行为而感染梅毒螺旋体。

（二）病理

可见到间质型和主质型两类病变。间质型病理改变主要由于急性脑膜炎、动脉及动脉周围的炎性浸润、梅毒性树胶样肿（肉芽肿）。主质型的病理改变以神经细胞的脱失、脱髓鞘等为主。

（三）临床表现

神经梅毒的病理可见间质型和主质型两类病变。间质型病理改变主要有急性脑膜炎，动脉及动脉周围的炎性浸润，梅毒性树胶样肿（肉芽肿）。主质型病理改变则以神经细胞的脱失，脱髓鞘等为主。

（1）间质型神经病理

① 脑膜炎：以脑底脑膜最为明显，肉眼可见脑膜增厚，并常延续到脊髓的上颈段。镜下可见软脑膜组织血管周围及蛛网膜内有大量的淋巴细胞和浆细胞浸润，纤维组织增生。

② 增生性动脉内膜炎：脑底动脉环、豆纹动脉、基底动脉和脊髓动脉病变为主。可见动脉血管周围炎细胞性浸润。

③ 梅毒性树胶样肿：在大脑的硬膜和软膜处肉眼可见多个较小，亦可为单个较大的梅毒性树胶样肿。镜下呈现在小血管周围组织增生，中央坏死区，外周围绕单核及上皮样细胞，偶有巨噬细胞浸润，最外层由纤维细胞及结缔组织包绕。

（2）主质型神经病理　额叶、颞叶和顶叶前部脑回萎缩。脑组织神经细胞弥漫性变性、坏死和脱失，伴有胶质细胞的增生及神经纤维的斑块样脱髓鞘。脱髓鞘以及层内弓状纤维最为显著。脊髓结核型神经梅毒还可见到脊神经后跟和脊髓后索变性及萎缩，镜下可见明显的脱髓鞘，并以下胸段和腰骶段最为明显。

（四）诊断

诊断要谨慎，依据要充分，要结合流行病学资料、临床表现和实验室检查才能确诊。诊断依据为：先天或后天感染史；有临床症状，如阿-罗瞳孔等；血清和脑脊液梅毒特异性试验阳性。

（五）治疗

首选大剂量青霉素，应及时、足量、足疗程，对无症状或有症状的梅毒患者均可使用，安全有效，治疗包括驱梅治疗和对症治疗。

1. 驱梅治疗

（1）首选水溶青霉素　可预防晚期梅毒的发生，剂量为每天（1800～2400）万U，4h一次静滴，10～14天为1个疗程。再用苄星西林240万U肌注，每周一次，共4周。

（2）普鲁卡因青霉素　每日240万U，肌注。丙磺舒可通过减少肾脏排泄而增强青霉素的血清效果水平。治疗中可同时口服丙磺舒，每次0.5g，每日4次，3周1个疗程。

（3）头孢曲松钠　2g/d，静脉滴注，每日2次，连用14天。

（4）其他　对青霉素过敏者可选用盐酸四环素500mg，每日4次，共30天；或静脉滴注丝环氨酸1g，4次/d，疗程14天。

应用抗生素治疗梅毒时应注意预防赫氏反应，是指在梅毒患者第一次使用抗生素治疗后，其症状反应加重。在应用抗生素之前先使用皮质激素能减少赫氏反应的发生。

2. 对症治疗

卡马西平用于闪电样疼痛，每次0.1～0.2g，每日3次。阿托品、甲氧氯普胺和吩噻嗪类对内脏危象有效。有抗癫痫治疗、抗精神病治疗及骨关节保护治疗，有明显神经压迫症状的患者给予及时手术治疗。

（六）预后

大多数神经梅毒经积极治疗和监测均能得到较好的转归。但是神经梅毒的预后与梅毒的类型有一定的关系，如麻痹性神经梅毒患者若未进行治疗，3～4年死亡。而脊髓梅毒预后不确定，大多数可停止进展或改善。

（七）护理评估

（1）健康史　了解患者休息与睡眠是否充足规律，了解患者情绪是否稳定，精神是否愉快，是否因为睡眠不足影响致使情绪低落、亢奋、易怒；评估患者既往身体状况如何；询问患者是否服药、用药情况及有无毒性作用。

（2）身体状况 观察患者神志、瞳孔及生命体征情况，有无头痛，头痛的性质及持续时间。

（3）辅助检查 评估患者病原体检查、梅毒血清学检查、脑脊液检查结果。

（八）护理问题

（1）皮肤完整性受损 与感染梅毒螺旋体有关。

（2）情境性低自尊 与社会对性病患者的不认同和患者自责心理有关。

（3）焦虑 与担心预后有关。

（九）护理措施

（1）心理护理 患者一旦被确诊为神经梅毒，往往不能接受现实，常常表现为紧张、恐惧、抑郁，甚至绝望，而拒绝治疗。对此，护士主动与患者接触，劝导他们正视疾病并认真对待。在交谈中让患者知道护士不会歧视、嘲笑他们，并且会尊重其隐私权，不会随意泄露病情，从而消除他们的思想顾虑。做好家属的思想工作，给予心理疏导，使其正确对待患者和疾病，而且告知患者及其配偶，此病经过规范治疗能彻底治愈，治愈后患者可进行正常的性生活。

（2）头痛护理 在给予药物治疗的同时，得到家属的理解和配合，增加探视次数，分散患者注意力，使其情绪稳定，同时护士对患者进行心理安慰，教授指压镇痛的方法，使用语言或药物暗示，可减轻头痛症状。

（3）小便失禁护理 患者出现尿失禁，裤子经常潮湿，且有臭气，怕与人交往，有自卑心理。护士同情、关心、体贴患者的痛苦，指导其勤洗会阴部和更衣。需留置导尿管，每隔 4～6h 开放尿管 1 次，训练排尿功能，尿道口每日用肤阴洁清洗 2 次，每周更换引流袋，必要时拔导尿管。

（4）癫痫发作 患者出现癫痫发作、抽搐时护士迅速用毛巾卷成小卷置于患者口腔一侧上下磨牙之间。以免患者咬伤舌头，并保护其肢体。抽搐停止，立即将患者的头偏向一侧，清除分泌物。患者在抽搐停止，意识将恢复过程中有短时间的兴奋躁动，给予专人护理，避免意外发生。

（5）精神异常 患者出现精神异常，在加强药物治疗的同时，护士密切观察病情，注意与患者接触及交谈的技巧，鼓励他们参加文娱、音乐治疗，将悲观的情绪转移到有益的活动中去。极度兴奋、行为冲动者在多人协助下用约束带作保护性约束外，其余兴奋躁动的患者均采用非强制性方式护理。在接触患者时，护士以亲切耐心的态度、镇静温和的语言，友善地引导和全面教育患者，减少一切激惹因素；通过治疗性人际关系引导他们用非破坏性行为表达或发泄，提供非威胁性治疗环境，允许患者在限定的环境内自由走动。多方了解患者的需要并适当满足。

（6）出院指导 部分与患者有接触的家属或陪护人都担心会染上梅毒，针对这一情况，告知他们神经梅毒比早期梅毒传染性小，而且梅毒是经性、血液传播的。未经治疗的患者在感染后 1 年内最具传染性，随着患病时间的延长，传染性越来越小。教会家属处理传染物的方法，指导患者和家属掌握消毒隔离知识。向患者说明在完成抗梅毒治疗后，还需做长期临床和血清学的观察及监测，以判断远期疗效。

告知患者坚持到正规医院复诊的重要性。为患者及家属发放保健小册子，宣传不洁性行为的危害，减少疾病的传播。鼓励患者的配偶到医院做相关检查。

二、神经莱姆病

莱姆病是由伯氏疏螺旋体感染导致的一种累及多个器官的螺旋体虫媒感染。通过被感染的中间媒介传播。好发于 5～14 岁儿童、30～49 岁成人，患者多有野外工作和活动史。

（一）病因

莱姆病的病因为人体感染了由中间媒介蜱传播的伯氏包柔螺旋体。伯氏包柔螺旋体为革兰阴性病原体，对潮湿和低温条件的抵抗力强，对干燥、热蒸汽和普通消毒剂较敏感。

（二）病理

为全身性疾病，故其病理主要呈现多系统的炎性改变：

（1）炎性改变　在皮肤、关节、眼部可见充血、渗出等炎性改变，镜下可见病损区的血管和周围组织有淋巴细胞，浆细胞浸润。

（2）病灶处病原体　在皮肤病损处，关节周围组织可检测到伯氏包柔螺旋体。

（3）脏器损害　脑和脊髓实质内细胞水肿，小血管周围炎细胞浸润，并伴有管壁增生，血管壁增厚。脑神经和脊神经破坏、胶原纤维增生。心、肝、脾、肾等脏器有炎性改变。全身淋巴结肿大。

（三）临床表现

1. 临床分期

（1）第一期（全身感染期）　为蜱叮咬后 3～32 天发病，以游走性皮肤环形红斑为主要表现，可有发热、头痛、全身肌肉痛等。

（2）第二期（心脏、神经系统并发症期）　蜱叮咬后数周至数月发生。

（3）第三期（关节炎期）　蜱叮咬后数月至数年后发生。

2. 临床表现

（1）皮肤表现　主要在四肢近端、大腿、腋窝、腹股沟部位出现游走性环形红斑，散在持续 2～3 周。

（2）神经系统表现　表现为中枢神经系统和周围神经系统损害，其中以脑膜、脑神经、神经根和周围神经表现最常见，称为莱姆病神经系统三主征。面神经麻痹是莱姆病最常见的神经系统表现，多数为双侧受累，面瘫多数能恢复。

（3）心脏表现　发生率 10%，以房室传导阻滞最常见，也可出现心包炎、心肌炎。

（4）眼部表现　发生在第二期和第三期，表现为结膜炎、角膜炎、虹膜睫状体炎和玻璃体炎。

（四）诊断

（1）生病前有在牧区森林生活史或逗留史。

（2）皮肤有慢性游走性红斑，伴头痛、乏力全身症状。

（3）典型的临床症状和神经系统表现。

（4）血和脑脊液抗伯氏疏螺旋体阳性、滴度在治疗前后有变化。

（5）排除其他疾病。

（五）治疗

（1）病因治疗 青霉素每日 2000 万 U，分次静脉输注，疗程 10 天；也可用头孢曲松 2g/d 静脉滴注，2 周为 1 个疗程。治疗 24h 内，近 15％可出现赫氏反应，处理同神经梅毒。

（2）对症治疗 对有心脏神经系统损害的患者，可以短期内应用激素。

（3）手术治疗 对慢性关节炎功能显著受限者可以做滑膜切除术。

（六）预后

莱姆病的皮肤损害偶尔留有瘢痕和色素沉着；心脏损害一般较轻，持续时间较短；约 10％患者单侧或双侧关节持续疼痛、肿胀、滑膜肥大，持续 1 年以上。神经系统损害，数周或数月后多数恢复正常，少数可达几年，这期间可反复发作数次，预后良好。

（七）护理评估

（1）健康史 了解患者野外工作和活动史；评估患者既往身体状况如何。

（2）身体状况 观察患者游走性环形红斑，有无面瘫、眼部不适。

（3）辅助检查 评估患者血和脑脊液抗伯氏疏螺旋体阳性、滴度变化。

（4）心理-社会支持状态 了解患者的精神状态，是否有抑郁、焦躁不安等情绪及自卑、脾气暴躁、绝望心理。

（八）护理问题

（1）视物障碍 与结膜炎、角膜炎、虹膜睫状体炎和玻璃体炎有关。

（2）构音障碍 与面神经瘫痪有关。

（3）营养不良 与面神经瘫痪进食障碍有关。

（4）皮肤完整性受损 与游走性环形红斑有关。

（九）护理措施

（1）心理护理 因病程较长，反复发作，患者心理负担重，担心疾病预后，护理人员应该做好相关疾病的健康知识教育，让患者及其家属树立战胜疾病的信心。保持情绪稳定，避免情绪激动和紧张。

（2）高热护理 患者高热遵医嘱给予药物和物理降温及补液治疗，嘱其多饮水，注意监测体温并记录，及时汇报医师。

（3）四肢无力 患者乏力明显，告知患者多注意休息，调整日常生活与工作量，有规律地进行活动和锻炼，避免劳累，避免寒冷刺激。

（4）眼部护理 急性期减少户外活动，保持眼部清洁；可以用眼罩盖住患眼或者涂抹眼药膏，预防结膜及角膜感染；尽量减少用眼。

（5）病情观察 患者头痛要注意观察意识及双侧瞳孔的变化，如有异常及时汇报医师给予处理。密切观察皮肤的变化，看有无红斑、皮疹，做好交接班。如有红斑要观察红斑的大小、数目、颜色、形状、边缘及界限、表面情况；评估红斑游走与发展情况；保持皮肤清洁。

（6）饮食护理　少食多餐，多吃水果蔬菜等高纤维食物，多吃鸡蛋、大豆等高蛋白食品，注意饮食清淡，忌烟酒，戒辛辣、咖啡等刺激性食物。保持大便通畅，避免用力大便。

（7）康复护理　可对患侧进行热敷，促进局部血液循环。面肌开始恢复时，需要做面肌的肌力训练，以训练表情肌为主。

三、神经钩端螺旋体病

钩端螺旋体病是由各种不同类型的致病螺旋体引起的自然疫源性人畜共患急性传染病。神经系统钩端螺旋体病是由钩端螺旋体引起的以神经系统损害为突出表现的临床综合征。主要在热带和亚热带流行，我国主要集中在西南和南方省份，多于洪水灾害和多雨季节出现。

（一）病因

人类钩端螺旋体病是由 L 型钩端螺旋体引起，传染源为携带钩端螺旋体的野生鼠类、家禽和家畜等，鼠和猪是主要的传染源。

（二）病理

基本病理改变是血管损害，主要为颈内动脉末端、大脑前中后动脉的起始端、椎基底动脉的颅内段及其分支的近心端，病变呈节段性损害，管腔狭窄造成脑梗死，病变周围毛细血管呈代偿增生状异常血管网。

（三）临床表现

症状主要由钩端螺旋体在全身组织和器官增殖所导致的非特异性的免疫反应引起。不同时期有不同的临床表现。

（1）早期（钩端螺旋体血症期）　发生在感染初期，典型表现为发热、头痛和周身乏力三症状，以及眼球结膜充血、腓肠肌压痛和浅表淋巴结肿大三大体征，一般持续 1～3 天。

（2）中期（器官损害期）　按有无明显脏器损害进行分型，无明显脏器损害称为流感伤寒型，有脏器损害分为肺大出血型、黄疸出血型、肾衰竭型和脑膜脑炎型。

① 流感伤寒型：为常见类型，无重要器官损害，仅有实验室的轻度肝肾功能改变，很快进入恢复期。

② 肺大出血型：可以是肺普通出血或肺弥漫出血型，次型病死率极高。

③ 黄疸出血型：进行性加重的黄疸，皮肤、黏膜和脏器的出血。

④ 肾衰竭型：肾损害较为常见，主要表现蛋白尿及少量细胞和管型。

⑤ 脑膜脑炎型：有头痛、喷射状呕吐、抽搐及脑膜刺激征等。

（3）后期（恢复期或后发症期）　可出现后发症，即感染后 7～10 天，少数患者退热后数天至 3 个月再次发热，出现症状。神经系统后发症状占有较大比例，主要是无菌性脑膜炎和钩端螺旋体动脉炎。

① 无菌性脑膜炎：可出现头痛症状，但脑脊液正常，可自愈。

② 钩端螺旋体动脉炎：最常见也最严重，儿童多见。病程中再次出现发热、头痛、呕吐、精神行为异常、肢体瘫痪、单眼失明或偏盲、失语和脑膜刺激征等。

③ 其他：也有脊髓炎、脑炎、多组脑神经损害、臂丛神经炎和坐骨神经炎的报道。

（四）诊断

有流行病学资料如流行季节、流行区、近期疫水接触史；出现发热、头痛、眼球结膜充血、肌肉酸痛、周身乏力等菌血症症状；有黄疸、出血和肾功能损害等多脏器受损的表现；伴神经系统受损的症状和体征；影像学检查显示脑血管狭窄或阻塞；特异性检查血液、尿液或脑脊液中分离出钩端螺旋体，或者免疫学检查钩端螺旋体阳性，即可诊断神经系统钩端螺旋体病。

（五）治疗

1. 药物治疗

（1）青霉素　成人每日2400万～3000万U，儿童1500万～2000万U，静脉输注，连续7～10天为1个疗程。可采用青霉素首次小剂量肌内注射的方法来减少和减轻赫氏反应。

（2）氨苄西林和阿莫西林　对钩端螺旋体有较强的作用。氨苄西林每日4～6g，分4次肌内注射；阿莫西林每日2～4g，分4次肌注，连续7天。

（3）庆大霉素、四环素和氯霉素　治疗均有效。

2. 对症治疗

（1）激素治疗可减轻炎症反应，减轻脑水肿，减少和减轻赫氏反应的发生。可选用氢化可的松1～2mg或地塞米松10～20mg，静脉滴注，每日一次。

（2）适当给予抗高热、抗抽搐、脱水降颅内压、扩血管等药物。

（六）预后

预后较好，约有1/3脑血管炎型患者留有后遗症。

（七）护理评估

（1）健康史　了解患者有无在流行季节去过流行区，近期有无疫水接触史。

（2）身体状况　了解患者有无发热、头痛、眼球结膜充血、肌肉酸痛、周身乏力等症状，了解患者小便情况。

（3）辅助检查　影像学检查有无异常；血液、尿液或脑脊液是否分离出钩端螺旋体；免疫学检查钩端螺旋体是否阳性。

（4）心理-社会状况　参见神经莱姆病。

（八）护理问题

（1）体温过高　与钩体败血症有关。

（2）潜在并发症（出血）。

（3）活动无耐力　与钩体感染有关。

（九）护理措施

（1）生活护理　根据病情做好口腔护理。面瘫者眼部滴抗生素药水，戴眼罩或覆盖纱布，以保护角膜，防止暴露性眼炎。保持床铺平整、松软、干燥、清洁，更换体位1次/2h，同时用手掌做瘫痪肢体环形深度按摩或做被动运动，2次/d，15～

20 min/次，受压点给予垫衬，预防压力性损伤。不宜给患者用热水袋取暖，给其洗脚擦浴水温不可过高，同时伴有感觉障碍者尤应防止烫伤。养成定时排便的习惯。便秘 3 d 者可用缓泻剂、灌肠或用手指抠出。

（2）并发症预防　预防肢体畸形和挛缩，促进瘫痪肢体功能恢复。鼓励轻瘫肢体患者主动活动，运动量逐渐增加。早期应给护架、足架，以防垂足垂腕。恢复期可做按摩、被动运动及医疗保健操。按摩可调节运动中枢兴奋状态、改变肌张力，开始用轻柔的手法，防止强刺激而引起疼痛。

（3）头痛、眩晕、呕吐的护理　室内应保持安静，防止声、光等刺激。烦躁不安、情绪紧张可加重病情，护士要安慰患者使其安静休息，减免颈部运动，以减轻病情。

（4）病情观察　密切观察神志、意识、血压、瞳孔的变化。有颅内高压征象时应及时报告医师。出现抽搐时给予镇静剂、脱水剂。伴有精神症状的患者应专人护理，加用床档。同时注意安全，防止坠床。当患者出现大量呕吐时，应采取平卧，头转向一侧。注意保持呼吸道通畅，以防窒息。

（5）饮食护理　患者宜吃高蛋白、高维生素类的食物，如精瘦肉、鱼肉等，以改善患者体质，促进机体恢复。忌吃辛辣刺激、上火、温热的食物，如辣椒、荔枝等。

（6）预防　搞好环境卫生和消毒工作，管理好家畜，对其接种兽用钩体菌疫苗。田间工作尽量穿长筒靴和戴胶皮手套，减少感染机会，教育小儿不要到疫水中戏水、洗澡。对易患病者可进行钩端螺旋体多价菌苗预防接种。

第七节·脑寄生虫病

中枢神经系统寄生虫感染是指寄生虫病原体引起脑和脊髓的感染。常见的感染神经系统的寄生虫有蠕虫中的囊虫、血吸虫、肺吸虫、包虫等，原声中的疟原虫、弓形体、阿米巴原虫等。主要介绍四种以脑损害为主的常见中枢神经系统寄生虫感染：脑囊虫病、脑型血吸虫病、脑型肺吸虫病及脑型疟疾。

一、脑囊虫病

脑囊虫病是链状绦虫（猪绦虫）的幼虫寄生在人脑引起的疾病，是我国最常见的中枢神经系统寄生虫病之一。60％～96％的囊虫寄生在脑内，也可寄生在身体其他部位。主要流行于我国华北、东北、西北地区，农村多于城市。本病好发于青壮年，80％的患者为 14～50 岁，男女比例大约为 5：1。近年来，由于卫生条件的改善，脑囊虫病的发病率有所降低。

（一）病因

人即是绦虫的终宿主（绦虫病），也是中间宿主（囊虫病），食用囊虫感染的猪肉仅表现为绦虫病，不表现为囊虫病。绦虫卵进入消化道后，经血液循环寄生于人体各组织，发生囊虫病。囊虫寄生于脑内，称脑囊虫病。

（二）病理

寄生在脑内的囊虫大小、数目相差很多，一般有米粒至豌豆大小，偶有乒乓球大，可以是一个或多个，也可达到数百甚至上千个。单个脑囊虫多呈卵圆型、乳白色、半透明，约黄豆粒大小，有一个由囊壁向内翻的圆形头节。以大脑头皮运动多见，软脑膜、脑室及脑白质中也可见，偶可侵入椎管内。

根据囊虫寄生虫的部位不同，脑囊虫可分为：脑实质型、脑室型、蛛网膜型和混合型，极少数累及脊髓，称为脊髓型。脑实质型最常见，囊虫多位于皮质或灰白质交界处，大的囊虫病灶可表现出占位效应。脑室型至囊虫黏附于脑室壁上或悬浮于脑脊液中，引起局部室管正中孔处形成活瓣，阻塞脑脊液循环，发生迅速而严重的高颅压综合征。蛛网膜型指囊虫寄生于蛛网膜下隙、脑底池（例如小脑延髓池、桥小脑角），由于脑池空间大、阻力小，故囊虫常体积较大或多发成串，类似葡萄，此类囊虫常伴继发性增生性蛛网膜炎，颅底脑膜增厚粘连性蛛网膜炎引起脑脊液吸收障碍，产生交通性脑积水。以上各种表现可以混合存在。

囊虫可在脑内存活数年甚至数十年，根据囊虫在脑内的存活情况可分为3个期。①存活期：此期囊虫处于存活状态，周围脑组织几乎无炎症反应。②变性死亡期：此期囊虫逐渐死亡，虫体的异体蛋白会引起明显变态反应，出现虫体周围脑组织炎细胞浸润、水肿、成纤维细胞增生，虫体被纤维包膜包裹而形成包囊。③钙化期：囊虫发生退行性变后，脑组织水肿逐渐消退，并出现机化和钙化、脑萎缩等。由于囊尾蚴进入脑内后其生存期的长短不尽相同，或分期分批进入脑内，因此，常为活虫与变形死亡期虫体混合存在，各期囊虫常并存。

（三）临床表现

脑囊虫病从感染到出现症状，数日至30年不等。临床上，各型脑囊虫按发生率高低依次为：脑实质型、混合型、脑室型和蛛网膜型，脊髓型较少见。临床表现与囊虫寄生的部位、数目、大小以及囊虫所处的生长期有关，囊虫存活期可无任何症状，只有当囊虫进入变性死亡期后才出现头疼、癫痫症状。常见的临床表现如下。

（1）头痛　是常见的症状之一，可伴有恶心、呕吐，头痛的程度随病情的变化而波动。

（2）癫痫发作　有一半患者以癫痫为首发或唯一的症状。发作形式的多样性和易变性为其特征，即同一患者可出现两种或两种以上不同形式的发作。全面强直阵挛发作最常见，占45%～50%，甚至呈癫痫持续状态，其次为单纯部分发作，复杂部分发作，失神发作等。癫痫是囊虫进入退行性变时刺激所致，当囊虫治愈或钙化后大多数患者会停止癫痫发作或发作次数明显减少。

（3）颅高压增高表现　主要为剧烈头痛、恶心、呕吐、视盘水肿、展神经麻痹、继发视神经萎缩，甚至失明。脑实质型因囊虫变性死亡过程而引起脑水肿，脑室型或蛛网膜型可引起脑脊液的分泌和循环障碍，均能导致颅内高压。第四脑室囊虫临床可表现为急转头时，因囊虫阻塞第四脑室正中孔而引起脑脊液循环障碍，颅内压急剧增高，临床表现为忽然发生剧烈头痛、呕吐、眩晕、意识障碍、猝倒甚至突然死亡。

（4）局灶症状 囊虫位于大脑皮质，可出现相应的运动、感觉和语言功能障碍，位于小脑则出现共济失调和眼球震颤。

（5）精神症状和智力障碍 主要表现为认知功能障碍，注意力不集中、记忆减退、理解判断能力下降、情绪低落、幻觉、妄想、精神错乱、尿便失禁等。与囊虫引起广泛脑损害或脑萎缩有关。

（6）脑膜刺激征 位于蛛网膜下隙的囊虫可导致囊虫性脑膜炎，表现为头痛、呕吐，少数可有发热、颈强直、脑膜刺激征。

（7）神经系统之外表现 很多脑囊虫多伴有脑外表现。

（四）诊断要点

脑囊虫病的诊断需结合流行病学、临床表现及实验室检查等多种因素。曾有居住流行病区、有绦虫史或食用生猪肉史，并有癫痫、颅内压升高、精神障碍的表现，应视为临床疑诊。如有皮下结节或粪便中发现虫卵可提示诊断，血清或脑脊液囊虫抗体试验阳性、头部 CT 或 MRI 有特征性发现就可确定诊断。

（五）治疗

治疗方法应根据临床症状、影像学表现、临床分型和分期综合评价后来确定。

1. 药物驱虫治疗

适用于囊虫活动期，常见驱虫药物有吡喹酮和阿苯达唑。

（1）吡喹酮（praziquantel） 主要增加囊虫细胞膜对钙离子的通透性，导致关节结构破坏，从而使虫体死亡。临床常用于脑实质型囊虫的治疗，由于吡喹酮难以通过血脑屏障进入脑脊液，所以对于蛛网膜下隙型和脑室型疗效较差。

（2）阿苯达唑（albendazole） 又称丙硫咪唑，是广谱驱虫药物，通过抑制虫体对葡萄糖的吸收导致囊虫死亡，研究表明阿苯达唑可通过血脑屏障并渗透到脑脊液中杀灭蛛网膜下隙和脑室囊虫，由此可用于治疗蛛网膜下隙或脑室囊虫。

2. 对症治疗

驱虫期间必须住院治疗，控制高颅压最为关键。由于驱虫治疗时囊尾蚴死亡会引起炎症反应，导致原有症状加剧，出现癫痫发作、颅内压增高，更为严重者出现脑疝威胁生命。因此常用甘露醇和皮质醇激素减轻脑水肿，并使用卡马西平等。

3. 手术治疗

适用于驱虫无效和不适应使用驱虫治疗的患者。

（1）颞肌下减压术 适用于弥漫性脑实质囊虫，伴有严重脑水肿和高颅压患者。

（2）脑室-腹腔分流术 适用于蛛网膜下隙型和脑室型合并脑积水、颅内压增高者，如果伴发蛛网膜炎，脑脊液蛋白明显增高，此手术效果差。

（3）囊虫摘除术 适用于脑实质单发或多发巨大囊虫，脑室内或蛛网膜下隙囊虫。术后仍继续使用药物治疗。

（六）预后

囊尾蚴寄生的部位和数量不同，预后也就不同，位于脑内相对安全区者，药物治疗效果佳。但是弥漫性脑囊虫伴有痴呆或者精神障碍者则预后不佳。

（七）护理评估

（1）健康史 询问患者有无居住流行病区、有绦虫史或食用生猪肉史，评估患者既往身体状况，了解有无癫痫、精神障碍的表现。

（2）身体状况 询问患者的日常生活情况，有无头痛、呕吐等症状，生活中有无出现抽搐等癫痫症状。

（3）辅助检查 评估患者皮下结节或粪便检查结果；评估血清或脑脊液囊虫抗体试验是否为阳性；了解头部 CT 或 MRI 有无特征性发现。

（八）护理问题

（1）头痛 脑膜的包囊破裂或死亡所致。

（2）恶心、呕吐、意识障碍 因脑囊虫在脑组织占位引起脑组织水肿、颅高压所致。

（3）意外伤害跌伤、碰伤、舌咬伤 由包囊侵犯大脑皮质引起的发作性癫痫所致。

（九）护理措施

（1）用药护理 本病主要使用药物有吡喹酮和阿苯达唑，吡喹酮总剂量为 $120\sim 180mg/kg$，分 $3\sim 4$ 天服用，一般需要治疗 $2\sim 3$ 个疗程，疗程间隔 $3\sim 4$ 个月。如脑囊虫为多发性、病情重者，合并颅内压增高或者精神障碍，采用小剂量长效疗法。如有头晕、头痛、乏力、发热、恶心、呕吐或者癫痫发作不良反应，一般出现短暂且较轻微。阿苯达唑用法：$20mg/(kg\cdot d)$，一天 2 次，10 天为 1 个疗程，一个月后再服第二个疗程，常使用 $3\sim 5$ 个疗程，阿苯达唑不良反应与吡喹酮类似。

（2）生活护理 教育患者注意卫生，衣服（尤其内裤）、被褥、便盆应加强消毒，防止虫卵污染水、食物及手而感染自身或他人。

（3）健康教育 开展预防绦虫病的卫生教育，尤其在流行区。宣传重点是改变不良饮食习惯，不吃生肉或生菜。对生吃的水果蔬菜应洗净、消毒。改变养殖方式，建议圈养，将人厕和动物圈分开。

二、脑型血吸虫病

脑型血吸虫病大多数由日本血吸虫引起，$3\%\sim 5\%$ 的日本血吸虫患者中枢神经系统受累，多发于青壮年，男性多于女性，主要流行于长江中下游流域及南方十三省。中华人民共和国成立后我国血吸虫病曾得到基本控制，但近年来发病率又有所增高。

（一）病因

新型血吸虫病的致病原因是寄生于门静脉系统的血吸虫或虫卵异位于脑组织。

（二）病理

主要是虫卵以卵栓的方式沉积于脑部引起的病理变化。以虫卵为中心的肉芽肿性炎性病变，大多分布在大脑中动脉供血区，以顶叶最为常见，位于软脑膜、软脑膜下灰质及白质浅层。急性期，虫卵的可溶性抗原引起机体急性炎症反应，虫卵周围有大量嗜酸性粒细胞，浸润脑组织形成边界不清的团块和结节，呈灰白或黄色，有脑水肿及脑肿胀表现。慢性期，大量虫卵沉积和异物反应，形成虫卵芽肿、假结核结节和瘢痕结节，灶周可见大量胶质细胞增生、毛细血管网形成、血管炎性改变和白质广泛水肿等。

（三）临床表现

根据发病机制和起病时间，可分为急性和慢性两种临床类型。常合并全身表现。

（1）急性型　在感染后 4～6 周可出现症状，表现为脑膜脑炎的临床症状：轻者嗜睡、发热、认知障碍、躁动不安、精神症状；重者昏迷、抽搐、肢体瘫痪、锥体束征、大小便失禁。

（2）慢性型　分为癫痫型、肿瘤型和脑卒中型，癫痫型占慢性型的大多数，因虫卵积聚在大脑皮质所致，表现为各种类型的癫痫发作；肿瘤型表现为逐渐加重的头痛、呕吐、视物模糊、复视等颅内压增高症状；血吸虫的虫卵栓塞脑血管，出现肢体无力、偏瘫、失语、昏迷等卒中发病样症状。

（3）全身表现　可出现腹痛、腹泻和肝脾肿大，晚期可出现巨脾、腹水、贫血和食管静脉曲张等脾功能亢进和门静脉高压表现。

（四）诊断要点

在血吸虫流行地区居住，有血吸虫感染或疫水接触史，出现了相应的临床表现，如癫痫发作、颅内压增高者应考虑血吸虫病的可能。CT/MRI 检查有助于诊断，大便检查发现虫卵和血免疫学检查阳性提示血吸虫病的诊断。脑脊液中发现虫卵或免疫学检查阳性可以诊断脑型血吸虫病。

（五）治疗

1. 病因治疗

吡喹酮是目前公认的针对血吸虫的首选药物。对日本血吸虫作用尤其强，不仅能杀死虫，还可杀灭虫卵并抑制虫卵肉芽肿生长。

2. 对症治疗

（1）脱水治疗　有颅内压增高、脑水肿明显者，使用脱水剂。

（2）抗癫痫治疗　癫痫发作者，加用癫痫药控制发作。

（3）其他　如有血吸虫病其他器官表现则需相应对症治疗。

（六）预后

脑型血吸虫病的预后较好，经过系统治疗后症状消除、癫痫发作停止或减少，保持原有劳动力者占 80%，如有再次感染，治疗仍然有效。

（七）护理评估

（1）健康史　了解患者有无血吸虫流行地区居住史。

（2）身体状况　询问患者的日常生活情况，有无头痛、呕吐等症状，生活中无出现抽搐等癫痫症状。

（3）辅助检查　评估患者粪便检查结果；评估脑脊液或免疫学检查是否为阳性；了解头部 CT 或 MRI 有无特征性发现。

（八）护理问题

（1）头痛　与血吸虫病积于脑部有关。

（2）恶心、呕吐、意识障碍　因血吸虫在脑组织占位引起脑组织水肿、颅高压所致。

（3）意外伤害跌伤、碰伤、舌咬伤　虫卵积聚在大脑皮质引起的发作性癫痫所致。

（九）护理措施

（1）一般护理　静卧，头部抬高 15°～30°，有利于静脉回流，降低脑水肿发病程度。

（2）饮食护理　保持饮食的干净卫生，避免加重患者症状，建议患者适当多吃新鲜蔬菜和瓜果，给予高维生素、易于消化食物，合理搭配膳食。患者忌食辛辣食物，如辣椒、洋葱等，不暴饮暴食。

（3）用药护理　吡喹酮有一定毒性作用，要叮嘱患者尽量饭后服用，减轻副作用的发生。常见副作用有恶心、呕吐、腹泻和阵发性痉挛，一般轻者无需特殊处理，但也有患者出现头昏、乏力、腰酸腿疼、颤动、视物模糊等神经系统症状，心悸、胸闷和早搏等心血管系统症状。因此服药期间密切观察病情，发现问题及时处理。

（4）心理护理　由于脑型血吸虫病患者一般年纪轻、病情重、变化大，因此心理压力比较大，患者往往出现恐惧状态，护士应耐心说服，解释工作，让患者消除恐慌等不安情绪，正确对待疾病。

三、脑型肺吸虫病

脑型肺吸虫病是肺吸虫侵入人体后，移行入脑导致的中枢神经系统损害。脑型肺吸虫病发病率为肺吸虫的 20%～30%，青少年多见。肺吸虫病分布甚广，亚洲、非洲、美洲均有发生，我国 22 个省、直辖市、自治区有散发及地方流行。

（一）病因

脑型肺吸虫病是卫氏并殖吸虫等寄生于脑内所引起的疾病。

（二）病理

（1）组织破坏期　虫体移行破坏组织而引起线状出血或隧道损伤，周围少量炎细胞浸润。

（2）肉芽肿或囊肿期　虫体和虫卵沉积引起肉芽肿，周围有结缔组织增生和炎细胞浸润，病变中央组织坏死，可以找到成虫和虫卵。

（3）纤维瘢痕期　坏死区物质吸收，虫体死亡、钙化、囊壁增厚、纤维化钙化。

虫体可在脑部组织内穿行造成多次损伤，故上述各期病理变化可同时存在。

（三）临床表现

患者较多出现咳嗽、咳铁锈色痰等肺部症状，接着出现神经系统表现。由于病变范围较多变，症状常视其侵犯脑组织部位和病理改变的程度而定，以头痛、癫痫、运动障碍较为常见，临床症状有以下几个方面。①颅内压增高症状：头晕、呕吐、视力减退、视盘水肿等。②炎症性症状：畏寒、发热、脑膜刺激征等。③脑组织刺激性症状：癫痫、视幻觉、肢体异常感等。④脑组织破坏性症状：瘫痪、失语、偏盲、感觉消失等。

（四）诊断要点

在流行区生食或半生食河蟹、饮食过生水者，病史中曾有咳嗽、咳铁锈色痰，然后出现不明原因的头痛、呕吐、癫痫发作及瘫痪均可以考虑本病的可能。实验室检查发现病原体或免疫学试验阳性则能确定诊断。

（五）治疗

1. 病因治疗

吡喹酮：125～150mg/kg，每日3次，2～3天服完，一周后再重复1个疗程。
阿苯达唑：10mg/kg，每日3次，共服2天。

2. 手术治疗

（1）病变较大且重度高颅压者，用药后病情继续发展者考虑手术。
（2）对已经形成包膜或囊肿者手术治疗。

3. 对症治疗

对癫痫发作者和高颅压者给予对症治疗，手术后脑水肿严重患者给予激素或脱水剂。

（六）预后

一般药物治疗肺部病变有效，脑肺吸虫的药物治疗效果欠佳。

（七）护理评估

（1）健康史　了解患者有无肺吸虫流行地区居住史。
（2）身体状况　询问患者的日常生活情况，有无头痛、呕吐等症状，生活中有无出现抽搐等癫痫症状。
（3）辅助检查　评估病原体或免疫学试验是否为阳性。

（八）护理问题

（1）头痛　与肺吸虫侵犯脑部有关。
（2）恶心、呕吐、意识障碍　因肺吸虫在脑组织占位引起脑组织水肿、颅高压所致。
（3）意外伤害、跌伤、碰伤、舌咬伤　肺吸虫侵犯大脑皮质引起的发作性癫痫所致。
（4）咳嗽　与肺吸虫侵犯肺部有关。

（九）护理措施

（1）头痛的护理　为患者制造一个安静、舒适、整洁的环境，房间光线充足，密切观察患者生命体征及面色、颅内压情况。仔细观察和了解疼痛部位、性质及程度。注意保持心情舒畅，避免情绪激动，并遵医嘱给予甘露醇脱水治疗，疼痛难忍时给予苯巴比妥镇静催眠治疗。

（2）高热的护理　保持病房内空气流通，每天用紫外线消毒病房，高热患者应每 4h 测量体温 1 次，发热持续期，应予以物理降温，如头部及大动脉处用冰袋冷敷。体温在 38.5℃ 以上时予以药物降温，高热患者宜半流质饮食，并劝患者多饮水，注意维持高热患者的水、电解质平衡，保持营养，增进舒适，预防并发症。注意高热患者口腔、皮肤卫生，预防压力性损伤，大量出汗者要及时更换衣物，避免直接吹风，避免受凉。对高热出现谵妄、神志不清者应用床挡，防止坠床发生。

（3）意识障碍的护理　评估并监测患者意识障碍程度、生命体征以及相关病情，并及时报告医师和记录。取适当的卧位，颅压高者采取头高位 15°～30°，以降低颅内压，取平卧位，头偏向一侧，便于口涎外流，并用纱布将下坠的舌头拉出，因患者不会吞咽，所以不要向口中喂水或喂药。保持呼吸道通畅，将衣领扣解开，如果患者口腔有分泌物要及时吸出。定时翻身叩背，防止肺部感染，必要时使用气垫床。保护眼睛，如果患者眼睛不能闭合，应涂上眼药膏，用消毒纱布湿敷于眼睛上，防止角膜干燥。留置尿管的患者应做好清洁护理，每天尿道护理 1 次，防止泌尿系统感染。肢体的位置可支持身体处于稳定和舒适状态。长期卧床昏迷患者，应保持关节功能位及适当被动活动，防止足下垂和髋关节外旋，应给予适当的体位摆放和支具。摆放原则：上肢伸展位，下肢屈膝位。穿戴肢具的肢体要定时观察肢体皮肤情况，以防压力性损伤。

（4）鼻饲的护理　对于昏迷、意识不清或植物生存状态的患者均需要放置胃管进行鼻饲，鼻饲时间一般在伤后 48h 出现肠鸣音时，鼻饲的营养选择以高热量、高蛋白、低脂肪、低钠的全流食为主，采用循序渐进的方法进行鼻饲；热量以 83.7～125.6 J/（kg·d）计算，鼻饲液体的温度为 38～40℃，以手腕部触及不凉、不烫为标准，谨防胃反流引起窒息；鼻饲时床头抬高 15°～30°；防止胃管被食物阻塞，鼻饲前抽吸胃液，检查胃管是否在胃内，鼻饲后要注入适量温开水以防胃管堵塞。如抽吸出来的胃液为咖啡色或血色，应先停止鼻饲，并报告医师做相应处理。彻底清洗和消毒用具，避免患者发生细菌性胃肠炎。

（5）癫痫的护理　合理饮食是癫痫病的注意事项中重要的内容，饮食切忌过饥或过饱，勿暴饮、暴食，否则可能引起癫痫发作。补充高钙食物。在癫痫病的治疗过程中，需长期服用抗癫痫药物，而某些抗癫痫药物容易引起骨质疏松，因此，在饮食上应补充高钙食物。睡眠缺乏常可导致癫痫发作。药物不可随意减量、增量，也不可随便撤药、换药、停药，否则可能会面临癫痫持续状态的出现而带来生命威胁。癫痫发作时要注意患者的安全，移开患者周围可能导致受伤的物品，保护患者肢体，防止抽搐时碰撞造成的皮肤损坏、骨折或脱臼。拉牢床挡，专人守护。平时安排好患者的日常生活，适当活动及休息，避免各种危险活动。

（6）饮食护理　神志清醒者可给予清淡、高热量、高维生素、高蛋白的流质或半流质饮食，避免过热、过坚硬、辛辣等刺激性食物。对意识障碍者给予静脉高营养或鼻饲高热量、高蛋白的流质饮食。

（7）用药护理　予以吡喹酮，25 mg/kg，口服，每天 3 次，服 3 天停，用药期间要注意观察患者有无不良反应，如轻微头昏、恶心。

四、脑型疟疾

脑型疟疾是一种由恶性疟原虫感染引起的急性弥漫性脑病，是指高热伴有中枢神经系统受损症状的凶险型疟疾，病死率达 10%～50%。在我国广州、广西、云南、贵州、海南等地流行，多见于 16 岁以下青少年，四季均有，夏秋两季多见。

（一）病因

疟原虫经按蚊叮咬传播进入体内，并在肝和红细胞中生长繁殖，破坏红细胞引起疾病。各种疟原虫均可导致脑型疟疾，以恶性疟原虫最为常见。

（二）病理

病理学检查可见软脑膜高度充血、脑组织肿胀、脑回变平、脑沟变浅、脑白质内散在点状出血。镜下见脑内小血管充血、灰质血管内见大量含疟原虫的红细胞相互凝聚或附着在血管壁上，血管内皮细胞肿胀，并有吞噬现象。白质内小灶坏死出血，可见 Durck 结节，圆形或椭圆形，中心结构一致的坏死区，周围有小胶质细胞增生。

（三）临床表现

（1）症状　寒战、高热是大多数脑型疟疾的首要症状，温度高达 42℃，有少数不发热或有体温降低，大部患者有脾大、肝大、不同程度贫血等全身表现。发病后 2～7 天内可出现不同程度的意识障碍、反应迟钝、谵妄、昏迷等，部分患者可出现颅内压增高及癫痫发作，出现全面强直-阵挛抽搐或局限性发作或双侧交替发作。

（2）体征　可出现视盘水肿、瞳孔不等大或双侧放大，对光反应消失、失语、失明、失聪、偏瘫、单瘫、脑膜刺激征等。

（四）诊断要点

血涂片或脊髓涂片发现疟原虫具有诊断意义，凡在疟疾流行病区居住或旅行者，近年来有疟疾发作史或近期内接受过输血者，若早期出现畏寒、发热等症状，后出现意识障碍、癫痫发作、脑膜刺激征等，都应高度怀疑脑型疟疾的可能。

（五）治疗

1. 病因治疗

2. 对症治疗

脑型疟疾常伴有脑水肿或颅内压增高、高热、癫痫发作、贫血、肺水肿等，对并发症应给予及时处理。

（六）预后

脑型疟疾在有效抗疟药物治疗后，特别是配合激素治疗后大部分昏迷患者会很快苏醒。

（七）护理评估

（1）健康史　了解患者有无在疟疾流行病区居住或旅行；有无疟疾发作史或近期内接受过输血。

（2）身体状况　询问患者有无畏寒、发热等症状，是否出现意识障碍、癫痫发作等症状。

（3）辅助检查　评估患者血涂片或脊髓涂片是否发现疟原虫。

（4）心理-社会状况　了解患者的精神状态，有无抑郁、焦躁不安等情绪及自卑、脾气暴躁、绝望心理。

（八）护理问题

（1）高热　与疟原虫侵犯脑部有关。

（2）恶心、呕吐、意识障碍　因疟原虫在脑组织占位引起脑组织水肿、颅高压所致。

（3）意外伤害、跌伤、碰伤、舌咬伤　疟原虫侵犯大脑皮质引起的发作性癫痫所致。

（4）知识缺乏　缺乏对疾病的相关认识和对所用药物的治疗知识。

（九）护理措施

（1）一般护理　及时观察患者生命体征并重点观察神志及体温的变化，如发生躁动、瞳孔不等大等现象，警惕脑疝的发生。

（2）饮食护理　多卧床，补充水分，给予高热量、高蛋白、高维生素、高碳水化合物、清淡易消化饮食。

（3）用药护理

① 二盐酸奎宁：0.5g加入5％葡萄糖注射液500mL静滴，8h后重复一次，24h不超过3次，儿童剂量5～10mg/kg，清醒后改口服氯喹。

② 磷酸氯喹注射液：0.5g加入5％葡萄糖注射液500mL静滴，第1天3次，必要时第2～3天可各再给1次。儿童剂量3～5mg/kg。

③ 蒿甲醚：为我国研制的一种青蒿素衍生物，对恶性疟疾疗效较好。与氯喹等喹啉类药物合用。第一天320mg，第二天、第三天各160mg肌注。

（4）激素药物　观察患者皮肤有无变薄，保持皮肤干燥完整。定期监测血糖、尿糖及应激性溃疡发生。注意患者有无青光眼现象。

（5）高热护理　寒战时保暖，高热时予以物理降温、遵医嘱用药，补充水分、营养，维持电解质平衡，发生惊厥时适当镇静，保持呼吸道通畅，防止外伤。

（6）感染性休克护理　监测尿量，监测血压，通过尿量和血压来评判抗休克的治疗效果。还需要监测心率、体温、血氧饱和度，还有其他的一些指标，如果有条件还可以进行中心静脉压监测等。感染性休克时通常取头高脚高位，头和脚都和床成15°～30°。给患者进行必要的吸氧，将氧气浓度控制在每小时2.5～3.0L。

（7）切断传染源/传播途径　鼓励患者脱离特定环境，避免复发；进行隔离；接触患者的物品应正确消毒处理。

（8）心理护理　因疟疾病情危重，患者多为偏远地区农民，对自身疾病缺乏了解，容易胡乱猜疑，产生恐惧、紧张等心理因素。用简单通俗的语言将此病发病机制、治疗方案以及预后情况讲解给患者，消除其疑虑，增强其治病信心。

第八节·艾滋病所致神经系统障碍

艾滋病是由人类免疫缺陷病毒（HIV）所引起的一种获得性免疫缺陷性疾病。艾滋病病名是英文获得性免疫缺陷性综合征（AIDS）编写的音译。由于 HIV 是一种嗜神经病毒，可高度选择性地侵袭神经系统，即使给予有效抗病毒治疗，仍有 30%～50%患者会出现神经系统症状，10%～27%以神经系统损害表现为首发症状。尸检发现 80%～90%AIDS 患者有神经系统病理改变。因此，AIDS 的神经系统损害值得关注。

（一）病因

AIDS 的病因是感染 HIV，HIV 是一种反转录 RNA 病毒。HIV 有两个亚型，HIV-1 能引起免疫缺陷和 AIDS，呈世界性分布；HIV-2 仅在非洲西部和欧洲的非洲移民及其性伴侣中发生，很少引起免疫缺陷和 AIDS。HIV 感染后细胞免疫系统缺陷和中枢神经系统的直接感染是 AIDS 神经系统损害的病因。AIDS 的主要传播方式为性传播、血液传播和母婴传播。

（二）病理

HIV 感染所致脑病，大体病理可见脑膜和脑实质的充血、水肿等病理改变。显微镜下可见病毒所致的有细胞融合形成的多核巨细胞。HIV 相关脊髓病主要病理改变是髓鞘脱失和海绵状变性，以后索和侧索最为明显。

（三）临床表现

AIDS 是一种严重的全身性疾病，其临床症状多种多样，也伴有一些非特异性症状，如发热、体重下降、盗汗、食欲缺乏、嗜睡、咽痛、咳嗽、腹泻、消化不良、皮肤病及咽部不适、慢性全身淋巴结及肝脾肿大等。临床表现也呈现多种变化，大体可分为神经系统原发感染、神经系统继发感染、神经系统继发肿瘤及 HIV 相关脑卒中四大类。

（1）神经系统原发感染　①急性脑膜炎：HIV 进入人体后 6 周左右发病，可表现为急性精神症状、意识障碍和癫痫发作。②慢性脑膜炎：表现为慢性头痛和脑膜刺激征阳性，脑脊液 HIV 抗体阳性。③AIDS 脑病：为首发症状，出现显著的认知障碍并导致日常生活功能严重受损。临床表现为渐进性痴呆，记忆力下降、注意力不集中、反应迟钝、表情淡漠、昏睡等。晚期则有严重痴呆、缄默、截瘫及二便失禁。头颅 CT 及 MRI 显示脑萎缩或白质异常信号。④HIV 脊髓病：20% AIDS 患者出现脊髓病，包括空泡样脊髓病变，出现大小便障碍、脊髓后索受累，表现为完全性感觉性共济失调，感觉系统受累表现为下肢感觉异常和感觉迟钝。⑤周围神经病：远端对称性周围神经病最常见，表现为痛性感觉异常，呈烧灼样或针刺样疼痛。⑥肌病：炎性肌病最为常见，表现为亚急性起病的近端肢体肌无力、肌肉酸痛、肌酸激酶或乳酸脱氢酶增高。

（2）神经系统继发感染　①寄生虫感染：以脑弓形体病最多见。②真菌感染：以新型隐球菌脑膜脑炎最常见。③病毒感染：以巨细胞病毒性脑炎最常见。④细菌性感染：以分歧杆菌感染多见。

（3）神经系统继发肿瘤　①原发性中枢神经系统淋巴瘤：常出现在 HIV 感染的晚期，临床表现是脑膜、脑室中损害，高颅压症状，如头痛、意识障碍、癫痫、偏瘫、偏盲等。②卡波西肉瘤：中枢神经系统几乎与其他内脏器官同时受累。

（4）HIV 相关脑卒中　HIV 感染可增加缺血性和出血性脑卒中的风险，并多见于青年 HIV 感染人群。AIDS 人群缺血性脑卒中的常见病因是炎症性脑膜炎、血管炎、血液高凝状态和原发性 HIV 血管瘤，出血性卒中多继发于凝血障碍、血小板减少、颅内肿瘤或中枢神经系统感染。

（四）诊断

AIDS 继发性神经系统损害诊断的依据：①高危人群出现中枢神经系统机会感染、肿瘤等临床表现；②酶联免疫吸附试验及蛋白印迹法检查 HIV 抗体阳性。

（五）治疗

治疗原则为抗 HIV、增强免疫功能、治疗机会性感染及肿瘤。

（1）抗 HIV　目前常见的抗 HIV 药物有核苷反转录酶抑制剂、非核苷反转录酶抑制剂、蛋白酶抑制剂、整合酶抑制剂。目前主张用高效抗反转录病毒疗法治疗。

（2）增强免疫功能　可应用异丙肌苷、甘草酸、香菇多糖、白细胞介素-2、胸腺雌激素等，或进行骨髓移植、胸腺移植、淋巴细胞输注等免疫重建。

（3）治疗机会性感染　针对单纯疱疹病毒感染可用阿昔洛韦，真菌感染可用两性霉素 B 或伊曲康唑，巨细胞感染用更昔洛韦，脑弓形体病可用乙胺嘧啶和磺胺嘧啶等治疗。

（4）治疗肿瘤　针对淋巴瘤和卡波西肉瘤进行治疗，应根据患者的免疫状态给予个体化综合治疗，包括手术、化疗和放疗。

（六）预后

现在暂无杀灭 HIV 的有效药物，而 AIDS 神经系统损害又比较严重，因此预后较差，半数 AIDS 患者在 1～3 年内死亡。

（七）护理评估

（1）健康史　了解患者有无吸毒史。

（2）身体状况　了解患者的日常生活能力及用药情况。

（3）辅助检查　了解酶联免疫吸附试验及蛋白印迹法检查 HIV 抗体是否阳性。

（4）心理-社会状况　参见脑型疟疾。

（八）护理诊断

（1）窒息　与意识丧失、喉痉挛有关。

（2）有受伤的危险　与发作时意识突然丧失和判断力失常有关。

（3）皮肤完整性受损　与皮炎有关。

（4）恐惧　与预后不良、担心受到歧视有关。

（九）护理措施

（1）依从性的宣教　严格遵医嘱定时定量服药，不能随意更改服药时间、剂量或者中断治疗。良好的依从性是艾滋病治疗成功的关键，依从性达 95％以上才能保证有效的治疗效果，漏服几天、甚至几次药，也可能产生 HIV 的耐药性，因为不按时按量服药，血药浓度水平降低，病毒会大量复制，如果漏服＜2h 尽快补服，＞2h 无需补服，下次服用按原定时间及剂量服用，也不要将自己的药分给他人服用，因为每个患者都有自己的特殊治疗方案和治疗剂量。而且还要按时复查血常规、肝肾功能、$CD4^+T$ 淋巴细胞、HIV RNA，以便及时了解治疗效果和药物的不良反应，发现异常及时处理，避免延误病情。

年龄小（6 岁以下）的患者，不能理解宣教的内容，也不能准确诉说主诉，病情复杂且观察困难，做好患儿监护人的宣教很重要，告知其病情观察要点。要保证患儿每次服药都按时按量，不能自行减量或停药，以免造成耐药或治疗失败。

（2）日常生活的宣教　①尽量避免到公共场所活动，不要接触结核病、水痘、带状疱疹等感染性疾病。②由于免疫力低下，注意饮食卫生，不吃生冷、难消化的食物，避免腹泻，应进食易消化吸收、营养丰富的食物。③建立健康的生活方式，不要多性伴、吸毒、不安全的性行为，应洁身自爱，远离毒品。④向患者宣传《传染病防治法》。

（3）神经损害　轻度或中度症状可按原方案继续服药，遵医嘱使用阿密曲替林缓解症状，同时使用神经营养药物，如复合维生素 B、维生素 B_6、维生素 B_{12} 等，重度症状调整治疗方案。严重者更换治疗方案。

（4）心理护理　患者易产生绝望、恐惧的心理，有效的心理护理可调整患者的心理环境，减轻心理负担，许多社会心理学家认为，对于 HIV 感染者/AIDS 患者，除需要昂贵的药物之外，最不可忽视的还有"情感疗法"，让同伴对患者进行健康教育。

第十章

▶▶ **中枢神经系统脱髓鞘疾病的护理**

第一节 · 概述

中枢神经系统脱髓鞘疾病是一组脑和脊髓髓鞘破坏或髓鞘脱失为主要特征的疾病，脱髓鞘是其病理过程中具有特征性的表现，包括遗传性（髓鞘形成障碍性疾病）和获得性两大类。前者主要是由于遗传因素导致某些酶的缺乏引起的神经髓鞘磷脂代谢紊乱，统称为脑白质营养不良，包括异染性脑白质营养不良、肾上腺脑白质营养不良、球样细胞脑白质营养不良和类纤维蛋白脑白质营养不良等。此类疾病比较罕见，临床表现各异，多有发育迟滞、智力进行性减退、惊厥、进行性瘫痪、肌张力变化、共济失调、视神经萎缩、眼球震颤、感音性耳聋及家族史等，确诊需要病理或酶学等检查。

获得性中枢神经系统脱髓鞘疾病又分为继发于其他疾病的脱髓鞘病和原发性免疫介导的炎性脱髓鞘病。前者包括缺血-缺氧性疾病（如一氧化碳中毒后迟发性白质脑病）、营养缺乏性疾病（如亚急性联合变性）、脑桥中央髓鞘溶解症、病毒感染引起的疾病（如麻疹病毒感染后发生的亚急性硬化性全脑炎和乳头多瘤空泡病毒引起的进行性多灶性白质脑病）等。后者是临床上通常所指的中枢神经系统脱髓鞘病，主要包括中枢神经系统特发性炎性脱髓鞘疾病（IIDDs）。IIDDs是组在病因上与自身免疫相关，在病理上以中枢神经系统髓鞘脱失及炎症为主的疾病。由于疾病之间存在着组织学、影像学以及临床症候上的某些差异，构成了脱髓鞘病的一组疾病谱。除了多发性硬化（MS）、视神经脊（NMO）、同心圆性硬化（Balo病）、急性播散性脑脊髓炎（ADEM）等外，还包括临床孤立综合征（CIS）等。常见的临床症状有肢体麻木、视力下降、肢体无力、大小便障碍等。

第二节 · 多发性硬化

多发性硬化（MS）是病因未明的，以中枢神经系统白质炎性脱髓鞘为主要病理特点的自身免疫性疾病。本病多在成年早期发病，女性多于男性，大多数患者表现为反复发作的神经功能障碍，多次缓解复发，病情每况愈下。最常累及的部位为脑室周围白质、视神经、脊髓、脑干和小脑。其主要临床特点为症状体征的空间多发性和病程的时间多发性。

（一）病因

多发性硬化的病因与发病机制至今尚未阐明，目前认为与自身免疫反应、病毒感染、遗传因素及环境因素等有关。

（1）自身免疫反应 MS 是细胞免疫和体液免疫共同参与的，主要累及 CNS。MS 的组织损伤及神经系统症状，被认为是直接针对髓鞘抗原的免疫反应所致。如针对自身髓鞘碱性蛋白产生的免疫攻击，导致中枢神经系统白质髓鞘的脱失，临床上出现各种神经功能的障碍。

（2）病毒感染 在 MS 患者血清或脑脊液中，可检测到人类疱疹病毒-6、内源性逆转录病毒、单纯疱疹病毒、水痘带状疱疹病毒、巨细胞病毒、犬瘟热病毒、流行性腮腺炎病毒、冠状病毒等抗体滴度升高，提示病毒感染在 MS 的发生发展中起着重要作用。

（3）遗传因素 MS 有家族性倾向，约 15% 的患者有 1 个或 1 个以上的亲属患病。在 MS 患者的一级亲属中患病危险性比普通人群大 12～15 倍。MS 的遗传易感性可能受多数微效基因的相互作用影响，与 6 号染色体组织相容性抗原 HLA-DR 位点相关。

（4）环境因素 MS 发病率与纬度高低、气候是否寒冷有关，在高纬度寒冷地区发病率较高；生活环境、生活方式、食物和饮食习惯等也可能对其发病与复发产生影响。

（二）临床表现

（1）发病情况 多于 20～40 岁起病，10 岁以下和 50 岁以上发病者少见，男女患病之比约为 1∶2。约半数患者存在发病诱因，上呼吸道感染最为常见，其次为过度劳累、应激、外伤、手术、感染、妊娠、分娩、精神紧张、寒冷等。

（2）起病形式 以亚急性起病多见，急性和隐匿起病仅见于少数病例。

（3）临床特点 病灶的空间多发性与病程的时间多发性构成 MS 的临床特点。病灶的空间多发性是指病变部位的多发，病程的时间多发性是指缓解-复发的病程。整个病程可复发数次或十余次，每次复发均可残留不同程度的神经功能缺损。

（4）临床症状与体征 由于患者大脑、脑干、小脑、脊髓可同时或相继受累，故其临床症状和体征多种多样。

① 肢体无力：最多见，大约 50% 的患者首发症状包括一个或多个肢体无力。运动障碍一般下肢较上肢明显，可为偏瘫、截瘫或四肢瘫，以不对称瘫痪最常见。腱反射早期正常，以后可发展为亢进，腹壁反射消失，病理反射阳性。

② 感觉异常：浅感觉障碍表现为肢体、躯干或面部的针刺感、麻木感、蚁走感、瘙痒感或异常的肢体发冷、烧灼样疼痛以及定位不明确的感觉异常。疼痛感可能与脊神经根部的脱髓鞘有关，颇具特征性。

③ 眼部症状：常表现为急性视神经炎或球后视神经炎，多为急性起病的单眼视力下降，有时双眼同时受累。眼底检查早期可见视盘水肿或正常，以后出现视神经萎缩。约 30% 的病例出现眼肌麻痹及复视。核间性眼肌麻痹被认为是 MS 的重要体征之一，表现为患者双眼向病变对侧注视时患侧眼球不能内收，对侧眼球外展

时伴有眼震，双眼内聚正常，旋转性眼球震颤常高度提示本病。

④ 共济失调：30%～40%的患者有不同程度的共济运动障碍，但 Charcot 三主征（眼球震颤、意向性震颤和吟诗样语言）仅见于部分晚期多发性硬化患者。

⑤ 自主神经功能障碍：一般不单独出现，常伴肢体运动和感觉障碍。常见症状为尿频、尿失禁、便秘或便秘与腹泻交替，也可出现半身多汗和流涎、性欲减退等。

⑥ 精神症状：多表现为抑郁、脾气暴躁或易怒，部分患者出现兴奋、欣快，也可表现为嗜睡、淡漠、重复语言及被害妄想等。约 50%的患者可出现认知功能障碍，如反应迟钝、记忆力减退、判断力下降等。

⑦ 发作性症状：强直痉挛、感觉异常、构音障碍、共济失调、癫痫和疼痛不适是较常见的多发性硬化发作性症状。一般持续数秒或数分钟，可被频繁或过度换气、焦虑或维持肢体某种姿势所诱发。

⑧ 其他症状：可伴有周围神经损害和多种自身免疫性疾病，如风湿病、类风湿综合征、干燥综合征、重症肌无力等。

（三）诊断要点

诊断基于临床资料和实验室相关检查：①神经系统的症状或体征显示中枢神经系统白质内存在 2 处以上病灶；②年龄在 10～50 岁；③有缓解与复发交替的病史，每次发作持续时间超过 24h，或缓慢进展的病程至少 1 年以上；④脑脊液、诱发电位和 MRI 检查（图 10-1）。

（四）治疗要点

治疗包括急性发作期治疗、缓解期治疗和对症治疗。急性期治疗以减轻症状、尽量减轻残疾程度为主。缓解期以减少复发、延缓残疾累积及提高生活质量为主。

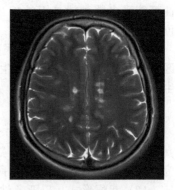

图 10-1 多发性硬化 MRI 的 T2 加权像可见双侧脑室旁大小不一类圆形高信号脱髓鞘病灶

（1）发作期治疗 大剂量甲泼尼龙冲击治疗是 MS 急性发作期的首选治疗方案。治疗原则为大剂量、短疗程。①对于病情较轻者，甲泼尼龙 1g/d，加入生理盐水 500mL，静脉滴注 3～4h，共 3～5 天后停药。②对于病情较重者，从 1g/d 开始，共冲击 3～5 天，以后剂量阶梯依次减半，每个剂量使用 2～3 天，直至停药，原则上总疗程不超过 3 周。若在激素减量过程中病情再次加重或出现新的体征、新的 MRI 病灶，可再次使用甲泼尼龙 1g/d 冲击治疗。对糖皮质激素治疗无效者，可选择血浆置换或静脉注射大剂量免疫球蛋白治疗。

（2）缓解期治疗 缓解期治疗主要为预防复发和治疗残留的症状。治疗措施包括：免疫抑制剂如硫唑嘌呤、环磷酰胺等；转移因子及免疫球蛋白；β-干扰素。

（3）对症治疗 痛性痉挛是 MS 患者行走困难的主要原因，首选药物巴氯芬。膀胱直肠功能障碍尿潴留者可选用拟胆碱药，尿失禁者宜选用抗胆碱药，药物治疗无效或严重尿潴留者可采用间歇性导尿，严重便秘者间断灌肠。大部分 MS 患者有疲乏感，可选用金刚烷胺、莫达非尼等。

（五）护理评估

（1）病史 本次发病特点与目前病情、患病及治疗经过、心理社会状况。

（2）专科评估 ①视神经：近视力、远视力、眼突，观察视力恢复、视神经萎缩情况。②颅脑症状：眼肌麻痹、延髓麻痹，观察复视、吞咽功能、情绪变化。

（六）护理问题

（1）躯体移动障碍 与运动障碍性震颤、痉挛有关。

（2）感知改变 与视神经炎有关。

（3）皮肤完整性受损 与感觉、运动障碍有关。

（4）疼痛 与感觉障碍有关。

（5）焦虑 与疾病反复发作有关。

（6）尿潴留 与膀胱括约肌功能障碍有关。

（7）便秘 与肛门括约肌功能障碍有关。

（七）护理措施

（1）一般护理 注意保暖，根据季节增减衣服，防止受凉；排尿状况是否良好，能否自理；皮肤的完整性如何。做好病情观察，观察患者感觉、运动、协调及平衡能力如何，有无视觉损害。观察肌力的恢复、痛觉、温觉、大小便、出汗情况。

（2）饮食护理 给予高蛋白、低脂、低糖、富含多种维生素、易消化、易吸收的清淡食物，并维持足够的液体摄入（每天约 2500mL）。饮食中还应含有足量的纤维素，因为纤维素有亲水性，能吸收水分，使食物残渣膨胀并形成润滑凝胶，在肠内易推进，并能刺激肠蠕动，有利于激发便意和排便反射，以预防便秘或减轻便秘的症状。

（3）生活护理 提供安全方便的住院环境。将呼叫器置于患者床头伸手可及处，日常用品如餐具、水、便器、纸巾等定位放置于床旁，方便患者随时取用。保持活动范围内灯光明暗适宜，灯光太弱对视力障碍的患者不利，过强会造成对眼的刺激。指导患者在眼睛疲劳或复视时，尽量闭眼休息或双眼交替休息。走廊、卫生间、楼道设置扶手；病房、浴室地面保持平整，防湿、防滑。活动空间不留障碍物。有条件时可将患者安置在可水平升降的床位，夜间保持床在最低水平并支起护栏防护。配备手杖、轮椅等必要的辅助用具，以增加活动时的安全性。

（4）用药护理 指导患者了解本病常用的药物及用法、可能出现的不良反应和用药注意事项。①糖皮质激素是多发性硬化急性发作和复发的主要治疗药物，有免疫调节和抗炎作用，可减轻水肿、改善轴索传导、缩短急性期和复发期的过程，常采用大剂量短程疗法。因易出现钠潴留、低钾、低钙等电解质紊乱，需加强对血钾、血钠、血钙的监测。②β-干扰素常见不良反应为流感样症状，可持续 24~48h，2~3 个月后通常不再发生；部分患者可出现注射部位红肿、疼痛，严重时可致肝损害、过敏反应等，应及时发现和报告医师处理。

（5）康复护理 急性期卧床休息，协助保持舒适体位，变换体位有困难者应协助其翻身，防止局部皮肤长时间受压；为患者制订作息时间表，使之合理进行休息与活动，防止过度疲劳。对于有脊髓平面受损、肢体运动障碍的卧床患者，应协助保持肢体功能位，指导患者进行主动或被动运动；肌张力增高或共济失调的患者，应给予辅助支持，指导步行训练；活动或康复训练时应注意劳逸结合，避免受凉或体力活动过度，防止因为大量的活动使患者体温升高而致症状暂时恶化。

(6) 心理护理　与患者及家属共同讨论病情，用简单、通俗的方式告知本病的病因、病程特点、病变常累及的部位，患者常出现的症状体征，治疗的目的、方法以及预后。鼓励患者树立信心，掌握自我护理的方法，坚持配合治疗；坚持功能锻炼和日常生活活动训练，最大限度地维持生活自理能力；增强体质和机体免疫力，减少复发。

（八）预后

本病多数病例呈缓解—复发的阶梯式恶化病程。少数患者首次发作后临床症状完全缓解，不再复发；少部分病情迅速恶化，无缓解期；个别急性暴发型病例可在初次发病时死亡；约半数病例病后存活期可长达 20～30 年。女性、40 岁以前发病、临床表现为视觉或体感障碍者常预后良好，出现锥体系或小脑功能障碍者提示预后较差。

第三节·视神经脊髓炎

视神经脊髓炎（NMO）是免疫介导的主要累及视神经和脊髓的原发性中枢神经系统炎性脱髓鞘病，该病由 Devic（1894）首次描述，故又称 Devic 病或 Devic 综合征。临床上以视神经和脊髓同时或相继受累为主要特征，呈进行性或缓解与复发病程。以往多认为是多发性硬化的一个变异型，但大量的证据表明该病是不同的临床实体，可能为一种独立的疾病。本病在我国多见，男女均可罹患，青壮年患者居多，女性患病率高于男性并且更容易复发。

（一）病因与发病机制

视神经脊髓炎的病因及确切发病机制不明，可能与 HIV、登革热、传染性单核细胞增多症、甲型肝炎等病毒感染及结核分枝杆菌、肺炎支原体感染有关，免疫接种也可引发视神经脊髓炎。视神经脊髓炎的遗传因素不明，多无家族史。

（二）病理

病变主要累及视神经和脊髓，中枢神经系统的其他部位较少受累。视神经损害多位于视神经和视交叉部位，偶累及视束，表现为髓鞘脱失，轻度炎性细胞浸润。脑组织大致正常，或有小范围斑点状髓鞘脱失、胶质细胞增生和血管周围炎性细胞浸润。脊髓病灶可累及多个节段，大体观可见肿胀、软化和空洞形成，镜下可见灰质和白质血管周围轻度炎性脱髓鞘至出血、坏死等不同程度改变。典型的病灶位于脊髓中央，少突胶质细胞丢失明显，病灶内可见巨噬细胞、小胶质细胞及淋巴细胞浸润。

（三）临床表现

该病好发于女性，性别比在单时相病例接近 1：1，而在复发病例中女：男＞

4∶1。平均发病年龄接近 40 岁，比典型多发性硬化晚 10 年，亦有婴儿和 80 岁的人群发病。常伴有其他自身免疫性疾病如甲状腺炎、干燥综合征、系统性红斑狼疮等。一般呈急性或亚急性起病，分别在数天内和 1～2 个月内达到高峰；少数慢性起病者病情在数月内稳步进展，呈进行性加重。半数患者起病前几日至数周有上呼吸道或消化道感染史，少数可能在病前数日到数周出现低热、咽痛、头痛、眩晕、全身不适、恶心、呕吐、腹痛、腹泻等前驱症状。以后相继或同时出现视神经及脊髓损害征象，间隔时间为数天至数月不等，偶可长达 3～4 年。

（四）诊断要点

根据同时或相继发生的视神经炎、急性横贯性脊髓炎的临床表现，结合脑和脊髓 MRI 以及 NMO-IgG 血清学检测结果可做出临床诊断。目前国内外普遍采用 2006 年 Wingerchuk 修订的 NMO 诊断标准和 2015 年国际 NMO 诊断小组（IPND）制定的 NMOSD 诊断标准。新的诊断标准将 NMO 纳入 NMOSD 统一命名，着重强调了 AQP4-IgG 的诊断特异性。

2006 年 Wingerchuk 修订的 NMO 诊断标准，具备下列必备条件和支持条件中的 2 条，即可诊断 NMO。

（1）必备条件 ①视神经炎；②急性脊髓炎。

（2）支持条件（至少两项） ①头颅 MRI 正常或病变不符合多发性硬化影像学诊断标准；②脊髓 MRI 病灶≥3 个脊椎节段（图 10-2）；③血清 NMO-IgG 阳性。

2015 年 NMOSD 诊断标准，根据 AQP4-IgG 抗体状态，分为 AQP4-IgG 阳性和 AQP4-IgG 阴性的 NMOSD 两类，并分别有相应的诊断标准。

（1）AQP4 -IgG 阳性的 NMOSD 诊断标准 ①至少 1 项核心临床症状；②AQP4 抗体检测呈阳性结果（强烈推荐基于细胞结合的检测方法）；③排除其他诊断。

（2）AQP4-IgG 阴性的 NMOSD 诊断标准

① 在一次或多次临床发作中，出现至少 2 项核心临床症状并满足下列全部条件：至少 1 项核心临床症状必须是视神经炎、急性长节段横贯性脊髓炎或延髓最后区综合征；病灶表现为空间多发（2 项或以上不同的核心临床症状）；满足附加的 MRI 条件。

AQP4-IgG 阴性或未知状态下的 NMOSD MRI 附加条件：

a. 急性视神经炎：需脑 MRI 有下列表现之一：

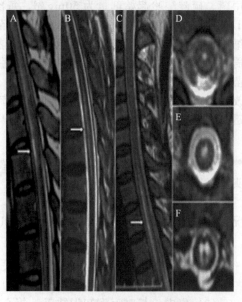

图 10-2 视神经脊髓炎患者脊髓 MRI 示病灶超过 3 个椎体节段

- 头颅 MRI 正常或仅有非特异性白质病变。
- 视神经长 T2 或 T1 增强信号＞1/2 视神经长度，或病变累及视交叉。

b. 急性脊髓炎：长脊髓病变≥3 个连续椎体节段，或有脊髓炎病史的患者相应脊髓萎缩≥3 个连续椎体节段。

c. 最后区综合征：延髓背侧/最后区病变。

d. 急性脑干综合征：脑干室管膜周围病变。

② AQP4 抗体阴性或无条件检测 AQP4 抗体。

③ 排除其他可能的诊断。

核心临床症状包括：①视神经炎；②急性脊髓炎；③最后区综合征，无法用其他原因解释的发作性呃逆、恶心或呕吐；④急性脑干综合征；⑤症状性发作性睡病或急性间脑症状伴 MRI 上 NMOSD 典型的间脑病灶；⑥大脑综合征伴 NMOSD 特征性大脑病灶。

（五）治疗

治疗包括单时型和复发型视神经脊髓炎急性发作期治疗、防治并发症和康复锻炼。长期免疫治疗只适用于复发型视神经脊髓炎患者。

视神经炎和脊髓炎急性期可选择糖皮质激素，常用甲泼尼龙 1000mg，静脉滴注，每日 1 次，连用 5 天，继之以泼尼松口服。激素的减量需缓慢，甚至需要长期小剂量维持，以预防复发型视神经脊髓炎的再次发作。对于激素难以控制的严重病例可考虑行血浆置换，约半数患者的症状可获改善。

复发型视神经脊髓炎患者由于阶梯式的神经功能损害，需采取有效的预防措施保护神经功能。可联合硫唑嘌呤和泼尼松作为复发型视神经脊髓炎患者的一线预防用药。硫唑嘌呤起始剂量为 50mg/d，每次增加 50mg，数周后增至 3mg/（kg·d）；同时口服泼尼松，60～80mg/d，直至化验结果显示硫唑嘌呤起效（外周血白细胞数减少、平均红细胞容积值增大），然后缓慢减量，持续数月。这种联合治疗需要持续监测血常规和肝功能，常规补钙、补钾和使用抗酸剂，同时避免接种活疫苗。对长期用激素加硫唑嘌呤治疗无效、仍反复发作和恶化的视神经脊髓炎患者可改用大剂量丙种球蛋白静脉滴注冲击治疗 400mg/（kg·d），5 天为 1 个疗程，能迅速有效地控制症状，减少复发。

（六）护理评估

（1）病史　有无上呼吸道或消化道感染史，病前数日到数周有无低热、咽痛、头痛、眩晕、恶心、呕吐、腹痛、腹泻、全身不适等前驱症状。

（2）专科评估　①视神经受损症状：视力情况，有无眼眶疼痛，检查眼底情况。②脊髓受损症状：评估运动、感觉和自主神经功能情况。

（七）护理问题

（1）肢体感觉障碍　与脊髓损伤有关。

（2）生活自理能力缺陷　与下肢肌力下降有关。

（3）焦虑　与对疾病知识缺乏、担心预后有关。

（4）有皮肤完整性受损的危险。

（5）潜在并发症（窒息、肺部感染、压力性损伤、泌尿系统感染、便秘、消化道出血、下肢静脉血栓形成）。

（八）护理措施

（1）一般护理　密切观察体温、脉搏、呼吸、血压及意识变化，尤其注意意识和呼吸变化，及时清除呼吸道分泌物，保持呼吸道通畅；观察感觉平面的部位，下肢肌力、肌张力、腱反射的改变及异常感觉等；观察血氧饱和度、血气分析的变化；注意有无上升性脊髓炎的征象，如发现患者呼吸浅而快、咳嗽无力、烦躁不安、出汗、心率加快、神志恍惚等，应立即给予氧气吸入，进行人工气囊辅助呼吸，及早使用呼吸机。

（2）饮食护理　避免粗纤维、热烫、坚硬及刺激性食物，选择低脂、高蛋白、富含维生素及高钾、高钙、含丰富亚油酸的食物为宜。多饮水，多食肉类、蔬菜与水果，以增加蛋白质和维生素的摄入。

（3）生活护理　NMO 患者可能存在功能缺损，如视力障碍、肢体无力等，易发生碰伤、跌伤和坠床等意外。因此，病房内布局要安全合理，光线充足，地面平坦、清洁、无积水、无阻碍物，浴室内设有扶手，患者床两侧安放防护架，降低床的高度。患者不穿拖鞋，穿平底鞋或防滑鞋。

（4）用药护理　指导患者了解所服用药物的名称、药理作用、服用方法、剂量等，协助患者按时、按量服用；告知患者遵医嘱服药的重要性，不可私自减量或停药；观察患者有无头痛、头晕、恶心、呕吐、剧烈眼痛、视力下降等高血压、高眼压症状，并进行血压、眼压监测；注意有无骨质疏松、溃疡、血糖变化及内分泌紊乱等副作用，特别应密切观察有无感染情况；注意有无水钠潴留，必要时记录 24h 出入量；定期检查电解质，常规补钾；巡视病房时注意观察大便的颜色和性状，询问有无腹部不适等症状，定期做大便潜血试验。为预防消化道出血，常规应用抗酸药或 H_2 受体拮抗药。

（5）康复护理　应早期帮助患者采取肢体功能锻炼，主要包括体位摆放、定时翻身练习等。利用躯干肌的活动，通过联合反应、共同运动、姿势反射等手段，促使肩胛带的功能恢复，达到独立完成仰卧位到床边坐位的转换。先从大关节开始，后到小关节，手法由轻到重，循序渐进恢复肌力。肌力尚可时，鼓励患者积极训练站立和行走，从扶物训练和久站开始，逐渐训练独立行走，并可辅以按摩、针灸，以加快神经功能恢复，改善患者的功能状态。

（6）心理护理　本病发病急，视力急剧下降甚至失明，患者缺乏心理准备，致使患者产生悲观、焦虑、恐惧、绝望等心理问题。护士应耐心倾听患者诉说，体会患者的处境和感受，了解其心理状态，帮助患者树立战胜疾病的信心和勇气，以积极的态度接受治疗。

（九）预后

预后多与脊髓炎的严重程度、是否存在并发症有关。视神经脊髓炎临床表现常较典型多发性硬化严重，多发性硬化发作后通常进入缓解期或缓慢进展期，视神经脊髓炎多因一连串发作而加剧。单相型病损重于复发型，但长期预后如视力、肌力、感觉功能均较复发型好，不复发且遗留的神经功能障碍不再进展。单相型患者5 年生存率约 90%。复发型预后差，多数患者呈阶梯式进展，发生全盲或截瘫等严重残疾。半数以上复发型视神经脊髓炎患者至少一眼永久遗有严重的视力损害，或者发病后 5 年内因截瘫或单瘫导致无法行走。复发型患者 5 年生存率约 68%，1/3 患者死于呼吸衰竭。

第四节·急性播散性脑脊髓炎

急性播散性脑脊髓炎（ADEM）又称感染后、出疹后或疫苗接种后脑脊髓炎，是一种广泛累及脑和脊髓白质的急性炎症性脱髓鞘疾病。本病可为麻疹、腮腺炎、水痘等病毒感染后引起，为感染性 ADEM；如为疫苗接种后的，称为疫苗接种后 ADEM。

（一）病因

发病机制尚不清楚，目前认为此病为药物或自身抗原所促发的中枢神经系统自身免疫性脱髓鞘病，是由于病毒感染或疫苗接种后，使患者周围淋巴细胞对髓鞘蛋白刺激的增殖性应答增强，诱发免疫介导的一种脱髓鞘性疾病。若病前无特异性感染疾病和其他诱因者为特发性 ADEM。

（二）病理

本病的病理特征是散布于大脑、脑干、脊髓和小脑的多数脱髓鞘病灶，病灶直径从 0.1mm 到数毫米（融合后）不等，并常围绕在小和中等静脉周围，轴突和神经细胞或多或少地保持完整。小静脉周围炎性反应也是重要特点，脱髓鞘区为多形核小神经胶质细胞，淋巴细胞和整个核细胞形成血管袖套。常见多灶性脑膜浸润，程度多不严重。

（三）临床表现

（1）发病情况　任何年龄均可发病，以青壮年多见，无男女性别差异，一年四季散在发病。病前 1~2 周多有发热、上呼吸道感染、腹泻等症状，或有疫苗接种史。受凉、过劳、外伤等常为发病诱因。

（2）起病形式　急性起病，多数患者在 2~3 天内、部分患者在 1 周内发展为完全性截瘫。上升性脊髓炎起病急，病情发展迅速，可出现吞咽困难、构音障碍、呼吸肌麻痹，甚至死亡。

（3）临床症状与体征

① 典型症状：双下肢麻木、无力为首发症状，典型表现为损害平面以下肢体瘫痪、感觉缺失和括约肌功能障碍。a. 早期常呈脊髓休克表现，截瘫肢体松弛性瘫痪，肌张力低、腱反射消失、病理反射不能引出等；持续 2~4 周后进入恢复期，肌张力、腱反射逐渐增高，出现病理反射，肌力恢复常始于下肢远端，逐步上移。脊髓休克期长短取决于脊髓损害严重程度和有无发生肺部感染、尿路感染、压力性损伤等并发症。休克期越长，预示脊髓损害越重，功能恢复越差。b. 病变节段以下所有感觉丧失，感觉缺失平面上沿可有感觉过敏或束带感。c. 可有自主神经功能障碍，如尿潴留、尿失禁、多汗或少汗，皮肤脱屑及水肿、指（趾）甲松脆和角化过度等。

② 其他症状：由于受累脊髓的肿胀和脊膜受牵拉，常出现背痛、病变节段束带感。

（四）诊断

根据急性起病，病前有感染或预防接种史，迅速出现脊髓横贯性损害的临床表现，结合脑脊液和 MRI 检查（图 10-3），可以确诊。

（五）治疗

（1）急性期应用大剂量皮质类固醇冲击疗法，可抑制过度的自身免疫应答及炎症性脱髓鞘病变。甲泼尼龙 1000～2000mg/d，加生理盐水 500mL 缓慢静脉滴注，连用 3～5 天，后改泼尼松 100mg/d 口服，再逐渐减量至停药；或用地塞米松 10～20mg，加 5％葡萄糖盐水 250～500mL 中静脉滴注，每日一次；或泼尼松 80～120mg/d 口服，达到治疗效果后可逐渐减量，至泼尼松 10～30mg/d，维持一段时间后停药。

（2）血浆置换疗法和静脉滴注免疫球蛋白有一定的疗效。

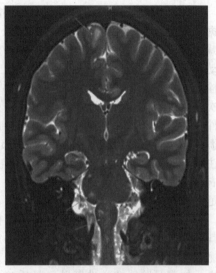

图 10-3　急性播散性脑脊髓炎患者脑 MRI 示脑内多发性病灶

（六）护理评估

（1）病史　病前有无感染或疫苗接种史。

（2）身体评估　①运动障碍：病变以下肢体瘫痪程度及肌张力情况。②感觉障碍：病变以下感觉缺失及病变部位可有背痛、节段束带感。③括约肌功能障碍：尿潴留或尿失禁、是否便秘。④皮肤：是否无汗、潮红、水肿或出现水疱。⑤上升性脊髓炎：询问有无呼吸费力，观察呼吸有无频率、节律及深浅度的改变，检查有无吞咽困难、构音障碍。

（3）心理社会评估　评估患者是否焦虑、恐惧，家庭经济状况，家属是否关心、体贴患者。

（七）护理问题

（1）躯体活动障碍　与脊髓病变所致截瘫有关。

（2）尿潴留/尿失禁　与脊髓损害所致自主神经功能障碍有关。

（3）低效性呼吸形态　与高位脊髓病变所致呼吸肌麻痹有关。

（4）感知觉紊乱（脊髓病变水平以下感觉缺失）　与脊髓损害有关。

（5）潜在并发症（压力性损伤、肺炎、尿路感染）。

（八）护理措施

（1）一般护理　保持室内空气新鲜，每日通风两次，每次 15～30min；定时翻身、拍背，可随时听诊肺部呼吸音，保持呼吸道通畅，预防肺部感染；绝对卧床休息，每 2h 更换体位一次。

（2）饮食护理　给予高热量、高蛋白、高维生素饮食，多食含纤维素丰富的食物，少食胀气食物，鼓励多饮水，每日至少 3000mL。吞咽困难时，告知家属给患者准备易于吞咽的食物，如流质、半流质食物或软食。进食时应抬高床头，使患者呈半坐卧位或坐位，进食速度应慢，时间要充分，少食多餐，以防发生呛咳或误吸，必要时给予鼻饲饮食。不足的部分予以静脉营养，并保持静脉输液通畅，做好静脉营养的护理。

（3）生活护理　可根据 Barthel 指数评分确定患者的日常生活活动能力，并根据自理程度给予相应的协助。卧床及瘫痪患者应保持床单位整洁、干燥、无渣屑，减少对皮肤的机械性刺激；瘫痪患者使用气垫床或按摩床，抬高患肢并协助被动运动，必要时对骶尾部及足跟等部位给予减压贴保护，预防压力性损伤和下肢静脉血栓形成；帮助患者建立舒适卧位，协助定时翻身、拍背；每天全身温水擦拭 1～2 次，促进肢体血液循环，增进睡眠；患者需在床上大、小便时，为其提供方便的条件、隐蔽的环境和充足的时间；指导患者床上排便及便器使用，养成定时排便的习惯，便秘者可适当运动和按摩下腹部，促进肠蠕动，预防肠胀气，保持大便通畅；注意口腔卫生，每天口腔护理 2～3 次，保持口腔清洁；提供特殊的餐具、牙刷、衣服等，方便和协助患者洗漱、进食、如厕、沐浴和穿脱衣服等，增进舒适感和满足患者基本生活需求。

（4）用药护理　肾上腺皮质激素是目前治疗急性播散性脑脊髓炎的首选药物，其剂量及用法有严格要求，口服药必须按时按量服用，静滴甲泼尼龙应掌握好输注速度，过快易引起心律失常。患者长期使用肾上腺皮质激素会出现不良反应及并发症，如满月脸、向心性肥胖、骨质疏松、血糖升高，容易合并感染、心肌损害、水电解质紊乱等，应向患者及家属做好健康教育。指导患者正确服药，不随意调整剂量或私自停药，合理饮食，并注意保暖，预防感染。冲击疗法时要观察心电图的变化，如有异常应及时报告医护人员，给予相应的处理。

（5）康复护理　急性期患者应卧床休息，将瘫痪肢体保持功能位，指导患者在床上进行被动运动，每日在床上做各种关节伸、屈被动运动 4～6 次，每次 10min，防止肢体、关节痉挛和关节挛缩。帮助患者进行被动和局部肢体按摩，以促进肌力恢复。肌力开始恢复后，鼓励进行日常生活动作训练，尽量利用残存功能代偿，独立完成各种生活活动和做力所能及的家务。指导家庭环境改造，完善必要的设施，创造有利于患者康复与生活的家庭氛围与条件，锻炼时加以防护，避免跌伤等意外。

（6）心理护理　ADEM 发病迅速、病程长、费用较大、容易复发，患者及家属易产生悲观情绪，应对患者及家属表示同情和理解。护理上给予患者安慰、鼓励、关心和体贴，减轻患者及家属心理负担，使其对医护人员有安全感、信赖感，配合各种治疗、护理措施。在护理过程中要对患者进行细心的观察和分析，耐心向患者解释本病的病因、病程进展常出现的症状体征、治疗的目的、用药方法以及预后，使患者及其家属正确对待疾病，保持乐观、积极的心态，树立战胜疾病的信心。

（九）预后

本病预后与发病诱因及病情轻重有关，病死率为 5%～30%。幸存者多在发病

2～3周后开始逐渐好转，绝大多数恢复较好，部分患者残留运动障碍、认知障碍、视觉缺失和行为异常，9％有反复抽搐。

第五节·弥漫性硬化和同心圆性硬化

一、弥漫性硬化

弥漫性硬化主要见于儿童，以视力障碍、进行性精神紊乱、痉挛性瘫痪、惊厥发作等为主要症状，是脑白质中有广泛脱髓鞘的疾病。

（一）病因与病理

病因迄今未明确。一般认为属于自身免疫性疾病，其依据是：脱髓鞘病灶内血管周围有淋巴细胞浸润，约半数患者的脑脊液 IgG 升高。因此有人认为本病是发生于幼年或少年期严重 MS 的变异型。

本病的病理特征是大脑半球白质界限分明的广泛脱髓鞘，而皮质下的弓形纤维受累较轻或正常。两侧病变常不对称，以一侧枕叶为主，顶、颞、额区亦可受累。新鲜的病灶可以看到血管周围炎性细胞浸润。急性暴发性可以发生脑水肿，引起颅内压升高；慢性者可以发现由小的斑状病灶融合而成的大片髓鞘脱失。有些病例除大脑半球的典型病变外，视神经、脑干、脊髓可见到散在、典型的多发性硬化脱髓鞘斑，这样的病例称为移行性硬化。上述病理现象可以说明弥漫性硬化（图 10-4）是多发性硬化的一个类型，而以移行硬化为二者的中间型。此外，有些病例病变部位的髓鞘脱失呈同心环状分层的排列，各层之间以相对正常的髓鞘保留区为间隔，如树木的年轮状，因此称为同心圆性硬化（Balo 病），是弥漫性硬化的变异型。

（二）临床表现

本病可发生于任何年龄，但以儿童及青年人为多见，性别无明显差异，罕有家族史。可急性起病，但以渐进者为多见。因病变常起自枕叶，所以视野缺损，同侧偏盲，最后导致皮质性黑蒙最为多见。当病变累及额、颞、顶叶时，可发生精神异常、惊厥、肢体瘫痪、假性球麻痹、皮质性聋及失语等症状；当视神经受累时可出现视神经萎缩；脑水肿时可出现颅内压增高、视盘水肿。到疾病的晚期则呈痴呆及去大脑状态。脑脊液检查一般正常，但有时单核细胞和蛋白可轻度增多。

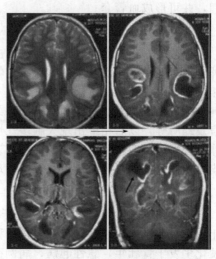

图 10-4　弥漫性硬化

病情多持续进展或间断性加重，偶可多年停止进展或轻度好转。多数患者于发病数月或数年内死亡，但有的患者的存活期可长达十年以上。

在儿童或青年人具有急性发病或逐渐进展的皮质性黑蒙，特别是伴有精神障碍、痉挛性瘫痪及惊厥时，诊断并不困难。如起病部位不在枕叶，无视力障碍，或仅晚期出现，诊断上有一定困难。急性起病的病例需要同散发性脑炎相鉴别，有颅内压升高表现时要同脑瘤相鉴别。同亚急性包涵体脑炎鉴别有时困难，这种情况下，脑电图及麻疹病毒补体结合试验有一定价值。

（三）治疗要点

主要是对症治疗。

二、同心圆性硬化

同心圆性硬化又称 Balo 病，是一种罕见的急性或亚急性大脑白质脱髓鞘性疾病。病理特点是大脑半球白质中有散在大小不等的脱髓鞘病灶，在病灶区可见条状影纹，呈同心圆形排列；镜下可见严重脱髓鞘区和髓鞘保存区相间存在，颇似树木的年轮或大理石条纹，轴突相对保存。临床特点是青壮年发病多，起病急，以明显精神障碍为首发，继而可出现失语、偏瘫等，脑脊液多正常。同心圆性硬化的临床表现和病理改变与多发性硬化相似，故多数学者认为它可能是多发性硬化的一种变异型。

（一）病理

本病特征性病理改变是同心圆病灶，主要位于额叶、颞叶及顶叶白质，偶见于小脑、脑干和脊髓。大体标本可见多个散在、大小不一的圆形或不规则形浅灰或灰黄色软化灶，直径 2～5cm，呈灰白相间的多层同心圆排列。镜下可见髓鞘脱失区与髓鞘相对正常区呈同心圆性层状交互排列，髓鞘脱失区髓鞘崩解、脱失，轴突保存相对完好，胶质细胞增生、肥大，小静脉周围有较多淋巴细胞及少量浆细胞浸润，并可形成血管套。

（二）临床表现

（1）好发于青壮年，性别差异国内外报道不一致，国内报道女性患者居多，国外统计男性稍多于女性。其临床缺乏特异性表现，呈急性或亚急性发病，多为单时相病程，病程较短，进展迅速。

（2）多数患者以精神障碍起病，如淡漠、发呆、反应迟钝、无故哭笑、重复语言及幻听等，以后相继出现大脑多灶性损害的症状和体征，如头痛、失语、痫性发作、轻偏瘫或四肢轻瘫、尿便失禁、认知功能障碍，部分可有意识障碍，甚至呈去皮质状态。查体可见锥体束征及假性球麻痹等。

（三）诊断要点

（1）起病年龄及方式　可发生于任何年龄。但弥漫性硬化多见于儿童和青少年，多呈亚急性、慢性进行性恶化病程，多数患者在数月至数年内死亡；同心圆性硬化多发于青壮年，急性起病，病例存活仅数周至数月。

（2）临床表现　人格改变和行为障碍往往早于神经系统症状的出现。表现为反应迟钝、情绪不稳、智能减退、幻觉、妄想、语词新作、被动体验、情感淡漠等类似精神分裂症的症状等精神障碍，并有视力丧失、眼外肌麻痹、皮质性盲、同向偏盲、皮质耳聋、抽搐发作和肢体感觉及运动障碍等症状。通常弥漫性硬化症视力障碍出现最早，而同心圆性硬化精神障碍往往是首发症状。

（3）辅助检查　脑电图常有改变，但特异性不强。弥漫性硬化症视觉诱发电位多有异常，CT 和 MRI 检查可见大脑半球，特别是枕、顶、颞区白质中大片边界清楚的脱髓鞘病灶；同心圆性硬化患者 MRI 可显示大脑白质区洋葱头样或树木年轮样黑白相间的类圆形脱髓鞘和正常髓鞘交替病灶（图 10-5）。

呈同心圆样改变

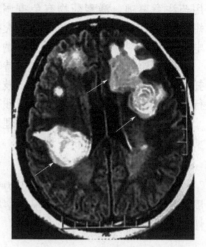

图 10-5　MRI 的 T2 加权像示病灶

（四）治疗要点

（1）目前尚无有效治疗方法，肾上腺皮质激素和环磷酰胺可能有效。

（2）对症处理。

（3）防止并发症及并发症的治疗。

（五）护理评估

（1）病史　起病形式、主要症状和体征，目前主要的不适及病情变化。

（2）专科评估　①视神经受损症状：视力、视野缺损等情况。②精神症状：评估有无淡漠、发呆、反应迟钝、无故哭笑等情况。

（六）护理问题

（1）躯体活动障碍　与脊髓病变有关。

（2）生活自理能力缺陷　与精神障碍有关。

（3）焦虑　与对疾病知识缺乏、担心预后有关。

（4）潜在并发症（压力性损伤、肺炎、尿路感染等）。

（七）护理措施

（1）一般护理　密切观察患者意识、瞳孔、生命体征及肢体活动变化，有无抽搐，如有变化随时通知医师。一般患者卧床休息，病情危重者绝对卧床休息，慢性退行性疾病患者应鼓励下床做简单活动，昏迷、呼吸道分泌物增多不易咳出者取平卧或半卧位。病情危重者做好护理记录（包括记录出入液量）。

（2）饮食护理　给予营养丰富的饮食，多吃新鲜蔬菜及水果保持大便通畅。轻度吞咽障碍者宜吃半流质食物，进食要慢以防呛咳；昏迷、吞咽困难者给鼻饲饮食。高热及泌尿系统感染者鼓励多饮水。

（3）生活护理　昏迷、偏瘫、癫痫发作者，应加床挡防止坠床。尿潴留者给予留置导尿管。注意加强口腔、皮肤、会阴部的清洁。

（4）用药护理　指导患者了解本病常用的药物及用法、可能出现的不良反应和用药注意事项。激素药物有免疫调节和抗炎作用，可减轻水肿、改善轴索传导、缩短急性期和复发期病程，常采用大剂量短程疗法，因易出现钠潴留、低钾、低钙等电解质紊乱，应加强对血钾、血钠、血钙的监测。

（5）康复护理　瘫痪肢体保持功能位置，防止关节过伸及过展，可用夹板等扶托。定时进行按摩、被动运动，鼓励主动运动，预防肌肉萎缩、关节挛缩畸形。进行日常生活动作训练，尽量利用残存功能代偿。

（6）心理护理　做好心理护理，鼓励患者树立战胜疾病的信心，发挥其主观能动性，积极配合医疗和护理。

（八）预后

以往认为该病起病急，病程为快速进展性致死性过程，多数病例存活时间仅数周至数月。而近年来国内外报道多数病例均为非致死性，进展较慢，有的呈半自限性发展，预后良好。

第六节 · 脑白质营养不良

一、肾上腺脑白质营养不良

肾上腺脑白质营养不良（ALD）是一种常见的过氧化物酶体病，以大脑白质进行性髓鞘脱失和肾上腺皮质功能不全为临床特征。

（一）病因与发病机制

该病有两种遗传方式，儿童或青年期发病为 X 性染色体连锁隐性遗传，突变基因定位在 Xq28；新生儿型为常染色体隐性遗传。本病是由于溶酶体过氧化物酶的遗传缺陷，体内多种氧化酶活力缺乏，导致细胞过氧化物酶体对饱和极长链脂肪酸（VLCFA）的 β-氧化发生障碍，引起 VLCFA（主要是 C23～C30 脂肪酸，尤其是 C26）在血浆和组织中异常堆积，尤其在脑、肾上腺皮质中沉积。

（二）病理

肉眼观脑皮质厚度正常或稍薄，严重者皮髓质分界不清。特征性表现是脑白质的脱髓鞘改变，可有显著胶质增生，典型者病变由后向前进展，逐渐累及枕叶、顶叶、颞叶及额叶，且病变呈对称性分布，常侵犯胼胝体压部，但一般不侵犯皮质下弓状纤维。可累及脑干、小脑、视神经，偶累及脊髓及周围神经。额叶的髓鞘脱失发生稍迟，且多不对称。显微镜下可见脱髓鞘病灶内存在气球样巨噬细胞形成以及血管周围单核细胞浸润，并可见钙质沉积。电镜下显示巨噬细胞、胶质细胞内有特异性的板层状胞浆包涵体。可有肾上腺皮质萎缩、睾丸间质纤维化和输精管萎缩等。

（三）临床表现

患者几乎均为男性，在男性新生儿中患病率约为 1/20 000，多在儿童期（5～14 岁）发病，偶见于成年人，部分患者有家族史，同一家系可有不同表现类型。大约 2/3 的患者有肾上腺皮质功能不全，可与神经系统症状先后出现。

约 85％的患者神经系统症状先于肾上腺皮质功能不全出现，表现为程度不同的视力下降、听力障碍、智能减退、行为异常和运动障碍。早期症状常表现为学龄儿童成绩退步，性格改变，易哭、傻笑等情感障碍，步态不稳和上肢意向性震颤等；晚期出现偏瘫或四肢瘫、假性球麻痹、皮质盲和耳聋等，重症病例可见痴呆、癫痫发作和去大脑强直等。90％的患者脑白质及肾上腺皮质均受累，肾上腺皮质功能不全表现为全身皮肤色素沉着、疲劳、食欲下降、体重减轻、血压低等。

根据肾上腺脑白质营养不良的发病年龄及临床表现分为 6 种类型：儿童脑型、青少年脑型、成人脑型、肾上腺脊髓神经病型（AMN）、单纯 Addison 病型、无症状型。其中儿童脑型和 AMN 型占 70％～80％。AMN 型主要侵犯脊髓及周围神经，多于 20～40 岁发病，表现为进行性的下肢痉挛性瘫痪、括约肌和性功能障碍等，可伴有周围神经损害。大约 1/3 患者有脑白质受累，病情进展缓慢，症状轻者可长期存活。15％～20％的女性杂合子可以出现与 AMN 类似的症状，但程度轻微且出现较晚，一般仅表现为下肢轻瘫、轻度感觉缺失等周围神经病变，仅有 15％会出现中度以上的脊髓神经病变，大脑受累则罕见（约 2％），一般无肾上腺皮质功能不全（<1％）。

（四）诊断要点

男孩出现步态不稳、行为异常、偏瘫、皮质盲、耳聋等，缓慢进行性加重，应考虑本病可能；如伴有肾上腺皮质功能减退的表现和生化指标异常，MRI 显示顶枕区对称性白质病变可临床诊断（图 10-6）。血清或皮肤培养成纤维细胞中 VLCFA 水平高于正常具有诊断价值，基因检测有助于发现无症状患者和致病基因的携带者。

临床上须注意与其他类型脑白质营养不良和弥漫性硬化鉴别。

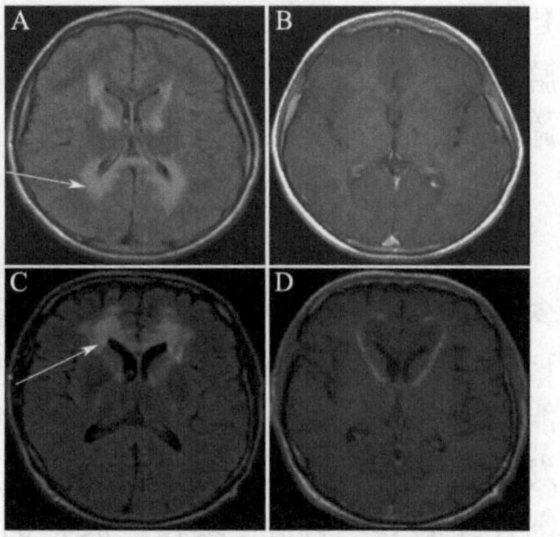

图 10-6　肾上腺脑白质营养不良患者
MRI 的 T_2 加权像示病灶呈蝶形

（五）治疗

（1）肾上腺皮质激素替代治疗可延长生命，部分缓解神经系统症状，但不能阻止髓鞘破坏和改变病程进展。

（2）食用富含不饱和脂肪酸的食物，避免食用含极长链脂肪酸的食物。65％的患者服用 Lorenzo 油（三芥酸甘油酯与三油酸甘油酯按 4∶1 混合）1 年后，血浆极长链脂肪酸水平显著下降或正常，可减慢病程的进展。

（3）少数病例证实骨髓移植可以稳定临床症状。

二、异染性脑白质营养不良

异染性脑白质营养不良（MLD）是一种常染色体隐性遗传性疾病，是最常见的溶酶体病。由于芳基硫酸酯酶 A（ARSA）或神经鞘脂激活蛋白 B（SAP-B）即脑硫脂激活蛋白的基因缺乏或基因突变，导致 ARSA 生成不足，使溶酶体内脑硫脂无法被降解为脑苷脂和硫酸，过多的脑硫脂沉积在中枢神经系统的白质、周围神经及其他内脏组织如肝、肾、胰、脾、肾上腺和胆囊等，引起脑白质、周围神经脱髓鞘等病变。

（一）病因与发病机制

本病发病率为（0.8~2.5）/10万，为常染色体隐性遗传，国内多散发病例。*ARSA*基因已被定位在22q13.31-qter。ARSA是一种酸性水解酶，通过甘露糖-6-磷酸依赖途径进入溶酶体内，催化降解脑硫脂，使其变成可溶性的小分子物质被人体再利用。*ARSA*基因突变使*ARSA*合成速度、稳定性降低，其催化活性减弱；*SAP-B*基因突变导致其结构改变，使其稳定性降低、功能几乎完全丧失。两者均可导致溶酶体内脑硫脂水解障碍，进而在脑白质、周围神经及其他内脏组织内沉积并引起脱髓鞘。

（二）病理

病变主要累及大脑白质和肾脏集合管，还可累及周围神经、肝管、胆囊、视网膜节细胞及小脑、脑干、基底节。大脑外观可有轻度萎缩，脑白质呈灰暗色，与灰质分界尚清。光镜下脑白质和周围神经有脱髓鞘现象，并见大量吞噬细胞；冷冻切片用碱性染料甲苯胺蓝染色时，可见不显紫蓝色而呈棕红色的异染物质，此物质为脑硫脂，MLD由此得名。电镜下异染物质主要沉积在少突胶质细胞、星形细胞、施万细胞及肾脏集合管内皮细胞。

（三）临床表现

任何年龄均可发病。根据发病年龄和临床表现不同，分为晚婴型（1~2岁）、少年型（4~12岁）和成年型（青春期以后），其中80%为晚婴型。晚婴型通常1~2岁发病，主要表现为步态不稳、共济失调、四肢瘫痪、语言障碍及进行性智能减退，4个月至4年内死亡；少年型常以精神障碍、行为异常、记忆力减退为首发症状，晚期出现构音障碍、四肢活动障碍、痫性发作、共济失调、眼肌麻痹及周围神经病等。病情可缓慢进展，也可快速进展，年龄较小者周围神经受累较重，年龄较大者则以学习和行为障碍等脑部症状为主。成人型多在21岁后发病，症状与少年型相似，但病情较轻，常以精神症状首发，运动障碍和姿势异常出现较晚，可伴有周围神经受累。

（四）诊断要点

婴幼儿出现进行性运动障碍、视力减退和精神异常，应考虑到本病的可能，及时行生化及影像学检查（图10-7），必要时行病理学或基因检查以明确诊断。

（五）治疗

目前本病无有效治疗，仍以支持和对症治疗为主。骨髓移植可纠正MLD患者的代谢异常，基因治疗尚处于探索阶段。由于维生素A是合成硫苷脂的辅酶，患儿应避免和限制摄入富含维生素A的食物。

（六）护理评估

（1）病史　发病前症状，有无炎症、中毒、营养缺乏等情况，是否近亲结婚。

（2）专科评估　①肢体功能评估：检查四肢肌力、肌张力情况，评估腱反射及

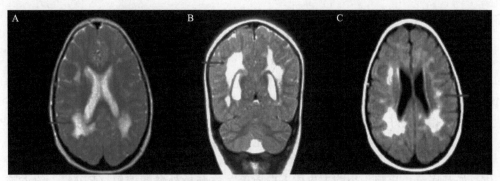

图 10-7　MRI 的 T_2 加权像示室周及皮质下白质"虎斑样""豹皮样"病灶

踝反射。②视神经受累情况。③意识状况及心理评估。④颅脑症状：言语功能及智力评估。

（七）护理问题

（1）自理缺陷　与肢体无力、共济失调或精神、认知、视觉障碍有关。

（2）知识缺乏　缺乏疾病知识和自我护理知识。

（3）有感染的危险　与免疫力功能低下、机体抵抗力降低有关。

（4）焦虑/抑郁。

（八）护理措施

（1）一般护理　①保持安静，避免过分哭闹，保证充足的睡眠。②保持情绪稳定，避免情绪激动和紧张。

（2）饮食护理　饮食上应注意清淡，多以菜粥、面条汤等容易消化吸收的食物为主，可多食新鲜的水果和蔬菜，以保证维生素的摄入量。吞咽功能障碍患者给予流质或半流质的食物，如各种粥类、米汤等。如果母乳喂养，乳母请注意加强营养，多吃瘦肉、牛奶等高蛋白的食物。

（3）生活护理　昏迷、偏瘫、癫痫发作者，加床挡防止坠床。尿潴留者给予留置导尿管。注意加强口腔、皮肤、会阴部的清洁。

（4）用药护理　详细告知患者所用药物的名称、剂量、用法，指导患者观察药物疗效与不良反应。

（5）康复护理　急性期卧床休息，保持肢体功能位置，定时翻身，保持床铺整洁；恢复期进行肢体功能康复训练。

（6）心理护理　做好心理护理，树立患者及家属战胜疾病的信心，鼓励其配合治疗，消除焦虑、恐惧心理。指导避免近亲结婚，进行婚前的优生优育检查、遗传咨询、产前检查和遗传病的早期诊断治疗。

（九）预后

本病预后差，婴幼儿发病后 1～3 年常因四肢瘫痪而卧床不起，伴严重语言和认知功能障碍，一般在 5 岁内死亡。成人病例进展相对缓慢，存活时间较长。

第七节 · 脑桥中央髓鞘溶解

脑桥中央髓鞘溶解（CPM）是一种罕见的以脑桥基底部出现对称性脱髓鞘为病理特征的脱髓鞘疾病，由 Adams 于 1959 年首次报道，其特点是髓鞘破坏但神经元及轴突相对完好，无炎症反应及血管改变，病变呈对称性。患者多有严重营养不良、电解质紊乱等基础疾病，病情进展迅速，多数在数周内死亡，少数存活患者可遗留痉挛性瘫痪等严重的神经功能障碍。髓鞘脱失病变尚可累及脑桥外的其他部位，如基底节、丘脑、小脑、皮质下白质等，称脑桥外髓鞘溶解（EPM），约占脑桥中央髓鞘溶解病例的 10%。

（一）病因与发病机制

本病的确切病因和发病机制尚不清楚，绝大多数脑桥中央髓鞘溶解患者存在严重的基础疾病，首位病因是各种原因导致水、电解质平衡紊乱（特别是低钠血症）及快速纠正史，其次是慢性酒精中毒，其他包括肝移植术后、肾功能衰竭、肝功能衰竭、严重烧伤、败血症、癌症、糖尿病、获得性免疫缺陷综合征、妊娠呕吐、化疗后、放疗后、垂体危象、肾透析后、脑外伤后、神经性厌食、急性卟啉病、锂中毒等。一般认为脑桥中央髓鞘溶解的病理、生理机制与脑内渗透压平衡失调有关，如果快速纠正慢性低钠血症，钾、钠以及有机溶质不能尽快进入脑细胞，可能引起脑细胞急剧缺水，导致髓鞘和少突胶质细胞脱失，而脑桥基底部则可能是对代谢紊乱异常敏感的区域。

（二）病理

脑桥中央髓鞘溶解的病理改变具有特征性，脱髓鞘病变在脑桥内呈孤立性对称性分布。病灶中央部几乎所有髓鞘均被破坏，但轴突、神经细胞相对保留完好，血管未受累；病灶边界清楚，直径数毫米或波及整个脑桥基底部、被盖部，周围可见吞噬细胞和星形胶质细胞反应，无少突胶质细胞反应和炎症现象。广泛对称性脱髓鞘病变还可累及脑桥以外，如小脑、壳核、丘脑、胼胝体、皮质下白质、屏状核、尾状核、丘脑下部、外侧膝状体、杏仁核、丘脑底核及黑质等。

（三）临床表现

青壮年多发，亦可见于儿童，常在各种慢性消耗性疾病的基础上突然出现假性球麻痹、中枢性四肢瘫和不同程度的意识障碍等较为典型的临床表现，这是由于位于脑桥基底部中线附近的皮质脑干束、皮质脊髓束、上行网状激活系统被损害所致。严重者四肢瘫痪，咀嚼、吞咽及言语障碍，患者沉默不语，呈缄默或完全/不完全性闭锁综合征，仅能通过眼球活动示意。还可出现眼震、眼球协同运动障碍。多数脑桥中央髓鞘溶解患者的预后差，病死率较高，可于数日或数周内死亡，也有少数存活者完全康复的报道。脑桥外髓鞘溶解占所有病例的 10% 左右，可表现为共济失调、行为异常、视野缺损、帕金森综合征、手足徐动或肌张力障碍等，上述症状可同时伴有或不伴有脑桥外髓鞘溶解的影像学改变。

（四）诊断要点

患者在低钠血症纠正过快、慢性酒精中毒及其他严重疾病的基础上，突然出现皮质脊髓束和皮质脑干束受损的症状应高度怀疑本病，头颅 MRI 可明确诊断。MRI 可清楚显示脑桥基底部对称分布的长 T_1、长 T_2 异常信号，有时呈特征性的蝙蝠翅样，无明显占位效应，造影强化不明显，矢状位显示病变更清晰（图 10-8）。

（五）治疗

目前尚缺乏特别有效的治疗方法，以对症和支持治疗为主，积极处理原发病与预防并发症。临床上纠正低钠血症速度要缓慢，主张使用生理盐水逐渐纠正并限制液体入量，24h 内血钠升高不超过 25mmol/L，症状控制后应减少钠的输入。急性期可给予甘露醇、呋塞米等脱水剂控制脑水肿，早期大剂量应用糖皮质激素冲击疗法可延缓病情的进展，也可试用高压氧及血浆置换疗法。

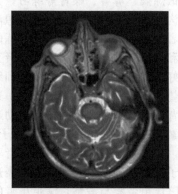

图 10-8　MRI 的 T_2 加权像示脑桥基底部特征性"蝙蝠样"病灶

（六）护理评估

（1）病史　病因和危险因素、患者起病情况和临床表现以及心理、社会状况。

（2）身体评估　患者生命体征、意识状态。

（七）护理问题

（1）肢体功能障碍　与神经功能受损有关。

（2）言语、吞咽功能障碍　与脑神经受损有关。

（3）意识障碍　与神经功能受损有关。

（八）护理措施

（1）一般护理　严密观察病情，有生命体征改变的危险时，立即予以心电监测，密切观察患者的神志、瞳孔、生命体征、肢体活动状态、肌力、肌张力及咀嚼、吞咽、言语功能的变化，及时做好记录。

（2）饮食护理　合理饮食，加强营养，鼓励患者进食营养丰富易消化饮食。吞咽功能障碍患者予以留置胃管，补充足够的热量、蛋白质、维生素 C。进食缓慢者，给予充足的进食时间。食物有一定的形状及黏稠度，避免松散、辛辣刺激性食物。每日补充水分 1.5～2L，利于呼吸道黏膜湿润、痰液稀释以促进排痰。

（3）生活护理　提供安静、舒适的病室环境，注意通风，保持室内空气清新、洁净；病室温湿度适宜（温度 18～20℃，湿度 50%～60%），充分发挥呼吸道的自然防御能力；抬高床头 30°，利于咳嗽排痰。

（4）用药护理　激素是本病的主要治疗药物。激素对该病的发展有抑制作用，尤其对于危重 CPM 患者，早期大剂量激素治疗有望使病情得到较好、较快的恢复。甲泼尼龙对心血管、消化、内分泌、血液及肌肉骨骼等各个系统、器官都可能产生不良反应，尤其消化系统易引起应激性溃疡，用药过程中要特别注重观察患者的精神状态、各项化验指标结果（大便颜色、潜血试验）及心悸、腹痛等症状，及时发现并处理，以减少激素治疗引起的不良反应。

（5）康复护理　①言语功能训练：首先评估患者，了解其为哪种类型失语，然后根据其失语的类型制订康复计划。运动性失语主要是构音困难，着重给患者讲解口型，分析发音要领，多做示范动作，从单字"啊、哦"等开始训练发音；或用刺激患者脚心、腋下等方法，诱导其发音。同时系统指导患者进行舌部锻炼操、口部锻炼操、鼻音、嗓音等练习，并结合线条、图画、手势等表达方式来加强与患者的沟通交流，多了解其内心的想法。训练选词先易后难，根据患者的文化层次选择患者最熟悉的事物作为语言训练的开始用词。患者能发出含糊音或单音时，给予鼓励和肯定。并指导家属多与患者交谈或在旁边播放新闻、音乐等，为患者营造一个良好的语言环境。②肢体功能训练：帮助患者将肢体置于功能位，两腿之间、足踝处垫软枕，手的位置高于肩部，这样可以防止重力性肿胀。定时协助其床上翻身、拍背，每日进行四肢的按摩被动运动，并予以中频脉冲治疗，遵医嘱用甲钴胺、维生素 B_1、注射用鼠神经生长因子营养神经，并观察肌张力的变化。

（6）心理护理　根据患者不同的心理状态采取言语疏导，安慰调整其情绪，给予患者足够的时间和空间来表达负性情绪。指导家属和亲友积极支持患者，并尽量陪伴患者参与锻炼，满足患者的合理要求。

（九）预后

多数患者预后极差，病死率极高，可于数日或数月内死亡，少数存活者遗留痉挛性四肢瘫等更严重神经功能障碍，偶有完全恢复的患者。

第一节·概述

运动障碍性疾病，以往称为锥体外系疾病，是一组以随意运动迟缓、不自主运动、肌张力异常、姿势步态障碍等运动症状为主要表现的神经系统疾病，大多与基底核病变有关。

基底核病变所表现的姿势与运动异常大致可分为三类，即肌张力异常（过高或过低）、运动迟缓、异常不自主运动（震颤、舞蹈症、投掷症、手足徐动症、肌张力障碍）。一般没有瘫痪，感觉及共济运动也不受累。根据临床特点，运动障碍性疾病一般可分为肌张力增高运动减少和肌张力降低运动过多两大症候群，前者代表性疾病为帕金森病，后者代表性疾病为亨廷顿病。

运动障碍性疾病的病史常可提示病因和判断预后，包括发病年龄、起病方式、病程、用药史、既往疾病史、伴发病史、生长发育史和家族史。①婴幼儿起病者可能与产伤、脑缺氧或家族遗传史有关；少年期出现震颤多为肝豆状核变性。②儿童或青少年急起肌张力障碍多为药物不良反应，缓慢起病多为慢性变性疾病，如原发性扭转痉挛、肝豆状核变性；急起的严重舞蹈病或偏侧投掷症多为血管性疾病，而缓慢、隐匿起病者多为神经变性疾病。③风湿性舞蹈病（小舞蹈病）通常在 6 个月内自行缓解。④有些药物如吩噻嗪类及丁酰苯类可引起运动障碍。⑤不少疾病可伴有运动障碍，如风湿热、甲状腺功能亢进、系统性红斑狼疮等。⑥运动障碍的许多疾病为遗传性疾病，如良性遗传性舞蹈病、原发性震颤、扭转痉挛、抽动秽语综合征等。

运动障碍疾病的危险因素可分为两类，一类为不可干预的因素，如遗传因素、人种因素，还有年龄老化问题；另一类为可干预因素，如环境因素、情绪因素等。运动障碍疾病大多起病缓慢、隐匿，多与遗传、环境等因素有关，故应对有家族遗传史的家族成员和各种易感人群加强监控，争取及早发现，早期积极治疗，并争取家庭与社会多方面的配合与支持。

第二节·帕金森病

帕金森病（PD），又称震颤麻痹，是中老年常见的神经系统变性疾病，以静止性震颤、运动减少、肌强直和体位不稳为临床特征，主要病理改变是黑质多巴胺能神经元变性和路易小体形成。发病年龄主要集中于中老年，帕金森病的患病率可随着年龄的增长成倍增加，65 岁以上老年人患病率为 1‰～2‰。在发达国家，帕金森病的年龄标准化年发病率为 14/100000，并随着年龄的增加迅速增长；发展中国家帕金森病的发病率总体低于发达国家，目前尚无根治方法，发病可能与遗传因素、环境因素及年龄老化等因素有关。

（一）病因

（1）遗传因素　随着 PD 致病基因的发现，遗传因素被证实在 PD 中起到至关重要的作用。到目前为止，已经发现了 20 余种与 PD 有关的致病基因及位点。遗传形式一般为常染色体显性及隐性遗传，发病年龄一般相对较早。

（2）环境因素　流行病学和社会学研究发现长期接触环境中的有毒化学物质（除草剂、杀虫剂等）和特定的生活条件及饮食习惯可能增加 PD 的发病率。

（3）老龄化　流行病学调查显示 PD 的患病率和发病率随着年龄的增长而增加，提示年龄因素是 PD 的危险因素之一。随着年龄增长，黑质多巴胺能神经元开始出现退行性病变，多巴胺能神经元渐进性减少。尽管如此，正常年龄老化过程中多巴胺出现变性坏死的程度并不足以导致发病，因此目前普遍认为神经系统老化只是 PD 的促发因素之一。

（4）多因素交互作用　目前认为帕金森病并非单因素导致，而是在多因素交互作用下发病。

（二）病理

研究表明 PD 中黑质多巴胺能神经元大量变性、丢失可能是由于遗传因素、环境因素以及神经系统老化等因素的共同作用，与线粒体功能障碍、氧化应激、神经炎症和免疫反应、蛋白酶体功能障碍、兴奋性神经毒性、细胞凋亡、钙稳态失衡等一系列发病机制有关。

（三）临床表现

帕金森多发于 50～60 岁及以上人群，临床表现以静止性震颤、肌强直、运动迟缓和姿势步态异常为特征；起病常隐匿，缓慢发展，逐渐加剧。疾病晚期，由于全身僵硬而致卧床不起，最后常死于肺部感染、骨折等各种并发症。

1. 运动症状

（1）静止性震颤　常为首发症状，多从一侧上肢开始，呈现有规律的拇指对掌和手指屈曲的不自主震颤，类似"搓丸"样动作。具有静止时明显震颤，动作时减轻，入睡后消失等特征；随病程进展，震颤可逐步涉及下颌、唇、面和四肢。少数患者可不出现震颤，尤其是发病年龄在 70 岁以上者。

（2）肌强直　被动运动关节时阻力增高，且呈一致性，类似弯曲软铅管的感觉，故称"铅管样肌强直"；在有静止性震颤的患者中可感到在均匀的阻力中出现断续停顿，如同转动齿轮，称为"齿轮样肌强直"。四肢、躯干、颈部肌强直可使患者出现特殊的屈曲体姿，表现为头部前倾，躯干俯屈，肘关节屈曲，腕关节伸直，前臂内收，髋及膝关节略为弯曲。

（3）运动迟缓　随意动作减少，动作缓慢、笨拙。早期以手指精细动作如解或扣纽扣、系鞋带等动作缓慢，逐渐发展成全面性随意运动减少、迟钝，晚期因合并肌张力增高，导致起床、翻身均有困难。体检见面容呆板，双眼凝视，瞬目减少，酷似"面具脸"。书写时字体越写越小，呈现"小字征"。

（4）姿势步态异常　早期走路拖步，迈步时身体前倾，行走时步距缩短，颈肌、躯干肌强直而使患者站立时呈特殊屈曲体姿，行走时上肢协同摆动的联合动作减少或消失；有时行走中全身僵住，不能动弹，称为"冻结现象"；有时迈步后碎步往前冲，越走越快，不能立刻停步，称为"慌张步态"或"前冲步态"。

2. 非运动症状

（1）感觉障碍　研究证明，90％的 PD 患者中早期阶段有嗅觉功能损害。此外，患者还可有其他的感觉异常，包括身体不同部位、不同形式的疼痛。

（2）睡眠障碍　是帕金森病的一部分，包括失眠、异态睡眠（快速眼动期睡眠行为异常、不宁腿综合征、周期性肢体运动障碍等）、觉醒障碍（包括日间过度嗜睡和睡眠发作）等类型。

（3）认知及精神障碍　研究发现早期的 PD 患者中 30％存在认知缺陷，60％～80％的患者在发病 15 年后进展成痴呆。其认知功能障碍主要包括注意力、执行力、记忆力、语言流畅性、视空间能力等方面的改变。PD 相关的精神症状包括妄想、视幻觉、错觉、抑郁、焦虑、淡漠等。

（4）自主神经系统功能障碍　包括便秘、尿路障碍、流涎、皮肤病变（如皮肤油亮伴有痤疮等）、神经源性直立性低血压等。

（四）辅助检查

诊断 PD 的主要依据是临床症状、病史及体征。常规结构影像多无特异性改变，但有助于与其他帕金森综合征的鉴别诊断。在排除其他干扰因素后，患者临床表现为运动迟缓，且至少存在静止性震颤或肌强直 2 项症状的 1 项，即可诊断帕金森病。

（1）实验室检查　血、脑脊液常规化验无异常。

（2）脑电图检查　除基础波形稍呈慢波以外，无明显变化。

（3）影像学检查　CT、MRI 等影像学检查无特征性改变，有时患者可见脑萎缩。

（4）功能显像检测　采用 PET 或 SPECT 与特定的反射性核素检查，可发现帕金森患者脑内多巴胺转运体功能显著降低，且疾病早期即可发现。

（5）高效液相色谱（HPLC）检测　脑脊液和尿中高香草酸含量降低。

（五）治疗措施

（1）药物治疗　药物治疗是 PD 的首选方法，各种药物治疗虽然不能阻止病情的发展，但能使患者的症状在一定时间内获得不同程度的缓解。药物治疗一般采取抗胆碱能药物（如苯海索）和多种改善多巴胺递质功能的药物（如多巴丝肼、复方卡比多巴等），以恢复纹状体多巴胺和乙酰胆碱两大递质系统的平衡，由于这些药物只能改善症状，所以需要终身服用，且都存在不良反应和长期应用后药效衰减的缺点。

（2）外科治疗　对于长期药物治疗疗效明显减退，同时出现异动症的患者可以考虑手术治疗，但手术只是改善症状，不能根治，术后仍需药物治疗。如立体定向手术、细胞移植及基因治疗等，其中，立体定向神经核损毁术和脑深部电刺激术（DBS），DBS 因其微创、安全和可控性高而作为主要选择。

（3）康复治疗　虽然药物和手术治疗，可以让患者在数年内保持较好的状况，但是患者整个病程发展趋势是进行性衰退。疾病到了中晚期，不仅有严重的运动障碍，感觉系统也可出现异常，患者因此经常失去平衡并且跌倒。此外，肌张力的变化和活动减少，关节囊韧带粘连经常发生，关节周围结构的活动缺乏，导致关节僵硬和继发性挛缩。大量研究发现康复训练可以改善 PD 患者的肌肉力量、平衡、步态、身体功能，还能帮助患者防止跌倒，帮助患者恢复到较高的运动能力和工作能力，从而提高患者的生活质量，使患者维持更久的工作时间和生活自理能力，更好地融入家庭和社会活动。

（六）护理评估

（1）健康史　了解有无长期毒物接触史；询问有无烟酒、槟榔嗜好；了解患者休息与睡眠是否充足规律，了解患者情绪是否稳定，精神是否愉快，是否因为睡眠不足影响致使情绪低落、亢奋、易怒；评估患者既往身体状况如何，了解有无脑炎、中毒、脑血管病或颅脑外伤；询问患者是否服药，用药情况及有无毒副反应；询问患者家族近亲中有无类似发作患者。

（2）身体状况　观察患者神志、瞳孔及生命体征情况，分别测量站立位、坐位、平卧位三位血压；询问患者日常生活情况，检查肌力、肌张力变化；检查患者姿势、平衡及全身协调情况；询问患者日常进食情况，了解有无饮水反呛、吞咽困难、言语不清等现象。

（3）辅助检查　评估患者影像学检查中脑 CT 和 MRI 检查是否显示脑萎缩，了解高效液相色谱指标是否正常，了解功能显像检测中指标是否正常。

（4）心理-社会状况　了解患者的精神状态，有无抑郁、焦躁不安等情绪及自卑、脾气暴躁、绝望心理，有无幻听、幻视、精神错乱、多虑等现象。

（七）护理问题

（1）躯体活动障碍　与静止性震颤、肌强直、随意运动异常有关。

（2）语言沟通障碍　与咽喉部、面部肌肉强直有关。

（3）知识缺乏　缺乏对疾病的相关认识和对所用药物的治疗知识。

（4）自尊低下　与流涎、震颤等身体形象改变和语言障碍、生活依赖他人有关。

（5）营养失调（低于机体需要量）　与吞咽困难、进食减少和肌强直、震颤所致机体消耗能量增加有关。

（6）排便异常（便秘）　与消化系统障碍或活动量减少有关。

（7）舒适的改变　与感觉异常、肌肉神经疼痛有关。

（8）潜在并发症（外伤、压力性损伤、感染）。

（八）护理措施

（1）一般护理

① 舒适护理。保持衣着干净，无污物、汗渍。出汗多或流涎时应及时给予抹

洗，并更换衣物被服；对于出汗多、皮脂腺分泌亢进的患者，要指导其穿柔软、宽松的棉布衣服。

② 安全护理。a. 预防压力性损伤：保持床单位整洁、干燥，定时翻身、拍背，注意骨突处保护。b. 预防跌倒：对于下肢行动不便、起坐困难者，应配备高位坐厕、坚固且带有扶手的高脚椅、床铺护栏、卫生间和走道扶手等必要的辅助设施；传呼器置于患者床边；提供无需系鞋带的鞋子，便于穿脱的衣服等；生活日用品放在患者伸手可及处。

③ 避免长期接触工业粉尘、毒物、一氧化碳等。

（2）饮食护理

① 进食种类：予以高热量、高维生素、高纤维素、低盐、低脂、低胆固醇、适量优质蛋白的清淡易消化食物，避免刺激性食物，并戒烟、酒、槟榔等，主食以五谷类为主，多选粗粮，多食新鲜蔬菜、水果，多喝水。

② 防止误吸、窒息：进食或饮水时，应注意抬高床头，保持坐位或半坐位；注意力集中，并给予患者充足的时间和安静的进食环境，不催促、打扰患者进食；对于流涎过多的患者可使用吸管吸食流质；对于咀嚼和吞咽功能障碍者应选用稀粥、面片、蒸蛋等精细制作的小块食物或黏稠不易反流的食物，并指导患者少量分次吞咽，避免吃坚硬、滑溜的食物，如果冻等；对于进食困难、饮水反呛的患者要及时插胃管给予鼻饲，防止经口进食引起误吸、窒息或吸入性肺炎。

（3）生活护理

① 对于言语不清、构音障碍的患者，应耐心倾听患者的主诉，了解患者的生活需要和情感需要。可指导患者采用手势、纸笔、画板等沟通方式与他人交流。沟通过程中，态度要和蔼、诚恳，尊重患者，不可随意打断患者说话。

② 对于顽固性便秘者，应指导多食用含纤维素多的食物，多吃新鲜蔬果，多喝水，每天双手顺时针按摩腹部，促进肠蠕动；还可指导适量服用蜂蜜、香油等帮助通便，必要时遵医嘱口服液状石蜡等缓泻剂，或给予开塞露塞肛等。

③ 对于排尿困难者应评估其有无尿潴留和尿路感染等症状，可指导患者精神放松，腹部按摩、热敷以刺激排尿，必要时给予导尿和留置尿管。

④ 对于已出现某些功能障碍或起坐已感到困难的患者，要指导其有计划、有目的地锻炼，告知患者知难而退或家人包办只会加速其功能衰退；指导患者进行如鼓腮、伸舌、噘嘴、龇牙、吹吸等面肌功能训练，可以改善面部表情和吞咽困难，协调发音；对有幻觉、错觉、欣快、抑郁、精神错乱、意识模糊或智力障碍的患者应特别强调专人陪护。

（4）用药护理

① 告知患者本病需要长期或终身服药治疗，认真检查患者是否按时服药，有无错服或误服，药物代为保管，每次送服到口。

② 指导患者及家属认真记录常用药物种类与名称、剂型、用法、服药注意事项、疗效，了解不良反应的观察及处理，包括"开-关现象"（指症状在突然缓解与加重之间波动）、"剂末现象"（指每次用药的有效作用时间缩短，表现为症状随血药浓度发生规律性波动）和"异动症"（表现为舞蹈症或手足徐动样不自主运动、肌强直或肌痉挛，可累及头面部、四肢和躯干，有时表现为单调刻板的不自主动作

或肌张力障碍）。

③ 不可私自调整药物的剂量、频次。普拉克索片、复方左旋多巴服用后易导致直立性低血压可引起跌倒，用药后应卧床休息，预防跌倒、坠床。

④ 可制作表格提醒患者按时、准确地服药。

（5）康复护理

① 疾病早期：起病初期患者主要表现为震颤，应指导患者维持和增加业余爱好，鼓励患者积极参加家居活动和参加社交活动，坚持适当运动锻炼，如养花、下棋、散步、太极拳、体操等，注意保持身体和各关节的活动强度与最大活动范围。

② 疾病中期：如患者感到从椅子上起立或坐下有困难，应每天做完一般运动后，反复多次练习起坐动作；起步困难者可以在患者脚前放置一个小的障碍物作为视觉提示，帮助起步，也可使用有明显节拍的音乐进行适当的听觉提示，练习走路；步行时要目视前方，不要目视地面，应集中注意力，以保持步行的幅度与速度；鼓励患者步行时两腿尽量保持一定距离，双臂要摆动，以增加平衡；转身时要以弧线形式前移，尽可能不要在原地转弯；提醒患者不可一边步行一边讲话，不可碎步急速移动、拖着脚走路、双脚紧贴地面站立或穿着拖鞋行走等，以免引起跌倒；护士或家人在协助患者行走时，不要强行拉着患者走，当患者感到脚粘在地上时，可告诉患者先向后退一步，再往前走，这样会比直接向前容易得多。

③ 疾病晚期：患者出现显著的运动障碍而卧床不起，应帮助患者采取舒适体位，被动活动关节，按摩四肢肌肉，注意动作轻柔，勿造成患者疼痛和骨折。

（6）心理护理　细心观察患者的心理反应，鼓励患者表达并注意倾听他们的心理感受，与患者讨论身体健康状况改变所造成的影响、不利于应对的因素，及时给予正确的信息和引导，使其能够接受和适应自己目前的状态并能设法改善。鼓励患者尽量维持过去的兴趣与爱好，多与他人交往，不要孤立自己；指导家属关心体贴患者，多鼓励、少指责和念叨，为患者创造良好的亲情氛围，减轻他们的心理压力。告诉患者本病病程长、进展缓慢、治疗周期长，而疗效的好坏常与患者精神情绪有关，鼓励他们保持良好的心态。

第三节·肝豆状核变性

肝豆状核变性（HLD）由威尔逊（Wilson）于 1912 年发现，故又称为威尔逊病（WD），是一种常染色体隐性遗传病。WD 患者的临床表现较为多样，以肝病和神经精神症状为主，少数可出现内分泌和血液系统症状。WD 的发病率约为（0.5～3）/10万，以儿童和青少年发病为主，早期驱铜治疗，一般较少影响生活质量和生存期，少数病情严重者预后不良。

（一）病因

WD 是基因突变导致的遗传性疾病，其基因突变的数目众多，已达 295 种，而且突变的类型相当复杂，纯合突变较少而复合杂合突变（携带两个不同突变）多见。目前证实 ATP7B 基因突变是本病的主要原因，但 ATP7B 酶如何改变导致发病至今仍未阐明。此外尚有数十种蛋白如"伴侣蛋白"与 WD 的发病相关，它们对 WD 的发病究竟起什么作用，目前尚不清楚。

（二）病理

病理改变主要累及肝、脑、肾、角膜等处。肝脏外表及切面均可见大小不等的结节或假小叶，病变明显者像坏死性肝硬化，肝细胞常有脂肪变性，并含铜颗粒。脑部以壳核最明显，其次为苍白球及尾状核，大脑皮质亦可受侵。壳核最早发生变性，然后病变范围逐渐扩大到上述诸结构。壳核萎缩，岛叶皮质内陷，壳核及尾状核色素沉着加深，严重者可形成空洞。镜检可见壳核内神经元和髓鞘纤维显著减少或完全消失，胶质细胞增生。其他受累部位镜下可见类似变化。在角膜边缘后弹力层及内皮细胞质内，有棕黄色的细小铜颗粒沉积。

（三）临床表现

多见于 5～35 岁，少数可迟至成年期，男稍多于女。以肝脏症状起病者平均年龄约 11 岁，以神经症状起病者平均年龄约 19 岁。

（1）神经症状 主要是锥体外系症状，表现为肢体舞蹈样及手足徐动样动作，肌张力障碍，怪异表情，静止性、意向性或姿势性震颤，肌强直，运动迟缓，构音障碍，吞咽困难，屈曲姿势及慌张步态等。儿童常见症状有行为改变、学习成绩下降、不能做手眼协调要求较高的动作，写字笔迹潦草甚至发展成帕金森病样小写症。WD 患者的其他常见临床表现有震颤、运动不协调、流涎、发音困难、肌张力异常、肌强直等。

（2）精神症状 神经精神症状一般出现在有肝病表现之后，发病年龄多在 30～40 岁，也可在儿童时期即出现精神症状。由于假性球麻痹也可出现转移性吞咽困难，甚至出现误吸，也可出现自主神经功能异常；亦有边缘性头疼和失眠的报道；癫痫较罕见。

精神症状有抑郁、焦虑甚至是精神分裂症。大部分出现神经精神症状的患者伴有肝硬化的表现，然而也有不少患者没有任何肝脏病表现。

（3）肝脏症状 约 80％患者发生肝脏受损的征象。大多数表现为非特异性慢性肝病症状群，如倦怠、无力、食欲缺乏、肝区疼痛、肝大或缩小、脾肿大及脾功能亢进、黄疸、腹水、蜘蛛痣、食管静脉曲张破裂出血及肝性脑病等。10％～30％的患者发生慢性活动性肝炎，少数患者呈现无症状性肝、脾肿大，或仅转氨酶持续升高。因肝损害还可使体内激素代谢异常，导致内分泌紊乱，出现青春期延迟、月经不调或闭经，男性乳房发育等。极少数患者以急性肝衰竭和急性溶血性贫血起病，多于短期内死亡。

（4）眼部异常 K-F 环是本病最重要的体征，见于 95％～98％患者，绝大多数为双眼，个别为单眼。大多在出现神经系统受损征象时就可发现此环，位于角膜与巩膜交界处，在角膜的内表面上，呈绿褐色或金褐色，宽约 13mm，光线斜照角膜时看最清楚，但早期常需用裂隙灯检查方可发现。少数患者可出现晶体混浊、暗适应下降及瞳孔对光反应迟钝等。其他眼科表现如色素沉积在晶状体囊壁时可出现向日葵样白内障。角膜 K-F 环和向日葵样白内障可在药物治疗或肝移植后逐渐消失，然而其消退率与临床疗效并不相关。

（四）辅助检查

(1) 肝功能　除发病年龄非常小的患者外，一般 WD 患者都有血清转氨酶异常，许多患者的谷丙转氨酶轻度升高，但其水平并不能反映其肝脏病变的严重程度。

(2) 血清铜蓝蛋白及铜氧化酶活性　正常人铜蓝蛋白值为 $0.26\sim0.36g/L$，WD 患者显著降低，甚至为零。血清铜蓝蛋白降低是重要的诊断依据之一，但血清铜蓝蛋白值与病情、病程及驱铜治疗效果无关。血清铜氧化酶活性强弱与血清铜蓝蛋白含量成正比，故测定铜氧化酶活性可间接反映血清铜蓝蛋白含量，其意义与直接测定血清铜蓝蛋白相同。应注意血清铜蓝蛋白降低还可见于肾病综合征、慢性活动性肝炎、原发性胆汁性肝硬化、某些吸收不良综合征、蛋白-热量不足性营养不良等。

(3) 人体微量铜

① 血清铜：正常人血清铜为 $14.7\sim20.5\mu mol/L$，90％WD 的血清铜降低。

② 尿铜：大多数患者 24h 尿铜含量显著增加，未经治疗时增高数倍至数十倍，未经治疗患者多为 $200\sim400\mu g/24h$，个别高达 $1200\mu g/24h$。

③ 肝铜量：被认为是诊断 WD 的金标准之一。绝大多数患者肝铜含量在 $250\mu g/g$ 干重以上（正常 $50\mu g/g$ 干重）。

(4) 影像学检查　CT 显示双侧豆状核区低密度灶，MRI 显示 T_1 低信号、T_2 高信号；大脑皮质萎缩。约 96％患者的骨关节 X 线平片可见骨质疏松、骨关节炎或骨软化等，最常见于手部。

(5) 肝活检表现　WD 的早期组织学表现包括轻度脂肪肝、肝细胞淀粉样颗粒沉积和肝细胞点状坏死，也可表现为典型的自身免疫性肝炎的改变。随着肝脏损伤的加重，患者可逐步出现肝纤维化，接着是肝硬化。

(6) 基因检测　WD 具有高度的遗传异质性，致病基因突变位点和突变方式复杂，故尚不能取代常规筛查手段。利用常规手段不能确诊的病例，或对症状前期患者或基因携带者筛选时，可考虑基因检测。

（五）治疗措施

(1) 低铜饮食　应避免高铜饮食，如贝类水生动物、坚果、巧克力、蘑菇、动物内脏等。低铜饮食可延缓 WD 患者的发病年龄，有利于对疾病进展的控制，但不推荐将饮食控制作为唯一治疗手段。饮用水应避免使用铜管输水或含铜容器的存水，如水质含铜较高，则可使用饮水纯化系统去铜；也要避免使用铜质餐具。

(2) 阻止铜吸收　锌剂主要是干扰铜离子在胃肠道的吸收，诱导肠上皮细胞合成金属硫铁蛋白，减轻铜离子对肝细胞的毒性。四硫钼酸铵抑制胃肠道铜离子的吸收，结合血清铜。小剂量四硫钼酸铵可去除金属硫铁蛋白上的铜；更高剂量时可形成不溶于水的铜复合物并沉积于肝脏。

(3) 促进排铜　青霉胺为 WD 病的首选药物，它是铜离子螯合剂，主要促进尿铜的排泄，在 WD 患者体内也可起到金属硫蛋白的作用。青霉胺可干扰胶原蛋白的交联，且有一定的免疫抑制作用。首次使用应做青霉素皮试，需终身服药。三乙基四胺是一种络合剂，其疗效和药理作用与 D-青霉胺基本相同。副作用小，可用于使用青霉胺出现毒性作用的患者。二巯丁二酸钠是含有双巯基的低毒高效重金属络合剂，能与血中游离铜、组织中已与酶系统结合的铜离子结合，形成解离及毒性低的硫醇化合物从尿排出。

（4）其他　如二巯丙醇（BAL）、二巯丙磺酸（DMPS）、依地酸钙钠（EDTA Na-Ca）也有治疗作用，但现在较少用。

（5）中药治疗　中医认为肝豆状核变性多起于先天禀赋不足，肾精亏虚，继之肝血不足，终至火生风动，产生诸症，故辨证推断，铜毒内聚，肝胆湿热内蕴为其主要病机。大黄、黄连、姜黄、鱼腥草、泽泻、莪术等由于具有利尿及排铜作用而对 WD 有效，但单独使用中药治疗的疗效常不佳，需中西结合治疗效果才更好。

（6）对症治疗　维生素 C、肌苷等护肝治疗，抗抑郁药、金刚烷胺等抗肌强直。

（7）手术治疗　肝移植是治疗 WD 急性肝功能衰竭和所有药物治疗无效的终末期肝病患者最有效的手段。目前全球肝豆状核变性患者约占肝移植总数的 2%，随着肝移植技术在国内的逐渐成熟，对于肝豆状核变性患者急性肝功能衰竭和所有药物治疗无效的终末期肝病患者可考虑脾切除和肝移植。脾切除针对合并脾功能亢进，血细胞尤其是白细胞减少及需要长期甚至终身服用青霉胺、二巯基丁二酸主要驱铜药物的肝豆状核变性患者，脾功能亢进严重影响了患者的驱铜治疗，甚至危及生命。经各种治疗无效的严重病例可考虑肝移植。

（8）基因治疗　目前仍处于动物研究阶段，但可通过产前诊断、基因筛查来预防。

（六）护理评估

（1）健康史　了解患者休息与睡眠是否充足规律，了解患者情绪是否稳定，精神是否愉快，是否因为睡眠不足致使情绪淡漠、亢奋、易怒；评估患者既往身体状况如何，询问患者是否服药，用药情况及有无毒副作用；体格检查是否有肝区疼痛、肝肿大或脾肿大及脾功能亢进、黄疸、腹水等；询问患者家族近亲中有无类似发作患者；适龄女子是否妊娠及生理周期情况。

（2）身体状况　观察患者神志、瞳孔及生命体征情况；检查患者姿势、平衡、步态及全身协调情况；询问患者日常进食情况，了解有无饮水反呛、吞咽困难、构音障碍等现象；大小便情况。

（3）辅助检查　评估患者铜蓝蛋白、血清铜是否显著降低；尿铜、肝铜量是否显著升高；角膜是否出现 K-F 坏；影像学检查 CT、MRI 是否显示大脑皮质萎缩、骨关节骨质疏松。

（4）心理-社会状况　了解患者的精神状态，是否有淡漠、抑郁、欣快、兴奋躁动、动作幼稚或怪异、攻击行为、自杀等。

（七）护理问题

（1）活动无耐力　与乏力、食欲缺乏有关。

（2）营养失调（低于机体需要量）　与患者食欲下降，吸收功能障碍有关。

（3）体液过多　与肝功能减退、门脉高压引起的水钠潴留有关。

（4）并发症（上消化道出血、肝肾综合征、肝性脑病等）。

（5）焦虑　与经济紧张，担心预后有关。

（八）护理措施

（1）一般护理

① 预防感染，每日定时开窗通风 30min，促进空气流通，注意保暖，避免着凉。保持病房清洁、整洁、室温适宜、空气湿度合适，减少科室人员流动，患者佩戴口罩。指导患者合理安排休息与活动。

② 对患者进行常规的生命体征的监护，定期测量体温、血压、脉搏、呼吸，对并发脑病的患者密切观察呼吸及神经、精神症状。加强巡视，观察患者大便的量、色、性状及有无肉眼可见的血和黏液，及时通知医师给予药物治疗。

③ 肝豆状核变性家族应合理选择婚姻家庭，避免杂合子间的婚配机会而产生纯合子，选择低铜饮食等。

④ 配合医师及时、准确用药，观察用药疗效及不良反应，指导患者不可自行随意服药，以免加重肝脏负担。定期复查肝功能、铜蓝蛋白等相关化验指标。

（2）饮食护理

① 每天饮食中铜的含量不超过 1~1.5mg，尽量避免食用含有铜的食物，如坚果类、巧克力、豌豆、蚕豆、玉米、香菇、各种动物肝和肥猪肉、动物内脏和血、小牛肉等；各种豆类、坚果类和菌类、贝类、鱿鱼、河蚌、螺蛳和虾蟹类；龙骨、乌贼、全蝎、僵蚕等动物性中药等。避免使用含有铜的餐具或者炊具以及饮用含铜量较高的水，可用净化金属离子的设备。对肝豆状核变性脑病患者应注意忌服兴奋神经系统的食物，如浓茶、咖啡、肉汤、鸡汤等食物，以免加重脑损害。

② 适宜日常摄食的低铜食物有精白米、面、猪瘦肉、鸡鸭肉、马铃薯、小白菜、萝卜、藕、芥蓝、橘子、苹果、桃子及砂糖等。服用高蛋白食物促进铜的排泄，可多选用鸡蛋清、牛奶及奶制品等食物。适量选用精氨酸、锌、镁含量高的食物，可抑制铜在肠道吸收。食用高糖类饮食，有利于保护肝脏，同时促进铜的排出。对低钙患者要求患者多食去油骨头汤、蛋黄等含钙丰富的食物，必要时口服或静脉补充钙剂。

（3）生活护理

① 做好皮肤护理，保持床单位整洁、干燥，沐浴时避免水温过高，不可使用刺激性肥皂及沐浴液，指导患者修剪指甲，告知患者不要搔抓皮肤。

② 协助患者做好口腔护理，使用软毛牙刷，动作轻柔，避免出血，协助患者于晨起、餐后、睡前漱口。

③ 由于患者肢体舞蹈样及手足徐动样动作，所以生活中应注意预防跌倒。

④ 做好婚前检查和产前检查，必要时可考虑终止妊娠或进行第三代试管婴儿。

⑤ 加强与患者及家属的沟通，适时向其讲解该疾病的病因、进展、转归及保健相关知识，让患者学会自我观察和预防，做到心中有数。

（4）用药护理　少数患者服用排铜药后出现发热、药疹、肌无力、震颤等；应用二巯丙磺钠，同时应适量服用碳酸氢钠，防止酸碱失衡。大量使用驱铜药时易出现低钙引起的抽搐症状，轻度低钾出现疲倦、神情淡漠、恶心、呕吐、腹胀、腹痛、心律失常、心功能下降等症状，严重者可出现四肢对称性肌无力，甚至呼吸困难、昏迷、心脏收缩期停搏而死亡。一经发现异常，及时报告给医师。并积极配合医师给予患者补钙、补钾，同时严密观察病情。

（5）述情障碍的护理　述情障碍又称情感表达不能，指患者不能适当地表达自己的心理体验与躯体感受，以缺乏言语描述情感能力、缺乏幻想和实用主义的思维方式、人际关系僵化为主要特征，并非一种独立的精神疾病，常影响疾病疗效及预后。据报道，肝豆状核变性患者在情感辨别不能、情感表述不能方面损害明显，且更多采用以退避、幻想等不成熟应对方式，因此，要加强患者心理干预、情感表达方面训练、放松及意象想象等方法改善此症状。

（6）心理护理　因本病是一种慢性遗传病，疾病恢复过程长，所以患者及家属长期处于治疗过程中，内心十分焦虑，同时会对疾病的恢复缺乏信心，护理人员应取得患者及家属的信任感，建立良好的医患关系，进行心理疏导，消除患者和家属的焦虑不安，逐渐转变消极意志，正确认识本病，积极配合治疗，以便尽早康复。

第四节·小舞蹈病

小舞蹈病，又称 Sydenham 舞蹈病、风湿性舞蹈病，于 1686 年由 Thomas Sydenham 首先描述，是风湿热在神经系统的常见表现。本病多见于 5～15 岁的儿童和青少年，男女之比约为 1：3，其临床特征为舞蹈样动作、肌张力降低、肌力减退和（或）精神症状。病前常有上呼吸道炎、咽喉炎等 A 组溶血性链球菌感染史。大多数为亚急性起病，少数为急性起病。小舞蹈病是一种自限性疾病，大多数患者的运动症状会在几周内恢复，几乎所有的患者会在 6 个月内恢复，极少数患者可能会延续 2～3 年时间。

（一）病因

早在 1780 年 Slott 即已提出本病与风湿病有关，现已证实本病是由 A 组溶血性链球菌感染引起的自身免疫反应所致。部分患儿咽拭子培养 A 组溶血性链球菌呈阳性，血液和脑脊液中可查到抗神经元抗体，该抗体能与尾状核、丘脑底核及其他部位神经元上的抗原结合。血清中的抗神经元抗体滴度随着舞蹈病的好转而降低，随着病情加重而升高。这些资料提示机体针对链球菌感染的免疫应答反应中产生的抗体，与某种未知基底核神经元抗原存在交叉反应，引起免疫炎性反应而致病。约 30％的病例在风湿热发作或多发性关节炎后 2～3 个月发病，通常无近期咽痛或发热史，本病好发于青春期，女性多于男性，一些患者在怀孕或口服避孕药时复发，提示与内分泌改变也有关系。

（二）病理

主要为黑质、纹状体、丘脑底核、小脑齿状核及大脑皮质充血、水肿、炎性细胞浸润及神经细胞弥漫性变性，有的病例出现散在动脉炎、点状出血，有时脑组织可呈现栓塞性小梗死，软脑膜可有轻度炎性改变，血管周围有少量淋巴细胞浸润。尸解病例中 90％发现有风性心脏病。

（三）临床表现

（1）舞蹈症　常常可急性或隐匿出现，常为双侧性，可不规则，变幻不定，突发骤止，约20％患者可偏侧或甚至更为局限。在情绪紧张和做自主运动时加重，安静时减轻，睡眠时消失。常在2～4周内加重，3～6个月内自行缓解。典型症状为特征性的舞蹈样动作。面肌的舞蹈样动作表现为挤眉、弄眼、吐舌、扮鬼脸等。舌肌、咀嚼肌、口唇、咽肌的舞蹈样动作表现为构音障碍、咀嚼及吞咽障碍。上肢的舞蹈样动作表现为上肢各关节出现交替屈伸、内收、扭转、不自主挥舞等。下肢的舞蹈样动作表现为步态颠簸、常常摔倒等。肢体症状常起于一肢，逐渐波及一侧，再进展至对侧，也有一侧发病者。躯干表现为脊柱不停地弯、伸或扭转，呼吸也可变得不规则。头颈部的舞蹈样动作表现为摇头耸肩或头部左右扭转。伸舌时很难维持，舌部不停地扭动，软腭或其他咽肌的不自主运动可致构音、吞咽障碍。上述症状程度轻微时可误认为不安或烦躁。

（2）肌张力低下和肌无力　肌张力及肌力减退，腱反射常减弱或消失。肢体软弱无力，与舞蹈样动作、共济失调一起构成小舞蹈病的三联征。旋前肌征，由于肌张力和肌力减退导致当患者举臂过头时，手掌旋前。舞蹈病手姿，当手臂前伸时，因张力过低而呈腕屈、掌指关节过伸，伴手指弹钢琴样小幅舞动。挤奶妇手法，或称盈亏征，若令患者紧握检查者第二、三手指时，检查者能感到患者的手时紧时松，握力不均，时大时小。

（3）精神症状　可有失眠、躁动、不安、精神错乱、幻觉、妄想等精神症状，称为躁狂性舞蹈病。有些病例精神症状可与躯体症状同样显著，以致呈现舞蹈性精神病。随着舞蹈样动作消除，精神症状很快缓解。早期症状常不明显，不易被察觉。患儿表现为情绪不稳、焦虑不安、易激动、注意力分散、学习成绩下降、动作笨拙、步态不稳、手中物品时常坠落、行走摇晃不稳等。其后症状日趋明显，表现为舞蹈样动作和肌张力改变等。其他症状约1/3患儿可伴有其他急性风湿热，表现为低热、关节炎、风湿结节等。

（四）辅助检查

（1）血清学检查　白细胞增多，红细胞沉降率（简称血沉）加快，C反应蛋白效价升高，抗链球菌溶血素"O"滴度增加。由于本病多发生在链球菌感染后2～3个月，甚至6～8个月，故不少患儿发生舞蹈样动作时链球菌检查常为阴性。

（2）咽拭子培养　可检出A组β溶血性链球菌。

（3）心电图检查　可有风湿性心脏病改变。

（4）脑电图及影像学检查　脑电图为轻度弥漫性慢活动，无特异性。多数患儿的头颅CT显示尾状核区低密度灶及水肿，MRI显示尾状核、壳核、苍白球增大，T_2加权像信号增强，随症状好转而消退。

（五）治疗措施

（1）对症治疗　对舞蹈症状可选用多巴胺受体拮抗剂，如氯丙嗪、氟哌啶醇、奋乃静或硫必利口服。前两种药物易诱发锥体外系副作用，需注意观察，一旦发生，需减少剂量。也可选用多巴胺耗竭剂，如利血平或丁苯那嗪，每日2～3次口服。加用苯二氮䓬类药，如地西泮、氯硝西泮或硝西泮则可更有效地控制舞蹈症。

（2）病因治疗　在确诊本病后，无论病症轻重，均需应用抗链球菌治疗，目的在于最大限度防止或减少小舞蹈病复发及避免心肌炎、心瓣膜病的发生。一般应用青霉素肌注，1～2周为1个疗程。以后可给予长效青霉素肌注，每月1次。

（3）免疫疗法　鉴于患儿患病期间体内有抗神经元抗体，故理论上免疫治疗可能有效。可用糖皮质激素，也有报道用血浆置换、免疫球蛋白静脉注射治疗本病，可缩短病程及减轻症状。

（六）护理评估

（1）健康史　询问起病情况、病程及患者起病前有无发热、关节疼痛、扁桃体肿大等感染前驱症状；询问患者在什么情况下病情可加重或缓解，了解病情缓解的方式、时间；询问患者进食情况，检查语言、吞咽功能；了解有无急性风湿热的表现，如发热、扁桃体肿大、关节痛、皮下结节、皮肤红斑及风湿性心脏病等；了解患者生活方式和饮食习惯、生活习惯、学习和工作情况；了解患者家族史，是否有其他神经系统疾病或精神病（如癫痫、神经症、乙醇中毒）等病史，有无风湿性疾病史。

（2）身体状况　观察患者神志、瞳孔和生命体征的情况；胸前区听诊可闻及心脏杂音及异常心律；观察患者面部表情及肢体活动情况；观察肌力与肌张力变化，了解有无肢体活动障碍共济失调表现。

（3）辅助检查　查看患者血清学检查、咽拭子培养、心电图检查、脑电图及影像学检查（CT、PET）等检查结果。

（4）心理-社会状况　询问患者有无精神及情感障碍。如注意力散漫、易激惹、易兴奋、躁动、失眠、忧郁、精神错乱、妄想、幻觉、冲动行为等，周围环境改变如声音嘈杂、强光刺激等可使上述症状加重。

（七）护理问题

（1）有受伤的危险　与肢体不自主活动、肌力及肌张力减退有关。

（2）营养失调（低于机体需要量）　与咀嚼及吞咽障碍有关。

（3）语言沟通障碍　与软腭及其他咽肌的不自主运动有关。

（4）活动无耐力　与肢体不自主活动有关。

（5）个人应对无效　与舞蹈性精神症状有关。

（6）焦虑　与身体和心理上的异常感觉有关。

（7）并发症（心源性休克、心慌、气短、关节部位疼痛）。

（八）护理措施

（1）一般护理

① 保持病房内光线柔和，温度适宜，通风良好，避免在阴冷、潮湿的地方生活，宜睡硬板床，铺盖柔软、保暖；保持环境清洁安静，避免长期生活在潮湿、阴冷的地方，避免噪声、强光的刺激。

② 轻症患者多卧床休息，适当参加户外活动，如散步；重症者宜完全卧床休息，加强肢体的主动和被动运动；病情稳定后，鼓励患者进行床上、床旁、室内、

室外的主动活动，提高身体的免疫能力。

③ 防止感染，避免感染扁桃体炎、中耳炎、急性咽炎、淋巴结炎等疾病，如已发生，应积极、彻底地进行治疗。

④ 避免情绪紧张和精神刺激，应注意体育锻炼，以增强体质，缩短病程，减少复发。

（2）饮食护理

① 饮食宜营养丰富，给予高纤维、优质蛋白和高热量的饮食。禁食咖啡，戒烟酒；规范进食，忌暴饮暴食，应少食多餐；副食中可加适量姜、辣椒、桂皮类调料，以开胃口，帮助驱散风寒湿邪，忌生冷、油腻的食物。

② 进食时应细嚼慢咽，肢体不自主活动较频繁时应暂缓进食、饮水，以免引起误吸。患者有构音不清、吞咽困难时不可强行喂食，必要时可行胃管鼻饲。

（3）生活护理

① 如果舞蹈病症状发作了，应躺在床上，床要柔软平整，而且要设置护栏，以防肢体的不自主运动而受伤。

② 疾病活动期患者关节疼痛明显者，可给予冰敷、热敷、高级电脑中频等理疗手段，必要时给予镇痛药。

③ 当患者肢体不自主活动的幅度及频率加重时给予床挡周边软物遮挡，肢体动作活动过度者要做好防护，但不可使用约束带强制捆绑患者，以防骨折；下肢步态不稳者注意预防跌倒；室内尽量减少锐利器物或装饰，家具的锐角部分最好包裹好，以防止外伤。

④ 体温过高时应遵医嘱给予物理降温或药物降温。

⑤ 对有幻觉、妄想等精神症状明显的患者应做好安全防护工作，防止发生坠楼、坠床、走失等意外。

⑥ 做好皮肤护理，保持皮肤清洁干燥，防止皮肤破损。

（4）用药护理

① 告知患者药物作用与用法，注意药物的疗效与不良反应，及时报告医师处理。应用青霉素等抗生素防治风湿热时，应了解患者的过敏史、用药史，并做皮试，皮试阴性后方可应用。一般 10～14 日为 1 个疗程，用药过程中应注意观察药物疗效和患者有无皮疹、腰痛、血尿等迟发超敏反应，并及时给医师反馈信息。

② 应用水杨酸钠类药物治疗时，治疗时间为 6～12 周，可有头痛、胃肠道反应、肝功能损害、高血压等不良反应，应注意观察并及时指导患者按时、按量餐后服药。

③ 风湿症状明显加用泼尼松等激素类药物治疗时，应注意加用钙剂和维生素D 等防止骨质疏松等不良反应，定期测量血压、体重，检查血常规、尿常规、ECG和血电解质，注意患者精神和情绪的改变，预防应激性溃疡。

④ 应用氟哌啶醇及氯丙嗪等控制舞蹈样动作时，可诱发肌张力障碍，应注意观察用药后的疗效、作用时间与有无锥体外系的不良反应，有问题及时报告医师处理。

（5）康复护理 评估患者肢体活动能力，向家属讲解功能锻炼的重要性，并指导患者积极锻炼肢体，防止关节变形。锻炼时需注意循序渐进，运动幅度由小到大，如指导患者在早、中、晚进行双手握拳、双臂上伸、双腿屈曲、伸展运动各10次。

（6）心理护理　告知患者及家属本病为自限性疾病，患者预后大多较好。应树立信心，正确对待疾病；争取患者所在学校师生的理解与支持，避免嘲笑、讽刺或指责，给患者营造一个良好的康复环境；因病需要暂时停止学业的患儿，可在其情绪稳定时，指导或帮助家属共同辅导其学习功课，以防学业荒废而使其产生悲观失望或消极的情绪反应。

第五节·亨廷顿病

亨廷顿病（HD）又称亨廷顿舞蹈病、慢性进行性舞蹈病、遗传性舞蹈病，于1842年由 Waters 首报，1872年由美国医师 George Huntington 系统描述而得名。临床上以隐匿起病、缓慢进展的舞蹈症、精神异常和痴呆为特征。本病呈完全外显率，受累个体的后代50％发病，可发生于所有人种，白种人发病率最高，我国较少见。患病率为（5～7）/10万，而亚洲人患病率较低，在日本约为0.5/10万。目前尚无有效治疗措施，本病病程多10～25年，平均19年，最后常因并发各种疾病而死亡。

（一）病因

亨廷顿病是影响纹状体和大脑皮质的常染色体显性遗传病，本病的致病基因IT15位于第4号染色体4p16.3，基因的表达产物为约含3144个氨基酸的多肽，命名为 Huntingtin，在 IT15 基因5′端编码区内的三核苷酸（CAG）重复序列拷贝数异常增多。拷贝数越多，发病年龄越早，临床症状越重。在 Huntingtin 内（CAG）n 重复编码一段长的多聚谷氨酰胺功能区，故认为本病可能由于一种毒性的功能获得所致。

（二）病理

（1）病理变化　主要位于纹状体和大脑皮质，黑质、视丘、视丘下核、齿状核亦可轻度受累。大脑皮质突出的变化为皮质萎缩，特别是第3、5和6层神经节细胞丧失，合并胶质细胞增生。尾状核、壳核神经元大量变性、丢失。投射至外侧苍白球的纹状体传出神经元较早受累，是引起舞蹈病的基础；随疾病进展，投射至内侧苍白球的纹状体传出神经元也遭殃及，是导致肌强直及肌张力障碍的原因。

（2）生化改变　纹状体传出神经元中 γ-氨基丁酸、乙酰胆碱及其合成酶明显减少，多巴胺浓度正常或略增加；与 γ-氨基丁酸共存的神经调质脑啡肽、P 物质亦减少，生长抑素和神经肽 Y 增加。

（三）临床表现

（1）舞蹈样不自主运动　亨廷顿病以舞蹈样不自主运动最常见、最具特征性，通常为全身性，程度轻重不一，典型表现为手指弹钢琴样动作和面部怪异表情，累及躯干可产生舞蹈样步态，可合并手足徐动及投掷症。

（2）认知障碍　思维加工缓慢，执行功能退化，表现为任务执行困难，短时记忆受损，知觉歪曲，智力迟钝，患者常对自身的认知减退缺乏自知，随着疾病进展，可发展为痴呆。

（3）精神障碍 最常见者为抑郁症状，它作为疾病的一种症状出现，而非仅仅是对患病的心理反应。其他精神障碍包括躁狂、强迫、焦虑、冲动、社会退缩等。

（4）其他症状

① 运动迟缓：随着病情进展，运动迟缓、肌强直、姿势不稳等帕金森综合征症状逐渐明显，主要表现为行动缓慢，转身费力，面无表情等。

② 体重减轻：舞蹈样不自主运动大量消耗能量可使体重明显下降，但无明显食欲减退。

（四）辅助检查

（1）基因检测 CAG 重复序列拷贝数增加，大于 40 具有诊断价值。该检测若结合临床特异性高、价值大，几乎所有的病例可通过该方法确诊。

（2）电生理及影像学检查 脑电图可有弥漫性异常，无特异性，主要为低波幅快波，尤其额叶明显，异常率占 88.9%。头颅核磁显示大脑皮质和尾状核萎缩，脑室扩大，MRI T_2 加权像示壳核信号增强，MR 波谱（MRS）示大脑皮质及基底节乳酸水平增高。

（五）治疗措施

（1）药物治疗

① 氟哌啶醇属丁酰苯类抗精神病药，抗精神病作用与其阻断脑内多巴胺受体，并可促进脑内多巴胺的转化有关，使用需要从小剂量开始，逐渐加量，以减少副作用。

② 奥氮平为第二代抗精神病药物，除可减轻舞蹈样症状外，部分有益于亨廷顿病患者步态障碍、精神症状以及睡眠的改善。

③ 丁苯那嗪为多巴胺耗竭剂，临床试验表明丁苯那嗪具有较好的控制舞蹈样症状、改善运动能力的效应，不良反应比抗精神病药物轻，但也可导致帕金森样症状。

（2）物理治疗 可指导患者进行适当、安全的练习，以增强肌肉力量、肢体灵活性及平衡和协调能力，帮助患者尽可能保持行动的能力，降低跌倒的风险。

（六）护理评估

（1）健康史 询问患者起病情况、病程；询问患者在什么情况下病情可加重或缓解，了解病情缓解的方式、时间；询问患者进食情况，有无体重减轻，检查语言、吞咽功能；了解有无癫痫、偏头痛等症状；了解生活方式和饮食习惯、生活习惯、学习和工作情况；了解患者家族史有无其他神经系统疾病或精神病等病史。

（2）身体状况 观察神志、瞳孔和生命体征的情况；观察患者面部表情及肢体活动情况；评估患者思维、执行能力，有无抑郁症状；观察肌力与肌张力变化，了解有无肢体活动障碍、共济失调表现。

（3）辅助检查 查看患者基因检测有无 CAG 重复序列拷贝数增加，脑电图是否为低波幅快波，尤其额叶明显，头颅 MRI 显示大脑皮质和尾状核萎缩，脑室扩大等。

（4）心理-社会状况　询问患者有无精神及情感障碍。如躁狂、强迫、焦虑、冲动、社会退缩等，周围环境改变如声音嘈杂、强光刺激等是否可使上述症状加重。

（七）护理问题

（1）有受伤的危险　与肢体不自主活动、精神症状有关。

（2）营养失调（低于机体需要量）　与不自主活动消耗能量有关。

（3）活动无耐力　与肢体不自主活动、运动迟缓有关。

（4）个人应对无效　与认知障碍有关。

（5）焦虑　与身体和心理上的异常感觉有关。

（6）并发症（癫痫、共济失调、偏头痛）。

（八）护理措施

（1）一般护理

① 亨廷顿病药物治疗期间需定期监测血药浓度，10～14 天复查肝肾功能，以免造成药物性肝肾功能损伤，密切观察患者症状变化，随时调整药物用量。

② 可以与语言治疗师合作，以协助沟通患者的需求和喜好。言语治疗师还可以评估患者的吞咽能力，并确定哪种设备或干预措施对患者最有帮助。评估吞咽能力很重要，因为随着疾病的进展，吞咽食物或水可能会变得更加困难，有可能会导致患者窒息。

③ 对确诊患者的家族成员应给予必要的遗传咨询和检测，必要时进行产前诊断，避免产出患儿。

（2）饮食护理

① 应少食含酪氨酸的食物：如挂面、糕点等。少食含甲基水杨酸的食物，如西红柿、苹果、橘子等。饮食中不要加入辛辣的调味品，如胡椒之类，也不宜使用酒石黄色素，如贝类、橄榄等食物。

② 应多食含锌丰富的食物：因为锌是人体内的微量元素，与人体的生长发育密切相关。缺锌常使儿童食欲缺乏，发育迟缓，智力减退。所以，常吃含锌丰富的食物，如蛋类、肝脏、豆类、花生等对提高智力有一定帮助。

③ 应多食含铁丰富的食物：因为铁是造血的原料，缺铁会使大脑的功能紊乱，影响儿童的情绪，加重多动症状。因此多动症孩子，应多食含铁丰富的食物，如肝脏、禽血、瘦肉等。

④ 应少食含铅食物：因为铅可使孩子视觉运动、记忆感觉、形象思维、行为等发生改变，出现多动，所以多动症患儿应少食含铅的皮蛋、贝类等食品。

⑤ 应少食含铝食物：因为铝是一种威胁人体健康的金属。食铝过多可致智力减退，记忆力下降，食欲缺乏，消化不良。多动症患儿应少吃油条，因为制作油条需要在面粉中加入明矾，而明矾的化学成分为硫酸钾和硫酸铝。因此，吃油条对小儿的智力发育不利。

（3）生活护理

① 24h 有专人看护患者，避免患者的不自主动作导致摔倒。

② 患者吃饭喝水时尽量集中注意力，取坐位，避免呛咳噎食。

③ 对于中晚期患者，出现痴呆症状时，注意出行时做好预防走失的措施，例如给患者佩戴电话手表，或在患者穿着的衣服上缝制家属联系方式等。

④ 当患者出现精神障碍行为时，将绳索、锐器等危险物品收藏好，避免患者伤人、自伤等危险发生。

（4）用药护理

① 必须注意抗精神病药物及多巴胺耗竭剂应随着病程进展逐渐减量直至停药，因舞蹈样症状在亨廷顿病晚期常消失，继续用药反而会加重其他运动障碍。患者家属要保证患者按照医嘱定时定量服用药物，不可自行停药或过量服药。

② 亨廷顿病的非药物护理手段非常重要，服药期间要定期复查血药浓度及肝肾功能，必要时对患者进行耐心的病情沟通和心理疏导，指引患者正确面对疾病。要格外注意抗精神病药物及多巴胺耗竭剂的用量，防止出现药物不良反应。

（5）康复护理　在许多引起痴呆的疾病中，体育锻炼与改善认知能力高度相关，在亨廷顿病中也是如此。研究表明，较高水平的体育锻炼可以保持认知功能。应鼓励患者科学、有效、适量地进行体育锻炼及认知功能训练，对于卧床患者，可以指导家属对患者进行关节的被动运动。

（6）心理护理　亨廷顿病目前不能治愈，会给患者的功能水平带来重大变化，而且由于可能会遗传给孩子，要帮助患者及家族中其他可能得病者树立信心，相互帮助，建成富有乐观主义的家庭。

第六节 · 肌张力障碍

肌张力障碍是一种运动障碍，其特征是持续性或间歇性肌肉收缩引起的异常运动和（或）姿势，常常重复出现。肌张力障碍性运动一般为模式化的扭曲动作，可以呈震颤样。肌张力障碍常常因随意动作诱发或加重，伴有肌肉兴奋的泛化。目前对于大多数肌张力障碍，尚无有效的病因治疗方法，主要采用对症治疗。临床治疗的目标包括减少不自主运动、纠正异常姿势、减轻疼痛、改善功能和提高生活质量。临床上应根据肌张力障碍患者的具体情况，权衡利弊，选择支持和康复治疗、口服药物、肉毒素注射和手术治疗等综合措施，实现个体功能和生活质量的最大改善。原发性肌张力障碍患病率约为 370/100 万，世界约超过 300 万人患病。存在认识不足造成漏诊、误诊，实际患者数可能更多；约 1/3 的脑瘫儿童可有肌张力障碍，约 1/3 的帕金森病可在病程中伴有或某个阶段（早期或治疗后）出现肌张力障碍。继发性和局灶性肌张力患者的预后情况比较好，但是全身性的肌张力障碍难以痊愈，需要患者在日常生活当中保持良好的习惯。此病情容易出现肌肉僵硬、关节挛缩的后遗症，同时在药物治疗后 3 个月内需要复诊。

（一）病因

原发性肌张力障碍往往是找不到病因的或是遗传所致，而继发性肌张力障碍是由于感染、中毒、代谢障碍等多种因素所致。该病没有明显的好发人群，各年龄段都可能发病，同时此病还可能由抗精神病类药物诱发。

（二）病理

原发性扭转痉挛可见非特异性的病理改变，包括壳核、丘脑及尾状核的小神经元变性死亡，基底核的脂质及脂色素增多。继发性扭转痉挛的病理学特征随原发病不同而异。痉挛性斜颈、梅杰综合征、书写痉挛和职业性痉挛等局限性肌张力障碍病理上无特异性改变。

（三）临床表现

（1）面部肌张力障碍　如眼睑痉挛、梅杰综合征。梅杰综合征由眼睑和口唇部不自主收缩引起。

（2）斜颈　脖子部位可见斜颈，即通常所见的颈部肌张力障碍。如果颜面部和颈部同时具有，称为颅颈部肌张力障碍。

（3）手足不自主运动或者姿势性异常　可以看到患者身体有一定扭转，包括身体不自主扭转。

（4）全身性肌张力障碍　有一型较特殊的肌张力障碍，可能较年轻时发病，表现为全身性肌张力障碍，头面部、颈部、手部、躯干部以及双下肢均可见不自主的姿势异常，以及不自主的运动。

（5）其他　通常见到的头向后仰、手部痉挛性动作、足外翻，均可以由肌张力障碍所导致。

（四）辅助检查

（1）遗传学检测　基因诊断方面，遗传性肌张力障碍基因检测的策略为：首先考虑主要症状特征，其次考虑起病年龄和遗传方式等因素，综合考虑筛选候选基因进行检测，并针对候选致病基因选取相应的检测技术，必要时可选择新一代高通量测序技术。

（2）神经生理检测　对于某些仅凭临床特征不足以诊断的病例，应用神经生理检测手段进行观察、分析有利于辅助诊断。

（3）脑影像学检查　头颅 CT 或 MRI（排除脑部器质性损害），代谢筛查（排除遗传性代谢疾病）。

（五）治疗措施

（1）支持和康复治疗　首先要进行心理疏导，充分与患者及家属沟通，使其理解疾病的性质，建立对疗效的合理预期。避免过度焦虑、紧张、情绪波动，提高自我控制能力。佩戴墨镜、眼镜支架或颈托以及使用矫形器械等可以强化缓解技巧，有助于减轻病程早期的局部症状。有经验的治疗师采用制动治疗、感觉训练等治疗方法，对于手部肌张力障碍有一定疗效。多项重复经颅磁刺激（rTMS）的研究发现低频、针对特定皮质如运动前区的多次治疗，可以改善功能，但疗效持续时间短，可以用于辅助治疗。生物反馈治疗、脊髓刺激治疗也有助于减轻症状，改善功能。可选择或结合应用理疗、体疗和传统医学等行之有效的方法。

（2）病因治疗　明确肌张力障碍的病因，对其长期、根本的治疗最为关键，目前仅对一些获得性肌张力障碍采用特异性治疗，如药物诱发的病例可及时停药并应用拮抗剂治疗，由抗精神病药物引起的急性肌张力障碍主要使用抗胆碱能药物，自身免疫性脑损害导致的肌张力障碍，可以采用免疫治疗。与肝豆状核变性相关的肌张力障碍综合征可用低铜饮食、促进铜盐排出及阻止肠道吸收。

（3）药物治疗

① 口服药物：肌张力障碍是一组病因不同、表现多样的综合征，患者的临床表现受多种因素的影响，病情常呈现波动性变化，部分患者可能自行缓解，故药物疗效的比较、评价较为困难。药物的有效性及安全性的证据等级普遍偏低，缺乏大样本随机对照研究。常规剂量的口服药往往疗效轻微或短暂，需要大剂量治疗才能改善运动症状，但同时可能出现难以耐受的不良反应，特别是对于成年患者。

a. 抗胆碱能药物：包括苯海索、普罗吩胺、苯扎托品等，通过阻断基底节毒蕈碱型乙酰胆碱受体发挥作用。

b. 苯二氮䓬类药物：包括氯硝西泮、地西泮、阿普唑仑等，是最常用于治疗肌张力障碍的一类口服药物。

c. 肌松剂：包括巴氯芬、替扎尼定、美索巴莫等。

d. 左旋多巴：是多巴反应性肌张力障碍的首选治疗药物，对于三磷酸鸟苷环水解酶 1 缺乏的多巴反应性肌张力障碍具有显著而持久的疗效，可明显改善肌张力障碍和帕金森病症状。

e. 抗多巴胺能药物：主要包括多巴胺受体拮抗剂和多巴胺耗竭剂。多巴胺受体拮抗剂包括经典抗精神病药和非典型抗精神病药物。

f. 抗癫痫药：包括卡马西平、苯妥英钠等，主要对发作性运动诱发性运动障碍有效。

② 肉毒素治疗：肉毒素是肉毒梭状芽孢杆菌产生的大分子复合蛋白，具有化学性去神经支配作用，可迅速消除或缓解肌肉痉挛，重建主动肌与拮抗肌之间的力量平衡，改善肌肉异常或过度收缩相关的疼痛、震颤、姿势异常、运动障碍等表现，明显提高患者的生活质量，已成为治疗肌张力障碍的有效手段。

③ 鞘内注射巴氯芬：鞘内注射巴氯芬可用于难治性全身型肌张力障碍的治疗，特别是伴有严重痉挛状态的患者可能从中受益，但不同治疗中心的结果差异较大。目前所有报道都是Ⅳ级证据，没有证据支持该项治疗优于其他治疗方法。手术本身风险不大，药物的不良反应与口服药相似，但需要定期补充泵内药物，并存在泵故障、导管阻塞或移位、感染等设备相关问题的风险。目前认为难治性全身型肌张力障碍，主要是获得性肌张力障碍合并痉挛状态的患者可以试用。

④ 其他药物：局部应用 α_2 肾上腺素能受体激动剂安普尼定滴眼，促进上睑睑板肌收缩，有助于减轻眼睑痉挛。

（4）手术治疗

① 脑深部电刺激（DBS）：对内侧苍白球（GPi）或丘脑底核持续电刺激已应用于多种肌张力障碍的治疗。针对口服药物或肉毒素治疗效果不佳的原发性全身型、节段型和颈部肌张力障碍患者，2 项Ⅰ级证据的多中心随机双盲平行对照研究结果显示，GPi-DBS 治疗可以显著改善患者的重复运动、异常姿势和慢性疼痛，提高患者的生活质量。

② 选择性痉挛肌肉切除术和周围神经切断术：既往针对颈部肌张力障碍，根据头颈部的异常姿势，确定参与痉挛的肌肉并手术切除。由于痉挛肌肉选择性切除

术创伤大，疗效欠佳且易复发，目前已很少应用。

③ 射频毁损：在 DBS 应用以前，单侧或双侧丘脑或苍白球立体定向射频毁损一直是难治性肌张力障碍首选的外科治疗方法，目前已被 DBS 所替代。只有少量研究比较丘脑毁损术和苍白球毁损术的疗效。

④ 其他手术：眼睑痉挛的患者还可以考虑眼睑赘皮切除术、提上睑肌缩短术、额肌悬吊术和眼轮匝肌切除术，但尚无大规模的临床研究确定这些手术的长期有效性和安全性。

（六）护理评估

（1）健康史　询问患者起病情况、病程、起病年龄；询问患者在什么情况下病情可加重或缓解，了解病情缓解的方式、时间；询问患者进食情况，有无体重减轻，检查语言、吞咽功能；了解患者有无跌倒史；了解患者生活方式和饮食习惯、生活习惯、大小便情况；了解患者家族史。

（2）身体状况　观察患者神志、瞳孔和生命体征的情况；观察患者面部、颈部、手足及全身肌张力情况；观察患者是否有肌肉假肥大、肌肉萎缩等。

（3）辅助检查　见亨廷顿病。

（4）心理-社会状况　询问患者医保及经济情况；询问患者有无焦虑、抑郁等症状。

（七）护理问题

（1）有受伤的危险　与肌张力障碍有关。

（2）营养失调（低于机体需要量）　与肢体异常活动消耗能量有关。

（3）有误吸的危险　与肌张力障碍累及到会厌部有关。

（4）活动无耐力　与肢体异常活动有关。

（5）焦虑　与身体和心理上的异常感觉有关。

（八）护理措施

（1）一般护理

① 调整日常生活与工作量，有规律地进行活动和锻炼，避免劳累。

② 保持情绪稳定，避免情绪激动和紧张；避免寒冷刺激，注意保暖。

③ 如果有遗传病史，早期进行预防则更为重要，如避免近亲结婚、进行遗传咨询等。

（2）饮食护理

① 保证营养供应，患者消耗大，出汗多，又因咀嚼肌受累，因此应给高维生素、高蛋白（如牛奶、鱼类）、高热量、易消化软质饮食，鼓励患者自己饮水进食或协助进食，进食时细嚼慢咽，必要时给予鼻饲或静脉补充营养。

② 患者应多注意日常饮食，多吃温补类食品，这样有助于恢复健康；忌吃油炸和寒凉类食品，此类食物损伤脾胃功能，致使消化不良。

（3）生活护理

① 养成良好的生活作息规律，保证充足睡眠。

② 流行性肌张力障碍可能为流行性感冒引起，故加强卫生宣传教育，改善环境卫生，提倡体育锻炼，增强全民体质，提高抗病能力，有助于减少本病的流行

范围。

③ 肌张力障碍，经常会出现扭转、肢体活动，在紧张、行走的时候会更重一些，所以要注意预防跌倒、坠床。

④ 有的人会表现为咽喉部的肌肉紧张，包括颈部、下颌骨肌肉，在吃饭或者饮水的时候要注意避免呛咳，以防误吸，引起吸入性肺炎。

（4）用药护理

① 肌张力障碍患者需遵医嘱服用药物，并按时进行复查。

② 注射肉毒素患者注意观察注射点是否有皮下瘀点或瘀斑，一般在 1～2 周内可消失；局部肌无力在显效 2～3 日内出现，有溢泪、眼睑闭合不全、上眼睑下垂、视物模糊、面肌肌力减弱、口角歪斜；痉挛性斜颈有一过性吞咽困难、颈无力；书写痉挛有腕下垂、指关节伸展无力等现象。所有副作用均未经特殊处理自愈。

（5）心理护理　肌张力障碍目前来看，除了一些特殊类型可能会影响到寿命，大部分对寿命影响并不大，主要是日常生活的质量会比较低，因为长期异常姿势的行为，包括心理会出现畸形，可能去工作很困难、很自卑、也非常敏感。所以要让患者正确认识这个疾病，这个疾病并不是一个什么丢人的事情，是因某些原因导致的功能障碍，使患者能正确认识、接受自己，调整好心态。

第十二章 ▶▶ 癫痫的护理

第一节·概述

癫痫是多种原因导致的脑部神经元高度同步化异常放电所致的临床综合征，临床表现具有发作性、短暂性、重复性和刻板性的特点。异常放电神经元的位置不同及异常放电波及的范围差异，导致患者的发作形式不一，可表现为感觉、运动、意识、精神、行为、自主神经功能障碍或兼有之。临床上每次发作或每种发作的过程称为痫性发作，一个患者可有一种或数种形式的痫性发作。在癫痫发作中，一组具有相似症状和体征特性所组成的特定癫痫现象统称为癫痫综合征。

据世界卫生组织（WHO）估计，全球大约有五千万癫痫患者。国内流行病学资料显示，我国癫痫的患病率在 4‰～7‰。近年来，国内外学者更重视活动性癫痫的患病率，即在最近某段时间（1 年或 2 年）内仍有发作的癫痫病例数与同期平均人口之比。癫痫是神经内科最常见的疾病之一。癫痫患者的死亡危险性为一般人群的 2～3 倍。

（一）病因

癫痫不是独立的疾病，而是一组疾病或综合征，引起癫痫的病因非常复杂，根据病因学不同，癫痫可分为三大类：

（1）症状性癫痫 由各种明确的中枢神经系统结构损伤或功能异常所致。

① 脑部疾病：a. 脑部先天性疾病，如脑穿通畸形、小脑畸形、脑积水、各种遗传代谢性脑病，以及母亲在妊娠期药物毒性反应及放射线照射所引起的获得性发育缺陷。b. 颅脑外伤，颅脑产伤是新生儿或婴儿期癫痫的常见病因。c. 颅内感染，各种脑炎、脑膜炎、脑肿瘤的急性期，充血、水肿、毒素和渗出物都可引起癫痫发作，脑寄生虫病如血吸虫、弓形虫等感染也常有癫痫发作。d. 脑血管病，脑血管畸形所致癫痫多见于年轻人，而脑动脉硬化所致癫痫则多见于中老年人。e. 颅内肿瘤，是成年期开始发作的癫痫的常见原因。f. 脑部变性病，如阿尔茨海默病和皮克病等。

② 全身性疾病：a. 脑缺氧，如窒息、一氧化碳中毒、休克和急性大出血等，由于缺氧造成神经元的坏死和胶质细胞的增生形成致痫灶，这在婴幼儿期较为多见。b. 儿童期的高热惊厥。c. 遗传代谢病如家族性黑蒙性痴呆、苯丙酮尿症等。d. 中毒，包括药物中毒、食物和农药中毒以及乙醇戒断等。e. 内科疾病的神经系

统并发症，如尿毒症、阿-斯综合征、肝性脑病、甲状旁腺功能减退、胰岛细胞瘤等。

(2) 特发性癫痫　病因不明，未发现脑部有足以引起癫痫发作的结构性损伤或功能异常，可能与遗传因素密切相关，常在某一特定年龄段起病，具有特征性临床及脑电图表现。如：伴中央颞区棘波的良性儿童癫痫、家族性颞叶癫痫等。研究调查显示，特发性癫痫患者近亲患病率为 2% ～ 6%，明显高于一般人群。

(3) 隐源性癫痫　临床表现提示为症状性癫痫，但现有的检查手段不能发现明确病因。其约占全部癫痫的 60% ～ 70%。

(二) 发病机制

迄今为止未完全阐明。神经系统具有复杂的调节兴奋和抑制的机制，通过反馈活动，使任何一组神经元的放电频率不会过高，也不会无限制地影响其他部位，以维持神经细胞膜电位的稳定。不论是何种原因引起的癫痫，其电生理改变是一致的，即发作时大脑神经元出现异常的、过度的同步性放电。其原因为兴奋过程的过盛、抑制过程的衰减和（或）神经膜本身的变化。脑内最重要的兴奋性递质为谷氨酸和天门冬氨酸，其作用是使钠离子和钙离子进入神经元，发作前，病灶中这两种递质显著增加。不同类型癫痫的发作机制可能与异常放电的传播有关：异常放电被局限于某一脑区，表现为局灶性发作；异常放电波及双侧脑部，则出现全面性癫痫；异常放电在边缘系统扩散，引起复杂部分性发作；异常放电传至丘脑神经元被抑制，则出现失神发作。

(三) 影响癫痫发作的因素

(1) 年龄　特发性癫痫与年龄密切相关，如婴儿痉挛症在 1 岁内起病，儿童失神癫痫发病高峰在 6 ～ 7 岁，肌阵挛癫痫起病在青春期前后。

(2) 遗传因素　可影响癫痫易患性：症状性癫痫患者的近亲患病率为 15‰，高于普通人群。

(3) 睡眠　癫痫发作与睡眠-觉醒周期有密切关系：如全面强直-阵挛发作常在晨醒后发生；婴儿痉挛症多在醒后和睡前发作；伴中央颞区棘波的良性儿童癫痫多在睡眠中发作等。

(4) 内环境改变　内分泌失调、电解质紊乱和代谢异常等均可影响神经元放电阈值，导致痫性发作。如少数患者仅在月经期或妊娠早期发作，为月经期癫痫和妊娠性癫痫；疲劳、睡眠缺乏、饥饿、便秘、饮酒、闪光、感情冲动和一过性代谢紊乱等都可导致痫性发作。

(四) 脑电图在癫痫领域中的应用

脑电图（EEG）是通过安置在头皮或颅内的电极记录大脑皮质神经元的自发性、节律性电活动。脑电图是癫痫诊断和鉴别中最重要的一项检查工具，尽管高分辨率的解剖和功能影像学在不断地发展，但脑电图始终是其他检测方法所不可替代的。

(1) 脑电图在癫痫诊断中的主要作用　①有助于确定发作性事件是否为癫痫发作。②有助于癫痫发作类型的诊断。③有助于癫痫综合征的诊断。④有助于发现癫痫发作的诱发因素。⑤有助于评估单次非诱发性癫痫发作后再次发作的风险。

(2) 脑电图在癫痫治疗中的主要作用 ①辅助评估抗癫痫药治疗的疗效。②癫痫外科术前评估。③排除癫痫样放电所致的认知障碍。④辅助评估抗癫痫药撤药后复发风险。

(3) 癫痫患者脑电图的敏感性、特异性及正确评价 ①脑电图在癫痫诊断中的敏感性：指癫痫样放电在癫痫人群中的发生率，并不是所有癫痫患者脑电图都能监测到发作间期的癫痫样放电。一般来说，癫痫样放电在癫痫儿童中的发生率明显高于成人，且癫痫起病年龄越早发生率越高。②脑电图癫痫样放电的特异性：指相比癫痫患者而言，癫痫样放电在正常人群中的发生率。10％正常人可有非特异性脑电图异常，1％的正常人可检测到癫痫样放电，对于有神经系统异常而无癫痫发作的儿童，其癫痫样放电的检出率会更高。常见有三种类型癫痫样放电可出现在非癫痫人群特别是儿童中：中央颞区放电、广泛性棘慢波放电及光阵发反应。儿童中60％的中央颞区放电和50％的枕区放电不伴有临床癫痫发作，仅有光阵发反应者很少出现癫痫发作。因此，不能仅凭借脑电图异常而不考虑临床表现来诊断癫痫。③正确评价脑电图的作用：a. 少数癫痫发作的发作期头皮脑电图正常，或被伪差遮盖而难以识别。b. 癫痫发作频率与发作间期放电有时不成比例，放电的多少不一定能反应癫痫的严重性，如儿童良性癫痫伴中央颞区棘波患者在睡眠中常有多量的放电，但癫痫发作频率常较低，预后良好。

癫痫对于个人、家庭和社会带来严重的负面影响。目前社会上有些地方存在对癫痫的误解和对癫痫患者的歧视，因而被确诊为癫痫可使患者及其家属产生较严重的心理障碍。癫痫发作给患者造成巨大的生理和心理上的痛苦，严重影响患者和家庭的生活质量；长期服用抗癫痫药物及其他诊治费用给家庭带来沉重的经济负担；同时，癫痫患者的保健、教育、就业、婚姻生育等问题，也是患者及其亲属和社会多部门关注的问题。因此，癫痫不仅仅是医疗问题，也是重要的公共卫生和社会问题。WHO已将癫痫列为重点防治的神经、精神疾病之一。

第二节·癫痫的分类

癫痫分类非常复杂：癫痫发作分类是指根据癫痫发作时的临床表现和脑电图特征进行分类；癫痫综合征分类是指根据癫痫的病因、发病机制、临床表现、疾病演变过程、治疗效果等综合因素进行分类。

(一) 癫痫发作的分类

目前，世界范围内普遍应用的仍是国际抗癫痫联盟（ILAE）在1981年推出的癫痫发作分类（表12-1）。2010年ILAE分类工作报告对癫痫发作的概念和分类进行了部分修订，2017年ILAE分类与命名委员会推荐了新的癫痫发作分类。

表 12-1　国际抗癫痫联盟（ILAE，1981 年）癫痫发作分类

1. 部分性发作

1.1 单纯部分性发作

　　运动性发作：局灶性运动性、旋转性、Jackson、姿势性、发音性

　　感觉性发作：特殊感觉（嗅觉、视觉、味觉、听觉）

　　　　　　　　躯体感觉（痛、温、触、运动、位置觉）

　　　　　　　　眩晕

　　自主神经性发作（心慌、烦渴、排尿感等）

　　精神症状性发作：言语障碍、记忆障碍、认知障碍、情感变化、错觉、结构性幻觉

1.2 复杂部分性发作

　　单纯部分性发作后出现意识障碍：从单纯部分性发作开始继之以意识障碍或自动症

　　开始即有意识障碍：包括仅有意识障碍或自动症

1.3 部分性发作继发全面性发作

　　单纯部分性发作继发全面发作

　　复杂部分性发作继发全面发作

　　单纯部分性发作继发复杂部分性发作再继发全面性发作

2. 全面性发作

2.1 失神发作

　　典型失神发作

　　不典型失神发作：有短暂强直、阵挛或自主神经症状等一种或数种成分

2.2 强直性发作

2.3 阵挛性发作

2.4 强直阵挛性发作

2.5 肌阵挛发作

2.6 失张力发作

3. 不能分类的发作

　　2010 年 ILAE 对癫痫发作的概念和分类进行了修订，保留了对发作的"两分法"（局灶性发作和全面性发作）。建议把部分性发作称为局灶性发作。建议取消对局灶性发作的进一步分类（简单和复杂部分性发作），但提出可根据需要对局灶性发作进行具体描述（表 12-2）。

　　（1）局灶性癫痫发作　发作恒定的起源于一侧大脑半球内的、呈局限性或更广泛分布的致痫网络，并有着放电的优势传导途径，可以继发累及对侧半球。

　　（2）全面性癫痫发作　发作起源于双侧大脑皮质及皮质下结构所构成的致痫网络中的某一点，并快速波及整个网络。每次发作起源点在网络中的位置均不固定。

　　2017 年，Fisher 提出了更新的 ILAE 实用痫性发作分类，分类更新是基于1981 年 ILAE 癫痫发作分类标准和 2010 年分类标准而形成的，加入了症状学和综合征的内容，用局灶性发作替代了部分性发作，并强调发作时的意识状态。目前分类的基本原则以实用性为主，同时一定程度上考虑了科学性，不过相比于 1981 版经典分类，新版分类虽然有所进步，但也仍然有完善的空间（图 12-1）。

表 12-2 1981 年及 2010 年 ILAE 癫痫发作的分类对比

1981 年分类	2010 年分类
全面性发作	全面性发作
● 强直-阵挛(大发作)	● 强直-阵挛
● 失神	● 失神
● 肌阵挛	—典型失神
● 阵挛	—不典型失神
● 强直	—伴特殊表现的失神
● 失张力	——肌阵挛失神
	——失神伴眼睑肌阵挛
	● 肌阵挛
	—肌阵挛
	—肌阵挛失张力
	—肌阵挛强直
	● 阵挛
	● 强直
	● 失张力
部分性发作	局灶性发作
● 简单部分性发作(无意识障碍)	根据需要,对局灶性发作进行具体描述
● 复杂部分发作(有意识障碍)	
● 继发全面性发作	
不能分类的发作	发作类型不明
	● 癫痫性痉挛

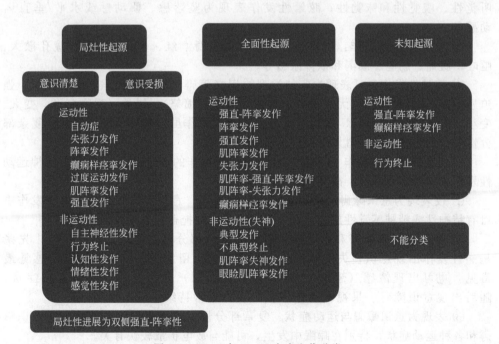

图 12-1 2017 年 ILAE 癫痫发作分类

（二）常见癫痫发作类型

1. 部分性发作

是指源于大脑半球局部神经元的异常放电，包括单纯部分性、复杂部分性、部分性继发全面性发作三类，前者为局限性发放，无意识障碍，后两者放电从局部扩散到双侧脑部，出现意识障碍。

（1）单纯部分性发作　发作时程短，一般不超过 1min，发作起始与结束均较突然，无意识障碍。可分为以下四型：

① 部分运动性发作：表现为身体某一局部发生不自主抽动，多见于一侧眼睑、口角、手或足趾，也可波及一侧面部或肢体，病灶多在中央前回及附近，常见以下几种发作形式。a. Jackson 发作：异常运动从局部开始，沿大脑皮质运动区移动，临床表现抽搐自手指→腕部→前臂→肘→肩→口角→面部逐渐发展，称为 Jackson 发作；严重部分运动性发作患者发作后可留下短暂性（半小时至 36h 内消除）肢体瘫痪，称为 Todd 麻痹。b. 旋转性发作：表现为双眼突然向一侧偏斜，继之头部不自主同向转动，伴有身体的扭转，但很少超过 180°，部分患者过度旋转可引起跌倒，出现继发性全面性发作。c. 姿势性发作：表现为发作性一侧上肢外展、肘部屈曲、头向同侧扭转、眼睛注视着同侧。d. 发音性发作：表现为不自主重复发作前的单音或单词，偶可有语言抑制。

② 部分感觉性发作：常表现为肢体的麻木感或针刺感，多发生在口角、舌、手指或足趾，病灶在中央后回体感觉区。特殊体感性发作包括：视觉性、听觉性、嗅觉性和味觉性；眩晕性发作表现为坠落感、飘动感或水平/垂直运动感等。

③ 自主神经性发作：出现苍白、面部及全身潮红、多汗、立毛、瞳孔散大、呕吐、腹痛、肠鸣、烦渴和欲排尿感等。

④ 精神性发作：可表现为各种类型的记忆障碍（如似曾相识、似不相识、强迫思维等）、情感障碍（无名恐惧、忧郁、欣快、愤怒）、错觉（视物变形、变大、变小，声音变强或变弱）、复杂幻觉等。精神性发作虽可单独出现，但常为复杂部分性发作的先兆，也可继发全面性强直-阵挛发作。

（2）复杂部分性发作（CPS）　占成人癫痫发作的 50% 以上，也称为精神运动性发作，病灶多在颞叶，故又称为颞叶癫痫。

① 仅表现为意识障碍：一般表现为意识模糊，意识丧失较少见。由于发作中可有精神性或精神感觉性成分存在，意识障碍常被掩盖，表现类似失神。

② 表现为意识障碍和自动症：经典的复杂部分性发作可从先兆开始，先兆是痫性发作出现意识丧失前的部分，患者对此保留意识，以上腹部异常感觉最常见，也可出现情感（恐惧）、认知（似曾相识）和感觉性（嗅幻觉）症状，随后出现意识障碍、呆视和动作停止。发作通常持续 1～3min。

③ 表现为意识障碍与运动症状：复杂部分性发作可表现为开始即出现意识障碍和各种运动症状，特别在睡眠中发生，可能与放电扩散较快有关。

（3）部分性发作继发全面性发作　单纯部分性发作可发展为复杂部分性发作，单纯或复杂部分性发作均可泛化为全面性强直阵挛发作。

2. 全面性发作

（1）失神发作 分为典型和不典型失神发作。

① 典型失神发作：儿童期起病，青春期前停止发作。特征性表现是突然短暂的（5～10s）意识丧失和正在进行的动作中断，双眼茫然凝视，呼之不应，可伴简单自动性动作，如擦鼻、咀嚼、吞咽等，或伴失张力如手中持物坠落或轻微阵挛，一般不会跌倒，事后对发作全无记忆，每日可发作数次至数百次。发作后立即清醒，无明显不适，可继续先前活动。醒后不能回忆。

② 不典型失神发作：起始和终止均较典型失神缓慢，除意识丧失外，常伴肌张力降低，偶有肌阵挛，需预防跌倒发生。多见于有弥漫性脑损害患儿，预后较差。

（2）强直性发作 表现为躯体中轴、双侧肢体近端或全身肌肉持续性收缩，肌肉僵直，没有阵挛成分，常伴自主神经症状如面色苍白等。通常持续 2～10s，偶尔可达数分钟。

（3）阵挛性发作 表现为双侧对称或某一侧肢体节律性的抽动，伴有或不伴有意识障碍，多持续数分钟。

（4）强直阵挛性发作 过去称为大发作，以意识丧失和全身对称性抽搐为特征。发作分三期。

① 强直期：所有骨骼肌呈现持续性收缩，双眼球上翻，神志不清，喉肌痉挛，发出尖叫，口先强张后突闭，可咬破舌尖，颈部和躯干先屈曲后反张。上肢由上举后旋转为内收旋前，下肢先屈曲后猛烈伸直，持续 10～20s 后进入阵挛期。

② 阵挛期：肌肉交替性收缩与松弛，呈一张一弛交替性抽动，阵挛频率逐渐变慢，松弛时间逐渐延长，本期可持续 30～60s 或更长。在一次剧烈阵挛后，发作停止，进入发作后期。以上两期均可发生舌咬伤，并伴呼吸停止、血压升高、心率加快、瞳孔散大、对光反应消失、唾液和其他分泌物增多，因此在护理中尤其注意保持患者呼吸道通畅，严密观察其生命体征变化。

③ 发作后期：此期尚有短暂阵挛，以面肌和咬肌为主，导致牙关紧闭，可发生舌咬伤。本期全身肌肉松弛，括约肌松弛，尿液自行流出可发生尿失禁。呼吸首先恢复，口鼻喷出泡沫或血沫，心率、血压和瞳孔回至正常。肌张力松弛，意识逐渐清醒。从发作开始至恢复约经历 5～15min。醒后觉头痛、疲劳，对抽搐过程不能回忆。部分患者进入昏睡，少数在完全清醒前有自动症和意识模糊。

（5）肌阵挛发作 表现为快速、短暂、触电样肌肉收缩，可遍及全身，也可限于某个肌群或某个肢体，常成簇发生，声、光等刺激可诱发。

（6）失张力发作 部分或全身肌肉张力突然降低导致垂颈（点头）、张口、肢体下垂（持物坠落）或躯干失张力跌倒或猝倒发作，持续数秒至1min，时间短者意识障碍可不明显，发作后立即清醒和站起。

3. 癫痫持续状态 (SE)

又称癫痫状态，传统意义是指癫痫连续发作之间意识尚未完全恢复又频繁再发，或癫痫发作持续 30min 以上未自行停止。目前认为，如果患者出现全面强直-阵挛发作持续 5min 以上即考虑癫痫持续状态。常见原因为不规范的抗癫痫药物（AEDs）治疗（如自行停用抗癫痫药物），其他如脑卒中、外伤、感染、肿瘤、药物中毒、精神紧张、过度疲劳及饮酒等亦可导致，个别患者原因不明。癫痫持续状态是内科常见的急症，若不及时治疗可因高热、循环衰竭、电解质紊乱或神经元兴奋毒性损伤导致永久性脑损害，致残率和死亡率均很高。

4. 难治性癫痫

是指频繁的癫痫发作至少每月 4 次以上，适当的抗癫痫药物正规治疗。其药物浓度在有效范围以内，至少观察 2 年仍不能控制，并且影响日常生活，除外进行性中枢神经系统疾病或颅内占位性病变者。

（三）癫痫及癫痫综合征的分类

目前临床普遍应用的仍是 1989 年 ILAE 推出的《癫痫和癫痫综合征的国际分类》方案。鉴于三十余年来陆续发现了一些新的癫痫及癫痫综合征，以及对癫痫及癫痫综合征尤其是病因学的深入研究，ILAE 一直在尝试对癫痫及癫痫综合征相关术语的修订、澄清和补充，以期建立一个更为完善的分类系统。

表 12-3　国际抗癫痫联盟（ILAE，1989 年）癫痫和癫痫综合征的分类

1. 与部位相关的（局灶性、局限性和部分性）癫痫和癫痫综合征	2.3 症状性或继发性癫痫及癫痫综合征
1.1 特发性癫痫（与年龄有关）	无特殊病因
伴中央-颞部棘波的良性儿童癫痫	早发性肌阵挛性脑病
伴枕叶阵发性放电的良性儿童癫痫	伴暴发抑制的早发性婴儿癫痫性脑病（大田原综合征）
原发性阅读性癫痫	其他症状性全面性癫痫特殊综合征
1.2 症状性癫痫	特殊促发方式的癫痫综合征
颞叶癫痫	其他疾病状态下的特异性癫痫综合征
额叶癫痫	3. 不能确定为部分性或全面性的癫痫或癫痫综合征
顶叶癫痫	3.1 兼有全面性或部分性发作
枕叶癫痫	新生儿发作
儿童慢性进行性部分性癫痫状态	婴儿期严重肌阵挛癫痫
1.3 隐源性癫痫	发生于慢波睡眠期有持续性棘慢波的癫痫
推测癫痫是症状性的，但病因尚未找到	获得性癫痫性失语（兰道-克勒夫纳综合征）
2. 全面性癫痫和癫痫综合征	其他不能确定的癫痫
2.1 特发性癫痫（与年龄有关）	3.2 未能确定为全面性或部分性癫痫
良性家族性新生儿惊厥	包括所有临床及脑电图不能归入全身或局限型明确诊断的全面强直阵挛发作的病例，如许多睡眠大发作的病例不能明确为全身或局灶类型。
良性新生儿惊厥	
慢波睡眠中持续棘慢复合波癫痫	4. 特殊综合征
良性婴儿肌阵挛癫痫	4.1 热性惊厥、其他全面性特发性癫痫
儿童失神癫痫	4.2 孤立发作或孤立性癫痫状态、特殊活动诱发的癫痫
青少年失神癫痫	
青少年肌阵挛癫痫	4.3 仅出现于急性代谢或中毒情况的发作
觉醒时全面强直阵挛发作性癫痫	
其他全面性特发性癫痫	
特殊活动诱发的癫痫	
2.2 隐源性和（或）症状性癫痫	
婴儿痉挛症	
伦诺克斯-加斯托综合征	
肌阵挛-站立不能性癫痫	
肌阵挛失神发作性癫痫	

1989 年 ILAE 癫痫及癫痫综合征分类将癫痫及癫痫综合征分成四大类：部位相关性（局灶、局限性、部分性）癫痫及癫痫综合征、全面性癫痫及癫痫综合征、不能确定为局灶性还是全面性的癫痫及癫痫综合征、特殊综合征（详见表 12-3）。

癫痫发作是指一次发作的全过程，而癫痫或癫痫综合征则是一组疾病或综合征的总称。

1. 与部位有关的癫痫

（1）与年龄有关的特发性癫痫

① 伴中央颞部棘波的良性儿童癫痫：3～13 岁起病，9～10 岁为发病高峰，男孩多见，部分患者有遗传倾向。发作表现为一侧面部或口角短暂的运动性发作，常伴躯体感觉症状，多在夜间发病，发作有泛化倾向。发作频率稀疏，每月或数月 1 次，少有短期内发作频繁者。EEG 表现为在背景活动正常基础上，中央-颞区高波幅棘-慢波。常由睡眠激活，有扩散或游走（从一侧移至另一侧）倾向。卡马西平或丙戊酸钠治疗有效，但目前认为卡马西平可能诱导脑电图出现睡眠期癫痫性电持续状态（ESES 现象），不利于患者脑电的恢复。多数患者青春期自愈。

② 伴有枕区阵发性放电的良性儿童癫痫：好发年龄 1～14 岁，发作开始表现为视觉症状、呕吐，随之出现眼肌阵挛、偏侧阵挛，也可合并全面强直-阵挛性发作及自动症。EEG 示一侧或双侧枕区阵发性高波幅棘-慢波或尖波，呈反复节律性发放，仅在闭眼时见到。可选用卡马西平或丙戊酸钠治疗。

③ 原发性阅读性癫痫：由阅读诱发，无自发性发作，临床表现为阅读时出现下颌阵挛，常伴有手臂的痉挛，如继续阅读则会出现全面强直-阵挛性发作。

（2）症状性癫痫

① 颞叶癫痫：表现为单纯部分性发作、复杂部分性发作、继发全面性发作或这些发作形式组合。常在儿童或青年期起病，40% 有高热惊厥史，部分患者有阳性家族史。根据发作起源可分为海马杏仁核发作和外侧颞叶发作。高度提示为颞叶癫痫的发作类型有：表现自主神经和（或）精神症状、嗅觉、听觉性（包括错觉）症状的单纯部分性发作（如上腹部胃气上升感）；以消化系统自动症为突出表现的复杂部分性发作，如吞咽、咂嘴等。典型发作持续时间长于 1min，常有发作后蒙眬，事后不能回忆，逐渐恢复。EEG 常见单侧或双侧颞叶棘波，也可为其他异常（包括非颞叶异常）或无异常。

② 额叶癫痫：可发病于任何年龄，表现为单纯或复杂部分性发作，常有继发性全面性发作。发作持续时间短，形式刻板性，通常表现强直或姿势性发作及双下肢复杂的自动症，易出现癫痫持续状态。可仅在夜间入睡中发作。发作期 EEG 表现为暴发性快节律、慢节律、暴发性棘波、尖波，或棘慢复合波。

③ 顶叶癫痫：可发病于任何年龄。常以单纯部分性感觉发作开始，而后继发全面性发作。视幻觉或自身认知障碍（如偏身忽略）少见。发作期 EEG 表现为局限性或广泛性棘波。

④ 枕叶癫痫：主要表现为伴有视觉症状的单纯部分性发作，可有或无继发性全面性发作。常伴发偏头痛。基本的视觉发作可为一过性掠过眼前的视觉表现，可以是阴性视觉症状（盲点、黑蒙），也可为阳性视觉症状（闪光、光幻视），还可表现为错觉（视错觉、视物大小的改变）和复杂视幻觉（丰富多彩的

复杂场面）。

⑤ 儿童慢性进行性部分持续性癫痫状态：可发生于任何年龄段，通常表现为部位固定的单纯运动性部分性发作，后期出现发作同侧的肌阵挛。EEG 背景活动正常，有局限性阵发异常（棘波或慢波）。常可发现病因，包括肿瘤、线粒体脑肌病和血管病等，除病因疾病有所进展外，癫痫综合征本身一般不具有进展性。

⑥ 特殊促发方式的癫痫综合征。促发发作是指发作前始终存在环境或内在因素所促发的癫痫。发作可由非特殊因素（不眠、戒酒或过度换气）促发，也可由特殊感觉或知觉促发（反射性癫痫），突然呼唤促发（惊吓性癫痫）。

（3）隐源性　从癫痫发作类型、临床特征、常见部位推测其是继发性癫痫，但病因不明。

2. 全面性癫痫和癫痫综合征

（1）与年龄有关的特发性癫痫

① 良性家族性新生儿惊厥：常染色体显性遗传。出生后 2～3 天发病，表现为阵挛或呼吸暂停，EEG 无特征性改变，约 14％ 患者以后发展为癫痫。

② 良性新生儿惊厥：出生后 5 天左右起病，表现为频繁而短暂的阵挛或呼吸暂停性发作，EEG 有尖波和 δ 波交替出现。发作不反复，精神运动发育不受影响。

③ 良性婴儿肌阵挛癫痫：1～2 岁发病，男性居多，特征为短暂暴发的全面性肌阵挛，EEG 可见阵发性棘慢复合波。

④ 儿童失神性癫痫：发病高峰 6～7 岁，女孩多见，有明显的遗传倾向。表现为频繁的失神发作，可伴轻微的其他症状，但无肌阵挛性失神。EEG 示双侧同步对称的 3Hz 棘-慢波，背景活动正常，过度换气易诱发痫性放电甚至发作。丙戊酸钠和拉莫三嗪治疗效果好，预后良好，大部分痊愈，少数病例青春期后出现全面强直-阵挛性发作（GTCS），但少数还有失神发作。

⑤ 青少年失神癫痫：青春期发病，男女间无差异，发作频率少于儿童失神癫痫，80％ 以上出现全面强直-阵挛发作。EEG 示广泛性棘慢复合波，预后良好。

⑥ 青少年肌阵挛癫痫：好发于 8～18 岁，表现为肢体的阵挛性抽动，多合并全面强直-阵挛发作和失神发作，常为光敏性，对抗癫痫药物反应良好，但停药后常有复发。

⑦ 觉醒时全面强直-阵挛性癫痫：好发于 10～20 岁，清晨醒来或傍晚休息时发病，表现为全面强直-阵挛性发作，可伴有失神或肌阵挛发作。

（2）隐源性或症状性　推测其是症状性，但病史及现有的检测手段未能发现病因。

① West 综合征：又称婴儿痉挛征，出生后 1 年内起病，3～7 个月为发病高峰，男孩多见。肌阵挛性发作、智力低下和 EEG 高度节律失调是本病特征性三联征，典型肌阵挛发作表现为快速点头状痉挛、双上肢外展，下肢和躯干屈曲，下肢偶可为伸直。症状性多见，一般预后不良。早期用促肾上腺皮质激素（ACTH）或皮质类固醇疗效较好。5 岁之前 60％～70％ 发作停止，40％ 转变为其他类型发作如 Lennox-Gastaut 综合征或强直阵挛发作。

② Lennox-Gastaut 综合征：好发于 1～8 岁，少数出现在青春期。强直性发作、失张力发作、肌阵挛发作、非典型失神发作和全面强直-阵挛性发作等多种发

作类型并存，精神发育迟滞，EEG 示棘慢复合波（1～2.5Hz）和睡眠中 10Hz 的快节律是本综合征的三大特征，易出现癫痫持续状态。治疗可选用丙戊酸钠、托吡酯和拉莫三嗪等，大部分患儿预后不良。

③ 肌阵挛-失张力发作性癫痫：又称肌阵挛-猝倒性癫痫，2～5 岁发病，男孩多于女孩，首次发作多为全面强直-阵挛性发作，持续数月后，出现肌阵挛发作、失神发作和每日数次的跌倒发作，持续 1～3 年。EEG 早期表现为 4～7Hz 的慢波节律，以后出现规则或不规则的双侧同步的 2～3Hz 棘慢复合波和（或）多棘慢复合波，病程和预后不定。

④ 伴有肌阵挛失神发作的癫痫：约在 7 岁起病，男孩多见，特征性表现为失神伴随严重的双侧节律性阵挛性跳动。EEG 可见双侧同步对称、节律性的 3Hz 棘慢复合波，类似失神发作，但治疗效果差，且有精神发育不全。

（3）症状性或继发性

① 无特殊病因：a. 早发性肌阵挛性脑病，起病于出生后 3 个月以内，初期为非连续的单发肌阵挛（全面性或部分性），然后为怪异的部分发作，大量的肌阵挛或强直痉挛。EEG 示抑制暴发性活动，可进展为高度节律失调，病情严重，第一年即可死亡。b. 伴暴发抑制的婴儿早期癫痫性脑病，又称为大田原综合征，发生于出生后数月内，常为强直性痉挛，可以出现部分发作，肌阵挛发作罕见。在清醒和睡眠状态时 EEG 均见周期性暴发抑制的波形。预后不良，可出现严重的精神运动迟缓及顽固性发作，常在 4～6 个月时进展为 West 综合征。c. 其他症状性全面性癫痫。

② 特殊综合征：发作可并发于许多疾病，包括以癫痫发作为表现或为主要特征的疾病，包括畸形（胼胝体发育不全综合征、脑回发育不全等）和证实或疑为先天性代谢异常的疾病（苯丙酮尿症、蜡样脂褐质沉积病等）。

3. 不能确定为部分性或全面性的癫痫或癫痫综合征

（1）既有全面性又有部分性发作

① 新生儿癫痫：多见于未成熟儿，临床表现常被忽略。

② 婴儿重症肌阵挛性癫痫：又称 Dravet 综合征。出生后 1 年内发病，初期表现为全身或一侧的阵挛发作，以后有从局部开始的、频繁的肌阵挛，部分患者有局灶性发作或不典型失神，从 2 岁起精神运动发育迟缓并出现其他神经功能缺失。

③ 慢波睡眠中持续棘慢复合波癫痫：由各种发作类型联合而成，通常是良性病程，但常出现神经精神紊乱。

④ 获得性癫痫性失语：发病年龄 3～8 岁，男多于女，隐匿起病，表现为语言听觉性失认及自发言语的迅速减少，本病罕见，15 岁以前病情及脑电图均可有缓解。

（2）未能确定为全面性或部分性癫痫　包括所有临床及脑电图发现不能归入全面或部分性明确诊断的病例，例如许多睡眠大发作的病例。

4. 特殊综合征

包括热性惊厥、孤立发作或孤立性癫痫状态和出现在急性代谢或中毒情况下（乙醇、药物中毒，非酮性高血糖性昏迷）的发作。

第三节·癫痫的诊断

（一）癫痫的诊断步骤

癫痫是多种病因所致的疾病，其诊断需遵循五个步骤。

（1）确定发作性事件是否为癫痫发作。涉及发作性事件的鉴别，包括诱发性癫痫发作和非诱发性癫痫发作的鉴别。传统上，临床出现两次（间隔至少24h）非诱发性癫痫发作时就可诊断癫痫。

（2）确定癫痫发作的类型。按照ILAE癫痫发作分类来确定。

（3）确定癫痫及癫痫综合征的类型。按照ILAE癫痫及癫痫综合征分类系统来确定。应注意，有些病例无法归类于某种特定癫痫综合征。

（4）确定病因。

（5）确定残障和共患病。

（二）癫痫的诊断方法

1. 病史资料

完整病史是癫痫诊断中最重要的环节。应包括：现病史（重点是发作史）、出生史、既往史、家族史、疾病的社会心理影响等。

2. 体格检查

全身检查，重点应放在神经系统，包括：意识状态、精神状态、局灶体征（偏瘫/偏盲等）、各种反射及病理征等。注意观察头颅形状和大小、外貌、身体畸形及排查某些神经皮肤综合征。体格检查对癫痫的病因诊断有初步提示作用。有些体征则可能提示抗癫痫药物的不良反应。

3. 辅助检查

（1）脑电图（EEG）　癫痫发作最本质的特征是脑神经元异常过度放电，而EEG是能够反映脑电活动最直观、便捷的检查方法，是诊断癫痫发作、确定发作和癫痫的类型最重要的辅助手段，为癫痫患者的常规检查。

① 头皮脑电图：监测的种类主要有常规脑电图、动态脑电图及视频脑电图三种类型。

a. 常规脑电图。一般记录时间为30min左右，监测时间短特别是缺乏睡眠状态时常难以记录到癫痫样放电。

b. 动态脑电图（AEEG）：通常可连续记录24h左右，因此又称24h脑电图监测。采用便携式记录设备，患者的活动相对不受限，优点是在完全自然活动的条件下记录脑电图，但由于没有录像设备，不能观察患者发作中的情况。主要适用于发作频率相对稀少、短程脑电图不易记录到发作者；或癫痫发作已经控制，准备减停抗癫痫药前或完全减停药物后复查脑电图的患者。

c. 视频脑电图（VEEG）：是在脑电图设备基础上增加了同步视频设备，从而同步拍摄患者的临床情况，易于观察癫痫发作与脑电图变化间的实时关系。监测时间可根据需要灵活掌握，但鉴于监测时间延长导致费用增多，有限的资源使患者预约等候时间长等情况，如果监测目的主要用于癫痫诊断和药物治疗而不涉及外科手术，一般监测数小时并能记录到一个较为完整的清醒-睡眠-觉醒过程，其阳性率与24h动态脑电图近似，是目前诊断癫痫最可靠的检查方法，并有逐渐取代动态脑电图监测的趋势；对于术前评估患者，根据其发作频率适当延长监测时间，以监测到该患者惯常的癫痫发作类型为目的。

②颅内电极脑电图：根据需要，有些外科手术治疗前应记录颅内电极脑电图，根据颅内电极植入技术的不同，颅内电极脑电图分为术前（硬膜下电极脑电图、立体定向脑电图）和术中脑电图两种。

a. 术前脑电图：硬膜下和深部电极脑电图根据临床发作时症状及头皮脑电图提供的线索确定范围，通过开颅或钻孔的方法将条状、栅状电极或深部电极植入颅内硬膜下脑表面或脑深部，并应用视频脑电图仪记录大脑皮质表面或深部皮质结构发作间期和发作期的脑电图，对致痫灶进行精确定位。立体定向脑电图通过立体定向技术将不同规格的电极精确置入颅内深部结构并记录其电活动。

b. 术中脑电图：当术前检查确定致痫区后，为进一步确定切除范围，可在手术中大脑皮质暴露后，应用条形、栅格状或深部电极短程记录局部皮质或深部结构的脑电图。

（2）神经影像学　磁共振成像（MRI）对于发现脑部结构性异常有很高的价值。如果有条件，建议常规进行头颅MRI检查。但影像学的阳性结果不代表该病灶与癫痫发作之间存在必然的因果关系。

（3）其他　应根据患者具体情况选择性地进行检查。

①血液检查：包括血常规、血糖、电解质、肝肾功能、血气分析、丙酮酸、乳酸等方面的检查，能够帮助查找病因。定期检查血常规和肝肾功能等指标还可辅助监测药物的不良反应。临床怀疑中毒时，应进行毒物筛查。已经服用抗癫痫药物者，可酌情进行药物浓度监测。

②尿液检查：包括尿常规及遗传代谢病的筛查。

③脑脊液检查：主要为排除颅内感染性疾病，对某些遗传代谢病的诊断也有帮助。

④心电图：对于疑诊癫痫或新诊断的癫痫患者，多主张常规进行心电图检查。这有助于发现容易误诊为癫痫发作的某些心源性发作（如心律失常所致的晕厥发作），还能早期发现某些心律失常，从而避免因使用某些抗癫痫药物而可能导致的严重后果。

⑤基因检测：是一种快速、高效、成本相对低廉的临床遗传学诊断技术，很方便提供癫痫患者的基本遗传信息，目前已经成功应用于癫痫性脑病的病因学诊断。但目前，基因检测不作为常规病因筛查手段，通常是在临床已高度怀疑某种疾病时进行。

第四节·癫痫的治疗

目前癫痫治疗仍以药物治疗为主，药物治疗应达到三个目的：控制发作或最大限度地减少发作次数；长期治疗无明显不良反应；使患者保持或恢复其原有的生理、心理和社会功能状态。

（一）发作时治疗

当患者正处在意识丧失和全身抽搐时，原则上是预防外伤及其他并发症。立即让患者就地平卧，保持呼吸道通畅，及时给氧。防止受伤、骨折和脱臼。为预防再次发作，选用地西泮、苯妥英钠和苯巴比妥等药。

（二）发作间歇期治疗

癫痫患者在间歇期应定时服用抗癫痫药物，药物的治疗原则如下。①从单一药物开始，从小剂量开始，逐渐加量。②一种药物达到最大有效血药浓度而仍不能控制发作者再加第二种药。③偶尔发病，EEG 异常而临床无癫痫症状及 5 岁以下，每次发作都伴有发热的儿童，一般不用抗癫痫药物。④抗癫痫药物的选择应根据癫痫发作的类型、药物不良反应大小、药物来源与价格来决定。⑤坚持长期规律用药，不能突然停药，联合用药者先在医师指导下改为单一用药，然后逐渐减量，间断不规则用药不利于癫痫控制，且易发生癫痫持续状态。如果药物减量后有复发趋势或 EEG 有明显恶化，应再恢复原剂量，如需换药，2 种药物需有约 1 周的重叠用药期，然后原药逐渐减量至停，新药逐渐增加至有效剂量。

70％左右新诊断的癫痫患者可以通过服用单一抗癫痫药物使发作得以控制，所以初始治疗的药物选择非常重要，选药正确可以增加治疗的成功率。根据发作类型和综合征分类选择药物是癫痫治疗的基本原则。同时还需要考虑以下因素：禁忌证、可能的不良反应、达到治疗剂量的时间、服药次数及恰当的剂型、特殊治疗人群（如儿童、育龄妇女、老年人等）的需要、药物之间的相互作用以及药物来源和费用等。

传统抗癫痫药物：卡马西平、氯硝西泮、乙琥胺、苯巴比妥、苯妥英钠、扑痫酮、丙戊酸。

新型抗癫痫药物：加巴喷丁、拉莫三嗪、左乙拉西坦、奥卡西平、托吡酯、普瑞巴林、氯巴占、非氨酯等。

常用抗癫痫药物（AEDs）的不良反应见表 12-4。

表 12-4　常用抗癫痫药物（AEDs）的不良反应

药物	不良反应
苯妥英钠	眼球震颤、共济失调、厌食、恶心、呕吐、攻击行为、巨幼红细胞性贫血
卡马西平	头晕、视物模糊、恶心、困倦、中性粒细胞减少、低钠血症
苯巴比妥	疲劳、嗜睡、抑郁、注意力涣散、多动、易激惹(见于儿童)、攻击行为、记忆力下降
丙戊酸钠	震颤、厌食、恶心、呕吐、困倦
托吡酯	厌食、注意力、语言、记忆障碍、感觉异常、无汗
拉莫三嗪	复视、头晕、头痛、恶心、呕吐、困倦、共济失调、嗜睡
加巴喷丁	嗜睡、头晕、疲劳、复视、感觉异常、健忘

癫痫外科治疗也是癫痫治疗的重要一部分。患者经过长时间正规单药治疗，或

先后用两种 AEDs 达到最大耐受剂量，以及经过一次正规的、联合治疗仍不见效，可考虑手术治疗。癫痫外科治疗是一种有创性治疗手段，必须经过严格的多学科术前评估，确保诊断和分类的正确性。

在治疗儿童难治性癫痫方面，生酮饮食亦是一种治疗方法。生酮饮食是一种高脂、低碳水化合物和适当蛋白质的饮食。虽然其抗癫痫的机制目前还不清楚，但是其有效性和安全性已得到了公认。生酮饮食由于特殊的食物比例配置，开始较难坚持，但如果癫痫发作控制后，患者多能良好耐受。适用于儿童各年龄段的各种发作类型的难治性癫痫患者，而患有脂肪酸转运和氧化障碍的疾病者禁忌使用。

（三）药物难治性癫痫

不同的癫痫发作及癫痫综合征具有不同的临床特点及预后，即使是相同癫痫综合征的患者，预后也有差别。整体来说，1/3 左右的癫痫患者经过一段时间的单药治疗，甚至小部分患者不进行治疗也可以获得长期的缓解。另有约 1/3 的患者采用单药或者合理的多药联合治疗，可以有效地控制发作，获得满意的疗效。因此70％左右的癫痫患者预后良好。多项研究证实，尽管予以合理的药物治疗，仍然有30％左右患者的癫痫发作迁延不愈，称为难治性癫痫；难以控制的癫痫发作对患者的身体健康造成严重损害，其病死率显著高于正常人群水平。目前对难治性癫痫尚无统一定义，国内提出的有关难治性癫痫的定义为"频繁的癫痫发作至少每月 4 次以上，适当的抗癫痫药物正规治疗且药物浓度在有效范围以内，至少观察 2 年，仍不能控制并且影响日常生活，除外进行性中枢神经系统疾病或者颅内占位性病变者"。

近些年，影像学、脑电图、遗传学等诊断技术不断提高，多种新型抗癫痫药物问世，切除性手术的疗效和安全性得到认可，生酮饮食和神经调控技术等抗癫痫措施应用，使一些药物难治性癫痫患者的预后得到了改善。

如诊为药物难治性癫痫，需根据病因、发作类型、综合征等确定其处理原则，并将患者纳入动态管理和治疗中。

第五节 · 癫痫持续状态

癫痫持续状态（SE）或称癫痫状态，传统定义认为癫痫持续状态指"癫痫连续发作之间意识尚未完全恢复又频繁再发，或癫痫发作持续 30min 以上未自行停止"。目前观点认为，如果患者出现全面强直-阵挛性发作（GTCS）持续 5min 以上即有可能发生神经元损伤，对于 GTCS 的患者若发作持续时间超过 5min 就该考虑癫痫持续状态的诊断，并须用抗癫痫药物紧急处理。癫痫状态是内科常见急症，若不及时治疗可因高热、循环衰竭、电解质紊乱或神经元兴奋毒性损伤导致永久性脑损害，致残率和病死率均很高。任何类型的癫痫均可出现癫痫持续状态，其中全面强直-阵挛性发作最常见，危害性也最大。

一、病因及病理

癫痫持续状态的病因可分为原发性和继发性，但以继发性居多。继发性包括脑外伤、颅内感染、颅内肿瘤、脑血管病、代谢性脑病、变性病、脱髓鞘疾病和药物中毒等。原发性者多系迁延十年以上的难治性癫痫。凡首发症状即表现为癫痫持续状态者，应首先考虑到脑肿瘤，特别是颞叶肿瘤的可能。癫痫持续状态触发的因素最为常见的是突然减药、停药不当，或换药不当等；其次为发热、感染、过度疲劳、饮酒、精神因素、妊娠、分娩等。

临床上癫痫发作通常是短暂和自限性的，与体内存在发作终止神经元抑制机制有关，包括 γ-氨基丁酸（GABA）的抑制效应、钙离子依赖的钾离子电流、镁离子对 NMDA 通道的阻断等。当这种内源性发作终止机制损害或功能障碍时，即形成癫痫持续状态。癫痫持续状态可导致脑损伤和全面代谢紊乱，而后者又可进一步加重脑损伤，因此，脑损伤既是癫痫持续状态的病因，又是癫痫持续状态的结果。

二、分类

新近研究证实：非癫痫持续状态的单个惊厥性抽搐的发作时间一般不会超过 2min，因而以 30min 作为诊断时限并非很恰当，从临床实际出发，持续 10min 的行为和电抽搐活动是一个更符合实际的标准，而这也是要求开始静脉给药的时间点。可根据发作起始局限累及一侧大脑半球某个部分，或是双侧大脑半球同时受累进一步分为全面性发作持续状态与部分性发作持续状态。

1. 全面性发作持续状态

（1）全面性强直-阵挛发作持续状态　是临床最常见、最危险的癫痫持续状态，表现强直-阵挛发作反复发生，意识障碍伴高热、代谢性酸中毒、低血糖、休克、电解质紊乱（低血钾、低血钙）和肌红蛋白尿等，可发生脑、心、肝、肺等多脏器功能衰竭，自主神经和生命体征改变。

（2）强直性发作持续状态　多见于伦诺克斯-加斯托综合征患儿，表现不同程度意识障碍（昏迷较少），间有强直性发作或其他类型发作，如肌阵挛、不典型失神、失张力发作等，脑电图出现持续性较慢的棘慢或尖慢波放电。

（3）阵挛性发作持续状态　阵挛性发作持续状态时间较长时可出现意识模糊甚至昏迷。

（4）肌阵挛发作持续状态　特发性肌阵挛发作患者很少出现癫痫持续状态，严重器质性脑病晚期如亚急性硬化性全脑炎、家族性进行性肌阵挛癫痫等较常见。特发性患者脑电图显示和肌阵挛紧密联系的多棘波，预后较好；继发性的脑电图通常显示非节律性反复的棘波，预后较差。

（5）失神发作持续状态　主要表现为意识水平降低，甚至只表现反应性下降、学习成绩下降；脑电图可见持续性棘慢波放电，频率较慢（<3Hz）。多由治疗不当或停药诱发。

2. 部分性发作持续状态

（1）单纯部分性发作持续状态　临床表现以反复的局部颜面或躯体持续抽搐为特征，或持续的躯体局部感觉异常为特点，发作时意识清楚，脑电图上有相应脑区局限性放电。病情演变取决于病变性质，部分隐源性患者治愈后可能不再发。某些非进行性器质性病变后期可伴有同侧肌阵挛。拉斯马森综合征（部分性连续癫痫）早期出现肌阵挛及其他形式发作，伴进行性弥漫性神经系统损害表现。

（2）边缘叶性癫痫持续状态　常表现为意识障碍和精神症状，又称精神运动性癫痫状态，常见于颞叶癫痫，须注意与其他原因导致的精神异常鉴别。

（3）偏侧抽搐状态伴偏侧轻瘫　多发生于幼儿，表现一侧抽搐，伴发作后一过性或永久性同侧肢体瘫痪。

另外，目前也倾向于可根据是否存在惊厥性发作将癫痫持续状态分为惊厥性持续状态与非惊厥性持续状态。

三、治疗

癫痫持续状态的治疗目的为：保持稳定的生命体征和进行心肺功能支持；终止呈持续状态的癫痫发作，减少癫痫发作对脑部神经元的损害；寻找并尽可能根除病因及诱因；处理并发症。

（1）一般措施

① 对症处理：保持呼吸道通畅，吸氧，必要时做气管插管或切开，尽可能对患者进行心电、血压、呼吸、脑电的监测，定时进行血气分析、生化全项检查；查找诱发癫痫持续状态的原因并治疗；有牙关紧闭者应放置牙套。

② 建立静脉通道：维持静脉通道通畅，值得注意的是葡萄糖溶液能使某些抗癫痫药沉淀，尤其是苯妥英钠。

③ 积极防治并发症：脑水肿可用 20% 甘露醇 125～250mL 快速静滴；高热可给予物理降温；纠正代谢紊乱如低血糖、低血钠、低血钙、高渗状态及肝性脑病等，纠正酸中毒，并给予营养支持治疗。

（2）药物选择　理想的抗癫痫持续状态的药物应有以下特点：能静脉给药；可快速进入脑内，阻止癫痫发作；无难以接受的不良反应，在脑内存在足够长的时间以防止再次发作。控制癫痫持续状态的药物都应静脉给药，难以静脉给药的患者如新生儿和儿童，可以直肠内给药。因此，药物的选择应基于特定的癫痫持续状态类型及它们的药代动力学特点和易使用性。

① 地西泮治疗：首先用地西泮 10～20mg 静脉注射，每分钟不超过 2mg，如有效，再将 60～100mg 地西泮溶于 5% 葡萄糖生理盐水中，于 12h 内缓慢静脉滴注。儿童首次剂量为 0.25～0.5mg/kg，一般不超过 10mg。地西泮偶尔会抑制呼吸，需停止注射，必要时加用呼吸兴奋剂。

② 地西泮加苯妥英钠：首先用地西泮 10～20mg 静脉注射取得疗效后，再用苯妥英钠 0.3～0.6g 加入生理盐水 500mL 中静脉滴注，速度不超过 50mg/min。用药中如出现血压降低或心律不齐时需减缓静滴速度或停药。

③ 苯妥英钠：部分患者也可单用苯妥英钠，剂量和方法同上。

④ 10% 水合氯醛：20～30mL 加等量植物油保留灌肠，每 8～12h 1 次，适合肝功能不全或不宜使用苯巴比妥类药物者。

⑤ 副醛：8～10mL（儿童 0.3mL/kg）植物油稀释后保留灌肠。可引起剧咳，有呼吸疾病者勿用。

经上述处理，发作控制后，可考虑使用苯巴比妥 0.1～0.2g 肌注，每日 2 次，巩固和维持疗效。同时鼻饲抗癫痫药，达稳态浓度后逐渐停用苯巴比妥。上述方法均无效者，需按难治性癫痫持续状态处理。发作停止后，还需积极寻找癫痫状态的原因予以处理。对同存的并发症也要给予相应的治疗。

（3）难治性癫痫持续状态　是指持续的癫痫发作，对初期的一线药物地西泮、氯硝西泮、苯巴比妥、苯妥英钠等无效，连续发作 1h 以上者。癫痫持续状态是急症，预后不仅与病因有关，还与成功治疗的时间有关。如发作超过 1h，体内环境的稳定性被破坏，将引发中枢神经系统许多不可逆损害，因而难治性癫痫状态治疗的首要任务就是要迅速终止发作，可选用下列药物。

① 异戊巴比妥：是治疗难治性癫痫持续状态的标准疗法，几乎都有效。成人每次 0.25～0.5g，1～4 岁的儿童每次 0.1g，大于 4 岁的儿童每次 0.2g，用注射用水稀释后缓慢静注，每分钟不超过 100mg。低血压、呼吸抑制、复苏延迟是其主要的不良反应，因而在使用中往往需行气管插管、机械通气来保证生命体征的稳定。

② 咪达唑仑：由于其起效快，1～5min 出现药理学效应，5～15min 出现抗癫痫作用，使用方便，对血压和呼吸的抑制作用比传统药物小。近年来，已广泛替代异戊巴比妥，有成为治疗难治性癫痫状态标准疗法的趋势。常用剂量为首剂静注 0.15～0.2mg/kg，然后按 0.06～0.6mg/(kg·h) 静滴维持。新生儿可按 0.1～0.4mg/(kg·h) 持续静脉滴注。

③ 丙泊酚：是一种非巴比妥类的短效静脉用麻醉剂，能明显增强 GABA 神经递质的释放，可在几秒钟内终止癫痫发作和脑电图上的痫性放电，平均起效时间 2.6min。建议剂量 1～2mg/kg 静注，继之以 2～10mg/(kg·h) 持续静滴维持。控制发作所需的血药浓度为 2.5μg/mL，突然停用可使发作加重，逐渐减量则不出现癫痫发作的反跳。丙泊酚可能的不良反应包括诱导癫痫发作，但并不常见，且在低于推荐剂量时出现，还可出现其他中枢神经系统的兴奋症状，如肌强直、角弓反张、舞蹈手足徐动症。儿童静注推荐剂量超过 24h，可能出现横纹肌溶解、难治性低氧血症、酸中毒、心力衰竭等不良反应。

④ 利多卡因：对苯巴比妥治疗无效的新生儿癫痫状态有效，终止发作的首次负荷剂量为 1～3mg/kg，大多数患者发作停止后仍需静脉维持给药。虽在控制癫痫发作的范围内很少有毒副作用发生，但在应用利多卡因的过程中仍应注意其常见的不良反应：如烦躁、谵妄、精神异常、心律失常及过敏反应等。心脏传导阻滞及心动过缓者慎用。

⑤ 其他：也可选用氯氨酮、硫喷妥钠等进行治疗。

第六节 · 癫痫的护理及预后

（一）护理评估

1. 病史

（1）现病史　了解首次发作年龄，发作前状态或促发因素（觉醒/清醒/睡眠/

少眠、饮酒、过度疲劳、心理压力、精神刺激、发热、体位、运动、前驱症状及与月经的关系等），发作最初时的症状/体征（先兆、有无跌倒、运动性表现等），发作时表现（睁眼/闭眼、姿势、肌张力、运动症状、自主神经症状、自动症、意识状态、舌咬伤、尿便失禁等），发作演变过程，发作持续时间，发作后表现（清醒、烦躁、嗜睡、蒙眬状态、Todd 麻痹、失语、遗忘、头痛、肌肉酸痛等），发作频率和严重程度（包括持续状态史）。

（2）既往史　了解既往有无热性惊厥、脑外伤、脑炎等脑部器质性病变，中枢神经系统其他病史（感染、外伤、中风、遗传代谢疾病等）。

（3）个人史　了解患者围产史（早产、难产、缺氧窒息、产伤、颅内出血等），生长发育史（精神运动发育迟滞、倒退）；母亲有无孕期感染、孕期服药或放射接触史。

（4）家族史　父母是否近亲结婚，有无家族癫痫病史。

（5）就医、用药史　了解患者就医治疗和服用抗癫痫药物（种类、剂量、疗程疗效、不良反应、依从性等）情况。

（6）心理-社会状况　评估患者的精神、睡眠、记忆力、智力（学习成绩、认知障碍）、心理状态（焦虑、抑郁等）及社会支持系统；了解患者的职业、生活习惯、爱好等。

2. 身体评估

评估患者目前意识状况，基本生命体征（体温、心率/律、呼吸、血压、血氧饱和度、瞳孔大小及对光反应），四肢肌力、肌张力及活动情况，是否有颅高压症状，有无吞咽障碍、尿便失禁及其他生活自理能力缺陷，是否为高危跌倒、高危压疮患者。

3. 辅助检查

了解患者脑电图结果、头颅 MRI 是否有异常，其他辅助检查（血压、血糖、电解质、心电图等）。

（二）护理问题

（1）有窒息的危险　与癫痫发作时意识丧失、喉痉挛、口腔和气道分泌物增多有关。

（2）有受伤的危险　与癫痫发作时意识突然丧失、判断力失常有关。

（3）知识缺乏　缺乏长期、正确服药的知识。

（4）气体交换障碍　与癫痫持续状态、喉头痉挛所致呼吸困难或肺部感染有关。

（5）潜在并发症（脑水肿、酸中毒，水、电解质紊乱）。

（6）焦虑　与病程长，反复发作有关。

（三）护理措施

（1）一般护理　保持患者居住环境安静通风，光线柔和，温湿度适宜，可适当播放舒缓音乐，增强室内环境的和谐感。指导患者合理作息，保持充足睡眠、正常大小便，避免劳累、长时间玩手机、打游戏或看电视。

（2）饮食护理 给予清淡饮食，少量多餐，增加粗纤维食物的摄入，避免辛辣刺激性食物，戒烟酒，避免饱餐或饥饿状态。

（3）发作的护理

① 发作期的护理

a. 抽搐发作，立即平卧，通知医师。

b. 防窒息。解开衣扣，保持呼吸道通畅。取下义齿及眼镜，在患者张嘴时使用牙垫或缠有纱布的压舌板、毛巾卷放于磨牙间，防止舌咬伤；当患者牙关紧闭时，切勿强力撬开，以避免损伤牙齿。头偏向一侧，以利于口腔分泌物流出。备吸痰用物于床旁，及时清理口鼻分泌物。

c. 防止发作时的意外伤害。拉起床档，专人看护，防止坠床。床档处放置棉垫，防止患者抽搐时碰到床档，同时将床上硬物移开。适当扶住患者的手和脚，切勿用力按压或牵拉患者肢体，以防误伤及脱臼。患者发作时，不能让家属采取"掐人中"的方法，因该方法不仅不能制止发作，反而可能造成新的伤害。抽搐停止后，患者意识未恢复前应加强监护，以防自伤、他伤、毁物。

d. 控制发作。迅速建立静脉通路，遵医嘱给予抗抽搐止惊厥药物，如地西泮、苯巴比妥等，同时密切观察并记录患者意识、呼吸、心率、血压、血氧饱和度的变化。遵医嘱给予患者吸氧。

② 发作持续状态的护理

a. 出现先兆时，抢在发作之前，将缠有纱布的压舌板放在患者上下磨牙之间，以免咬伤舌头，阵挛期不要强行放入，以免损伤患者。

b. 保持呼吸道通畅，床头备吸痰装置吸净口腔分泌物。吸氧，保持脑部氧的供应。记录发作的持续时间、发作特点提供给医师，条件允许时可以使用手机录制患者发作情况视频。

c. 迅速建立静脉通路，遵医嘱用药，控制抽搐。及时根据医嘱给予地西泮、苯巴比妥等药物，密切注意患者用药后是否有血压下降、心率减慢、呼吸抑制等不良反应。减轻脑水肿。持续状态发作后常伴有脑水肿和颅内压的升高，遵医嘱采用20%甘露醇、呋塞米20～40mg等利尿脱水，患者无禁忌证时可将床头抬高15°～30°，促进脑循环，同时密切观察病情变化。

d. 心电监测生命体征及血氧饱和度，观察并记录患者意识状态、瞳孔大小及对光反应。

e. 呼吸衰竭患者应给予呼吸机支持（气管插管或切开）进行辅助呼吸，使用呼吸机者，密切观察患者呼吸情况，及时处理呼吸机报警。

f. 控制持续状态用药的观察。意识状态观察：用药前后，评估患者意识状态，判断意识状态改变是否与用药有关。呼吸状态观察：地西泮给药1～5min后易出现呼吸抑制，因此在给药前、中、后要密切观察患者呼吸频率、节律、方式，监测血氧饱和度及血气分析，备好床旁急救用品如呼吸球囊、气管插管或气管切开包等，如出现呼吸困难加重，应立即抢救。

g. 生命支持的护理。保证患者每日营养需求量，必要时给予鼻饲饮食、留置导尿管及建立中心静脉导管。维持呼吸道通畅，注意循环功能，纠正水电解质及酸碱平衡紊乱，控制高热及感染等。并发高热者采取冰袋冰敷、温水擦浴、降温毯等物理降温，以减少脑细胞耗氧量，促进脑功能恢复。保持病房安静，有条件的情况下患者居住单间病房，需专人陪护，护士对患者的护理操作集中进行。

h. 意外伤害的安全护理。使用带海绵套床挡以防碰伤、摩擦伤。使用牙垫防止舌咬伤。不要用力按压患者，防止骨折。牙齿松动患者，用牙线固定牙齿，各班严格交接，频繁咀嚼的患者带牙套。

i. 保持患者床单位整洁，加强翻身拍背，预防肺部感染和压力性损伤形成，做好患者生活护理。

③ 发作间歇期护理：留有专人陪护，床两侧均安装带床档套的床档；床旁桌上不放置热水瓶、玻璃杯、刀等危险物品。对于有癫痫发作史并有外伤史的患者，在病室内显著位置放置"谨防跌倒、小心舌咬伤"的警示牌，随时提醒患者、家属及医护人员做好防止意外发生的准备。

（4）安全护理

① 掌握患者发作类型及规律，预见性判断患者有无风险并采取安全保护措施。告知患者并纠正诱因，如失眠、疲劳、饥饿、便秘、情绪激动、压力过大等。

② 患者沐浴、如厕，需有专人看管，严禁患者内锁卫生间门，以防紧急情况下不能进入，使用坐便器如厕，沐浴时尽量清空周围杂物，以免患者发作时误伤；外出检查时，护士做好交接班，有专人陪护。

③ 对既往有攻击行为的患者，有妄想、幻想的患者留家属陪住，杜绝危险性物品如刀、剪刀等存放于病房，尽量清空房间中不必要的物品。在与患者交流时，要讲究语言艺术，设法满足患者合理要求，与患者建立良好的护患关系，同时做好自身安全防范。

（5）用药护理 有效的抗癫痫药物治疗可使80％的患者发作得到控制。告诉患者抗癫痫药物治疗的原则，指导患者掌握药物疗效及不良反应的观察，鼓励遵医嘱坚持长期正确服药。

① 服药原则与注意事项：根据发作类型选择药物；为了预防2种或多种用药所致慢性中毒而使发作加重，应坚持单药治疗；药物一般从小剂量开始，逐渐加量，以尽可能控制发作又不致引起毒性作用的最小有效剂量为宜；严格遵照医嘱用药，间断不规则服药不利于癫痫控制，且易导致癫痫持续状态发生。抗癫痫药物一般为碱性，宜在饭后服用，可减轻胃肠道反应；应根据患者的年龄、全身情况、耐受性及经济情况，给予个体化治疗和长期监控。

② 药物不良反应的观察与处理：每种抗癫痫药物均有多项不良反应。剂量相关性不良反应最常见。通常发生于开始用药或加量时，与血药浓度有关。多数常见不良反应为短暂性反应，缓慢减量即可明显减少。严重特异性反应如卡马西平所致皮疹、肝损伤，苯妥英钠所致神经系统损害，苯巴比妥引起的智能、行为改变等，须考虑减药或停药。服药前应做血、尿常规和肝、肾功能检查，服药期间定期做血药浓度监测，复查血常规和生化检查。

③ 停药时机与方法：通过正规系统的治疗，约40％的癫痫患者可以完全停药。

能否停药、何时停药主要是根据癫痫的类型及病因、发作已控制的时间、难易及试停药反应等判断。患者应在医师指导下服药和停药。全面强直-阵挛性发作、强直性发作、阵挛性发作完全控制4～5年后，失神发作停止半年后可考虑停药；停药前应有一个缓慢减量的过程，一般1～1.5年。

（6）心理护理 癫痫需要坚持数年不间断地正确服药，部分患者需终身服药，一次少服或漏服可能导致癫痫发作，甚至成为难治性癫痫或发生癫痫持续状态。抗癫痫药物均有不同程度的不良反应，长期用药加之疾病的反复发作，为患者带来沉重的精神负担，易产生紧张、焦虑、抑郁、淡漠、易怒等不良心理问题。护士应仔细观察患者的心理反应，关心、理解、尊重患者，鼓励患者表达自己的心理感受，鼓励患者听舒缓音乐，缓解其焦躁、不安情绪，指导患者面对现实，采取积极的应对方式，配合长期药物治疗。

（7）健康教育

① 告知患者遵医嘱坚持长期、规律用药，切忌突然停药、减药、漏服药及自行换药，尤其应防止在服药控制发作后不久自行停药。如药物减量后病情有反复或加重的迹象，应尽快就诊。告知患者坚持定期复查，首次服药后5～7天查抗癫痫药物的血药浓度、肝肾功能和血尿常规，用药后还需每月检测血尿常规，每季度检测肝肾功能，持续半年，以动态观察抗癫痫药物的血药浓度和药物不良反应。抗癫痫药物多数为碱性，饭后服药可减轻胃肠道反应，较大剂量于睡前服用可减少白天镇静作用。当患者癫痫发作频繁或症状控制不理想，或出现发热、皮疹时应及时就诊。

② 养成良好的生活习惯，按时休息，保证充足睡眠，避免过度劳累、饥饿及进食刺激性强的食物。避免受凉、淋雨及用过冷过热的水淋浴。保持心情平稳。

③ 外出需有人陪行，如有发作先兆，应尽快找一安全地点平卧，并于上下齿间咬上条形硬物如筷子等。平时随身携带疾病治疗卡，以利于发作时及时得到抢救和治疗。

④ 不宜从事高空、水上、炉旁、驾驶或高压电机房等危险性工作，不宜参加剧烈运动和重体力劳动。

⑤ 尽量避免某些特发因素，如闪光、音乐、惊吓等，减少声光刺激，如使用窗帘、滤声器，不去辐射或KTV厅等嘈杂场所，保持安静环境。

⑥ 外出时随身携带有姓名、住址、联系电话及病史的个人资料，以备发作时及时联系与处理。

⑦ 鼓励患者保持乐观情绪，消除紧张、恐惧等不安因素，树立信心。

⑧ 饮食要有规律，每餐按时进食，避免饥饿和暴饮暴食。进食清淡、易消化、富于营养的食物，多食蔬菜水果，避免辛辣等刺激的食物，戒烟酒，不饮浓茶。

⑨ 发作控制，症状缓解，无精神异常者可适当活动与工作。发作较频繁者，应限制在室内活动，必要时卧床休息并加护栏，防止跌伤。

⑩ 禁止近亲婚配和生育。特发性癫痫又有明显家族史的女性，婚后不宜生育；

双方均有癫痫或一方患癫痫，另一方有家族史，不宜婚配。

（四）预后

癫痫为可治疗性疾病，大多数患者预后较好。但不同类型的癫痫预后差异很大，有自发缓解、治疗后痊愈、长期服药控制和发展为难治性癫痫等几种预后形式。近年来，长期追踪结果显示，80％左右的患者应用目前的抗癫痫药物能完全控制发作，正规治疗后，50％的患者终生不再发作。个别患者在癫痫发作时，可因窒息或吸入性肺炎而发生危险，还可导致骨折、脱臼或严重跌伤；如癫痫持续状态不能及时控制，可因高热、循环衰竭或神经元兴奋毒性损伤而导致死亡。

第一节 · 概述

脊髓是脑干向下的延伸部分，上端与延髓相连，下端以终丝终止于第 1 尾椎的骨膜。成人脊髓全长 40～45cm，相当于椎管长度的 2/3。因此，脊髓节段的位置比相应的脊椎高。颈髓节段比颈椎高 1 节椎骨，上中胸髓节段比相应胸椎高 2 节椎骨，下胸髓则高 3 节椎骨，腰髓相当于胸椎 10～12 水平，骶髓相当于第 12 胸椎和第 1 腰椎水平。此种关系对判断脊髓病变与 X 线片所见椎骨的位置有重要意义。脊髓自上而下共有 31 对脊神经：颈段 8 对，胸段 12 对，腰段 5 对，骶段 5 对，尾段 1 对。脊髓亦分成 31 个节段，但其表面无节段界限。脊髓有 2 个膨大，称颈膨大和腰膨大。颈膨大为颈 5～胸 2，发出神经根支配上肢；腰膨大为腰 1～骶 2，发出神经根支配下肢。

脊髓由三层结缔组织的被膜所包围，由内向外依次为软膜、蛛网膜和硬膜。软膜与蛛网膜之间的腔隙充满脑脊液，称为蛛网膜下隙。蛛网膜与硬膜之间为硬膜下隙。在脊髓的横断面上，中央区为神经细胞核团组成的灰质，呈蝴蝶形或"H"形，外周则为由上下行传导束组成的白质。灰质中心有中央管，中央管前方为前连合，后方为后连合。中央管两翼分为前、后角，运动神经元居前角，后角为感觉神经二级神经元集中处。脊神经前、后根，腹侧沟，背正中裂将白质分为前索、侧索和后索。后索主要为上行纤维，传递本体感觉、触觉的信息至脑干和大脑；前索主要为下行纤维，传递精细运动的神经冲动，从中枢至脊髓前角运动神经元以及骨骼肌；侧索的上行纤维传递痛、温、触觉至丘脑，其下行纤维传递大脑皮质运动区的冲动至其所组成的锥体束的纤维以及脊髓前角运动神经元。

脊髓损害的临床表现为运动障碍、感觉障碍反射异常和自主神经功能障碍。由于脊髓灰、白质的功能结构特征，组成了不同部位脊髓损害的特征表现。

1. 脊髓节段性损害

（1）脊髓前角病变　前角病变表现为前角细胞支配的相应节段的骨骼肌下运动神经元性瘫痪，无感觉障碍。慢性进行性病变早期，受累肌肉中可见肌束颤动，这是由于尚未破坏的运动神经元受病变刺激的结果。单纯前角损害见于脊髓灰质炎（小儿麻痹症）、运动神经元病（进行性脊髓性肌萎缩）等。

（2）脊髓后角病变　骨髓后角的病变产生同侧皮肤节段性痛觉、温度觉消失或减退，但触觉及深感觉仍保留（分离性感觉障碍），因传递识别性触觉和深感觉的纤维不经后角而直接进入脊髓的后索。单纯的后角损害见于脊髓空洞症。

（3）脊髓灰质前连合病变　脊髓灰质前连合损害后，双侧脊髓丘脑束的交叉纤维被破坏，临床表现为双侧对称性节段性痛觉、温度觉障碍，但触觉和深感觉仍保留。见于脊髓空洞症、髓内肿瘤及脊髓血肿等。

2. 传导束损害

（1）后索损害　病变以下出现同侧深感觉缺失和触觉减退，病侧腱反射减弱或消失以及出现感觉性共济失调，见于脊髓结核。

（2）脊髓丘脑束损害　一侧损害时出现损害平面以下对侧皮肤痛觉、温度觉减退或缺失，触觉及深感觉仍保留。

（3）皮质脊髓束损害　损害平面以下出现同侧上运动神经元性瘫痪，见于运动神经元病，如原发性侧索硬化症。

（4）脊髓半侧损害　出现同侧相应节段的根性疼痛及感觉过敏区，同时损害平面以下同侧上运动神经元性瘫痪及深感觉缺失，对侧痛觉、温度觉缺失，称为布朗-塞卡综合征，见于早期脊髓压迫症。

（5）脊髓横贯损害　出现损害平面以下各种感觉缺失，上运动神经元性瘫痪、尿便障碍及自主神经功能障碍等。脊髓严重横贯损伤（如急性脊髓炎和脊髓外伤）急性期常常出现脊髓休克（断联休克）症状，表现为损害平面以下呈松弛性瘫痪，腱反射消失，肌张力低，病理反射不能引出和尿潴留。一般持续 2～4 周后逐渐转为上运动神经元性瘫痪，表现为腱反射亢进，肌张力增高，病理反射阳性及反射性排尿等。休克期越长，预后越差。

第二节 · 急性脊髓炎

急性脊髓炎为脊髓白质脱髓鞘或坏死所致的急性横贯性损害。常在感染后或疫苗接种后发病，表现为病变水平以下肢体运动障碍、各种感觉缺失以及自主神经功能障碍。当病变迅速上升波及高颈段脊髓或延髓时，称为上升性脊髓炎；若脊髓内有两个以上散在病灶，称为播散性脊髓炎。

（一）病因与发病机制

本病确切的病因未明，多数为病毒感染或接种疫苗后引起的机体自身免疫反应。脊髓血管缺血和病毒感染后，抗病毒抗体所形成的免疫复合物在脊髓血管内沉积也可能是本病的发病原因。脊髓全长均可累及，但以胸 3～5 节段最多见，因为此段脊髓供血较差而易发生。其次为颈段和腰段，骶段少见。肉眼观察脊髓可见病变部位软膜充血或有炎性渗出物，脊髓肿胀，严重者质地变软。切面可见白质与灰质分界不清，有点状出血。镜检可见软膜和脊髓血管扩张、充血，血管周围以淋巴细胞和浆细胞为主的浸润和水肿，灰质内神经细胞肿胀，尼氏小体溶解，甚至细胞溶解、消失。白质内髓鞘脱失，轴索变性，大量吞噬细胞和胶质细胞增生。脊髓严重破坏时，可软化形成空腔。

（二）临床表现

（1）发病情况　任何年龄均可发病，以青壮年多见，无男女性别差异，一年四季散在发病。病前1～2周多有上呼吸道感染、腹泻等症状，或有疫苗接种史。受凉、过劳、外伤等常为发病诱因。

（2）起病形式　急性起病，多数患者在2～3天内、部分患者在1周内发展为完全性截瘫。

（3）临床症状与体征

① 首发症状：双下肢麻木、无力为首发症状。

② 典型表现：病变以下肢体瘫痪、感觉缺失和括约肌功能障碍。严重者多出现脊髓休克。可伴自主神经功能障碍，如多汗或少汗，皮肤营养障碍等。休克期一般为2～4周，并发肺炎、泌尿系感染或压力性损伤者，可延长至数月。若无并发症，休克期过后进入恢复期，表现为瘫痪肢体肌张力增高，腱反射亢进，病理反射出现。肌力恢复常自远端开始，感觉障碍的平面逐渐下降。

③ 其他症状：由于受累脊髓的肿胀和脊膜受牵拉，常出现背痛、病变节段束带感。上升性脊髓炎：起病急，病情发展迅速，可出现吞咽困难，构音障碍，呼吸肌麻痹，甚至死亡。

（三）诊断要点

根据急性起病，病前有感染或预防接种史，迅速出现的脊髓横贯性损害的临床表现，结合脑脊液和MRI检查，可以确诊。

（四）治疗要点

本病的治疗原则为：减轻症状，防治并发症，加强功能训练，促进康复。

（1）药物治疗　急性期以糖皮质激素为主，可减轻脊髓水肿，控制病情发展。常采用大剂量甲泼尼龙短程冲击疗法，500～1000mg静滴，1次/d，连用3～5天；其后改用泼尼松口服，40～60mg/d，以后逐渐减量后停用。B族维生素有助于神经功能的恢复。可选用适当的抗生素预防感染。

（2）康复治疗　早期宜进行被动活动、按摩、针灸等康复治疗。部分肌力恢复时，应鼓励主动活动。

（五）预后

急性脊髓炎如无重要并发症，3～4周后进入恢复期，通常在发病后3～6个月可基本恢复，生活自理。并发压力性损伤、肺或尿路感染时可留有不同程度的后遗症。非横贯性损害、症状较轻、肢体瘫痪不完全者恢复较快；肢体完全性瘫痪者发病6个月后EMG仍为失神经改变，MRI显示髓内广泛性信号改变，病变范围多于10个节段或下肢运动诱发电位无反应者预后不良。上升性脊髓炎起病急骤，感觉障碍平面于1～2天甚至数小时内上升至高颈髓，常于短期内死于呼吸循环衰竭。

（六）护理评估

（1）病史　发病情况及起病形式，有无病毒感染或接种疫苗史。

（2）专科评估　①肢体功能情况：肌力、肌张力评估，有无感觉缺失和括约肌功能障碍或是脊髓休克表现。②自主神经功能障碍评估：有无多汗或少汗、皮肤营养障碍情况等。

（七）护理问题

（1）躯体活动障碍　与脊髓病变所致截瘫有关。

（2）尿潴留/尿失禁　与脊髓损害所致自主神经功能障碍有关。

（3）低效性呼吸形态　与高位脊髓病变所致呼吸肌麻痹有关。

（4）感知觉紊乱　脊髓病变水平以下感觉缺失，与脊髓损害有关。

（5）潜在并发症（压力性损伤、肺炎、尿路感染）。

（八）护理措施

（1）一般护理　严密观察病情，评估患者运动和感觉障碍的平面是否上升；观察患者是否存在呼吸费力、吞咽困难和构音障碍。

（2）饮食护理　合理饮食，加强营养，多食瘦肉、鱼、豆制品、新鲜蔬菜、水果等高蛋白、高纤维素的食物，供给足够的热量与水分，以刺激肠蠕动，减轻便秘和肠胀气。

（3）生活护理　可根据 Barthel 指数评分确定患者的日常生活活动能力，并根据自理程度给予相应的协助。卧床及瘫痪患者应保持床单位整洁、干燥、无渣屑，减少对皮肤的机械性刺激；帮助患者建立舒适卧位，协助定时翻身、拍背；每天全身用温水擦拭 1～2 次，促进肢体血液循环。患者在床上大、小便时，为其提供方便的条件、隐蔽的环境和充足的时间。指导患者学会和配合使用便器。注意口腔卫生，保持口腔清洁。提供特殊的餐具、牙刷、衣服等，方便患者洗漱、进食、如厕、沐浴和穿脱衣服等，增进舒适感和满足患者基本生活需求。

（4）用药护理　指导患者了解本病常用的药物及用法、可能出现的不良反应和用药注意事项。糖皮质激素是多发性硬化急性发作和复发的主要治疗药物，有免疫调节和抗炎作用，可减轻水肿，改善轴索传导，缩短急性期和复发期病程，常采用大剂量短程疗法，因易出现钠潴留、低钾、低钙等电解质紊乱，应加强对血钾、血钠、血钙的监测。使用糖皮质激素治疗过程中，多食高钾、低钠食物，如鲜玉米、桃子、橙子、香蕉等，同时注意含钙食物的摄取和补充维生素，以减轻激素的副作用。

（5）康复护理　详见第二十一章第三节。

（6）心理护理　与患者及家属共同讨论病情，用简单、直接的方式告知其本病的病因、病程特点、病变常累及的部位，患者常出现的症状体征，治疗的目的、方法以及预后。鼓励患者树立信心，掌握自我护理的方法，坚持配合治疗，坚持功能锻炼和日常生活活动训练，最大限度地维持生活自理能力；增强体质和机体免疫力，减少复发。

第三节·脊髓压迫症

脊髓压迫症是各种病变引起脊髓或供应脊髓的血管受压所出现的受累脊髓以下脊髓功能障碍的一组病症。病变呈进行性发展，最后导致不同程度的脊髓横贯性损害和椎管阻塞。

（一）病因

引起脊髓压迫症的病因按其解剖部位可分为以下几个方面。

(1) 脊膜病变　脊膜病变是脊髓压迫症最常见的原因，其他部位的化脓性病灶，血行播散引起硬膜外脓肿，脊髓血管畸形可出现硬膜外或硬膜下血肿，蛛网膜粘连导致神经根、脊髓血管或脊髓本身受压。脊膜瘤、蛛网膜囊肿等均可造成脊髓受压。

(2) 脊髓和神经根病变　最常见为肿瘤，如神经纤维瘤、神经鞘膜瘤、脊髓胶质瘤、室管膜瘤等，占本病的 1/3 以上。

(3) 脊柱病变　最常见的为脊椎外伤和脊柱结核，其次是肿瘤和椎间盘突出。

（二）发病机制

(1) 脊髓机械受压　脊柱骨折、肿瘤等硬性结构直接压迫脊髓或脊神经根，出现脊髓受压，移位和神经根刺激或麻痹等症状。脊髓内的占位性病变直接侵犯神经组织，压迫症状出现较早。脊髓外硬膜内占位性病变，症状进展较缓慢。硬膜外占位性病变，由于硬膜的阻挡作用，对脊髓的压迫作用很轻，脊髓腔明显梗阻之后才出现症状。

(2) 浸润性改变　脊柱和脊髓的转移癌、脓肿、白血病等浸润脊膜、脊神经根和脊髓，引起脊髓充血、水肿、肿胀，出现脊髓受压。

(3) 缺血性改变　供应脊髓的血管被肿瘤等占位性病变所挤压，引起相应节受脊髓缺血性改变，使脊髓出现肿胀、坏死、软化等病理变化，从而出现脊髓的压迫症状。

（三）临床表现

脊髓压迫症的病因多种多样，故其发病形式、临床表现差别较大。急性脊髓压迫症常表现为脊髓横贯性损害，多伴有脊髓休克。慢性脊髓压迫症的症状进展缓慢，典型的临床进程可分为 3 期。

(1) 刺激期　病变早期，多从一侧神经根受刺激开始，表现为根性疼痛，常有束带感。局部皮肤感觉过敏或痛觉、温度觉缺失与减退。夜间症状加重，白天减轻；咳嗽时加重，活动时减轻。

(2) 脊髓部分受压期　随着病变的发展，脊髓部分受压，可出现布朗-塞卡综合征的临床表现。

(3) 脊髓完全受压期　逐渐出现脊髓完全横贯性损害的症状和体征。临床上表现的运动、感觉和自主神经功能障碍与急性脊髓炎的症状一致。

（四）诊断要点

慢性脊髓压迫症的特点是病灶从脊髓一侧开始，早期为单侧神经根刺激症状，逐渐出现脊髓部分受压症状，最终发展为脊髓横贯性损害症状。急性压迫常迅速表现为脊髓横贯性损害。临床表现结合腰椎穿刺、奎肯施泰特试验、脑脊液检查、影像学（X线检查、CT 和 MRI）资料等，可以确诊。

（五）治疗要点

脊髓压迫症的治疗原则为尽快去除病因。急性脊髓压迫症的手术治疗尤其需要抓紧时机，及早手术，一般应争取在发病 6h 内减压。硬膜外脓肿应紧急手术并给予足量抗生素。脊柱结核可在手术的同时施行抗结核治疗。对某些恶性肿瘤或转移癌手术后需采取放疗、化疗等措施，对不宜手术治疗者也可考虑放疗和（或）化疗。脊髓血管畸形所致出血可考虑介入治疗。手术后对瘫痪肢体应进行康复治疗，如积极进行功能锻炼及防治并发症。

（六）护理

参照"急性脊髓炎"。

（七）预后

脊髓压迫症的预后取决于病变的性质、解除压迫的可能性与程度，还与脊髓受压时间的长短以及功能障碍的程度有关。一般而言，受压时间越短，压迫解除越快，则脊髓功能损害越小，恢复的可能性就越大；慢性压迫者因脊髓能发挥其代偿功能，预后通常较急性压迫要好。

第四节 · 脊髓蛛网膜炎

脊髓蛛网膜炎是因蛛网膜增厚与脊髓、脊神经根粘连，形成囊肿阻塞脊髓腔导致脊髓功能障碍的病变。

（一）病因与发病机制

（1）感染性　有原发于脊柱结核、硬膜外脓肿和脑脊髓膜炎等，也有继发于流感、伤寒、产褥感染等。

（2）外伤性　脊髓损伤、反复腰椎穿刺等。

（3）化学性　椎管内注入药物，脊髓造影使用的碘油。

（4）其他　如脊髓空洞症、脊髓肿瘤、椎间盘突出、脊柱的先天性畸形。

（二）病理

病变以胸、腰段多见。蛛网膜呈乳白色、混浊、不规则增厚，或为瘢痕组织，可与脊髓、软膜、神经根和血管发生粘连伴有血管增生。累及 $1\sim2$ 节段为局限型；多个节段呈散在分布为弥漫型；如粘连累及增厚的蛛网膜形成囊肿则为囊肿型。

（三）临床表现

多为慢性起病，缓慢进展，少数也有急性或亚急性起病，因受累部位不同，临床表现呈多样性，可有单发或多发的神经根痛，感觉障碍多呈神经根型、节段型或斑块状不规则分布，两侧不对称。运动障碍为不对称的截瘫、单瘫或四肢瘫。一般以局限型症状较轻，弥漫型则较重。

（四）治疗

囊肿型可行囊肿摘除术，但弥漫型或脑脊液细胞增多明显者，不宜手术，可选用肾上腺皮质激素、血管扩张药、B族维生素等药物治疗。治疗原发病如抗感染或抗结核治疗等。

（五）护理评估

（1）病史　询问患者起病时间，有无上呼吸道感染（感冒）、发热或外伤史。

（2）身体评估　①体温、呼吸、循环状况及运动、感觉障碍部位平面和程度；②疼痛评估；③感觉、运动评估；④自理能力，排尿、排便状况；⑤焦虑程度、原因。

（六）护理问题

（1）躯体活动障碍　与脊髓病变所致截瘫有关。

（2）尿潴留/尿失禁　与脊髓损害所致自主神经功能障碍有关。

（3）疼痛　与脊髓、软膜、神经根和血管发生粘连、增生有关。

（4）感知觉紊乱　与脊髓病变所致感知觉功能障碍有关。

（5）有受伤的危险　与脊髓病变致运动障碍有关。

（6）潜在并发症（压力性损伤、肺炎、尿路感染）。

（七）护理措施

（1）一般护理　①室内光线柔和，周围环境安静，避免不良刺激。②注意保暖，预防感冒。感冒时患者抵抗力会降低，容易受到流脑病菌的袭击而发病。因此，要随天气变化，随时增减衣服。在剧烈运动或从事劳动后，应及时把汗水擦干，穿好衣服。夜间睡觉时要盖好被子，对儿童更应留意这个问题。③维持呼吸道通畅，协助咳痰，有呼吸困难者，遵医嘱给予氧气吸入，备好气管插管或气管切开的物品。

（2）饮食护理　给予高蛋白、高热量、高维生素饮食，多吃酸性及纤维素丰富的食物，少食易产生胀气的食物，鼓励多饮水。

（3）生活护理　①皮肤护理：保持会阴部清洁干燥，男性患者阴囊处易发生湿疹，可用康惠尔粉剂，避免损伤皮肤，损伤平面以上忌用热水袋和其他暖具。②预防压力性损伤：使用气垫床，每次翻身、皮肤护理，均需查看患者皮肤有无硬结和颜色改变，每日用温水擦洗感觉障碍的肢体部分。③维持正常排泄：做好便秘、尿失禁、尿潴留的护理。

（4）用药护理　大剂量使用激素时，注意有无消化道出血倾向，观察大便颜色，定期查大便隐血。

（5）康复护理　病情稳定后及早进行瘫痪肢体功能锻炼，保持肢体良好位置，早期介入肢体康复训练和膀胱功能训练。

（6）心理护理　患者病程长，病情重，加上药物副作用，给患者造成不可避免的心理负担。护理人员鼓励患者保持良好的心态，向患者及其家属宣教本病的相关知识，同时注意观察患者的情绪变化，加强护患沟通，关怀患者的内心，消除患者的敏感，树立其战胜疾病的信心。

（八）预后

一般囊肿型手术切除术后恢复较好，粘连型病程中虽有缓解期，但临床一般呈现进行性加重，预后较差，多出现大小便障碍或瘫痪。

第五节·脊髓亚急性联合变性

脊髓亚急性联合变性（SCD）是由于维生素 B_{12} 缺乏导致的神经系统变性，病变主要累及脊髓后索、侧索及周围神经。

（一）病因与发病机制

本病的发生与维生素 B_{12} 缺乏密切相关。维生素 B_{12} 是核蛋白合成及髓鞘形成必需的辅酶，其缺乏引起髓鞘合成障碍导致神经病变。维生素 B_{12} 还参与血红蛋白的合成，其缺乏常引起恶性贫血。维生素 B_{12} 摄取、吸收、结合与转运的任何一个环节出现障碍均可引起维生素 B_{12} 缺乏。正常人维生素 B_{12} 日需要量仅为 $1\sim2\mu g$，摄入的维生素 B_{12} 必须与胃底的壁细胞分泌的内因子结合方可在回肠远端吸收，而不被肠道细菌利用。此病多见于胃大部切除、回肠切除、大量酗酒伴萎缩性胃炎的患者。亦见于营养不良、先天性内因子分泌缺陷、叶酸缺乏、血液运铁蛋白缺乏等，这些均能引起维生素 B_{12} 吸收不良。

（二）病理

病变主要在脊髓后索及锥体束，严重时大脑白质、视神经和周围神经也可受累。为髓鞘脱失和轴突变性。

镜下可见髓鞘肿胀，空泡形成及轴突变性。初期病变散在分布，以后融合成海绵状坏死灶，伴有不同程度胶质细胞增生。

（三）临床表现

（1）多在中年以后起病，无性别差异，隐匿起病，逐渐缓慢进展。

（2）多数患者在出现神经系统症状前有贫血、倦怠、腹泻和舌炎等病史。早期症状为双下肢无力、发硬和动作笨拙、步行不稳、踩棉花感，随后出现手指、脚趾末端感觉异常，对称性刺痛、麻木和烧灼感等。双下肢振动觉、位置觉障碍以远端明显，龙贝格征阳性。少数患者有手套-袜套样感觉减退。少数患者屈颈时可出现一阵阵由脊背向下肢足底放射的触电感（莱尔米特征阳性）。

（3）双下肢不完全痉挛性瘫，肌张力增高，腱反射亢进，病理征阳性。周围神经病变较重时则表现肌张力减低，腱反射减弱，但巴宾斯基征常为阳性，括约肌功能障碍出现较晚。

（4）少数患者可有精神症状，如易激惹、抑郁、幻觉、认知功能减退，视神经萎缩及中央暗点，味觉、嗅觉的改变，提示大脑白质与视神经广泛受累。

（四）诊断

多呈缓慢起病，出现脊髓后索、侧索及周围神经受损体征。血清中维生素 B_{12} 缺乏，有恶性贫血者可确定诊断。血清维生素 B_{12} 缺乏时，血清中甲基丙二酸和高半胱氨酸异常增加，给予维生素 B_{12} 治疗后，血清中甲基丙二酸降至正常，此为试验性诊断。

非恶性贫血型联合系统变性是一种累及脊髓后索和侧索的内生性脊髓疾

病，与恶性贫血无关。本综合征与亚急性联合变性的区别在于整个病程中皮质脊髓束的损害较后索损害出现早且明显，缓慢进展，有关其病理和病因目前所知甚少。

（五）治疗

（1）及早开始大剂量维生素 B_{12} 治疗，否则会造成不可逆性神经损伤。如不治疗，发病 2～3 年后病情不断加重直至死亡。一般给予大剂量的维生素 B_{12} 进行治疗，常用量为每天 1000μg 肌内注射，连用 1 个月，然后改为相同剂量每周肌内注射 2～3 次，连用 3 个月。3 个月后改为口服甲钴胺片，每次 500μg，每日两次，连用 3 个月。有些患者需终生用药。合用维生素 B_1 对有周围神经受损者效果更好。

（2）胃液中缺乏游离胃酸者，可服用胃蛋白酶合剂或饭前服用稀盐酸合剂 10mL。

（3）贫血患者可用硫酸亚铁 0.3～0.6g 口服，每日 3 次，或 10％枸橼酸铁胺溶液口服 10mL，每日 3 次。

（4）有恶性贫血者，建议叶酸每次 5～10mg 与维生素 B_{12} 共同使用，每日 3 次。不宜单独使用叶酸，否则会加重神经精神症状。

（5）加强瘫痪肢体功能锻炼，可用针灸等康复治疗。

（六）护理评估

（1）病史　发病前无有贫血、倦怠、腹泻和舌炎等病史。

（2）身体评估　①运动感觉障碍：有无双下肢无力，踩棉花感。四肢末端持续、对称感觉异常，双下肢肌力、肌张力。②精神症状：有无易激惹、抑郁、幻觉、精神错乱症状。③膀胱括约肌功能障碍：有无尿潴留或尿失禁。

（七）护理问题

（1）躯体功能障碍　与脊髓病变、感觉障碍有关。

（2）感知觉紊乱　与脊髓病变及周围神经受损有关。

（3）尿潴留、尿失禁　与膀胱括约肌功能障碍有关。

（4）低效性呼吸形态　与脊髓病变及周围神经受损有关。

（5）有受伤的危险　与脊髓病变致运动障碍有关。

（八）护理措施

（1）一般护理　密切观察患者生命体征、症状及肢体感知觉恢复情况。

（2）饮食护理　多摄入维生素 B_{12} 丰富的食物，如肉类、鱼贝类、禽蛋类、豆类等，均衡饮食、荤素搭配，戒烟忌酒。

（3）生活护理　注意烹饪的方式，减少 B 族维生素的流失；加强身体锻炼，适当运动，增强机体免疫力；长期饮酒患者采用逐渐减少饮酒量和镇静药物替代疗法，安全戒酒。

（4）用药护理　患者住院期间使用甲钴胺静脉滴注或肌内注射，同时口服叶酸片，出院后足量长期口服维生素 B_{12} 和叶酸片，宜饭后服用，注意观察药物效果，贫血患者用铁剂治疗。维生素 B_{12} 在光照下不稳定，静滴时注意避光，不与酸性和碱性药物同时服用。

（5）康复护理　详见第二十一章第三节。

（6）心理护理　由于疾病反复发作的肢体功能障碍导致自我心理压力大，表现为悲观、绝望、脾气暴躁、睡眠差，很难听进劝慰，过度关注别人的反应。因此，在护理工作中首先要以理解的态度与充分的沟通，得到家属的积极配合，共同参与护理。其次与患者建立一种相互信任的关系，告诉患者目前这种状态是疾病所致，鼓励患者表达自己的情感、想法，避免过度保护。给予心理暗示，进行心理疏导，使其树立愉快生活的信心。

（九）预后

早期诊断和治疗是治愈本病的关键，如在发病后 3 个月内积极治疗多数可完全恢复。症状好转多在治疗后 6 个月至 1 年内，如轴突已发生破坏，预后较差。

第六节 · 脊髓血管病

脊髓血管病发病率远低于脑血管病，但因脊髓内部结构紧密，较小血管损害就可出现明显症状。

（一）病因与发病机制

脊髓动脉粥样硬化、动脉炎、蛛网膜粘连、严重的低血压均可导致缺血性脊髓血管病。脊髓血管畸形常以病变压迫、凝血、血栓形成及出血导致脊髓功能受损，常合并有皮肤血管瘤、颅内血管畸形和椎体血管畸形等。

（二）病理

脊髓对缺血耐受较强，轻度缺血不会造成脊髓明显损害，完全缺血 15min 以上方可造成脊髓不可逆损伤。脊髓前动脉血栓形成常见于胸段，此段是血供的薄弱区；脊髓后动脉左右各一，其血栓形成非常少见。脊髓梗死可导致神经细胞变性、坏死、组织疏松、充满脂肪粒细胞、血管周围淋巴细胞浸润，晚期血栓机化被纤维组织取代，并有血管再通。

脊髓内出血常侵及数个节段，中央灰质居多，脊髓外出血形成血肿或出血进入蛛网膜下隙，出血灶周围组织水肿、淤血及继发神经变性。

脊髓血管畸形可发生丁脊髓的任何节段，是由扩张迂曲的异常血管形成网状血管团及供血动脉和引流静脉组成。

（三）临床表现

1. 缺血性脊髓血管病

（1）脊髓短暂性缺血发作　类似短暂性脑缺血发作，起病突然，持续时间短暂，不超过 24h，恢复完全，不遗留任何后遗症。间歇性跛行和下肢远端发作性无力是本病的典型临床表现，行走一段距离后单侧或双侧下肢沉重、无力甚至瘫痪，休息或使用血管扩张剂后可缓解，或仅有自发性下肢远端发作性无力，反复发作，可自行缓解，间歇期症状消失。

（2）脊髓梗死　卒中样起病，脊髓症状在数分钟或数小时达高峰，因闭塞的供血动脉不同而分为以下几种。

① 脊髓前动脉综合征：以中胸段或下胸段多见，首发症状常为突然出现病变水平的相应部位根性疼痛或松弛性瘫痪，脊髓休克期过后转为痉挛性瘫痪，痛温觉消失而深感觉存在，尿便障碍较明显，即脊髓前 2/3 综合征。

② 脊髓后动脉综合征：脊髓后动脉极少闭塞，即使发生也因良好侧支循环而症状较轻且恢复较快。表现急性根痛，病变水平以下深感觉消失，出现感觉性共济失调，痛觉和肌力保存，括约肌功能常保存。

③ 中央动脉综合征：病变水平相应节段的下运动神经元瘫痪、肌张力减低、肌萎缩，多无感觉障碍和锥体束损伤。

（3）脊髓血管栓塞　少见，与脑栓塞病因相同，临床表现为根痛、下肢单瘫或截瘫、括约肌障碍等。转移瘤所致的脊髓血管栓塞，由于伴发脊髓和椎管内广泛转移，病程进展较迅速。

2. 出血性脊髓血管病

脊髓的硬膜下和硬膜外出血，均可突然出现剧烈的背痛、截瘫、括约肌功能障碍，病变水平以下感觉缺失等急性横贯性脊髓损伤表现。脊髓蛛网膜下腔出血表现为突然背痛、脑膜刺激征和截瘫等；如仅为脊髓表面血管破裂可能只有背痛而无脊髓受压表现。

3. 脊髓血管畸形

脊髓血管畸形以动静脉畸形多见，病变多见于胸腰段，以突然发病和症状反复出现为特点。多数患者以急性疼痛起病，有不同程度的截瘫，呈根性或传导束性分布的感觉障碍及尿便障碍，少数以脊髓蛛网膜下腔出血为首发症状。动静脉畸形症状的周期性加剧与妊娠有关，可能为妊娠期内分泌改变使静脉压增高所致。

（四）诊断

根据发病突然、脊髓损伤的临床特点结合脑脊液和脊髓影像学可以做出临床诊断，完全确定诊断有时很困难，需与下列疾病鉴别。

（1）间歇性跛行　①下肢血管性间歇性跛行：系下肢动脉脉管炎或微栓子反复栓塞所致，下肢间歇性疼痛、无力、苍白、皮肤温度降低、足背动脉搏动减弱或消失，超声多普勒检查有助于诊断。②马尾性间歇性跛行：是由于腰椎管狭窄所致。常有腰骶区疼痛，行走后症状加重，休息后减轻或消失，腰前屈时症状可减轻，后仰时则加重，感觉症状比运动症状重。

（2）脊髓硬膜动静脉瘘　是指供应脊髓或神经的细小动脉在椎间孔处穿过硬脊膜时与脊髓引流静脉出现了相互交通，导致了静脉高压。多表现为进行性加重的脊髓缺血性病变。多见于中老年男性，平均发病年龄 50 岁左右，常呈渐进性起病，逐渐出现双下肢无力，感觉障碍，常伴有括约肌功能障碍。通常 2～3 年发展为截瘫。

（3）急性脊髓炎　可表现急性起病的脊髓横贯性损害，但病前多有感染史或疫苗接种史，起病不如血管病快，无急性疼痛或根性疼痛等首发症状，CSF 细胞数可明显增加，预后相对较好。

（4）亚急性坏死性脊髓炎　是一种脊髓的血栓性静脉炎，以成人男性多见，缓慢进行性加重的双下肢无力伴有肌萎缩、腱反射亢进、锥体束征阳性、损害平面以下感觉障碍。病情加重者呈完全性截瘫、尿便障碍、肌萎缩明显、肌张力低、腱反射减弱。腰骶段最易受累，胸段少见。脑脊液内仅蛋白含量增多，脊椎管碘油造影可见脊髓表面有扩张血管。

（五）治疗

脊髓血管畸形治疗，根据患者情况可采取选择性介入栓塞治疗、血管显微神经外科畸形血管结扎术或切除术。

（1）脊髓动静脉畸形　治疗前应先行 MRI 和 DSA 检查，明确病灶体积、形态，根据畸形类型选择及制订合适的治疗方案；髓内 AVM 含丰富弥散的畸形血管团，手术难度大，残废率高，临床首选超选择性介入栓塞疗法。脊髓 AVM 威胁到脊髓功能时应选择显微外科手术彻底切除病变。由于本病预后差，尽可能早期诊断、早期手术治疗，一旦出现严重脊髓功能损害再行手术则无裨益。

（2）髓周动静脉瘘　可根据脊髓 DSA 显示影像，采用超选择性栓塞法或手术直接夹闭瘘口。

（3）硬脊膜动静脉瘘　首选栓塞治疗，不便于栓塞治疗或治疗失败者可手术夹闭。

（4）椎体和椎旁动静脉畸形　多伴脊髓压迫症状，术前栓塞可减少 AVM 大部分血运，减轻椎管内静脉高压，手术能有效去除占位效应，通常可选栓塞与手术联合治疗。

对此类脊髓血管畸形除针对病因治疗，还须使用脱水剂、止血剂等对症治疗。截瘫患者应加强护理，防止并发症如压力性损伤和尿路感染。急性期过后或病情稳定后应尽早开始肢体功能训练及康复治疗。

（六）护理评估

（1）病史　发病情况及起病形式，有无低血压、血管瘤或血管畸形，有无卒中样症状。

（2）身体评估

① 感觉障碍评估：下肢有无间歇性疼痛、无力、苍白、皮肤温度降低、足背动脉搏动减弱或消失。

② 运动障碍评估：肌力、肌张力评估，有无肌萎缩、锥体束损伤等。

③ 自主神经功能评估：皮肤情况及大小便情况。

（七）护理问题

（1）躯体功能障碍　与脊髓血管病变致运动障碍有关。

（2）疼痛　与脊髓血管栓塞、出血有关。

（3）感觉障碍　与脊髓血管病变致感知觉障碍有关。

（4）失用综合征　与脊髓血管病变有关。

（5）有受伤的危险　与活动障碍有关。

（6）潜在并发症（压力性损伤、肺部感染）。

（八）护理措施

（1）一般护理　急性期绝对卧床休息，注意保暖，预防感冒；严密观察生命体征、肢体运动、感觉及疼痛情况，做好手术的相关准备。

（2）饮食护理　给予高蛋白、高维生素饮食，避免高热量的食物，切忌食用油腻及刺激性食物，减少蛋黄及内脏类的摄入量。

（3）生活护理　每天保证足够的睡眠，注意保暖，预防呼吸道感染；注意定时翻身，预防压力性损伤发生；在生活中切忌大幅度的运动，避免做过重体力劳动。

（4）用药护理　遵医嘱服用药物，切忌擅自停药或自行服药，防止病情加重；使用脱水药物时密切监测电解质情况。

（5）康复护理　瘫痪肢体放置功能位，早期做主动和被动运动，可配合中药、按摩等促进肢体功能恢复。

（6）心理护理　与患者及家属共同讨论病情，用简单、直接的方式告知其本病的病因、病程特点、病变常累及的部位，患者常出现的症状体征，治疗的目的、方法以及预后。嘱患者保持情绪稳定，切忌动怒；鼓励患者积极配合治疗，坚持锻炼。

（九）预后

脊髓血管病患者的预后取决于患者的年龄、体质、病变的程度和范围、有无合并症等，个体差异较大，大多数患者均会遗留不同程度的残疾，影响生活质量，个别还可危及生命。

第七节·放射性脊髓病

放射性脊髓病是脊髓组织受到放射线的照射，停止放疗后并在多种因素联合作用下使脊髓缺血、水肿、萎缩、神经元发生变性、坏死而引发的疾病，是一种无特效疗法并且严重影响患者生活质量的疾病。

（一）病因

放射性脊髓损伤是放射治疗后并发的一种少见而严重的并发症。其发生率为 $0.8\% \sim 3.5\%$。

Lambert 提出致病的重要因素有：①分割次数少；②治疗时间短（即疗程短）；③照射剂量大；④脊髓照射长度增加以及年龄小等。放射总剂量较其他因素意义更大，在总剂量相同的情况下，则单次大剂量比多次小剂量照射发病的危险性更大。

（二）发病机制

（1）外照射直接损伤脊髓组织。

（2）脊髓内动脉血管内皮放射损伤引起缺血性改变，导致脊髓缺血性坏死，静脉内皮损伤，导致静脉闭塞，结果使局部渗出、出血、坏死等。

（3）机体对放射损伤产生变态反应。

（三）病理

血管和胶质细胞的损伤在放射性脊髓损伤的发生机制中起着主要作用。放射线会造成血管内膜反应性增生、增厚，管壁透明样变性，管腔狭窄。血管损伤一般多累及中小动脉，常伴有闭塞性动脉内膜炎和纤维素样坏死。当脊髓受损伤时急性期引起损伤区小动脉透明变性及血管纤维蛋白样坏死，神经细胞变性坏死、髓鞘脱失、血管狭窄、闭塞、胶质增生。其结果使血脑屏障破坏。病变组织缺血缺氧、渗出、出血及坏死。放射性脊髓病的病理特征为白质和灰质同时受累，但以白质为主，晚期迟发反应也称放射性坏死，一般为3个月以上到数年不等。放射性坏死主要为小血管的玻璃样变和纤维素性坏死，同时伴管腔狭窄、内膜增生、血管周围水肿、血栓形成和点片状出血。白质内往往有不同程度的钙化和囊变；晚期放射性坏死最具特征性的组织学改变是嗜酸性细胞和纤维素渗出，并沿灰白质交界处蔓延。放射性脊髓损伤在病理上分为3度。Ⅰ度是白质损伤和（或）轻微血管损伤，这种血管损伤不足以引起症状。Ⅱ度损伤是由血管引起。白质损伤为继发性。Ⅲ度损伤分别位于血管及白质，即两者损伤均不续发于另一者。Ⅰ度和Ⅲ度损伤潜伏期短，为3～24月，平均高峰为11.2月。Ⅱ度损伤潜伏期长，为12个月以后，平均高峰为32.4月，为低剂量照射的晚期反应。白质损伤包括单束及多束神经纤维脱髓鞘、细胞间水肿、胶质瘢痕形成、有机物沉积、凝固性或液化性坏死、出血性坏死等。血管损伤包括血管通透性升高、毛细血管扩张、透明变性、血管肿胀及纤维渗出、血管周围纤维化及炎性改变、纤维蛋白样坏死、梗死及出血。一般认为照射剂量大，血管损伤严重，而照射剂量小，胶质细胞的损伤达不到一定水平亦可由血管损伤引起脊髓病损。但病理上分类不一定同临床的严重程度相关，临床的严重程度往往与病变范围、大小及部位有关。但白质及血管损伤亦可由别的病因引起，并且这两种病变在不同个体差别很大。不过血管损伤特别是合并白质脱髓鞘及坏死仍被认为是人类及灵长类脊髓放射伤特征性病理改变。

（四）临床表现

临床症状多种多样，起病一般多隐匿，少数呈急性；最早的症状常为各种感觉障碍，如肢体麻木、刺痛、触电感、烧灼感以及颈肩部疼痛、乏力等。

（1）短暂型放射性脊髓炎　主要表现为感觉异常，以及典型的低头曲颈触电样征，即当屈颈时，出现从颈部沿着背部脊椎向下肢或四肢放射性的触电感，头复位时，症状消失；屈颈动作愈迅速而有力，触电感亦愈强烈，如屈颈动作缓慢，触电感则较轻微。此期多无神经系统异常体征，常为头颈部肿瘤放射治疗后放射损伤的一种短暂形式，一般发生于放射治疗后1个月，症状常在数周至几个月自发性消退，这是由于放射抑制髓鞘的形成使感觉神经暂时性脱髓鞘所致。

（2）迟发横贯性放射性脊髓炎　亦称慢性进行性放射性脊髓炎。多为脊髓放射损伤的远期反应，常出现一侧或双侧下肢感觉障碍，以后逐渐进展出现运动障碍，脊髓半侧或完全性横贯性损害。

（3）脊髓半侧损害　表现为不同程度的同侧运动和深感觉障碍，对侧浅感觉（痛温觉）障碍，或者呈不典型的脊髓半侧损害征。

（4）完全横贯性损害　则表现为截瘫，伴有直肠与膀胱功能障碍，括约肌受损患者提示预后不好。

（5）选择性的脊髓前角细胞受损或"肌萎缩"型放射性脊髓炎　临床表现主要为双下肢松弛性瘫痪，其性质完全属下运动神经元损害，无明显的感觉或括约肌障碍。

（6）急性放射性脊髓炎　急性起病，常见在几小时至几天内发展为截瘫或四肢瘫痪，以后病情处于静止状态。

（五）诊断

放射性脊髓病的诊断必须包括以下3方面。①有肿瘤放射治疗史，且脊髓包括在放射野内，潜伏期大于6个月。②脊髓受损症状、体征与病变脊髓MRI改变范围基本一致。③除MRI以外的其他检查显示脊髓正常或能排除其他病因，如脊髓肿瘤、脊髓空洞症等疾病。

（六）治疗

皮质激素治疗可降低毛细血管渗透性，对发展快速的进行性颈胸段放射性脊髓病有部分改善，但对慢性病例无效。神经细胞活化剂：三磷腺苷、辅酶A、细胞色素E、胞二磷胆碱、乙酰谷酰胺以及维生素类等可改善症状。

其他有对症、支持治疗及小量输血疗法。

手术治疗对上运动神经元受损出现肢体痉挛性瘫痪、肌张力明显增高时，选择性地行脊神经后根切断手术。

高压氧用于辅助治疗放射性骨和软组织坏死已取得良好的结果，可明显改善放射损伤组织的微循环和血液流变性，可促进新生血管生成；加速侧支循环的建立，从而改善组织的缺血、缺氧；使血管收缩，降低血管通透性可有助于消除局部肿胀。

总之本病尚无逆转病情的特效疗法，应以预防为主。控制照射剂量，缩小脊髓照射野长度，采取合适的分割次数。

（七）护理评估

（1）病史　发病情况及起病形式，有无放射性照射有关病史。

（2）身体评估　①肢体功能情况：肌力、肌张力评估，有无感觉缺失和括约肌功能障碍。②自主神经功能障碍评估：有无头痛、恶心、呕吐及体温升高等。

（八）护理问题

（1）躯体功能障碍　与脊髓病变致运动障碍有关。

（2）感知觉紊乱　与脊髓缺血性坏死致感知觉障碍有关。

（3）疼痛　与脊髓静脉闭塞有关。

（4）排便异常　与脊髓损害所致括约肌功能障碍有关。

（5）有受伤的危险　与肢体功能障碍有关。

（九）护理措施

（1）一般护理　严密观察病情变化；立即暂停放射线治疗，根据相应症状进行综合治疗。

（2）饮食护理　给予高蛋白、高维生素饮食，切忌食用辛辣刺激性食物，避免煎炸、温热、烧烤等容易上火的食物。

（3）生活护理　充分休息，环境安静适宜，养成良好的生活习惯，注意劳逸结合。

（4）用药护理　指导患者了解本病常用的药物及用法、可能出现的不良反应和用药注意事项。

（5）康复护理　通过针灸等方式予以辅助。

（6）心理护理　帮助患者正视患病事实，帮助其正确认识疾病，注意要让患者了解良好的情绪和心理状态对治疗起到积极作用。

（十）预后

放射性脊髓病多预后不良，晚期即便进行积极的治疗，其致残率、致死率仍高达 32.9％。因此早期诊断极为重要。另外，由于本病多在放射治疗结束后 1 年发病，故对放射治疗结束后出院的患者，要重视出院指导和健康教育，嘱患者出现早期症状时应及时就诊，以利于及早发现问题，改善预后。

第一节·概述

　　周围神经是指除嗅、视神经以外的 10 对脑神经和 31 对脊神经、周围自主神经及其神经节。周围神经疾病是指原发于周围神经系统结构或功能损害的疾病，其病因很多，包括营养代谢、药物及中毒、血管炎、肿瘤、遗传、外伤或压迫等。周围神经的再生能力很强，不管何种原因引起的损害，只要神经元保持完好，均可能经再生而修复，但速度缓慢，为 1～5mm/d。

　　周围神经病的发病机制如下。①前角细胞和运动神经根破坏导致沃勒变性。②结缔组织病变压迫周围神经或神经滋养血管而造成周围神经受损。③自身免疫性周围神经引起小静脉周围炎性细胞浸润及神经损伤。④中毒性和营养缺乏病变损害神经轴索或髓鞘。⑤遗传代谢性疾病因酶系统障碍影响周围神经。

　　周围神经病变的病理改变主要类型如下。①沃勒变性：任何原因导致的轴索断裂后，由于无轴浆运输为胞体提供轴索合成的必要成分，断端远侧轴索和髓鞘迅速发生变性和解体。②轴索变性：因代谢及中毒等引起，胞体蛋白质合成障碍或轴浆运输受阻使远端轴索营养供应不足，由远端及近端出现变性和脱髓鞘。③阶段性脱髓鞘：由感染和中毒等引起的节段性髓鞘破坏而轴索保持相对完整。④神经元变性：神经元胞体变性坏死继发轴索变性和髓鞘破坏。

　　周围神经疾病的分类标准尚未统一。首先分为遗传性和后天获得性；根据病例分为主质性神经病和间质性神经病；按临床病程可分为急性、亚急性、慢性、复发性和进行性神经病；按受累神经分布形式分为单神经病、多发性神经病；按症状分为感觉性、运动性、混合性、自主神经性；按解剖部位分为神经根病、神经丛病和神经干病。

　　周围神经疾病症状特点为感觉障碍、运动障碍、自主神经障碍、腱反射减弱或消失等。

第二节·脑神经疾病

一、三叉神经痛

　　三叉神经痛表现为三叉神经分布区内闪电样反复发作的剧痛，且不伴三叉神经功能破坏。

（一）病因、发病机制与病理

病因未明，发病机制仍在探讨中，可能为三叉神经脱髓鞘产生异位冲动或伪突触传递所致。病理改变主要有神经节细胞消失、炎症细胞浸润，神经鞘膜不规则增厚、髓鞘瓦解，轴索节段性蜕变、裸露、变形等。

（二）临床表现

多见于中老年人，70%～80%发生在40岁以上，女性多于男性，多为单侧发病。

（1）以三叉神经分布区内突发剧烈疼痛为特点，疼痛似触电、刀割、火烧或撕裂样，以面颊部、上下颌或舌疼痛最为明显；口角、鼻翼、面颊部和舌等处最为敏感，轻触即可诱发，有"触发点"或"扳机点"之称。严重患者，洗脸、刷牙、谈话、咀嚼、做脸部表情即可引发疼痛，故往往小心翼翼不敢做这些动作。发作时患者常双手紧握，或用力按压和揉搓疼痛部位，因此患者多出现疼痛部位皮肤粗糙、色素沉着，眉毛脱落等症状。

（2）疼痛局限于三叉神经一或两个分支分布区，以上颌支及下颌支多见。可同时累计两支，三支同时受累者少见。

（3）患者疼痛发作时间从数秒至数分钟不等，表现为周期性发作，开始时发作次数少，间歇周期长，随着病程进展，发作逐渐频繁，间歇期缩短，甚至整日疼痛不止。其发作来去突然，间歇期完全正常。

（4）原发性三叉神经痛者神经系统检查无阳性体征。继发性三叉神经痛多伴有其他脑神经及脑干受损的症状和体征。

（三）诊断要点

根据患者疼痛发作的典型临床症状和分布范围，可做出相应的诊断。但应与继发性三叉神经痛、牙痛、偏头痛等相鉴别。

（四）治疗要点

快速有效的镇痛是本病治疗的关键。

（1）药物治疗　首选药物为卡马西平，开始剂量为0.1g，口服，2～3次/d，以后每日增加0.1g直至疼痛消失，然后再逐渐减量，维持剂量为0.6～0.8g/d。副作用有头晕、口干、嗜睡、恶心等，数日后可消失。其次可选用苯妥英钠、氯硝西泮、加巴喷丁、普瑞巴林、氯丙嗪等。

（2）神经节射频电凝术治疗　射频电凝术对大多数患者有效，可缓解疼痛数月至数年，但可致面部感觉异常、角膜炎、复视、咀嚼无力等并发症。

（3）封闭治疗　无水乙醇或甘油封闭治疗亦可起到镇痛的效果。

（4）手术治疗　以上治疗仍无效果且能耐受开颅手术者，可行三叉神经终末支或三叉神经节内感觉支切断术，镇痛效果确切。行微血管减压术是近年来较为推崇的手术，镇痛同时不产生感觉及运动障碍，是目前最安全有效的手术方式，并发症有听力减退、气栓及面神经暂时性麻痹等。

（五）预后

本病可缓解，极少自愈。病程呈周期性，但往往随着病程进展而周期缩短。

（六）护理评估

（1）患者疼痛性质、疼痛的部位、疼痛持续的时间和疼痛触发点及诱因。

（2）患者文化程度、对所患疾病的认识、心理状态及家庭经济情况等。

（七）护理问题

（1）疼痛　与三叉神经受损有关。

（2）焦虑　与疾病造成的疼痛不安与反复发作有关。

（八）护理措施

（1）一般护理　患者应安置在周围环境安静，室内光线柔和的病房，保持心情愉快，生活有规律，避免因环境刺激而产生焦虑情绪，以至于诱发或加重疼痛。

（2）避免发作诱因　由于本病为突然、反复发作的阵发性剧痛，咀嚼、打哈欠、讲话及面部表情均可能诱发，患者常表现为不敢说话、洗脸、刷牙和进食等头面部动作，进而面色憔悴、精神抑郁和情绪低落，应指导患者合理休息，适度娱乐。

（3）疼痛护理　观察患者疼痛的部位、性质、持续时间、原因及诱因，与患者讨论能减轻疼痛的方法和技巧，鼓励患者听音乐、看书等分散注意力，以减轻疼痛。

（4）用药护理　指导患者正确遵医嘱用药，不可私自随意换药及停药。告知患者相关药物的不良反应的观察，如服用卡马西平有可能出现头晕、口干、恶心、行走不稳、肝功能损害、白细胞减少及精神症状；加巴喷丁可有头晕及嗜睡等症状。患者若出现上述不良反应，应及时记录并告知医师，做出相应处理。

（5）饮食护理　患者饮食应清淡，营养丰富易消化，避免进食辛辣、生冷等食物，严重者为避免咀嚼可进食流质食物。

（6）心理护理　关心和理解并体谅患者，耐心倾听其感受，并做出相应的回应，向患者解释该病的过程、治疗与预后，分享成功病例，帮助患者树立战胜疾病的信心。

（7）生活护理　患者在生活方面应做到规律作息，充分休息，可适当参加一些娱乐活动分散注意力，适当按摩疼痛部位等以减轻疼痛。

二、特发性面神经麻痹

特发性面神经麻痹又称贝尔麻痹或面神经炎，是因茎乳孔内面神经非特异性炎症所致的周围性面瘫。

（一）病因与病理

本病病因尚未完全阐述明确，受凉、吹风、感染、中耳炎、茎乳孔周围水肿及面神经在面神经管出口处受压、缺血、水肿等均可引起发病。病理改变为神经水肿和脱髓鞘，严重者可出现轴索变性。

（二）临床表现

（1）本病任何年龄、任何季节均可发病，多见于20～40岁，男性多于女性。

（2）一般为急性起病，数小时或 1～3 天内症状达高峰。

（3）主要表现为一侧面部额纹消失，不能皱额蹙眉；眼睑闭合不能或闭合不完全，闭眼时眼球向外上方转动，露出白色巩膜，称为贝尔征，患侧鼻唇沟变浅，口角向健侧歪斜；鼓气、吹口哨漏气；若伴有同侧舌前 2/3 味觉消失和听觉过敏，面瘫伴乳突部疼痛，耳郭及外耳道感觉减退，外耳道和鼓膜疱疹，称为肌阵挛性小脑协调障碍（Ramsay-Hunt syndrome）。

（三）诊断要点

根据临床起病急、典型临床表现可做出相应临床诊断。

（四）治疗要点

本病治疗要点为改善血液循环，减轻面神经水肿，缓解神经受压，促进神经功能恢复。

（1）药物治疗　急性期尽早使用糖皮质激素，可口服泼尼松 30mg/d，连续 5 日，随后 10 日内逐渐减量。或地塞米松 10mg/d，疗程为一周，并用大剂量维生素 B_1、维生素 B_{12} 肌内注射，辅以红外线照射和超短波透热疗法。若患有带状疱疹者，可服用阿昔洛韦 7～10 日。眼睑不能闭合者，可根据情况使用眼膏、眼罩，佩戴眼镜保护眼睛。

（2）理疗和康复治疗　可采用针灸或电针、高压氧等治疗，恢复期进行主动及被动面肌训练。

（3）手术治疗　对自愈较差的患者可行面神经减压术，发病一年以上仍未恢复者，可考虑整容手术。

（五）预后

本病预后取决于病情的严重程度及是否得到及时的处理，80％患者可在 1～2 月内恢复，一周内味觉恢复及年轻患者预后良好。老年患者伴有乳突疼痛或合并糖尿病、高血压等预后较差。完全性面瘫患者恢复时间长，部分患者可遗留后遗症。

（六）护理评估

（1）评估患者有无受凉、感染、中耳炎、茎乳孔周围水肿。

（2）评估患者面部瘫痪的性质、范围，有无口角流涎，进食情况及结膜有无水肿。

（3）评估患者及家属对疾病的认识和心理状态。

（七）护理问题

（1）自我形象紊乱　与面神经受损而致面部歪斜有关。

（2）疼痛　与面神经病变累及神经节有关。

（八）护理措施

（1）一般护理　观察患者面部瘫痪的情况，如若出现口角流涎，闭眼困难的症状，可指导患者佩戴眼镜或眼罩保护眼睛，以及及时擦拭口水或佩戴海绵口罩，并及时更换。急性期应注意休息，防风、防寒，尤其患侧后茎乳孔周围应予以保护，预防疾病加重。

（2）自我修饰　患者因面瘫导致的形象改变可致使患者自尊低下，可指导其佩戴时尚眼镜、口罩及围巾等修饰，以暂时遮挡面部。

（3）饮食护理　患者进食宜清淡，避免粗糙、生冷、干硬、辛辣等刺激性食物，有味觉障碍的患者要注意食物的温度，避免过烫而造成烫伤口腔黏膜。进食后需及时清除患侧滞留食物，注意口腔卫生，以免造成口腔感染。

（4）用药护理　患者一般口服糖皮质激素治疗，指导患者严格遵医嘱用药，勿私自停药及换药。并告知患者观察激素治疗的不良反应，如恶心等胃肠道症状，长时间服用可诱发感染、骨质疏松等。

（5）心理护理　患者突发的面部瘫痪，导致自身形象改变，往往出现害怕遇见熟人，不敢让别人看见自己的样子，容易导致焦虑和抑郁等情绪。应及时观察患者的表现，积极与其沟通，鼓励患者表达自我感受和对疾病担心的真实想法。告知患者疾病相关知识及预后，并介绍相关已治愈病例，帮助其树立信心，克服焦躁及害羞心理。同时在与患者沟通交流的过程中，应注意语言柔和，态度亲切，避免直盯着患者患侧面部从而导致患者敏感。

（6）预防眼部并发症　眼睑闭合不全的患者应予以眼罩或眼镜遮挡，可遵医嘱点眼药水，防止角膜炎症及溃疡的发生。

（7）生活护理　患者应保持心情愉快，防止吹风受凉和感冒等诱发因素。

（8）康复护理　指导患者尽早开始面肌的主动及被动训练，可对着镜子做皱眉、鼓腮、举额、闭眼、吹口哨和嚼口香糖等动作，每日数次，每次 10～15min，再加上面部的按摩，辅以针灸、理疗等，促进早日康复。

第三节 · 脊神经疾病

一、多神经病

多神经病又称多发性神经病，也称为末梢性神经病，主要表现为四肢远端对称性末梢型感觉障碍、下运动神经元瘫痪和（或）自主神经障碍的临床综合征。

（一）病因病理

本病可由多种原因引起，常见于药物、化学品、重金属、乙醇中毒、营养缺乏或代谢障碍性疾病，自身免疫性疾病以及癌性感觉神经元病等。其病理改变主要为轴索变性、节段性脱髓鞘及神经元变性等。

（二）临床表现

本病可发生于任何年龄，故发病形式、病情及病程各不相同。临床表现主要为肢体远端对称性分布的感觉、运动和（或）自主神经功能障碍。

（1）感觉障碍　早期可出现针刺、蚁走、烧灼、触痛和感觉过度等异样感觉，随着病情进展，出现肢体远端对称性深浅感觉减退或消失，呈手套-袜套样分布。

（2）运动障碍　肢体远端对称性肌无力，可有肌萎缩、肌束震颤等，晚期出现畸形。

（3）自主神经功能障碍　表现为肢体末端皮肤变薄、干燥、苍白、发绀，汗多或无汗，指甲粗糙松脆等。

上述三种表现，其程度随着病情发展而加重，受累区由远端向近端扩展，病情缓解时，由近端向远端恢复。

（三）诊断要点

根据本病的临床特点以及肌电图为神经源性损害，不同程度的神经传导速度下降及神经组织活检的改变等特征可做出明确诊断。

（四）治疗要点

（1）病因治疗　积极查找病因，针对病因采取相应的治疗措施。如中毒所致应采取措施阻止毒物急性进入人体内，加速排泄。重金属和化学中毒应立即脱离中毒环境，营养缺乏和代谢性障碍所致者应积极治疗原发病等。

（2）综合治疗　急性期卧床休息，特别是累及心肌者。使用大剂量 B 族维生素、鼠神经因子，疼痛者可使用镇痛药，如卡马西平、加巴喷丁等，同时辅以针灸、理疗及康复训练等。

（五）预后

本病的预后根据病因和临床表现不同而有不同，白喉性多发性神经病多是数天或数周内恢复，并发于肿瘤者，因肿瘤控制可得到缓解。

（六）护理评估

（1）评估患者肢体感觉、运动自主神经障碍的状况。

（2）评估患者生活自理的情况。

（3）评估患者心理状况及家庭支持系统情况。

（七）护理问题

（1）感知觉紊乱　与周围神经损害有关。

（2）生活自理缺陷　与感觉和运动、自主神经功能障碍有关。

（3）焦虑、抑郁　与长期疾病困扰及缺乏疾病相关知识有关。

（4）有跌倒的风险　与肢体乏力、行走不稳有关。

（5）有压力性损伤的风险　与肢体麻木有关。

（八）护理措施

（1）一般护理　将患者置于安静舒适的环境中，避免不必要的刺激。做好入院宣教，告知患者及家属相关疾病知识、发病机制、临床表现及相关预后。

（2）饮食护理　指导患者进食高热量、高维生素、清淡易消化的饮食，多吃蔬菜、新鲜水果，摄取富含 B 族维生素的食物，如绿色叶子蔬菜。忌抽烟喝酒，饮食应均衡。

（3）生活护理　评估患者生活自理能力，有肢体麻木乏力、行走不稳的患者，嘱其适当卧床休息，给予进食、穿衣、洗漱、排泄等帮助，满足其生活上的需求。患者需穿防滑鞋、长短合适的衣裤，下床活动时需专人陪伴，常用物品置于患者易取之处，预防跌倒。保持床单位整洁，勤换衣服及床单被罩，按时翻身，减少机械性刺激，预防压力性损伤发生，同时指导患者床上擦浴，涂抹水胶体类膏剂促进血液循环。对于有感觉障碍的患者，慎用暖水袋，避免烫伤。

（4）用药护理　遵医嘱按时服用药物，观察药物不良反应，如卡马西平可能出现头晕、口干、恶心、行走不稳、肝功能损害、白细胞减少及精神症状，一旦出现不良反应，及时告诉医师并做出相应处理。

（5）康复护理　指导患者做主动与被动运动，可选择按摩及推拿等方法。保持肢体的功能位，有足下垂者可穿硬底鞋，在床尾用支架或其他硬物支撑脚底，以防止肢体的挛缩和变形。指导患者做感知觉训练，如用棉签刺激触觉，不同温度的水刺激温度觉，针尖刺激痛觉等。为患者提供宽敞的活动环境及合适的康复器具，鼓励其适当地下床进行日常锻炼，运动强度在不感到疲劳的情况下循序渐进。

（6）心理护理　患者因神经病变导致生活能力下降，易产生焦虑抑郁心理，应耐心与患者沟通，鼓励其说出自我感受，充分调动家庭支持系统，鼓励其与亲友交流，并适当地参加社会活动，保持心情开朗。

二、急性炎症性脱髓鞘性多发性神经病

该病又称吉兰-巴雷综合征（GBS），为急性或亚急性起病的、大多可恢复的多发性脊神经根受累的一组疾病。

（一）病因、发病机制与病理

本病病因尚不完全清楚，可能与空肠弯曲菌、巨细胞病毒、EB病毒、肺炎支原体、乙型肝炎病毒及HIV等感染或疫苗接种有关。另外，白血病、淋巴瘤、器官移植后使用免疫抑制药或患有系统性红斑狼疮等自身免疫性疾病常合并GBS。分子模拟学说认为病原体某些组分与周围神经某些成分的结构相同，机体免疫系统发生识别错误，自身免疫性细胞和自身抗体对正常的周围神经组分进行免疫攻击，致周围神经脱髓鞘。

本病病理改变为周围神经组织小血管周围淋巴细胞、巨噬细胞浸润，神经纤维脱髓鞘，严重病例可继发轴突变性。

（二）临床表现

（1）本病各年龄段均可发病，男性多于女性，不分季节。多数患者患病前有上呼吸道或消化道感染症状，少数有疫苗接种史。

（2）多为急性或亚急性起病，病情多在2周左右达高峰，首发症状为四肢对称性无力。自远端向近端或自近端向远端加重，亦可远近端同时受累。常由双下肢开始逐渐累及躯干肌、脑神经，严重者可出现呼吸肌麻痹。瘫痪为松弛性，腱反射降低或消失，病理反射为阴性。

（3）发病时多有肢体感觉异常，如麻木、刺痛和不适感，感觉缺失或减退呈手套-袜套样分布。

（4）脑神经受累以双侧面神经麻痹最常见，其次为舌咽、迷走神经。

（5）部分患者有自主神经功能障碍，表现为多汗、皮肤潮红、手足肿胀及营养障碍。严重病例可有心动过速、直立性低血压。括约肌功能多无影响。

（三）诊断要点

急性或亚急性起病，起病前有感染史，四肢或双下肢对称性松弛性瘫痪，可有脑神经损害，有脑脊液蛋白-细胞分离，根据这些特点可诊断本病。

（四）治疗要点

（1）血浆置换　周围神经脱髓鞘病变，血液系统中存在与发病有关的抗体、补体及细胞因子，采用血浆置换疗法可直接去除血浆中的致病因子，减轻临床症状。一般每次交换以 40mL/kg 体重或 1～1.5 倍血浆容量计算，每周 2～3 次。

（2）免疫球蛋白　大剂量的免疫球蛋白静滴治疗急性病例，可获得与血浆置换相近的效果，且更加安全，成人剂量为 0.4g/（kg·d），连用 5～7 天。

（3）糖皮质激素　近年来临床研究发现其用于本病的效果一般，且并发症多，已不主张使用，但对于慢性 GBS 有一定的效果。

（4）免疫抑制药　如环磷酰胺和 B 族维生素、ATP、辅酶 A 可辅助治疗本病。

（5）呼吸支持　对于已经累及呼吸肌的患者，呼吸机辅助呼吸是维持生命的最重要手段，有呼吸困难者，及时行气管插管和呼吸机辅助呼吸。

（6）其他治疗　包括抗感染、营养支持及对症支持治疗等。

（五）预后

本病预后大多良好，常在病情稳定 2～4 周开始恢复，2 个月至一年内可完全或接近完全康复，少数患者可遗留神经功能缺损。

（六）护理评估

（1）评估患者的疾病史，本次发病的时间、诱因、疾病进展程度。

（2）评估患者肌力、感觉障碍情况，呼吸肌是否有受累，吞咽有无障碍等。

（3）评估患者文化程度、对疾病的了解情况、心理状态及家庭情况。

（七）护理问题

（1）低效性呼吸形态　与神经受损，呼吸肌受累有关。

（2）清理呼吸道无效　与呼吸机麻痹、肺部感染致分泌物增加有关。

（3）活动无耐力　与四肢肌肉进行性瘫痪有关。

（4）潜在并发症（呼吸衰竭）。

（5）焦虑、恐惧　与病情重，疾病进展快，语言交流障碍有关。

（八）护理措施

（1）一般护理　将患者置于安静、宽敞、光线充足的病房，给予持续低流量吸氧，当患者血氧饱和度下降时遵医嘱适当加大氧流量。予心电监测，严密观察患者血压、血氧及呼吸的变化。询问患者有无呼吸困难、胸闷无力、气短等症状，当患者烦躁不安时，血氧饱和度下降时应警惕患者因呼吸无力导致缺氧，及时报告医师。床旁常规备吸引器、气管起开包及机械通气设备，以便于随时抢救。

（2）清理呼吸道　指导患者采取半卧位，进行深呼吸和有效咳嗽。协助患者翻身，予以拍背，体位引流，及时清除患者口鼻腔的分泌物，必要时予以吸痰。

（3）管道护理　对于有吞咽困难及排泄障碍的患者，予以留置胃管及导尿管。

胃管应妥善固定，避免管道打折及脱出。每日行口腔护理两次。导尿管避免牵拉打折，观察尿液的性质及量，若有沉渣及血性尿液流出，及时告知医师，必要时行膀胱冲洗。对于进行血浆置换留置血滤管的患者，应保持管道通畅，穿刺点若有渗血、渗液应及时更换，定期做维护。置管下肢应避免过度用力，可适当做踝泵运动，防止下肢深静脉血栓形成。

（4）饮食护理　对于能自口进食的患者，应给予高蛋白、高维生素、高热量且易消化的清淡饮食，多吃蔬菜水果，摄入足够的水分。对于留置胃管的患者，予流质饮食，注意在喂食时应抬高床头 30min，避免患者误吸导致窒息和吸入性肺炎。

（5）用药护理　护士应教会患者及家属遵医嘱正确服用药物（如激素、维生素、免疫抑制药），告知药物的作用、服用时间及频次、注意事项及药物的不良反应的观察，如使用糖皮质激素可出现应激性溃疡所致消化道出血，应观察患者有无消化道不适及大便情况。使用免疫球蛋白输注时可致患者发热面红，缓慢的滴速可减轻症状。某些镇静安眠类药物可产生呼吸抑制，应慎用，以免掩盖或加重病情。

（6）生活护理　对于不能下床活动的患者，应正确指导患者在床上行擦浴、翻身等，保持床单位整洁，勤换衣物，并保持肢体功能位，指导适当的关节活动。能下床的患者，可适当在病区内活动，对患者及家属进行正确的康复指导。同时，患者应穿长短合适的衣裤、防滑鞋，活动时专人陪伴，预防跌倒坠床。

（7）心理护理　本病发病急，病情进展快，恢复期长，患者往往有活动受限，因此难免会出现焦虑恐惧心理。长期的心情低落对患者的康复不利，因此鼓励患者表达自我感受，耐心倾听患者的表达，在合理范围内尽可能满足患者的需求。鼓励患者家属及朋友进行适当的心理干预，告知患者本病经积极治疗和康复锻炼，绝大多数可以恢复，帮助患者树立战胜疾病的信心。

（8）康复护理　本病病程长，需坚持进行功能锻炼，康复应循序渐进，不可急功冒进，运动强度应以患者不感到疲劳为宜。同时患者加强营养，增强体质及机体的抵抗力，避免淋雨、受凉、疲劳和创伤，以免复发。

第一节·概述

自主神经系统又名植物神经系统，由交感神经系统和副交感神经系统两部分组成，支配和调节机体各器官、血管、平滑肌和腺体的活动和分泌，并参与调节葡萄糖、脂肪、水和电解质代谢以及体温、睡眠和血压等，两个系统在大脑皮质及丘脑下部的支配下既相互协调又相互拮抗。

自主神经系统可分为中枢部分和周围部分：中枢部分包括大脑皮质、下丘脑、脑干的交感神经及副交感神经核团，以及脊髓各节段侧角区。

交感神经的冲动常是弥散的，无明确的定位作用，交感神经兴奋时通常表现为瞳孔散大、心跳加快、内脏和皮肤血管收缩、血压升高、呼吸加快、支气管平滑肌松弛等一系列反应。交感神经兴奋引起机体消耗增加、器官功能活动增强。而副交感神经系统相反，其神经兴奋通常表现为瞳孔缩小、唾液分泌增加、心跳减慢、血管扩张、血压降低等。副交感神经兴奋可抑制机体损耗，增加储能，与交感神经起相拮抗作用。

自主神经系统是神经系统不可分割的一部分，自主神经功能障碍可以出现全身各系统的症状，而一些中枢或周围神经病也常伴有自主神经功能障碍的症状。本章主要介绍以自主神经功能障碍为突出表现的独立疾病和综合征。

第二节·雷诺病

雷诺病（RD），亦称肢体动脉痉挛症，临床上以阵发性四肢肢端对称的间歇发白与青紫为其特征。现多认为是种病因未明的由血管神经功能紊乱、交感神经功能亢进所引起的肢端小动脉痉挛性疾病。本病较为少见，患者以青壮年女性为主，发病年龄集中在 20～30 岁，男女比例为 1：10。

（一）病因与发病机制

目前认为雷诺病是肢端小血管对寒冷和应激的过度反应，其病因及发病机制不清，可能与以下因素有关。

（1）交感神经功能紊乱　当受到寒冷刺激时，指（趾）血管痉挛性或功能性闭塞引起肢端局部缺血，皮肤苍白；血管扩张时局部血液淤滞引起皮肤发绀。

（2）血管敏感性因素　肢端动脉本身对寒冷的敏感性增加所致。

（3）血管壁结构因素　血管壁组织结构改变可引起正常血管收缩或对血中肾上腺素出现异常反应。

（4）遗传因素　某些患者的家系中常有血管痉挛现象的成员。

（二）病理

早期或病情轻者，指（趾）动脉壁可无病理改变。随着病情进展到后期或病情严重者可发现小动脉内膜增生、肌层纤维化、血管壁增厚、管腔狭窄，少数患者管腔闭塞或血栓形成，并伴有局部组织营养障碍，如指（趾）端溃疡。随着血栓形成和机化，毛细血管迂曲、扭转，动脉痉挛性狭窄，静脉则呈扩张充血状态。

（三）临床表现

本病常呈慢性进行性发病，典型临床表现为受冷或情绪激动后出现肢端皮肤颜色间歇性改变。多数雷诺病患者既往体健，合并有高血压、动脉硬化、糖尿病等疾病可加重其临床症状。

每次发作可分为三期。

（1）缺血期　当环境温度降低或情绪激动时，肢端、鼻尖、外耳变白、僵冷，常伴有蚁走感、麻木感或疼痛感，每次发作的频率及时限各异，常持续数分钟至数小时。

（2）缺氧期　局部继续缺血，肢端青紫或呈蜡状，伴有疼痛，延续数小时至数日，然后消退或转入充血期。

（3）充血期　动脉充血、皮肤温度上升、皮肤潮红，然后恢复正常。

实际上，雷诺病患者发作时不一定具备以上三种典型的皮色改变，单纯皮色苍白或青紫更为多见，特别在晚期，发作时仅有苍白或发绀。严重者指端皮肤出现营养障碍如皮肤干燥肌肉萎缩、指甲脆裂、甲周炎感染，当指动脉狭窄或闭塞后，指端出现潜在性溃疡和小面积坏疽，且伴剧烈疼痛，溃疡愈合后遗留点状皮肤瘢痕。

（四）辅助检查

（1）一般检查　对疑似雷诺病患者都应进行常规的实验室检查排除相关系统性疾病，需重点与雷诺现象鉴别。本病患者需进一步完善的检查包括：血常规、血生化、凝血功能、红细胞沉降率、超敏 C 反应蛋白、抗核抗体系列等自身免疫相关抗体等。

（2）诱发动脉痉挛试验　包括冷水试验、局部降温试验、缚臂试验、握拳试验。

（3）彩色多普勒超声　可发现寒冷刺激时手指的血流量减少。

（4）其他　如微循环检查、动脉造影等。

综合上述检查，基本可排除继发性因素（如自身免疫相关性疾病等）所导致的雷诺现象，诊断考虑雷诺病。

（五）治疗措施

雷诺病的治疗，应以综合疗法为主，尤其对重症患者，单疗法常难获得满意持久的效果。雷诺病治疗目的为预防缺血组织损伤及提高生活质量。大多数患者经过治疗后能减少发作率，减轻组织进一步损伤及预防指/趾端溃疡的发生。

（1）初始治疗　包括对患者的教育及非药物治疗措施，如避免寒冷刺激，注意全身及指/趾端的保暖，戒烟，避免拟交感药物的应用和精神紧张。当非药物治疗无效时，可加用钙通道阻滞药，如硝苯地平，20mg/次，每日3次，口服，临床研究表明其可明显改善雷诺病患者的症状。

（2）联合用药　若患者在上述初始治疗后症状未得到缓解，可在使用钙通道阻滞药类药物基础上联合其他血管扩张药。

① 5-磷酸二酯酶抑制剂：如西地那非，起始20mg，每日1次，逐渐增至20mg每日3次。一般使用4～6周后再评估其联合用药的有效性。在联合用药前需仔细评估患者的心肺功能，使用时需进行系统的血压监测。5-磷酸二酯酶抑制剂的副作用包括外周水肿、心悸、心动过速、听力丧失、视觉障碍，禁与硝酸盐类联用，因可导致低血压。

② 外用硝酸酯类药物：众多随机对照研究显示外用硝酸酯类可缓解雷诺病患者的临床症状。外用硝酸酯类药物剂型较多，包括经皮持续释放贴剂、乳膏、凝胶等。头痛是最常见的不良反应，其他如面部潮红、头晕、血压下降、心动过速及加重胃食管反流。

③ 其他：当患者不能耐受钙通道阻滞药、5-磷酸二酯酶抑制剂及硝酸酯类药物的副反应时，可选择其他药物替代，如哌唑嗪、氟西汀（20mg/d）。临床上其他诸如己酮可可碱、阿托伐他汀、抗氧化剂如葡糖糖酸锌、银杏叶等药物也有使用，但具体疗效因证据不足而尚未得知。

④ 前列腺素：当患者对上述口服药物及外用硝酸酯类药物无效时，可静脉使用前列腺素类药物。以前列环素类药物为佳，如伊洛前列腺素、依前列醇、曲前列环素等。在静脉使用前列腺素类药物过程中，一般不予联合钙通道阻滞药类、5-磷酸二酯酶抑制剂或外用硝酸酯类药，但在静脉给药间期仍可食用。

（3）手术治疗　雷诺病患者的交感神经系统多处于兴奋状态，胸交感神经节切除术是切断血管神经的反射联系，从而解除肢体末梢动脉痉挛，改善手指的缺血状态，促使溃疡愈合。胸交感神经节切除术有4种径路，包括经腋径路、经锁骨上径路、经前胸径路、经后背径路，不同术式各有其优缺点，应根据患者情况和术者的经验来选择。

（4）其他治疗　包括中医中药治疗及其他对症处理。

（六）护理评估

雷诺病限于肢端小动脉痉挛，一般不会发生肢体坏死，病情轻者有典型的皮色改变，重者可有反复发作导致的指腹萎缩，甚至指/趾端出现开放性溃疡或坏死。

（七）护理问题

（1）肢端皮肤温度降低　与局部遇冷缺血有关。

（2）疼痛　与肢端缺血缺氧痉挛有关。

（3）自卑　与疾病导致容颜变化有关。

（八）护理措施

(1) 一般护理　改善环境。有明显职业原因患者，应调换工作或职业，尽可能改善工作环境。室内保持温暖，定期消毒。部分患者由于骨骼受累，肌力下降，出现手指不能弯曲，下蹲困难，生活自理能力下降，护士应加强基础护理，协助穿衣、如厕、梳洗等生活护理，送饭、送水、送药到床头，对张口困难者给予勤漱口，及时做好口腔护理，保持口腔清洁，防止继发感染。

(2) 饮食护理　加强饮食管理，不抽烟，不酗酒。抽烟可以导致血管收缩，加重雷诺现象，所以要注意以上原因，避免刺激。多食新鲜蔬菜、水果、适量的蛋肉，以低脂肪、低热量为宜。忌寒凉食物，寒冷食物会刺激肠胃，所以为了更好的恢复，应少吃或不吃。少食冰冷食物，忌油炸及辛辣刺激食物，辛辣食物如辣椒、洋葱、生蒜、胡椒粉等。根据患者病理变化合理选择饮食，禁辛辣油腻，采用温中暖胃、补肾散寒的原则，多饮姜汤、小茴汤等。系统型患者宜高蛋白、高热量饮食；咀嚼或吞咽困难者给予流质或半流质饮食，进食速度宜慢，以免发生呛咳、窒息，少食多餐，有利于吸收。阴寒肢冷、腰膝及腹部冷痛、消化不良等忌生、冷、甘、肥，慎食牛奶、豆制品。

(3) 生活护理　在日常生活中，要注意防寒保暖，尽量避免暴露于寒冷空气中或接触冷水及冷的物体；皮肤要保持清洁，避免各种损伤；饮少量酒以增加血液循环，不吸烟以免尼古丁刺激血管收缩。

(4) 用药护理　慎用药物，避免服用可诱发或加重病情的药物，如麦角胺、β-受体阻滞药及避孕药等。长期应用雄性激素可出现水潴留、痤疮、毛发增多，女性患者停经等症状，应用糖皮质激素可出现类库欣综合征症状，应对患者加以观察和做好解释工作，注意防护，尽可能减少各种药物的不良反应。口服血管扩张药或血管平滑肌松弛剂等局部可涂搽硝酸甘油软膏，每日 1 次，局部坏死溃疡者用新霉素溶液或软膏，避免经常摩擦肢端，避免滥用药物。

(5) 康复护理　加强肢体功能的锻炼。坚持适当的活动，促进下肢血液循环，防止关节的挛缩，肌肉的萎缩；若患血栓性静脉炎，抬高床脚 15cm，局部热敷，压迫刺激腓肠肌，加速回心血量，可减少下肢的肿胀。预防压力性损伤。患者若是长时间卧床，容易形成压力性损伤，要多翻身，患肢要经常变换体位，活动膝及踝关节，易压部位可用滑石粉按摩或用生理盐水清洁局部，可预防压力性损伤的发生。

(6) 心理护理　本病女性多于男性，大部分患者患病后因容颜发生巨大变化而难以接受现实，产生强烈的自卑感及厌世心理，并且此病病程较长，导致患者在经济及精神上消耗很大。容易激动或易冲动的患者，应多加劝慰以解除其思想顾虑或适当应用镇静安定药物。雷诺现象是血管对寒冷、情绪压力等刺激出现的过度反应，多由情绪波动以及其他因素诱发，所以要调节好工作休息，不要过度疲劳，训练自身心理素质，避免情绪激动。要告诉患者避免情绪激动、寒冷刺激，要忌烟，尽量减少发作。做好心理护理，向患者讲明精神因素与本病的关系，避免精神紧张及情绪激动。由于血管病的病程长、痛苦大，患者容易失去治疗的信心，所以要多鼓励患者，树立战胜病魔的信心，要有乐观精神，心情要舒畅，生活要有规律。只有这样，才能调动人的主观能动性，提高机体的免疫功能。应理解支持患者，以关怀体贴、热情诚恳的态度，和蔼、充满信心的语言，坚定他们生存的信念；平时多观察患者的言行，与其沟通，了解他们的思想动态，鼓励和引导其进行情感宣泄，一旦发现消极的行为及时疏导；同时注意建立社会支持体系，指导家属及朋友多陪伴、安慰患者，消除他们的孤独感和被遗弃感。指导患者减轻生活中的压力，避免精神过度紧张诱发和加重血管收缩。适时向患者介绍同类疾病好转的资料，使他们正确对待疾病，主动配合治疗。

第三节 · 红斑性肢痛症

红斑性肢痛症是一种少见的自主神经系统疾病，主要表现为不同程度的阵发性四肢末端灼痛，伴四肢末端皮肤发红，常由运动或温度变化诱发，疾病发作时患肢处于低温环境，如浸冷水等，可使症状缓解或减轻。本病可分为原发性红斑肢痛症及继发性红斑肢痛症。原发性红斑肢痛症为种常染色体显性遗传病，近来已有研究通过家系连锁分析将其致病基因定位于 2q31～2q32，并发现该区间内的 SCN9A 基因为该病的致病基因。继发性红斑肢痛症继发于某些疾病，如血液系统疾病、风湿免疫性疾病。此外，还可见于多发性硬化、脊髓疾病、糖尿病、痛风以及轻型蜂窝织炎等疾病。

（一）病因与发病机制

本病的病因和发病机制尚不清楚。目前研究提示，由于微循环调节功能障碍，毛细血管前括约肌持续收缩，动静脉短路，局部血液灌注量增加，营养通路血管内灌注量不足，引起局部组织缺血缺氧，最终出现患处组织高灌注和缺血缺氧并存的现象，引起皮肤红肿、温度升高和剧痛，组织代谢产物使血管扩张，灌注量增加，进一步加重症状。

（二）临床表现

原发性红斑肢痛症患者多为中青年。国外报道其发病率为（0.36～1.1）/10万，不同研究所报道的男女发病比例不同，目前尚无证据表明其发病率与性别相关。起病可急可缓，进展缓慢。多从双侧肢端起病，以双足多见，少数患者可仅见于单侧。临床症状主要由血小板的升高、血小板介导血管炎症反应及血栓引起，表现为足趾、足底、手指和手掌发红，动脉搏动增强，患处皮肤阵发性温度升高、潮红、肿胀及难以忍受的烧灼样疼痛。暴露于热环境运动戴手套穿袜子等均可诱发及加重上述症状，寒冷、通气、休息等可减轻。部分患者在青春期可出现临床症状，提示性激素可能参与其病理生理过程。体检可见患处皮肤潮红，压之红色可暂时消失，温度升高，血管扩张，轻度肿胀，足背动脉与胫后动脉搏动略增强。在发作间期，患处皮温多低于对侧皮肤。反复发作者可见皮肤与指甲变厚，肌肉萎缩，感觉减退。极少数严重患者可因长期暴露于寒冷环境而出现足部溃疡或坏疽。病程长或病情严重者症状不仅限于肢端，可扩及整个下肢及累及上肢。

（三）治疗措施

（1）一般治疗　急性期应卧床休息，抬高患肢。局部冷敷或将肢体置于冷水中，以减轻疼痛。急性期后，加强肢体活动锻炼，避免任何引起局部血管扩张的刺激。

（2）药物治疗

① 镇痛药：a. 索米痛片，每次 1 片，每日 2～3 次。b. 阿司匹林，解热镇痛作用较强，每次 300～600mg，每日 1～2 次。

② β受体阻滞药：如普萘洛尔，可使周围血管收缩，减少血流量。长期用药可引起严重心动过缓、急性心力衰竭、皮疹等，故有低血压、心力衰竭者禁用。

③ 血管收缩剂或血管扩张药：可用麻黄碱、肾上腺素、米多君（α 受体激动剂）等进行治疗，来收缩血管以缓解症状。某些青少年红斑性肢痛症用阿司匹林无效，但对静脉用硝普钠的治疗十分敏感。

④ 皮质激素：肾上腺皮质激素具有抗炎和抗过敏的作用，能缓解红、肿、热、痛等反应。a. 地塞米松：抗炎作用较强，每次 0.75～1.5mg，每日 3 次。b. 泼尼松醋酸酯，每次 5～10mg，每日 3 次。激素长期应用可致库欣综合征、骨质疏松、股骨头坏死、诱发感染加重等副作用，故不宜长期应用。

⑤ 调节自主神经功能及维生素类药物　如维生素 B_1、维生素 B_{12}、维生素 C 及谷维素等可调节自主神经功能，起辅助治疗作用。

（3）封闭疗法　可选踝上做环状封闭，或于骶部硬膜外封闭（骶管麻醉），或进行腰交感神经节阻滞。

（4）物理疗法　可用超声波或超短波治疗，也可用短波紫外线照射的方法。

（5）外科治疗　少数患者各种治疗无效，可采取交感神经切除术或局部神经切除术从而起到缓解或根除症状的作用。

（四）护理措施

（1）一般护理　首先发病的时候，将患病的脚抬高，用冰来进行冷敷，减轻红肿，要做好保暖工作，不能长时间站着，站立和坐下要交替进行，而且有时间还要多散散步活动下肢体，让脚的气血能够流通顺畅。寒冷季节，注意肢端保温，鞋袜保持干燥。

（2）饮食护理　患者适宜吃高热量、富营养、易消化的流质或半流质食物。患者禁食刺激性食物以免刺激口腔溃烂；禁用鱼、虾、牛奶等易过敏的食物，防止发生过敏而诱发皮疹。食疗方用薏苡仁羹：薏苡仁 15～30g，白糖适量，将薏苡仁煮烂，放白糖，每日 1 碗，有健脾消斑之功。

（3）生活护理　寒冷季节，注意肢端保温，鞋袜保持干燥；长时间乘车、站立、哨卫、步行时，宜及时更换姿势，定期下床活动，可预防或减少发作，或减轻症状。以对症治疗为主，发作时可给予局部冷敷或冷水浸泡患肢，以减轻症状；抬高患肢，避免过热或抚摸等不良刺激，严格控制陪伴人数和探视次数。用含氯消毒液湿拖病室地面 1～2 次/d，并擦拭床头柜、椅、门窗 1 次/d，床单、被套以及被服均高压灭菌后使用，并及时更换，被服以棉制品为宜。一切治疗、检查和护理前后，医护人员及时洗净双手，并用新洁灵喷双手消毒。体温表、血压计等用物固定使用，并对家属进行相关教育。

（4）用药护理　治疗主要是以药物治疗为主。镇痛药：阿司匹林片 0.5g，3 次/d，可减轻疼痛。皮质激素：小剂量泼尼松（强的松）15～30mg/d，口服，短期有效。收缩、扩张血管药：抗 5-羟色胺拮抗药地塞利尔，有收缩血管作用，但高血压、冠心病、溃疡病、孕妇禁用。口服利血平、氯丙嗪、利福平等可能改善症状，对骶管内神经阻滞及腰交感神经阻滞有较好疗效。

（5）康复护理　发病时患肢抬高，局部冷敷，以减轻症状。寒冷季节注意肢体保暖，不宜久站久坐，要经常活动肢体或改变体位，以促进肢体气血流畅。

（6）心理护理　做好身心护理，解除患者思想顾虑，树立战胜疾病的信心至关重要。

第四节·面部偏侧萎缩

面部偏侧萎缩又名帕里-龙贝格综合征，是一种进行性发展的偏侧组织营养障碍性疾病，女性患者多见。本病病情发展速度不定，有时在进展数十年后趋向缓解，但伴发癫痫者可持续进展。因面部偏侧萎缩临床不多见且未建立统一的诊断标准，目前尚未有文献报道其总体发病率及其相关流行病学证据。

（一）病因

病因不明。有学者认为，患者存在某种特定的控制交感神经的基因缺陷，这种缺陷的基因在生长到一定时期时表达，引起交感神经受损导致面部组织发生神经营养不良，继而出现局部面部组织萎缩，也可能与外伤、全身或局部感染及内分泌失调等因素有关。

（二）病理

本病首先累及结缔组织，特别是面部皮下脂肪组织最先受累，随后逐渐发展扩大累及皮肤、皮脂腺和毛发，重者可侵犯到软骨、骨骼、肾脏和大脑半球。病变多为单侧，局部组织活检镜下可见皮肤各层，尤其是乳头层萎缩，结缔组织减少，肌纤维变细，横纹减少，但肌纤维数量不减少且保持其收缩力。

（三）临床表现

（1）起病隐匿，大多 20 岁之前发病，病情发展速度不定。

（2）萎缩过程可以从一侧面部任何部位开始，以眶部、颧部较为多见，逐渐扩大至同侧面部，与健侧分界清晰。后期病变可累及舌肌、喉肌、软腭等，严重者患侧的面部骨骼及大脑半球可萎缩，甚至发展到全身萎缩。

（3）患侧皮肤萎缩，常伴脱发、色素沉着、白斑等，颧骨、额骨下陷。

（4）X 线片可发现病侧骨质变薄短小，CT、MRI 可提示病变侧皮下组织、骨骼、脑及其他脏器呈萎缩性改变。

（5）脑组织受累可有癫痫和偏头痛发作，少数患者可出现多种神经系统病变表现，例如偏瘫、偏盲、偏身感觉异常、瞳孔变化、三叉神经痛、偏侧帕金森综合征等表现。

（四）诊断

面部偏侧萎缩的诊断主要根据临床表现，同时可借助影像学及组织病理学检查。目前尚未建立统一的诊断标准。根据患者典型的单侧面部萎缩，特别是皮下脂肪萎缩，后期可累及舌肌、喉肌、软腭等，严重者患侧的面部骨骼甚至影像学可见大脑半球萎缩，排除其他相关疾病后可以做出诊断。

面部偏侧萎缩须与以下疾病相鉴别。

（1）局灶性硬皮病　为一种风湿性疾病，其一种分型为线状硬皮病，与面部偏侧萎缩较难鉴别。两者起病年龄相似，且都多见于女性。部分学者认为面部偏侧萎缩单侧面部萎缩程度更重，且皮肤无或很少有炎症及硬化表现，有助于与线状硬皮病的鉴别。

（2）面-肩-肱型肌营养不良　是发生于青少年、缓慢进行的面肌萎缩，有特殊的"肌病面容"。实验室检查可见血清肌酸磷酸激酶、丙酮酸激酶等活性增高。

（3）进行性脂肪营养不良　女性多见，多于5～10岁起病，常对称性分布，进展缓慢。特征为进行性的皮下脂肪消失或消瘦，可能与面部偏侧萎缩混淆，但前者活组织检查仅皮下脂肪组织消失。

（五）治疗措施

本病目前尚无有效治疗方法，治疗尚限于对症处理。有癫痫、偏头痛、三叉神经痛、眼部炎症者，应给予相应对症治疗。有文献报道免疫抑制药对部分患者，尤其是伴有脑部受累的患者有效。中医药综合治疗有一定效果，如采用针灸、中医活血药物治疗等，但其疗效仅限于个案报道。病情稳定或停止进展后可行整形美容手术。

（六）护理措施

（1）一般护理　本病目前尚无有效治疗方法，在进展期的治疗主要是促进局部血液循环，改善营养状态，局部按摩，训练肌肉活动，服用多种维生素等。一般病变稳定后，可做整复治疗，以改善面部的丰满度，应用复合组织瓣移植术可取得较满意的效果，如伴有颌骨畸形者，先做牙颌整形后再做软组织整复则对改善畸形可取得更为满意的效果。

（2）饮食护理　应该忌辛辣，忌烟酒。

（3）生活护理　建议患者一定要积极去医院进行相应的治疗，可以通过局部的按摩或者针灸来缓解，通过热敷可有效缓解。

（4）用药护理　可以口服卡马西平，治疗原发病，可以有效地延缓疾病的发生。它通常是自限性的，发展到一定程度以后便不再发展，所以有的时候可以在病情停止以后进行整容治疗。面部偏侧萎缩当及时去医院就诊，对症处理。可用氢溴酸樟柳碱5mL与生理盐水10mL混合，做面部穴位注射，对轻症可获一定疗效。有癫痫、偏头痛、三叉神经痛、眼部炎症者应给相应治疗。

（5）心理护理　保持良好的心态非常重要，保持心情舒畅，有乐观、豁达的精神及战胜疾病的信心。不要恐惧，只有这样，才能调动人的主观能动性，提高机体的免疫功能。

第五节·其他自主神经系统疾病

一、自发性多汗症

自发性多汗症为病因不明的，除生理情况以外出现的出汗过多的一类疾病。临床上可见于神经系统某些器质性疾病、神经症、大脑皮质兴奋与抑制过程的平衡失调等所致局限性及全身性多汗症、与遗传因素有关的先天性多汗症及各种内科疾病所致全身汗液分泌过多的情况。

（一）临床表现

本病临床表现为阵发性局限性或全身性多汗，汗液分泌量不定，并有随气候、运动、情绪等因素加剧的特点。根据多汗的形式，临床将其分为全身性、局限性、偏身性或两侧对称性及耳颞综合征 4 种。

（二）诊断

根据本病典型临床特征，排除生理性因素后可诊断。

（三）治疗措施

（1）药物治疗

① 抗胆碱能药：如阿托品，可抑制汗腺泌汗作用，0.3mg，每日 3 次。

② 镇静剂：对于情绪紧张的患者，可酌情使用氯丙嗪、地西泮等镇静剂。

（2）其他 如放射治疗、物理治疗及手术治疗。

（四）护理措施

注意避免诱因，同时适当补充水和电解质，并做好个人卫生。

二、家族性自主神经功能障碍

家族性自主神经功能障碍又称赖利-戴综合征，为神经系统特别是自主神经系统先天性功能异常。系常染色体隐性遗传病，发病可能与儿茶酚胺代谢异常有关。主要发病在犹太人种，多于婴幼儿期发病。

（一）临床表现

男女均可罹患，出生后即有自主神经系统功能障碍。可表现为血压不稳定，情感刺激可诱发血压显著升高，易发生直立性低血压。患儿发育缓慢，身材矮小，常合并脊柱侧弯和足外翻。可出现神经精神与智力症状，如说话晚、构音障碍等，有时有神经病性关节病，脊柱后凸，龙贝格征阳性。

（二）诊断

通过患儿的临床表现怀疑本病的存在，确诊需要基因检测。某些药物的特殊反应，用组胺注射后面部无发红反应，用醋甲胆碱或肾上腺素注射则面部发红反应明显，对去甲肾上腺素敏感，少量静脉滴注能引起严重高血压等。

（三）治疗措施

目前尚无特殊的治疗方法，注射乙酰胆碱或新斯的明，可暂时见效。要积极预防感染。本病预后不良，多数病例在 12 岁前死亡，多死于吸入性肺炎、高热或尿毒症。

（四）护理措施

遗传性自主神经失调是能治愈的。常采用去除诱发因素、心理疏导、病因治疗及药物治疗。改变不良生活及饮食习惯，积极对症支持治疗，预后一般较好。培养良好的生活习惯。早睡早起，生活要有规律。多进行一些户外活动，多参加体育锻炼，如散步、打羽毛球、游泳等。去除诱发因素，如精神刺激、紧张、过劳、浓茶、咖啡等。

三、血管神经性水肿

血管神经性水肿亦称急性神经血管性水肿或 Quinche 水肿，以发作性局限性皮肤或黏膜水肿但不伴有疼痛、瘙痒及皮色改变为主要临床特征。目前普遍认为本病的发病基础是自主神经功能不稳定，常因食物或药物过敏引起急性局限性水肿，本病也可有家族遗传倾向。

（一）临床表现

本病可见于任何年龄，但以青年居多。发病前可出现周身不适、寒战或发热等前驱症状。急性起病在数分钟或数十分钟内达到高峰，持续数天或数十天，不经治疗也可完全自行缓解，但发生在重要部位时可导致严重后果。多表现为反复发作，有的病例可长期不复发，间歇期内可无任何症状和体征。病变多位于面部、颈部、头部、上肢或下肢等。

（二）诊断

本病发病快，多在 1～2h 内发生局部水肿，多见于口腔及颜面部，以唇部最常见。肿胀处以水肿表现为主。一般无全身症状。

本病须与蜂窝织炎、丹毒等相鉴别。

（三）治疗措施

急性期可用泼尼松治疗，口服抗组胺药通常可使症状缓解。如出现喉头水肿引起呼吸困难者则必须立即行气管切开，以避免发生窒息。平时需寻找过敏原，避免接触。

（四）护理措施

暂时还不能确诊者，要迅速找出和除去过敏原，应用抗组胺药物，必要时使用皮质类固醇。要一周左右才能消退。使用抗过敏的药物帮助治疗，例如氯雷他定、赛庚啶、维生素 C、10％葡萄糖酸钙，如果症状较为严重时，患者可以使用皮质激素类的药物，另外免疫调节剂，如雷公藤之类的药物也可以配合使用，效果更好。可以通过吃中药慢慢调理，应当积极到正规医院进行相关检查，明确诊断后，在医师的指导下对症进行治疗。

四、进行性脂肪营养不良

进行性脂肪营养不良是一种罕见的以脂肪组织代谢障碍为特征的自主神经系统疾

病。临床及组织学特点为缓慢进行性双侧分布基本对称、边界清楚的皮下脂肪组织萎缩或消失，有时可合并局限的脂肪组织增生、肥大。由于脂肪萎缩的范围不同，可分为局限性脂肪营养不良（Simons 症或头胸部脂肪营养不良）和全身脂肪营养不良。

（一）临床表现

起病及进展均较缓慢，多数患者在 5～10 岁起病，女性较常见。病初患者多出现面部或上肢脂肪组织消失，以后向下扩展，累及臀部及股部，呈大致对称性分布，病程持续 2～6 年可自行停止。患者可表现为脂肪组织消失、特殊肥胖及正常脂肪组织等三者并存，以不同方式结合成本病的基本特征。可合并自主神经功能紊乱表现如发汗异常、心动过速、皮肤及指甲营养性障碍等。

（二）诊断

根据皮下脂肪组织消失、增多和正常等三种情况以不同方式结合，肌肉及骨质正常可考虑诊断。本病须与面部偏侧萎缩、局限性肌营养不良、过度消瘦等相鉴别。

（三）治疗措施

目前本病尚无特效疗法，可试用纯胰岛素针剂直接注入萎缩区，有些患者可逐渐出现局部脂肪组织增长恢复正常形态。如病变较局限或由于职业需要可行局部脂肪埋植或注射填充剂等整形术。

（四）护理措施

尚无有效预防措施，适当注意休息，加强营养和按摩等理疗后，部分患者可重新获得失去的脂肪。日常生活饮食方面多加注意，饮食中避免吃含高脂肪类的食物；适量吃点含高蛋白的食物，比如豆制品、蛋类、精瘦肉等；不要偏食；多吃水果和蔬菜。宜吃新鲜蔬菜水果；宜添加富含维生素 D 和钙的辅助食品。忌吃豆类、花生、玉米等坚硬难以消化的食物；忌食煎、炸、熏、烤和肥腻、过甜的食物；忌吃芝麻、香油、葱、姜和各种香气浓郁的调味料。注意生活规律，避免劳累，避免着凉感冒等。

第十六章 ▶▶ **神经肌肉接头和肌肉疾病的护理**

第一节 · 概述

神经肌肉接头疾病是指神经肌肉接头间传递功能障碍所引起的疾病，主要包括重症肌无力和兰伯特-伊顿肌无力综合征等。肌肉疾病是指骨骼肌疾病，主要包括周期性瘫痪、多发性肌炎、进行性肌营养不良、强直性肌营养不良和线粒体肌病等。

（一）发病机制

（1）神经肌肉接头病变的机制是突触前膜病变造成乙酰胆碱（ACh）合成和释放障碍，突触间隙中乙酰胆碱酯酶活性和含量异常，突触后膜乙酰胆碱受体（AChR）病变。

（2）肌肉疾病发病机制是肌细胞膜电位异常，能量代谢障碍，肌细胞结构病变。

（二）临床症状

（1）肌肉萎缩　肌纤维数目减少或体积变小导致的骨骼肌的容积下降。

（2）肌无力　骨骼肌力量下降。不同类型的神经肌肉病，肌无力的分布不尽相同。肌肉疾病和神经肌肉接头疾病所致的肌无力一般双侧对称，累及范围常常不能以某一组或某一根神经损害来解释。

（3）不耐受疲劳　达到疲劳的运动负荷量下降，行走短距离即产生疲劳感，休息后可缓解。

（4）肌肥大与假肥大　肌肉肥大分为功能性和病理性肥大两种。举重运动员及特殊工种的体力劳动者的某些肌群特别发达，肌肉体积肥大，肌力增强，这是生理性（功能性）肥大，有关的职业史可提供诊断的依据。先天性肌强直患者可伴有肌肉肥大，但肌力减弱，这是病理性肌肉肥大。

（5）肌肉疼痛和肌压痛　最常见于炎性肌病。活动性疼痛指活动时肌肉疼痛，可见于长途行军后的缺血性胫前肌综合征、线粒体肌病和脂质沉积性肌病等。Ⅴ型糖原累积病运动后可出现痉挛性疼痛，称为痛性痉挛。

（6）肌肉强直　指由于肌膜兴奋性改变导致肌肉收缩或机械刺激后产生不自主的持续的肌收缩。反复多次活动或温暖以后症状减轻，见于先天性肌强直、强直性肌营养不良。

（7）肌肉不自主运动　系指肌肉在静息状态下不自主地收缩、抽动。

（三）诊断

肌肉疾病和神经肌肉接头疾病的正确诊断必须建立在完整准确的临床资料与相关辅助检查有机结合的基础上。根据肌无力和肌萎缩的起病年龄、进展速度、是否为发作性、萎缩肌肉的分布、遗传方式、病程和预后，结合实验室生化检测、肌电图、肌肉病理以及基因分析，可对各种肌肉疾病进行诊断和鉴别诊断。

（四）治疗措施

（1）病因治疗　去除病因或根据发病机制进行治疗。如对多发性肌炎患者给予激素或免疫抑制药调节自身免疫，对重症肌无力患者进行的胸腺瘤切除，糖皮质激素及免疫抑制药治疗均可以通过减轻乙酰胆碱受体抗体对突触后膜乙酰胆碱受体的破坏而发挥疗效。

（2）其他治疗　如溴吡斯的明通过抑制胆碱酯酶对突触间隙乙酰胆碱的水解，从而可减轻重症肌无力的症状；苯妥英钠通过稳定肌膜电位减轻肌肉强直；低钾型周期性瘫痪患者口服 10％的氯化钾改善肌无力，强直性肌营养不良的白内障可手术治疗以恢复视力等。

第二节 · 重症肌无力

重症肌无力（MG）是一种神经肌肉接头传递功能障碍的获得性自身免疫性疾病。主要由于神经肌肉接头突触后膜上乙酰胆碱受体受损引起。临床主要表现为部分或全身骨骼肌无力和极易疲劳，活动后症状加重，经休息和胆碱酯酶抑制剂治疗后症状减轻。发病率为（0.5～5）/10 万，患病率为 10/10 万，我国南方发病率较高。

（一）病因、发病机制与病理

重症肌无力是一种主要累及神经肌肉接头突触后膜 AChR 的自身免疫性疾病，主要由 AChR 抗体介导，在细胞免疫和补体参与下突触后膜的 AChR 被大量破坏，不能产生足够的终板电位，导致突触后膜传递功能障碍而发生肌无力。引起重症肌无力免疫应答的始动环节仍不清楚。一种可能是神经肌肉接头处 AChR 的免疫原性改变；另一种可能是"分子模拟"发病机制。

80％的重症肌无力患者胸腺重量增加，淋巴滤泡增生，生发中心增多；10％～20％合并胸腺瘤。

（二）临床表现

本病可见于任何年龄，小至数个月，大至 70～80 岁。发病年龄有两个高峰，20～40 岁发病者女性多于男性，约为 3∶2；40～60 岁发病者以男性多见，多合并胸腺瘤。少数患者有家族史。常见诱因有感染、手术、精神创伤、全身性疾病、过度疲劳、妊娠、分娩等，有时甚至可以诱发重症肌无力危象。

（1）受累骨骼肌病态疲劳　肌肉连续收缩后出现严重无力甚至瘫痪，休息后症状可减轻，此种波动现象称为"晨轻暮重"。

（2）受累肌的分布和表现　全身骨骼肌均可受累，多以脑神经支配的肌肉最先受累。肌无力常从一组肌群开始，范围逐步扩大，首发症状常为一侧或双侧眼外肌无力，四肢肌肉受累以近端无力为重。

（3）重症肌无力危象　指呼吸肌受累时出现咳嗽无力甚至呼吸困难，需用呼吸机辅助通气，是致死的主要原因。口咽肌无力和呼吸肌乏力者易发生危象，诱发因素包括呼吸道感染、手术（包括胸腺切除术）、精神紧张、全身疾病等。心肌偶可受累，可引起突然死亡。大约 10％的重症肌无力出现危象。

（4）胆碱酯酶抑制剂治疗有效　是重症肌无力一个重要的临床特征。

（5）病程特点　起病隐匿，病程有波动，缓解与复发交替。晚期患者休息后不能完全恢复。多数病例迁延数年至数十年，靠药物维持，少数病例可自然缓解。

（三）辅助检查

（1）血、尿、脑脊液检查正常，常规肌电图检查基本正常，神经传导速度正常。

（2）重复神经包刺激（RNES）为常用的具有确诊价值的检查方法。应在停用新斯的明 17h 后进行，否则可出现假阴性。方法为以低频（3～5Hz）和高频（10Hz 以上）重复刺激尺神经、正中神经和副神经等运动神经。MG 典型改变为动作电位波幅第 5 波比第 1 波在低频刺激时递减 10％以上或高频刺激时递减 30％以上。90％的重症肌无力患者低频刺激时为阳性，且与病情轻重相关。

（3）单纤维肌电图（SFEMG）通过特殊的单纤维针电极测量并判断同一运动单位内的肌纤维产生动作电位的时间是否延长来反映神经肌肉接头处的功能，此病表现为间隔时间延长。

（4）AChR 抗体滴度的检测对重症肌无力的诊断具有特征性意义。85％以上全身型重症肌无力患者的血清中 AChR 抗体浓度明显升高，但眼肌型患者的 AChR 抗体升高可不明显，且抗体滴度的高低与临床症状的严重程度并不完全一致。

（5）胸腺 CT、MRI 检查可发现胸腺增生和肥大。

（6）其他检查。5％重症肌无力患者有甲状腺功能进、表现为 T_3、T_4 升高。部分患者抗核抗体和甲状腺抗体阳性。

（四）诊断要点

MG 患者受累肌肉的分布与某一运动神经受损后出现肌无力的范围不相符合，临床特点为受累肌肉在活动后出现疲劳无力，经休息或胆碱酯酶抑制剂治疗可以缓解，肌无力表现为"晨轻暮重"的波动现象。结合药物试验、肌电图以及免疫学等检查的典型表现可以做出诊断。另外，还应该行胸腺 CT、MRI 检查确定有无胸腺增生或胸腺瘤，并根据病史、症状、体征和其他免疫学检查明确是否合并其他自身免疫性疾病。

（五）治疗

（1）胸腺治疗

① 胸腺切除：约 70％的患者术后症状缓解或治愈。

② 胸腺放射治疗：对不适于做胸腺切除者可行胸腺深部^{60}Co 放射治疗。

（2）药物治疗

① 胆碱酯酶抑制剂：通过抑制胆碱酯酶，减少 ACh 的水解，改善神经肌肉接头间的传递，增加肌力。应从小剂量开始，逐步加量，以能维持日常起居为宜。

② 肾上腺皮质激素：可抑制自身免疫反应，减少 AChR 抗体的生成，增加突触前膜 ACh 的释放量及促使运动终板再生和修复，改善神经肌肉接头的传递功能。适用于各种类型的 MG。

（3）血浆置换　通过正常人血浆或血浆代用品置换患者血浆，能清除 MG 患者血浆中 AChR 抗体、补体及免疫复合物。每次交换量为 2000mL 左右，每周 1～2 次，连用 3～8 次。起效快，但疗效持续时间短，仅维持 1 周至 2 个月，随抗体水平增高而症状复发且不良反应大，仅适用于危象和难治性重症肌无力。

（4）大剂量静脉注射免疫球蛋白　外源性 IgG 可以扰 AChR 抗体与 AChR 的结合从而保护 AChR 不被抗体阻断。IgG 0.4g/（kg·d）静脉滴注，3～5 日为 1 个疗程，作为辅助治疗缓解病情。

（5）危象的处理　危象指 MG 患者在某种因素作用下突然发生严重呼吸困难，甚至危及生命，应立即进行气管插管或切开，应用人工呼吸器辅助呼吸，按不同类型的危象采用不同处理方法，并保证以下基本处理：①保持呼吸道通畅，加强排痰，防止发生窒息；②积极控制感染，选用有效、足量和对神经肌肉接头无阻滞作用的抗生素以控制感染；③肾上腺素皮质激素治疗。

（六）预后

重症肌无力患者一般预后良好，但危象的病死率较高。

（七）护理

（1）护理评估

① 患者的既往史和用药情况：患者既往身体情况，是否有红斑狼疮、类风湿关节炎、结节病、甲状腺功能亢进等疾病。临床上 MG 患者因以上疾病而发病率高。患者服用何种药物，了解是否曾经进行过治疗或正在进行治疗，是否按医嘱正确服用抗胆碱酯酶药物及免疫抑制药。

② 身体情况：a. 观察患者神志、瞳孔和生命体征情况。b. 询问患者有无晨轻暮重和疲劳后加重，休息后减轻等现象。c. 观察患者呼吸，了解其有无呼吸改变。累及呼吸肌时出现呼吸困难。评估患者有无呼吸肌麻痹，注意鉴别肌无力危象、胆碱能危象和反拗危象。d. 询问患者有无心悸、不适感，是否有心率改变。当心肌受累时，可引起突然死亡。e. 评估患者吞咽情况，是否有呛咳。f. 评估患者是否有眼睑下垂或复视。g. 评估患者四肢肌力。

（2）护理问题

① 肌无力危象：与病变侵犯呼吸肌，延髓支配的肌肉和呼吸肌发生严重无力，不能维持换气功能，造成呼吸困难有关。

② 气体交换受损：与呼吸无力或胆碱能危象时呼吸衰竭有关。

③ 有误吸的危险：与病变侵犯颜面和咽喉部肌肉和呼吸肌，造成饮水呛咳，引起误吸有关。

④ 营养失调（低于机体需要量）：与吞咽无力有关。

⑤ 生活自理能力缺陷：与肌无力有关。

⑥ 知识缺乏：与对疾病过程治疗不熟悉有关。

（3）护理措施

① 一般护理：早期或缓解期，让患者取主动舒适体位，可进行适当运动或体育锻炼，注意劳逸结合，若病情进行性加重，需卧床休息；出现呼吸困难时，需卧床休息，可适当抬高床头，以利于呼吸通畅。

② 饮食护理：高维生素、高蛋白、高热量、低盐的饮食，必要时遵医嘱给予静脉及肠内营养支持。经常评估患者的饮食及营养状况，包括每日的进食量、进食种类，以保证正碳平衡。对于进食呛咳，有吞咽障碍的患者应予以鼻饲流质饮食物，并做好口腔护理，预防口腔感染。

③ 生活护理：a. 呼吸困难的护理。呼吸肌无力，有呼吸频率和节律改变者，可因换气明显减少，而出现发干、喉头分泌物增多，咳嗽、咳痰无力引起缺氧，甚至窒息死亡。一旦出现上述情况，应立即通知医师及时进行吸痰吸氧，保持呼吸道通畅，及时监测患者动脉血气分析结果；严重时进行呼吸气囊辅助呼吸，并协助医师进行床旁气管插管或气管切开术，并备好呼吸机。b. 吞咽困难的护理。安排患者在用药后 15～30min 药效较强时进食；药物和食物宜压碎，以利于吞咽；如吞咽动作消失，进食呛咳或气管插管、气管切开者应予胃管鼻饲并给予相应护理。

④ 用药护理：a. 告知患者药物的作用、用法与注意事项，观察药物的疗效与不良反应，发现异常情况及时报告医师处理。b. 抗胆碱酯酶药物与阿托品，严格遵医嘱给药，小剂量开始，以防发生胆碱能危象，若患者出现呕吐、腹泻、腹痛、出汗等不良反应时，可用阿托品拮抗或遵医嘱对症处理；对咀嚼无力者在餐前 30min 给药，注射抗胆碱酯酶药物后 15min 再进食，并做好用药记录。c. 使用大剂量糖皮质激素治疗期间，应密切观察病情，尤其是呼吸变化，警惕呼吸肌麻痹，常规做好气管切开及使用呼吸机的准备。长期用药患者应注意观察有无消化道出血、骨质疏松、股骨头坏死等并发症；用药过程中会出现消化道出血或溃疡、食管炎、胰腺炎，如自感腹部疼痛胀及黑粪等，及时通知医护人员；用药过程中会出现食欲增加，但每次食量过多，食用辛辣刺激食物，有可能导致胃溃疡或胃黏膜糜烂出血。因此，适当控制饮食，禁食辛辣食品；用药期间可能会引起水钠潴留、低钾血症，饮食中应注意限制钠盐给予补钾，可使用含钾高的食物，如香蕉、橘子等。d. 禁用影响神经肌肉接头的药物，如卡那霉素、庆大霉素、链霉素等以及氯丙嗪等肌肉松弛剂。

⑤ 康复护理：a. 注意休息，预防感冒、感染，注意保暖。b. 避免过度劳累、外伤、精神创伤，保持情绪稳定。c. 育龄妇女应避免妊娠、人工流产等。d. 就医时要随身携带病历及出院小结，了解目前用药及剂量，以便抢救时参考。

⑥ 心理护理：做好患者的心理护理是保证治疗的重要环节。患者因病程长、病情重、常有反复，影响面部表情等而产生自卑情绪，为常病情变化担忧、焦虑。因此，护士在护理工作中应经常巡视，做到对病情心中有数，并耐心仔细地向患者讲解疾病知识，及病情加重的诱因，告知过分抑郁及情绪波动都可能造成中枢神经

功能紊乱，免疫功能减退，不利于肌无力的恢复，同时了解患者的心理状况，帮助患者保持情绪稳定和最佳心理状态，树立战胜疾病信心。

第三节·周期性瘫痪

周期性瘫痪是一组以反复发作的骨骼肌松弛性瘫痪为特征的肌病，与钾代谢异常有关。临床表现为发作性肌无力、血清钾降低、补钾后能迅速缓解。肌无力可持续数小时或数周，发作间歇期完全正常，根据发作时血清钾的浓度，可分为低钾型、高钾型和正常钾型三类，临床上以低钾型者多见。本节介绍低钾型周期性瘫痪。

（一）病因与病理

低钾型周期性瘫痪为常染色体显性遗传病，我国以散发多见。主要病理变化为肌肉肌浆网空泡化，空泡内含透明的液体及少数糖原颗粒，单个或多个，位于肌纤维中央甚至占据整个肌纤维，另外可见肌小管聚集。

（二）临床表现

（1）任何年龄均可发病，以20～40岁男性多见，随年龄增长而发作次数减少。常见的诱因有疲劳、饱餐、寒冷、酗酒、精神刺激等。

（2）发病前可有肢体疼痛、感觉异常、口渴、多汗、少尿、潮红、嗜睡、恶心等。常于饱餐后夜间睡眠或清晨起床时发现肢体肌肉对称性不同程度的无力或完全瘫痪，下肢重于上肢，近端重于远端，也可从下肢逐渐累及上肢。瘫痪肢体肌张力低，腱反射减弱或消失。可伴有肢体酸胀、针刺感。少数严重病例可发生呼吸肌麻痹、尿便潴留、心律失常（心动过速或过缓）、血压下降等情况甚至危及生命。

（3）发作持续时间自数小时至数日不等，最先受累的肌肉最先恢复。发作频率也不尽相同，一般数周或数月一次，个别病例每天均有发作，也有数年一次甚至终身仅发作一次者。

（三）辅助检查

（1）发作期血清钾常低于3.5mmol/L以下，间歇期正常。

（2）心电图呈典型的低钾性改变，u波出现，T波低平或倒置，P-R间期和Q-T间期延长，ST段下降，QRS波增宽。

（3）肌电图示运动电位时限短、波幅低，完全瘫痪时运动单位电位消失，电刺激无反应，膜静息电位低于正常。

（四）诊断要点

根据常染色体显性遗传或散发，突发四肢松弛性瘫痪，近端为主，无脑神经支配肌肉损害，无意识障碍和感觉障碍，数小时至一天内达高峰，结合检查发现血钾降低，心电图低钾性改变，经补钾治疗肌无力迅速缓解等不难诊断。

（五）治疗

发作时给予10%氯化钾或10%枸橼酸钾40～50mL顿服，24h内再分次口服，一日总量为 10g。也可静脉滴注氯化钾溶液以纠正低血钾状态。对发作频繁者，发作间期可口服钾盐 1g，3 次/d；螺内酯 200mg，2 次/d 以预防发作。同时避免各种发病诱因，如避免过度劳累、受冻及精神刺激，低钠饮食，忌摄入过多高碳水化合物等。严重患者出现呼吸肌麻痹时应予辅助呼吸，严重心律失常者应积极纠正。

（六）预后

预后良好，随年龄增长发作次数趋于减少。

（七）护理

（1）护理评估

① 询问患者起病时有无四肢乏力的感觉，了解发病形式和时间。

② 询问患者发病前有无肢体麻木、酸胀、烦渴、多汗少尿、面色潮红和恐惧等前驱症状。

③ 询问患者有无诱因，包括饱餐、酗酒、过劳、剧烈运动、寒冷、感染、创伤、月经、大量输入葡萄糖等。

④ 了解患者既往有无甲状腺功能亢进、重症肌无力、吉兰-巴雷综合征等疾病，了解有无家族史。

⑤ 询问患者服药情况，了解是否曾经进行过治疗或正在进行治疗，是否按医嘱正确服用补钾药物。

⑥ 了解患者生活方式和饮食习惯、身体状况。

⑦ 观察患者生命体征变化情况，监测患者血压、脉搏情况，发作期间，部分病例可有心率缓慢，收缩和血压增高等，严重病例可累及心肌和呼吸肌而造成死亡。

（2）护理问题

① 有受伤的危险：与突然的反复发作的肢体瘫痪有关。

② 活动无耐力：与低钾引起肌无力有关。

③ 生活自理能力降低：与肢体瘫痪有关。

④ 舒适的改变：与肌纤维缺钾致肢体麻木有关。

⑤ 有心排血量减少的危险：与低钾状态有关。

⑥ 恐惧：与健康状况突然改变和缺乏疾病的相关知识有关。

（3）护理措施

① 饮食护理：给予低钠高钾饮食，少食多餐，多吃蔬菜水果，如香蕉、土豆、紫菜等含钾比较高。避免高糖饮食。

② 安全护理：a. 创造设施简便、地面平整的环境。b. 活动时要有人陪护在身边，防止意外受伤。c. 急性发作期卧床休息，取舒适体位，瘫痪症状较重时，协助翻身和保持肢体功能位置，如有明显的心功能损害应限制活动，以防心肌受损，恢复后初期活动时避免过急过猛，防止跌伤。d. 观察用药后效果及反应，定时监测血钾。浓度低时及时补充，严密观察肢体瘫痪和呼吸情况，血钾在 2mmol/L 以下时应警惕发生呼吸肌麻痹。

③ 生活护理：a. 提供进餐环境，协助患者餐前洗手，将饭放于合适的位置。b. 鼓励患者摄取足够的水分和均衡膳食。c. 保持口腔清洁，餐前餐后协助患者漱

口。d. 卧床患者排便排尿时提供隐蔽环境，注意遮挡患者，时间充裕，便秘者给予缓泻剂。

④ 用药护理：a. 常用 10% 的氯化钾和 10% 枸橼酸钾，观察患者有无恶心、呕吐、腹泻等药物反应，根据病情调整用药。b. 对不能口服或病情较重者可予以静脉补钾，予 10% 的氯化钾注射液加入输液中静脉滴注，浓度一般不超过 40mmol/L，3~6g/d，滴数不宜过快，限制在 0.75~1.5g/h，并监测血钾尿钾，记录 24h 出入量。c. 对于伴有严重心律失常或呼吸困难者，应在严密心电监测下补钾，除针对心律失常进行监护外，必要时给予吸氧及辅助呼吸，在治疗前后均监测血钾及心电图，以便为治疗提供依据。

⑤ 心理护理：此病好发于青壮年，特别是初次发病的患者即表现为肢体无力甚至瘫痪，患者对疾病不认识，不了解治疗效果，容易产生恐惧感，及时向患者介绍治疗方法及效果，减轻其思想负担，去除其紧张情绪。

⑥ 康复护理：a. 向患者详细介绍此病的诱发因素，使其主动改变不良的生活习惯，避免过饱、受寒、酗酒、过劳等，饮食应适当控制摄入碳水化合物类食物，减少钠盐的摄入，少食多餐，如因甲亢等疾病引起应积极治疗原发病。b. 发作频繁者可口服乙酰唑胺预防发作，嘱患者多吃一些含钾离子高的食物，如香蕉、橙子、橙汁等。

第四节 · 多发性肌炎和皮肌炎

多发性肌炎（PM）和皮肌炎（DM），是一组多种病因引起的弥漫性骨骼肌炎症性疾病，发病与细胞和体液免疫异常有关。临床上表现为急性或亚急性起病，对称性四肢近端为主的肌肉无力伴压痛，血清肌酶增高，血沉增快，肌电图呈肌源性损害，用糖皮质激素治疗效果好等特点。PM 病变仅限于骨骼肌，DM 则同时累及骨骼肌和皮肤。

（一）病因、发病机制与病理

PM 和 DM 发病机制与免疫失调有关。目前尚不清楚可直接诱发 PM 和 DM 的自身免疫异常因素，推测某种病原体感染改变了肌纤维或内皮细胞的抗原性，从而引发免疫反应，或病毒感染后启动了机体对某些病毒肽段的免疫应答，而这些肽段与肌细胞中的某些蛋白的肽段结构相似，通过交叉免疫启动了自身免疫反应进而攻击自身的肌细胞。遗传因素可能也增加 PM 和 DM 的易患性。

主要病理特征为骨骼肌的炎性改变，肌纤维变性、坏死、萎缩、再生和炎症细胞浸润，浸润的炎症细胞可以呈灶状分布或散在。电镜下淋巴细胞浸入肌纤维的肌膜下，肌丝断裂，空泡样变，Z 线消失，肌细胞再生，毛细血管可见内皮细胞和基底膜增厚，并出现微管包涵体，管腔狭窄甚至闭塞。

（二）临床表现

急性或亚急性起病，发病年龄不限，但儿童和成人多见，女性多于男性，病情逐渐加重，几周或几月达高峰。病前可有低热或感冒史。

（1）肌肉无力 首发症状通常为四肢近端无力，常从盆带肌开始逐渐累及肩带肌肉，表现为上楼、起蹲困难，双臂不能高举、梳头困难等；颈肌无力出现抬头困难；咽喉肌无力表现为构音、吞咽困难；呼吸肌受累则出现胸闷、气短。常伴有关节、肌肉痛。肌无力可持续数年。查体可见四肢近端肌肉无力、压痛，晚期有肌萎缩和关节挛缩。

（2）皮肤损害　DM 患者可见皮肤损害，皮疹多先于或与肌肉无力同时出现，少数患者皮疹在肌无力之后发生。典型的皮疹为眶周和上下眼睑水肿性淡紫色斑和 Gottron 征，后者指四肢关节伸面的水肿性红斑，其他皮肤损害还包括日光过敏性皮疹、面部蝶形红斑等。

（3）其他表现　消化道受累出现恶心、呕吐、痉挛性腹痛。心脏受累出现晕厥、心律失常、心力衰竭。肾脏受累出现蛋白尿和红细胞。

（三）辅助检查

（1）血生化检测　急性期周围血白细胞增高，血沉增快，血清 C 反应蛋白明显升高，可达正常的 10 倍以上。1/3 患者类风湿因子和抗核抗体阳性，免疫球蛋白及抗肌球蛋白的抗体增高。

（2）尿检测　24h 尿肌酸增高，这是肌炎活动期的一个指标，部分患者可有肌红蛋白尿。

（3）肌电图　可见自发性纤颤电位和正向尖波、多相波增多，呈肌源性损害表现，神经传导速度正常。

（4）肌活检　是诊断与排除其他肌病的手段。

（5）心电图　52%～75% 的患者有心电图异常，QT 延长，ST 段下降。

（四）诊断

根据临床特点表现为：①急性或亚急性四肢近端及骨盆带肌无力伴压痛，腱反射减弱或消失；②血清 CK 明显增高；③肌电图呈肌源性损害；④活检见典型肌炎病理表现；⑤伴有典型皮肤损害。具有前 4 条者诊断为 PM，前 4 条标准具有 3 条以上并且同时具有第 5 条者为 DM。免疫抑制药治疗有效支持诊断。40 岁以上患者应排除恶性肿瘤。

（五）治疗

急性期患者应卧床休息，支持治疗为主，以保持肌肉功能和避免挛缩，注意防止肺炎等并发症。

（1）肾上腺皮质激素　为多发性肌炎之首选药物。

（2）免疫抑制药　当激素治疗不满意时加用。首选氨甲蝶呤，其次为硫唑嘌呤、环磷酰胺、环孢素。

（3）免疫球蛋白　急性期与其他治疗联合使用，效果较好。

（4）支持治疗　给予高蛋白和高维生素饮食，进行适当体育锻炼和理疗，重症者应预防关节挛缩及失用性肌萎缩。

（六）预后

儿童预后较好。多发性肌炎患者中半数可基本痊愈。伴肿瘤的老年患者，尤其是有明显的肺、心、胃肠受累者预后差。

（七）护理

（1）护理评估

① 健康史：询问患者病史及其病原，多数患者病前有呼吸道感染症状，询问患者发病前有无感染发热，发病前是否肢体无力。

② 身体状况：a. 评估患者肌无力的特点。PM 患者多数在数周至数月内逐渐出现肩胛带骨盆带及四肢近端无力，部分患者出现咽喉肌无力，表现为吞咽和构音困难。呼吸肌轻度受累，出现胸闷及呼吸困难。b. 评估皮肤特点。出现皮肌炎的患者皮肤病变，多重于肌肉。典型表现为蝶形分布于鼻背和颊部的紫色斑疹。在口角、眶周、颧部、颈部、前胸、肢体外侧及指甲，周围可见红斑和水肿。

（2）护理诊断

① 清理呼吸道无效：与呼吸肌麻痹有关。

② 误吸：与病变累及吞咽肌群有关。

③ 自理能力减退：与肌肉无力、关节疼痛有关。

④ 外伤的危险：与肢体无力有关。

⑤ 知识缺乏：与患者对疾病的发生、发展、治疗用药、注意事项不了解有关。

（3）护理措施

① 一般护理：a. 保持室内空气新鲜，每日通风，协助患者取舒适体位，如半卧位。b. 保持呼吸道通畅，协助患者有效地咳嗽，给予叩背，必要时给予吸痰，及时清理呼吸道。c. 鼓励患者多饮水，做好口腔护理。d. 严密观察病情，做好插管急救的准备工作，早期做好切开准备，预防猝死。

② 饮食护理：a. 饮食应高蛋白、高维生素以增加营养，提高抗病能力。b. 患者进餐时给予合适体位，如坐椅子或床上，抬头并稍向前倾。c. 进餐时注意力集中，避免冲撞患者。d. 每次给患者进餐时量要少，分次进行吞咽，指导患者进餐前充分休息，避免疲劳，用完餐后让患者保持坐位 30～60min，预防误吸。e. 防止窒息、误吸，床边备好吸引器，必要时给予吸痰。

③ 生活护理：生活中主要要预防跌倒、坠床。a. 协助满足生活需求，经常使用的物品放在患者身边，便于患者拿取。b. 提高患者自我照顾能力。创造一个安全的环境，如地面清洁无水、无障碍物。c. 嘱患者穿大小合适的鞋，保证行走稳、无摔伤。d. 患者活动时借助辅助工具或有人陪伴。

④ 用药护理：a. 帮助患者了解药物的作用和副作用。嘱患者在服用激素治疗时应遵医嘱，不能减量过快或自行停药，在治疗期间密切观察患者生命体征如大便颜色等，避免消化道出血等并发症出现。服用免疫抑制药时需监测血常规。使用免疫球蛋白或血浆置换时应考虑患者的经济承受能力。做好解释工作，避免给患者造成过重的心理压力。b. 注重支持疗法和对症治疗。指导患者多休息。卧床期间给予肢体被动活动防止关节挛缩及肌肉萎缩。疾病恢复期应进行康复锻炼。

⑤ 心理护理：评估患者是否因对疾病不了解，对治疗效果无信心而产生焦虑情绪，应及时向患者介绍治疗方法及效果，减轻患者的思想负担，去除其紧张情绪。

第五节·进行性肌营养不良

进行性肌营养不良（PMD）是一组遗传性肌肉变性疾病，临床特征主要为缓慢进行性加重的对称性肌肉无力和萎缩，无感觉障碍。遗传方式主要为常染色体显性、隐性和 X 连锁隐性遗传。电生理表现主要为肌源性损害、神经传导速度正常。组织学特征主要为进行性的肌纤维坏死、再生和脂肪及结缔组织增生，肌肉无异常代谢产物堆积。治疗方面主要为对症治疗，目前尚无有效的根治方法。

根据遗传方式、起病年龄、萎缩肌肉的分布、病程进展速度和预后，进行性肌营养不良至少可以分为 9 种类型：假肥大型肌营养不良，包括 Duchenne 型肌营养不良（DMD）和 Becker 型肌营养不良（BMD）、面肩肱型肌营养不良（FSHD）、肢带型肌营养不良（LGMD）、Emery-Dreifuss 型肌营养不良（EDMD）、先天性肌营养不良（CMD）、眼咽型肌营养不良（OPMD）、眼肌型肌营养不良和远端型肌营养不良。在这些类型中，DMD 最常见，其次为 BMD、FSHD 和 LGMD。

（一）病因与病理

进行性肌营养不良的各种类型的基因位置、突变类型和遗传方式均不相同，其致病机制也不一样。实际上各种类型均是一种独立的遗传病。

各种类型的进行性肌营养不良的肌肉病理改变主要为肌纤维的变性、坏死、萎缩和再生，肌膜核内移增多。

（二）临床表现

（1）假肥大型　肌肉假肥大是由于肌束内大量脂肪和纤维结缔组织的堆积造成，可分为 DMD 和 BMD 两种类型。

① Duchenne 型肌营养不良：a. DMD 是我国最常见的 X 连锁隐性遗传的肌病，发病率约 30/10 万男婴。1/3 患儿是 DMD 基因新突变所致。女性为致病基因携带者，所生男孩 50％发病，无明显地理或种族差异。b. 90％的患儿有肌肉假性肥大，触之坚韧，为首发症状之一。3～5 岁隐匿出现骨盆带肌肉无力，表现为走路慢，脚尖着地，易跌跤，上楼及蹲位站立困难。由于腹肌和髂腰肌无力，患儿自仰卧位起立时必须先翻身转为俯卧位，依次屈膝关节和髋关节，并用手支撑躯干成俯跪位，然后以两手及双腿共同支撑躯干，再用手按压膝部以辅助股四头肌的肌力，身体呈深鞠躬位，最后双手攀附下肢缓慢地站立。上述动作称为高尔征，为 DMD 的特征性表现。c. 大多患者伴心肌损害，约 30％患儿有不同程度的智力障碍。

② Becker 型肌营养不良：X 连锁隐性遗传的肌病，与 DMD 是等位基因病，发病率为 DMD 患者的十分之一。多在 5～15 岁起病，临床表现与 DMD 类似，但进展缓慢，病情较轻，12 岁尚能行走，心脏很少受累，智力正常，存活期长，接近正常生命年限。

（2）面肩肱型肌营养不良　多在青少年期起病，病情缓慢进展，面部和肩胛带肌肉最先受累，逐渐累及躯干和骨盆带肌肉。患者面部表情少，眼睑闭合无力，吹口哨、鼓腮困难，因口轮匝肌假性肥大嘴唇增厚而微翘，称为"肌病面容"。约

20％需坐轮椅，生命年限接近正常。

（3）肢带型肌营养不良　症状较重，起病较早，10～20 岁起病，首发症状多为骨盆带肌肉萎缩、腰椎前凸、鸭步，下肢近端无力出现上楼困难，可有腓肠肌假性肥大。逐渐发生肩胛带肌肉萎缩，抬臂、梳头困难，翼状肩胛，膝反射比踝反射消失早。病情缓慢发展，平均起病后 20 年左右丧失劳动能力。

（4）眼咽型肌营养不良　40 岁左右起病，首发症状为对称性上睑下垂和眼球运动障碍。逐步出现轻度面肌、眼肌无力和萎缩、吞咽困难、发音不清，近端肢体无力。

（5）Emery-Dreifuss 型肌营养不良　X 连锁隐性遗传，5～15 岁缓慢起病。临床特征为疾病早期出现肘部屈曲挛缩和跟腱缩短、颈部前屈受限、脊柱强直而弯腰转身困难，智力正常。心脏传导功能障碍，表现为心动过缓、晕厥、心房纤颤等，心脏扩大，心肌损害明显。病情进展缓慢，患者常因心脏病而致死。

（6）其他类型

① 眼肌型：较为罕见。20～30 岁缓慢起病，最初表现为双侧眼睑下垂伴头后仰和额肌收缩，其后累及眼外肌，可有复视，易误诊为重症肌无力。本型无肢体肌肉萎缩和腱反射消失。

② 远端型：较少见。10～50 岁起病，肌无力和萎缩始于四肢远端、腕踝关节周围和手足的小肌肉，如大、小鱼际肌萎缩。伸肌受累明显，亦可向近端发展。无感觉障碍和自主神经损害。

③ 先天性肌营养不良：在出生时或婴儿期起病，表现为全身严重肌无力、肌张力低和骨关节挛缩。

（三）辅助检查

（1）血清酶学检测　常规的血清酶检测主要包括肌酸激酶（CK）、乳酸脱氢酶（LDH）和肌酸激酶同工酶（CK-MB）。异常显著升高（正常值的 20～100 倍）者见于 DMD、BMD、远端型肌营养不良的 Miyoshi 亚型和 LGMD 2C、2D、2E、2F型。其他类型的肌酶轻到中度升高。在 DMD 和 LGMD 2 晚期，因患者肌肉严重萎缩则血清 CK 值可明显下降。其他血清酶如谷氨酸草酰乙酸转氨酶、谷氨酸丙酮酸转氨酶等在进展期均可轻中度升高。

（2）肌电图　具有典型的肌源性受损的表现。神经传导速度正常。

（3）基因检测　采用 PCR、印迹杂交、DNA 测序等方法，可以发现基因突变进行基因诊断。

（4）肌肉活检　大多数类型的进行性肌营养不良患者的肌肉活检均表现为肌肉的坏死和再生、间质脂肪和纤维结缔组织增生这一共性。

（5）其他检查　X 线、心电图、超声心动图可早期发现进行性肌营养不良患者的心脏受累的程度。CT 可发现骨骼肌受损的范围，MRⅠ可见变性肌肉呈不同程度的"蚕食现象"。DMD 和 BMD 患者应做智力检测。

（四）诊断要点

根据临床表现、遗传方式、起病年龄、家族史，加上血清酶测定及肌电图、肌肉病理学检查和基因分析，诊断不难。如基因检测阴性或检测所有基因突变点有困难，用特异性抗体对肌肉组织进行免疫组化检测，可以明确诊断。

（五）治疗

进行性肌营养不良迄今无特异性治疗，只能对症治疗及支持治疗，如增加营养、适当锻炼、物理疗法和矫形治疗可预防及改善脊柱畸形和关节挛缩，对维持活动功能很重要。应鼓励患者尽可能做日常活动，避免长期卧床。药物可选用 ATP、肌苷、维生素 E、肌生注射液等。基因治疗及干细胞移植治疗有望成为有效的治疗方法。

由于目前尚无有效的治疗方法，因此检出携带者、进行产前诊断、人工流产患病胎儿就显得尤其重要。首先，应确定先症者（患儿）的基因型，然后确定其母亲是否是携带者。当携带者怀孕以后确定是男胎还是女胎，对男胎进行产前基因诊断，若是病胎则终止妊娠，防止患儿出生。

（六）预后

DMD 患者 20 多岁死于呼吸衰竭或心力衰竭，部分患者寿命可接近正常生命年限。

（七）护理

（1）护理评估

① 健康史：询问患者的起病时间，一般症状大都开始于学龄前期和学龄期。询问患者的起始症状，如初期出现走路慢，不能跑，上楼难，易拌跌，逐渐出现肌肉萎缩无力。

② 身体状况：了解本病的特征性表现，询问患者疾病年龄、肢体活动情况，能否自主行走，能否上下楼梯等，判断患者属于哪种类型。

③ 心理社会状况：评估患者和家属是否因无特效治疗，得不到家庭和社会的关心与支持而产生痛苦无助、绝望的心理。

（2）护理问题

① 有外伤的危险：与患者出现运动障碍，站立不稳，卧床活动受限有关。

② 潜在的或现存的营养不良（低于机体需要量）：与焦虑症导致的食欲差有关。

③ 进食缺陷：与面部肌肉萎缩有关。

④ 焦虑恐惧：与疾病反复、家庭和个人应对困难有关。

⑤ 潜在的或现存的自杀、自伤行为：与情绪抑郁，或者症状影响下可能采取的过激行为有关。

⑥ 睡眠形态紊乱：与病程长、病情反复有关。

⑦ 社会交往障碍：与对社交活动的恐惧和回避有关。

（3）护理措施

① 一般护理：长期不活动可导致体内各种生理功能减弱，加重肌肉萎缩。鼓励患者尽可能做日常生活活动，但避免过度劳累。活动时从小量开始，逐渐增加活动量，长期坚持锻炼。假肥大型患者晚期应注意观察其心率、心律及血压变化，如有心脏受累，出现心律失常，或心力衰竭时，应绝对卧床休息。

② 饮食护理：给予高蛋白饮食，多食水果、蔬菜、含动物蛋白和高糖类食物，限制脂肪的摄入，控制体重。

③ 生活护理：a. 对于病情严重不能独立行走，而被迫卧床的患者，应加强皮肤护理防止压力性损伤发生。b. 对于肢体瘫痪的患者应使肢体处于功能位置，协助进行被动运动防止关节挛缩变形。并予以按摩、针灸等措施，防止肌肉萎缩。c. 眼睑闭合无力时可引起角膜干燥，异物易进入眼睛，并刺激发生角膜炎及结膜炎，故应戴防护镜。白天用抗生素眼药水滴眼，晚上睡前涂抗生素眼药膏。d. 吞咽困难者应注意防止呛咳和误吸，积极预防坠积性肺炎和泌尿系感染。

④ 心理护理：本病为遗传性疾病，患者多为儿童和青少年，无特效治疗。患者易产生痛苦、无助、绝望的心理，往往对疾病失去信心。护士应主动帮助患者消除消极情绪，使其积极配合治疗，同时做好家属的思想工作，使患者能得到家庭和社会的关心与支持。

⑤ 康复护理：生活有规律，合理饮食，预防感染，坚持锻炼。

第六节·肌强直性疾病

肌强直是指骨骼肌在随意收缩或受物理刺激收缩后不易立即放松；电刺激、机械刺激时肌肉兴奋性增高；重复收缩或重复电刺激后骨骼肌松弛，症状消失；寒冷环境中强直加重；肌电图检查呈现连续的高频放电现象。

一、强直性肌营养不良

（一）病因与病理

强直性肌营养不良（MD）是一组以肌无力、肌强直和肌萎缩为特点的多系统受累的常染色体显性遗传病。基因（MD基因）位于19号染色体长臂，该病的外显率为100%。不同的患者病情严重程度相差很大，如在同一家系中可见从无症状的成人杂合子到病情严重的婴幼儿。发病率为13.5/10万。

肌活检病理可见肌纤维大小不一，肌细胞坏死和再生不明显。心脏传导系统纤维化、心肌细胞萎缩、脂肪浸润，丘脑和黑质的胞浆内可见包涵体。

（二）临床表现

（1）发病年龄及起病形式　多在30岁以后隐匿起病，男性多于女性，进展缓慢，肌强直在肌萎缩之前数年或同时发生。病情严重程度差异较大，部分患者可无自觉症状，仅在查体时才被发现有异常。

（2）肌强直　肌肉用力收缩后不能正常地松开，遇冷加重。主要影响手部动作、行走和进食，如用力握拳后不能立即将手伸直，需重复数次才能放松，或用力闭眼后不能睁开，或开始咀嚼时不能张口。

（3）肌无力和肌萎缩　常先累及手部和前臂肌肉，继而累及头面部肌肉，其颞肌和咬肌萎缩最明显，患者面容瘦长，颧骨隆起，呈"斧状脸"，颈消瘦而稍前屈，而成"鹅颈"。呼吸肌也常受累，引起肺通气量下降。

（4）骨骼肌外的表现　成年患者较明显，病变程度与年龄密切相关。如白内障、内分泌症状、智力低下、听力障碍等。

（三）辅助检查

（1）肌电图　典型的肌强直放电对诊断具有重要意义。

（2）肌肉活组织检查　Ⅱ型肌纤维肥大，Ⅰ型肌纤维萎缩，伴大量核内移，可见肌浆块和环状肌纤维，以及肌纤维的坏死和再生。

（3）基因检测　患者染色体 19q13.3 的肌强直蛋白激酶基因的 3′端非翻译区的 CTG 重复顺序异常扩增超过 100 次（正常人为 5～40 次），即可确诊。

（4）其他　血清 CK 和 LDH 等酶正常或轻度升高；血清免疫球蛋白 IgA、IgG、IgM 减少，心电图有房室传导阻滞，头颅 CT 及 MRI 示蝶鞍变小和脑室扩大。

（四）诊断

根据常染色体显性遗传史，中年缓慢起病，临床表现为全身骨骼肌强直、无力及萎缩，同时具有白内障、秃顶、内分泌和代谢改变等多系统受累表现，以及肌电图、肌肉活检结果，诊断一般不困难。

（五）治疗

目前缺乏根本的治疗。

（1）针对肌强直可口服苯妥英钠 0.1g，3 次/d；卡马西平 0.1～0.2g，3 次/d；普鲁卡因胺 0.5～1g，4 次/d；奎宁 0.3g，3 次/d。但有心脏传导阻滞者忌用奎宁和普鲁卡因胺，可改用钙离子通道阻滞剂。

（2）物理治疗对保持肌肉功能有一定的作用，注意心脏病的监测和处理。

（3）白内障可手术治疗。

（4）内分泌异常给予相应处理。

（六）预后

个体间差别很大。起病越早预后越差，有症状者多在 45～50 岁死于心脏病。症状轻者可接近正常生命年限。

二、先天性肌强直

先天性肌强直为常染色体显性遗传，主要临床特征为骨骼肌用力收缩后放松困难，患病率为（0.3～0.6）/10 万。

（一）病因与病理

本病是由位于染色体 7q35 的氯离子通道基因突变所致。主要病变在骨骼肌，肉眼可见肌肉肥大、苍白。光镜下肌纤维肥大，肌浆增多，肌膜内核增多且核中心移位，肌纤维横纹不清，主要累及Ⅱ型肌纤维，也可见少数肌纤维萎缩，可有肌小管聚集。

（二）临床表现

（1）起病年龄　多数患者自婴儿期或儿童期起病，也有在青春期起病者。肌强直及肌肥大逐渐进行性加重，在成人期趋于稳定。

（2）肌强直　全身骨骼肌普遍性肌强直患者肢体僵硬、动作笨拙，静息后初次运动较重，但重复运动后症状减轻。

（3）肌肥大　全身骨骼肌普遍性肌肥大，酷似运动员。肌力基本正常，无肌肉萎缩，感觉正常，腱反射存在。

（4）其他　部分患者可出现精神症状，如易激动、情绪低落、孤僻、抑郁及强迫观念等。心脏不受累，患者一般能保持工作能力，寿命不受限。

（三）辅助检查

肌电图检查出现肌强直电位，插入电位延长，扬声器发出轰炸机俯冲般或蛙鸣般声响。肌肉活组织检查示肌纤维肥大、核中心移位、横纹欠清。血清肌酶正常，心电图正常。

（四）诊断

根据阳性家族史，临床表现为婴儿期或儿童期起病的全身骨骼肌普遍性肌强直、肌肥大，结合肌电图、肌活检以及血清肌酶检查可以做出诊断。

（五）治疗

目前尚无特效的治疗，药物可用苯妥英钠、卡马西平、普鲁卡因胺、乙酰唑胺等减轻肌强直，但不能改善病程和预后。保暖也可使肌强直减轻。

（六）预后

预后良好，寿命不受影响。

（七）护理

（1）护理评估

① 患者起病情况：起病年龄、起病形式、运动情况，四肢活动如何。

② 患者的既往史和用药情况：患者既往身体情况，是否有红斑狼疮、类风湿关节炎、结节病、甲状腺功能亢进等疾病。

③ 观察患者有无肌强直症状和肌萎缩，是否有全身骨骼肌普遍性肌强直、肌肥大，观察患者运动，寒冷是否诱发肌肉僵直，询问患者有无白内障、秃顶、内分泌和代谢改变等多系统受累表现，评估是否出现精神症状，如易激动、情绪低落、孤僻、抑郁及强迫观念等。

（2）护理问题

① 睡眠形态紊乱：与患儿长期使用激素，中枢神经系统异常兴奋有关。

② 知识缺乏：与对疾病过程治疗不熟悉有关。

③ 焦虑、恐惧：与疾病的特殊性有关。

（3）护理措施

① 一般护理：指导患儿取立位或半卧位，可适当康复训练，包括按摩和针灸等。

② 饮食护理：a. 日常三餐进食过程中需增加蛋白质的摄入量，少食多盐、多糖及刺激性食物，多食新鲜蔬果补充身体中维生素及钙、锌、钾等元素含量。b. 避免暴饮暴食，尽量少食多餐，为了降低体重的增加幅度，抑制肌无力肌肉萎缩的发展，可在饭后进行适量的体力或脑力活动。

③ 生活护理：a. 护理人员要加强对患儿日常状态及睡眠质量的观察，对于出现胃病的患儿需根据医嘱按时规律地给予抑酸药，抑制胃酸分泌。b. 告之家属尽量减少患儿白天睡觉时间，可以带其进行适量的户外活动，提高其夜晚睡眠质量。c. 嘱咐家属注意患儿保暖情况，注意为其防寒防潮。当病房内出现呼吸道感染病例时，需及时隔离患儿；同时，在流感易发季节要限制探访人次，预防感染。d. 为患儿提供一个良好的居住环境，室内要保持清洁明亮、空气清新，定时通风换气与消毒，并确保室内湿度及温度在舒适的范围内。

④ 心理护理：a. 密切观察患儿情绪变化，对恐惧、焦虑、悲观等消极情绪及时给予安抚与鼓励，并通过与患儿读书、看电影、讲笑话等方式来释放这些负性情绪。b. 家长对于患儿病情好转的期望值应控制在合理范围内，不要轻易沮丧失望，对患儿的每一次进步给予鼓励，做好患儿的榜样，积极乐观地面对治疗过程中的各种难题。

⑤ 用药护理：a. 护理人员必须告知患儿家属药物的药理作用、剂量、注意事项、不良反应及应急处理措施，嘱咐家属督促服药。b. 在应用糖皮质激素过程中，激素作用刺激胃酸分泌，易出现胃炎或胃溃疡症状；激素的长期使用也会导致患儿中枢神经系统异常兴奋，易出现幻觉、失眠、精神紊乱等情况。为了减轻患儿的痛苦，护理人员要加强对患儿日常状态及睡眠质量的观察，对于出现胃病的患儿需根据医嘱按时规律的给予抑酸药。

⑥ 康复护理：机体功能锻炼的目的是改善关节活动度、增加肌肉力量、牵伸软组织、改善呼吸功能，从而尽可能保持运动功能，延缓关节挛缩与肌力减退。此锻炼方式共分为整体性锻炼、局部性锻炼、呼吸肌锻炼三个部分。帮助患者做被动肢体活动，同时使肢体处于功能位置，避免肌肉萎缩，加强功能锻炼。

第七节 · 线粒体肌病及线粒体脑肌病

线粒体肌病和线粒体脑肌病是一组由线粒体 DNA 或核 DNA 缺陷导致线粒体结构和功能障碍、ATP 合成不足所致的多系统疾病，其共同特征为轻度活动后即感到极度疲乏无力，休息后好转；肌肉活检可见破碎红纤维。如病变以侵犯骨骼肌为主，则称为线粒体肌病；如病变同时累及到中枢神经系统，则称为线粒体脑肌病。

（一）病因与病理

线粒体是为细胞提供能量的细胞器，也是除 nDNA 外的遗传物质，能够半自主复制。线粒体肌病和线粒体脑肌病的病因主要是 mtDNA（少数是 nDNA）发生突变，如基因点突变、缺失、重复和丢失，即 mtDNA 拷贝数减少等，使编码线粒体在氧化代谢过程中所必需的酶或载体发生障碍，糖原和脂肪酸等原料不能进入线粒体或不能被充分利用，故不能产生足够的 ATP。终因能量不足，不能维持细胞的正常生理功能，产生氧化应激，诱导细胞凋亡而导致线粒体病。

线粒体病的遗传方式主要是母系遗传。这是因为受精卵中的线粒体主要来自卵子。若母亲是一线粒体病患者，其体内的部分 mtDNA 是正常的，部分是突变的，发生在生殖细胞系的突变可以传递给所有子代，但只有女儿可以继续将这种缺陷传递到下一代，发生在体细胞中的突变则只会引起散发病例。肌活检冷冻切片，经 Gomori trichrome（GT）染色可见 RRF，主要由大量变性线粒体聚集造成。脑的病变复杂多样，广泛受累。主要为海绵样改变、神经元变性丢失、灶性坏死或广泛层性坏死、星形细胞增生、脱髓鞘或矿物质沉积。

（二）临床表现

本病可发生于任何年龄阶段，多呈慢性进展，可累及多个系统，临床表现复杂多样。骨骼肌和脑由于线粒体含量丰富，能量需求高，故最容易受累而出现症状。临床按受累组织不同主要分为：

（1）线粒体肌病　多在 20 岁左右起病，也有儿童及中年起病者，男女均可受累。临床上以肌无力和不能耐受疲劳为主要特征，往往轻度活动后即感疲乏，休息后好转，常伴有肌肉酸痛及压痛，无"晨轻暮重"现象，肌萎缩少见。易误诊为多发性肌炎、重症肌无力和进行性肌营养不良等。

（2）线粒体脑肌病　主要包括以下几种。

① 慢性进行性眼外肌瘫痪（CPEO）：任何年龄均可发病，儿童期起病者多。首发症状为眼睑下垂和眼肌麻痹，缓慢进展为全眼外肌瘫痪，眼球运动障碍，因两眼外肌对称受累，复视并不常见，部分患者可有咽部肌肉和四肢无力。对新斯的明试验不敏感。

② 卡恩斯-塞尔综合征（KSS）：多在 20 岁前起病，表现为三联征：CPEO、视网膜色素变性、心脏传导阻滞。其他神经系统异常包括小脑性共济失调、脑脊液蛋白增高、神经性耳聋和智力减退等。病情进展较快，多在 20 岁前死于心脏病。

③ 线粒体脑肌病伴高乳酸血症和卒中样发作（MELAS）综合征：40 岁前起病，儿童期起病更多见，临床表现为卒中样发作伴偏瘫、偏盲或皮质盲、偏头痛、恶心呕吐、反复癫痫发作、智力低下、身体矮小、神经性耳聋等。

④ 肌阵挛癫痫伴破碎红纤维综合征（MERRF）：主要特征为肌阵挛性癫痫发作、小脑性共济失调，常合并智力低下、听力障碍和四肢近端无力，多在儿童期发病，有明显的家族史，有的家系伴发多发性对称性脂肪瘤。脑肌病者脑脊液（CSF）乳酸含量也增高。

（三）辅助检查

（1）血生化检查

① 乳酸、丙酮酸最小运动量试验，约 80% 的患者阳性，即运动后 10min 血乳酸和丙酮酸仍不能恢复正常。

② 脑肌病者 CSF 乳酸含量也增高。

③ 线粒体呼吸链复合酶活性降低。

④ 约 30% 的患者的血清 CK 和 LDH 水平升高。

（2）肌肉活检　见前面病理所述。

（3）影像学检查　头颅 CT 或 MRI 示白质脑病、基底节钙化、脑软化、脑萎缩和脑室扩大。

（4）肌电图　60%的患者为肌源性损害，少数呈神经源性损害或两者兼之。

（5）线粒体 DNA 分析　对诊断有决定性意义。

（四）诊断

根据家族史、典型临床表现，结合血乳酸、丙酮酸最小运动量试验阳性、肌肉组织病理学检查发现大量异常线粒体、线粒体生化检测异常和基因检测发现 mtD-NA 致病性突变可以做出诊断。

（五）治疗

目前无特效治疗，主要是对症治疗。

（1）饮食疗法　饮食治疗可减少内源性毒性代谢产物的产生。高蛋白、高碳水化合物、低脂饮食能代偿受损的糖异生和减少脂肪的分解。

（2）药物治疗

① 静脉滴注三磷腺苷（ATP）80～120mg 及辅酶 A 100～200U，每日一次，持续 10～20 天，以后改为口服 ATP。辅酶 Q10 和大量 B 族维生素可使血乳酸和丙酮酸水平降低。

② 左卡尼汀可以促进脂类代谢，改善能量代谢，成人 1～3g/d，分 2～3 次口服，儿童 50～100mg/（kg·d），每日最大剂量不超过 3g。

③ 血清肌酶谱明显升高可选择皮质激素治疗。

④ 对癫痫发作、颅内压增高、心脏病、糖尿病等进行对症治疗。

⑤ 中药如黄芪、党参、枸杞子等补气活血治疗及综合调理也可改善症状。

（3）其他　物理治疗可减轻痛苦。KSS 患者重度心脏传导阻滞者可用心脏起搏器。最根本的治疗有待于正在研究的基因治疗。

（六）预后

预后与发病年龄和临床表现密切相关，发病年龄越早，临床症状越多，预后越差。

（七）护理

（1）护理评估

① 健康史。患者起病情况：起病年龄、起病形式、运动情况。患者的既往史和用药情况：患者既往身体情况，有无高乳酸血症、卒中样发作、眼外肌瘫痪、癫痫等疾病。

② 身体情况：a. 观察患者有无眼外肌麻痹、眼球运动障碍、青年人卒中。b. 询问患者有无心脏传导阻滞、心肌病、糖尿病、甲状腺功能低下、视网膜色素变性、白内障、乳酸酸中毒、耳聋、近端肾小管功能缺陷、肾小球肌病、肝病、小肠假性梗阻、发作性呕吐、全血细胞减少、胰腺功能失调及精神性疾病等多系统受累表现。c. 观察患者癫痫发作、肌阵挛、视神经病、肌病、听力障碍、小脑性共济失调、智力低下等表现。

（2）护理问题

① 有受伤的危险：与疾病导致肢体功能障碍有关。

② 生活自理能力缺陷：与疾病导致肢体活动障碍有关。

③ 知识缺乏：与对疾病过程治疗不熟悉有关。

④ 焦虑：与病程长，无特殊有效治疗方法有关。

（3）护理措施

① 一般护理：评估皮肤情况，向患者及家属宣传解释引起压力性损伤的危险性及预防措施。通过精心护理，改善病情，减少并发症的发生，提高生活质量。

② 饮食护理：给予高热量、高蛋白、高碳水化合物和低脂肪易消化的饮食。增强患者营养，提高机体抵抗力。

③ 生活护理：a. 经常巡视患者，提供必要的帮助，避免受伤的可能。b. 避免身体某一部位长期受压，翻身 1 次/2h，协助翻身时，避免拖、拉、推等动作，采取保护性措施。c. 保持皮肤清洁，每晚用温水擦浴，内衣柔软勤更换。d. 给予加床档，防坠床的发生；如厕或外出活动时有人陪护，防摔倒或其他意外受伤。e. 指导患者进行循序渐进的肢体功能锻炼，运动时机、运动量、运动方法得当，防虚脱、摔伤等意外发生。

④ 用药护理：向患者及家属讲解减少癫痫发作、提高生活质量的关键在于遵医嘱按时、按量服药。提高服药依从性以控制癫痫发作，并告知用药后的反应及有可能引起的肝肾功能和血液系统的损害，应定期复查肝肾功能及血常规。

⑤ 心理护理：增加与患者及家属的沟通，消除其紧张焦虑情绪，鼓励患者树立战胜疾病的信心。

⑥ 康复护理：a. 进行适当的肢体运动锻炼，经常活动躯体的各个关节，但活动强度和幅度不可过大。b. 运动量超负荷，应立即停止活动，卧床休息，根据病情，逐渐增加活动量，以患者能够耐受为度，患者活动时给予必要的帮助。c. 近期康复护理目标为加强四肢运动训练，促进血液循环，缓解肌肉萎缩及疼痛，提升生活自理能力。如患者为青年男性，因疾病导致暂时丧失工作能力，因此远期康复护理目标为使患者最大限度地恢复原有功能，恢复正常的日常生活和社会活动，重返工作岗位，提高其生活质量。

第十七章

神经系统遗传性疾病的护理

第一节·概述

遗传性疾病是由于遗传物质异常或由遗传因素决定的疾病。在遗传性疾病中约80％累及神经系统，其中以神经功能缺损为主要临床表现者称为神经系统遗传性疾病。神经系统遗传病可在任何年龄发病，但大多数在小儿或青少年期起病，具有家族性和终生性特点。不少疾病的病因和发病机制尚未阐明，致残、致畸及致愚率很高，危害极大，治疗困难。

一、病因与发病机制

根据受累基因结构的改变方式、所影响的部位以及基因所表达蛋白改变形式等，将目前已明确的神经系统遗传性疾病病因与发病机制归类为以下几种。

（1）三核苷酸重复扩增　为三核苷酸重复扩增导致减数分裂复制不稳定，基因表达产物功能异常所致的疾病。如亨廷顿病、部分脊髓小脑性共济失调、强直性肌营养不良等。

（2）离子通道病　离子通道病是由编码离子通道蛋白亚基的基因突变，导致钙、钠、钾和氯通道功能改变所致的疾病。如低钾性周期性麻痹、家族性偏瘫型偏头痛、部分遗传性共济失调、良性新生儿家族性惊厥和原发性癫痫等。

（3）遗传代谢病　遗传代谢病是由于基因突变引起的酶活性降低或缺乏，使有机酸、糖、脂肪、电解质、激素等物质正常代谢过程不能完成，如代谢终末产物缺乏、底物蓄积、中间代谢产物增加，形成额外产物在体内蓄积，引起毒性作用所致。如糖原病、脂类代谢病、糖蛋白病等。

（4）异常蛋白产物沉积　淀粉样前体蛋白基因突变所致的淀粉样斑块在神经元细胞外沉积与家族性阿尔茨海默病发病有关。突触核蛋白基因突变，使该蛋白在神经元胞质内积聚形成路易小体与家族性帕金森病有关。

（5）金属离子转运障碍　门克斯病和肝豆状核变性均为铜离子转运代谢障碍性疾病，主要由于 P 型铜转运 ATP 酶功能部分或全部丧失导致铜代谢障碍。使铜离子在不同组织器官中沉积或缺乏而引起神经功能缺陷。

二、分类

根据受累的遗传物质不同，神经系统遗传病主要分为四大类，包括单基因病、多基因病、染色体病和线体病。

（1）单基因病 是单个基因发生碱基替代、插入、缺失、重复或动态突变引起的疾病，呈孟德尔式的单基因遗传。遗传方式包括常染色体显性遗传，如常见的亨廷顿病、遗传性脊髓小脑性共济失调、腓骨肌萎缩症等；常染色体隐性遗传，如肝豆状核变性、脊肌萎缩症等 X 连锁隐性遗传，如假肥大型肌营养不良等 X 连锁显性遗传较少见。

（2）多基因病 是多个基因的累加效应与环境因素共同作用所致的疾病，也称多因子病。癫痫、偏头痛、帕金森病和阿尔茨海默病等是常见的神经系统多基因病。大多数多基因病呈散发，仅有一少部分（5%～10%）呈单基因方式遗传，如家族性帕金森病和家族性阿尔茨海默病。

（3）染色体病 是由染色体数目或结构异常所致的疾病。染色体异常可以通过显微镜直接观察到，如先天愚型患者体细胞中多了一个 21 号染色体。

（4）线粒体病 是由线粒体 DNA 发生变异所致的疾病，为母系遗传，包括线粒体肌病、线粒体脑肌病等。

第二节·遗传性共济失调

遗传性共济失调是一组以慢性进行性共济失调为特征的遗传变性疾病，其特征包括明显的家族遗传背景和小脑损害为主的病理改变。

根据遗传方式和致病基因及位点的不同进行分类，可分为：①常染色体显性遗传性小脑性共济失调，如脊髓小脑性共济失调；②常染色体隐性遗传性共济失调，如 Friedreich 型共济失调；③X 连锁遗传性共济失调；④伴有线粒体疾病的共济失调。

一、弗里德赖希共济失调

弗里德赖希共济失调（FRDA）是最常见的常染色体隐性遗传性共济失调，欧美地区多见，东亚（包括中国）罕见。

（一）病因与发病机制

绝大多数情况下，弗里德赖希共济失调是由于 9 号染色体长臂 $9q_{13\text{-}21.1}$ 上的 *frataxin* 基因内含子区内 GAA 三核苷酸序列扩增突变所致。正常人 GAA 重复扩增的次数少于 42 次，而弗里德赖希共济失调的患者重复扩增的次数或长度达到 66～1700 个拷贝，形成异常螺旋结构抑制基因的转录。重复扩增的次数与疾病的严重程度具有显著的相关性，重复扩增的次数越多，症状越重，发病年龄越早，大多数病例重复扩增超过 600 次。

（二）病理

病变主要累及脊髓后索、脊髓小脑束和皮质脊髓束，后根神经节大神经细胞有髓纤维病变明显，脑干、小脑病变较轻。

（三）临床表现

发病年龄通常是 4~15 岁，偶见婴儿和 50 岁以后起病，男女均可以受累。首发症状一般是进行性的步态共济失调，通常是双下肢同时受累，表现为站立不稳和行走困难，症状明显时，有感觉性和小脑性共济失调并存。数月或数年后出现双上肢的共济失调，有动作性和意向性震颤。最后出现构音障碍、言语缓慢、含糊不清，有暴发性，甚至是难以理解的言语。可伴有耳聋、眩晕、视神经萎缩和面肌轻度无力。呼吸和吞咽动作也可以因为共济失调而受到影响。

（四）辅助检查

心电图可以发现心室肥厚、心律失常、心脏传导阻滞；超声心动图可以发现对称性、向心性、肥厚性心肌病；X 线片可以显示心脏大小和脊柱畸形；MRI 上可以显示脊髓变细，一般没有明显的小脑萎缩。神经电生理检查可见感觉神经的传导速度正常而波幅显著下降甚至消失。视觉诱发电位的异常提示有视神经受累。基因检测 *FRDA* 基因 *GAA* 的扩增次数可协助诊断。

（五）治疗

目前治疗措施包括给予辅酶 Q10 和其他的抗氧化剂（泛醌、艾地苯醌），前期试验显示这些药物可以改善心肌和骨骼肌的生物能量代谢，减慢病程的进展。轻症患者可以用支持疗法和功能训练，外科手术用于治疗脊柱和足部的畸形。

（六）护理评估

（1）健康史　了解患者患病的起始时间，有无明显起因，主要症状及其特点。运动障碍的性质、分布、程度及伴发症状，如意识、言语、抽搐、大小便有无障碍。是否继发损伤；过去有无类似发作病史；是否因肢体运动障碍而产生急躁、焦虑情绪或悲观、抑郁心理。

（2）身体状况　观察患者神志、瞳孔及生命体征情况，四肢有无震颤及抽搐，肌张力、肌力情况和各种反射。痛、温、触觉有无改变。观察有无吞咽、构音和呼吸的异常，伸舌是否居中。询问患者日常生活情况，判断有无协调障碍、平衡障碍，发现影响因素，预测可能发生跌倒的危险性。评估日常生活活动能力。

（3）辅助检查　查看患者心电图、超声心动图、X 线片、神经电生理检查有无异常。完善分子遗传学检查。

（4）心理-社会状况　患病对患者日常生活、工作的影响，肢体活动障碍是否需人照料和影响学习和工作。患者有无焦虑、抑郁、悲观有情情绪及其程度。亲属对疾病的认识，对患者的关怀和支持程度。

（七）护理问题

（1）躯体活动障碍　与肢体乏力、体位不稳有关。
（2）语言沟通障碍　与进行性共济失调有关。
（3）生活自理缺陷　与运动障碍有关。
（4）自尊低下　与活动、构音障碍及生活依赖他人有关。
（5）知识缺乏　缺乏对疾病的相关认识和对所用药物的知识。

（6）焦虑　与病情久治不愈，对治疗失去信心有关。

（7）潜在并发症（外伤、吸入性肺炎、窒息）。

（八）护理措施

（1）生活护理　指导和帮助患者进食、洗漱等日常生活。鼓励患者做力所能及的事情，注意避免撞伤及跌倒。对患者及家属做好安全宣教工作，保持周围环境地面无水渍，必要时放置防滑垫。

（2）饮食护理　①给予高热量、高纤维素、高维生素、低盐、低脂、适量优质蛋白的易消化食物，并根据病情变化及时调整和补充各种营养素。饮食中要细嚼慢咽，避免误吸。鼓励患者多食新鲜蔬菜水果、蜂蜜，及时补充水分，保持大便通畅。②要求患者进食时最好坐直或头稍前倾，进食结束后不要立即平卧。

（3）用药护理　让患者了解常用的药物种类、用法、服药注意事项、疗效及不良反应的观察与处理。

（4）康复训练　鼓励患者主动活动，循序渐进地进行功能锻炼。指导患者进行手指操锻炼，帮助其从细小动作完成肢体的协调运动。对存在构音障碍的患者，增加语言交流来训练其表达日常用语的能力，同时协助康复师对患者进行发音器官的训练，如下颌运动、张闭口运动、舌伸缩及舌抬高的交替运动与环行运动、软腭抬高运动等。对完全无法构音的患者，指导其用形体及手势替代语言，提高患者的表达能力。

（5）心理护理　患者容易出现情绪低落、焦虑紧张等情绪，对治疗失去信心，护理人员要关心、体贴患者，向患者及家属讲解本病的相关知识，介绍目前医疗技术水平对本病的治疗方法，鼓励患者树立战胜疾病的信息，积极争取患者和家属的配合。

二、脊髓小脑性共济失调

脊髓小脑性共济失调（SCA）是遗传性共济失调的主要类型。SCA多在成年期发病，常染色体显性遗传，是高度遗传异质性疾病。

（一）病因与发病机制

常染色体显性遗传的脊髓小脑性共济失调最具特征的基因缺陷是CAG扩增，CAG扩增次数越多发病年龄越早。CAG扩增的另一特征是减数分裂的不稳定性。在亲代-子代传递中，重复次数会有变化，尤其是父源传递时重复扩增次数增加的趋势明显。

（二）病理

主要表现为小脑、脑干和脊髓变性、萎缩。

（三）临床表现

30～40岁隐匿起病，缓慢进展，也有儿童期及70岁起病者。以下肢共济失调为首发症状，表现为走路摇晃、步基宽、易跌倒。上肢共济失调和构音障碍也是早期症状，可出现双手笨拙及意向性震颤、辨距不良。眼部症状包括眼球震颤，扫视变慢。也可出现痴呆、肌张力障碍、帕金森样症状、面部肌束震颤、周围神经病和肢体远端肌肉萎缩等。

（四）辅助检查

CT 或 MRI 可以显示小脑萎缩，有时可见脑干萎缩，脑干诱发电位可以出现异常。肌电图可有周围神经损害；脑脊液检查正常；确诊 SCA 及区分亚型应进行分子遗传学检查。

（五）治疗

目前尚无特异性治疗方法，对症治疗可以缓解症状。应用金刚烷胺可以改善共济失调症状；左旋多巴可以缓解强直等锥体外系症状。康复训练、物理治疗及辅助行走可能有助于改善生活质量。

（六）护理评估

（1）健康史　了解患者起病的时间、缓急，运动障碍的性质、分布、程度及伴发症状；是否继发损伤；饮食和食欲情况，是否饱餐或酗酒，过去有无类似发作病史；是否因肢体运动障碍而产生急躁、焦虑情绪或悲观、抑郁心理。

（2）身体状况　观察患者神志、瞳孔及生命体征情况，观察有无吞咽、构音和呼吸的异常。询问患者日常生活情况，检查肌力、肌张力变化和各种反射，判断有无协调障碍、平衡障碍，发现影响因素，预测可能发生跌倒的危险性。评估日常生活活动能力。

（3）辅助检查　查看患者心电图、超声心动图、X 线片、CT 结果；MRI 是否显示脊髓变细，神经电生理检查有无异常。完善分子遗传学检查。

（4）心理-社会状况　患者可因行动不便、生活不能自理而出现焦虑、恐惧、悲哀等不良情绪。

（七）护理问题

（1）躯体活动障碍　与肢体乏力、体位不稳有关。

（2）语言沟通障碍　与进行性共济失调有关。

（3）生活自理缺陷　与运动障碍有关。

（4）自尊低下　与活动、构音障碍及生活依赖他人有关。

（5）知识缺乏　缺乏对疾病的相关认识和对所用药物的知识。

（6）焦虑　与病情久治不愈，对治疗失去信心有关。

（7）潜在并发症（外伤、吸入性肺炎、窒息）。

（八）护理措施

（1）生活护理　指导患者学会照顾自己的起居活动，避免撞伤及跌倒。同时，对患者及家属做好安全宣教工作，尽量移除不必要的摆设及热水瓶、锐器等危险物品，病区或家中地面应平稳干燥，卫生间设防滑垫，浴室、走廊有扶手，为患者提供安全的生活环境。对伴吞咽困难的患者，避免进食时误吸。要求患者进食时最好坐直或头稍前倾，进食结束后不要立即平卧。严重构音障碍者会出现呛咳及吞咽困难，必要时应果断予以鼻饲饮食，否则可能会导致严重的吸入性肺炎，甚至窒息。对长期卧床的患者，应保持床铺干净、整洁，患者皮肤清洁干燥，定期协助翻身拍背。翻身时动作轻柔，翻身过程中询问患者的情况，如有不适，及时调整，直到患者舒适为止。

（2）饮食护理　参见弗里德·赖希共济失调的饮食护理①。

（3）用药护理　让患者了解常用的药物种类、用法、服药注意事项、疗效及不良反应的观察与处理。如左旋多巴宜空腹服用，与饮食间隔最好在 1h 以上，不能牛奶送服，停药需逐渐减量。

（4）康复训练　护理人员与医师、康复师合作，根据患者具体情况，制订及实施个体化的综合康复治疗措施。例如，要求共济失调的轻症患者早期进行平衡功能锻炼，2～3 次/d，20～30min/次，由少到多逐渐增加运动量，以患者不疲劳为主，有助于防范失用性萎缩及肌肉、关节挛缩的发生，最大限度延缓疾病的进展。对存在构音障碍的患者，增加语言交流来训练其表达日常用语的能力，同时协助康复师对患者进行发音器官的训练，如下颌运动、张闭口运动、舌伸缩及舌抬高的交替运动与环行运动、软腭抬高运动等。对完全无法构音的患者，指导其用形体及手势替代语言，提高患者的表达能力。

（5）心理护理　疾病目前尚无确切有效的治疗方法，病情往往持续缓慢进展，患者表现出对疾病预后的恐惧和无助感，怕羞自卑。确诊早期常存在焦虑、恐惧情绪，而随着病程进展，容易出现悲观、消极情绪。护士应多鼓励患者，帮助他们树立信心，帮助其建立家庭支持系统，促进家属与患者沟通和交流，转移不良情绪。及时传递疾病研究的新进展，给予治疗的希望，增强其信心。

第三节·遗传性痉挛性截瘫

遗传性痉挛性截瘫（HSP）是以双下肢进行性肌张力增高、肌无力和剪刀步态为特征的综合征，主要的遗传方式是常染色体显性遗传，而常染色体隐性遗传和 X 连锁隐性遗传少见。根据临床表现可分为单纯型和复杂型两类。

（一）病因与发病机制

尚未明确。可能为皮质脊髓束和脊髓小脑束轴索的轴浆氧化代谢障碍所致。具有高度的遗传异质性。

（二）病理

常染色体显性遗传性单纯型 HSP 的主要病理改变是轴索变性，以皮质脊髓束和薄束的终末部分改变最明显，脊髓小脑束纤维受累较轻。变性纤维的神经元胞体保留，没有原发的脱髓鞘改变。在一些病例中可以见到脊髓前角细胞的丢失，背根神经节、后根和周围神经是正常的。

（三）临床表现

多在儿童期或青春期发病，男性比女性略多，主要特征为缓慢进行性双下肢痉挛性截瘫，剪刀步态。

（1）单纯型　较多见，仅有痉挛性截瘫。起病初期感到双下肢僵硬，走路易跌，上楼困难，体检可见下肢肌张力增高，剪刀步态，腱反射亢进，有病理反射，多数患者有弓形足或者空凹足。随病情发展会出现锥体束征。多年后有些患者出现感觉障碍和括约肌功能障碍。

（2）复杂型　除上述痉挛性截瘫外，还有各种脊髓外损害的表现，如眼震、眼肌麻痹、中心性视网膜炎、肌萎缩、癫痫、智力低下等各种综合征。

（四）辅助检查

脑和脊髓的 MRI 检查一般无异常发现。电生理检查发现大多数患者的周围神经传导速度是正常的。下肢感觉诱发电位可见后索纤维传导延迟，皮质诱发电位可见皮质脊髓束的传导速度减慢，诱发电位波幅降低，通常在腰段脊髓支配的肌肉中没有引出皮质诱发电位，而上肢的皮质诱发电位正常或有轻度的传导速度减慢。脑脊液检查一般正常。

（五）治疗

本病没有特殊的针对病因的治疗方法，主要是对症治疗，巴氯芬（氯苯氨丁酸）和苯二氮䓬类药物可以诱导肌肉松弛，物理疗法可以改善肌力，减少肌肉萎缩程度，预防肌肉痉挛。

（六）护理评估

（1）健康史　询问患者起病的缓急，运动障碍的性质、分布、程度及伴发症状；了解有无类似发作病史、跌倒史；了解生活方式和饮食习惯、大小便情况；了解患者家族史。

（2）身体状况　询问患者日常生活情况，躯体功能评估如肌力、肌张力、关节活动度、原始反射或姿势性反射、平衡反应、协调能力、站立和步态等。询问患者日常进食情况，了解有无饮水反呛、吞咽困难、言语不清等现象。

（3）辅助检查　肌电图有无失神经改变、下肢感觉诱发电位有无改变，完善MRI 检查。

（4）心理-社会状况　评估患者有无恐惧、焦虑或抑郁等情绪。

（七）护理问题

（1）躯体移动障碍　与痉挛性截瘫有关。

（2）尿潴留/尿失禁　与括约肌功能障碍有关。

（3）有失用综合征的危险　与肢体痉挛性瘫痪有关。

（4）生活自理缺陷　与肢体瘫痪或感觉障碍有关。

（5）自尊低下　与步态异常等身体形象改变和生活依赖他人有关。

（6）焦虑　与疾病预后有关。

（7）知识缺乏　缺乏对疾病的相关认识和对所用药物的治疗知识。

（8）潜在并发症（外伤、泌尿系感染、压力性损伤、坠积性肺炎）。

（八）护理措施

（1）生活护理　患者的生活自理能力低下或不能自理，尽量满足患者的各种生活需求，照顾好患者洗漱、饮食及大小便，定期更换衣物、沐浴。保持会阴部、床单、被褥的清洁。卧床期间每两小时翻身一次，避免局部受压过久。长期卧床易发生肺不张、坠积性肺炎，鼓励有效咳嗽排痰。

（2）饮食护理　需提供高热量、高蛋白及富含维生素、低脂低糖、清淡易消化的食物。避免干硬、辛辣刺激的食物。多饮水，预防泌尿系感染。

（3）康复护理　瘫痪肢体保持功能位，并进行被动或主动运动，促进肌肉、关节活动和改善肌张力。肌力训练可提高未受损肌肉的力量，代偿无力肌的肌力，同时减缓肌肉萎缩，尤其是小腿肌，做伸展训练，减轻并发症。

（4）用药护理　观察用药期间是否有头晕乏力、嗜睡、淡漠和恶心等副作用，注意有无呼吸抑制、精神错乱、共济失调等。

（5）心理护理　因患者出现截瘫，思想准备不足，心理上难以适应。所以，应针对患者的挫折和悲观心理给予帮助和关怀，使其能够面对现实，树立战胜疾病的信心，解除心理负担、稳定情绪，愉快地配合治疗和护理。

第四节 · 腓骨肌萎缩症

腓骨肌萎缩症又称为 Charcot-Marie-Tooth（CMT）病，是一组临床表型相同的遗传异质性疾病，是遗传性周围神经病最常见的类型，这疾病的显著特点是对称性、缓慢进行性的四肢周围神经髓鞘脱失和轴索变性，造成肢体远端肌肉的萎缩和无力。

（一）病因与发病机制

本病是基因遗传病，多为常染色体显性遗传，少部分是常染色体隐性遗传，X连锁显性遗传和 X 连锁隐性遗传。临床上通常将 CMT 分为脱髓鞘型（CMT1）和轴索变性型（CMT2）。

（二）病理

CMT 周围神经的病理表现为轴突和髓鞘均受累，远端重于近端。CMT1型的神经纤维呈对称性节段性脱髓鞘，部分髓鞘再生，CMT2 型为轴索变性，前角细胞数量轻度减少，一些细胞有染色质溶解，背根神经节细胞也有类似的改变。

（三）临床表现

腓骨肌萎缩症通常是儿童或青春期起病，也可以中年起病，主要表现为慢性进行性、对称性的肢体远端肌肉无力和萎缩，感觉障碍，腱反射减低或消失。肌肉萎缩和无力通常自足和小腿开始，患者可出现足下垂，行走呈跨阈步态，跑步和行走困难，易被绊倒。足部肌肉萎缩可导致弓形足和锤状趾畸形。数年后，肌肉无力和萎缩波及手肌和前臂肌，患者可出现系纽扣、开锁等动作困难。尽管 CMT 可累及感觉神经，但肢体疼痛和感觉障碍的症状往往不突出。深、浅觉减退多呈手套-袜套样改变。

CMT 患者临床表现的严重程度差异较大，有些患者可能仅有弓形足，甚至无任何临床症状，仅在偶然的神经电生理检查中发现异常。而有些患者则出现严重的肌肉无力和萎缩。

（四）辅助检查

（1）神经电生理检查　CMT1型有广泛的神经传导速度显著下降，不伴传导阻滞，复合肌肉动作电位和感觉神经动作电位的波幅正常或降低。CMT2型神经传导速度大致正常或轻度下降，复合肌肉动作电位和感觉神经动作电位的波幅明显降低。

（2）周围神经活检　可以见到不同程度的脱髓鞘和（或）轴索变性。

（3）遗传学检查　有助于疾病的诊断和分型。

（五）治疗

本病目前尚无特殊治疗，主要是对症和支持疗法，足下垂或足畸形可以穿矫形鞋；为了减轻行走困难，应避免肥胖。

（六）护理评估

（1）健康史　评估患者的意识状态和精神状况，了解感觉障碍出现的时间、发展过程、加重或缓解的因素，是否有麻木感、冷热感、潮湿感、针刺感等。注意患者是否因感觉异常而烦闷、忧郁或失眠。

（2）身体评估　注意感觉障碍的性质、部位、范围及双侧是否对称等，是否呈手套-袜套样改变。躯体功能评估如肌力、肌张力等。询问患者日常生活情况，评估生活自理能力。

（3）辅助检查　神经电生理检查神经传导速度是否改变；周围神经活检有无脱髓鞘和（或）轴索变性。

（4）心理-社会状况　了解患者的精神状态，是否因疾病产生紧张、恐惧心理。

（七）护理问题

（1）躯体活动障碍　与进行性肌肉无力和萎缩、感觉障碍有关。

（2）生活自理缺陷　与肌肉无力、萎缩，深浅感觉减退有关。

（3）自尊低下　与足背屈无力等致身体形象改变有关。

（4）舒适的改变　与深浅感觉异常有关。

（5）知识缺乏　缺乏对疾病的相关认识和对所用药物的治疗知识。

（6）潜在并发症（外伤）。

（八）护理措施

（1）生活护理　患者存在感觉障碍，洗足时不能识别水温，易出现烫伤。感觉性共济失调致走路不稳，平衡障碍，走路应有人扶持，防跌倒，加强宣教。

（2）饮食护理　合理调配饮食结构。宜低糖低脂，避免肥胖。应提供神经细胞和骨骼肌细胞重建所必需的物质，以增强肌力、增长肌肉，早期采用高蛋白，富含维生素、磷脂和微量元素的食物，禁食辛辣刺激食物，戒除烟、酒。

（3）用药护理　让患者了解常用药物种类、用法、服药注意事项、疗效及不良反应的观察与处理。避免应用可能导致神经损害的药物，如长春新碱。

（4）康复护理　患者合并肌肉萎缩，有运动障碍，应加强肢体被动训练，可给予适当的按摩治疗，改善血液循环，指导患者进行康复训练，延缓肌肉萎缩。注意劳逸结合。忌强行性功能锻炼。

（5）心理护理　腓骨肌萎缩症多为青年人，肢体不能活动，病情常有进行性加重，患者难以接受，本人及家属常常心情低落，常伴有焦虑与抑制情绪，对将来没有信心，应加强给予心理方面的护理，鼓励患者以积极心态面对疾病，并配合医师治疗。

第五节·神经皮肤综合征

常见的神经皮肤综合征包括神经纤维瘤病、结节硬化症和脑面血管瘤病，它们以神经系统、皮肤和眼部等多器官或多系统病变为主要特征。

（一）病因

神经皮肤综合征是一组遗传性先天发育异常的疾病。结节性硬化、神经纤维瘤病是常染色体显性遗传；脑面血管瘤病认为与胚胎发育异常有关。

（二）病理

人类在胚胎发育早期，胚胎背侧正中线的外胚层细胞逐渐增厚，形成神经板，胚胎第2周时，神经板的两侧向背侧隆起，形成神经嵴，而中间凹陷形成神经管，神经管以后发育成脑、脊髓等神经组织，胚胎表面的外胚层衍化成皮肤等组织。神经皮肤综合征由于基因突变导致早期胚胎发育异常，出生后主要表现源于外胚层的神经系统和皮肤异常表现，也可累及中胚层和内胚层衍生的组织器官如心、肺、肾、骨和胃肠损害。

（三）临床表现

不同类型的神经皮肤综合征，其症状也存在差异。

（1）神经纤维瘤病

① 皮肤症状：几乎所有患者存在皮肤牛奶咖啡斑。大多数在出生后已有，形状大小不一，边缘不整。好发于非暴露部位，不突出于皮肤表面。数量在6个以上，青春期前直径大于5mm，青春期后直径大于15mm。部分患者有雀斑和色素沉着，出生时罕见，在儿童期和青春期出现。

② 神经症状：皮肤和皮下肿瘤最常见。皮肤肿瘤位于皮内，形成软和硬的丘疹，大小从数毫米到数厘米不等。其他还有周围神经或神经根肿瘤、颅内肿瘤、椎管内肿瘤。

③ 眼部症状：视神经肿瘤最常见症状是单侧难以纠正的视力丧失，部分患者出现颜色分辨困难、视神经乳头苍白或突眼。

（2）结节性硬化症

① 皮肤表现：色素脱失斑是最早的皮肤改变，出生时即存在，通常是线状分布于躯干和肢体，呈椭圆形，从数毫米到数厘米不等。90％以上患儿到4岁时有明显的皮脂腺瘤。所谓的面部皮脂腺瘤，实际上是血管纤维瘤，主要分布在鼻唇沟、颊部和颏部，偶尔出现于前额和头皮处，呈粉红色或淡棕色表面光滑的蜡样丘疹。10岁以后患儿可出现明显的鲨革样斑，常见于腰骶部。

② 神经系统表现：癫痫发作是主要症状，婴儿期多表现为肌阵挛性痉挛发作，

伴有或不伴有脑电图高度节律不整。儿童和成人主要是全面性强直阵挛发作或复杂部分性发作。

③ 其他脏器的损害：可有视网膜或视神经处灰色或黄色的晶状体瘤。牙釉质上多发性的小凹，牙龈纤维瘤，心脏的横纹肌瘤，肺囊肿和淋巴管平滑肌瘤，肝、肾囊肿等。此外，还可以有颅内动脉、主动脉和腋动脉处的动脉瘤。

（3）脑面血管瘤病

① 皮肤改变：出生时即可见到红葡萄酒色扁平血管痣，严重者可蔓延至颈部、躯干和对侧面部，少数可见于口腔黏膜。血管痣边缘清楚，略隆起，压之不褪色。血管痣累及上睑和前额时，常伴有青光眼和皮损同侧的脑组织受累。

② 眼部症状：可出现突眼和青光眼，有时伴有脉络膜血管瘤。当枕叶受累时患者出现同向性偏盲。

③ 神经系统症状：主要表现为癫痫发作，多为血管痣对侧肢体局限性抽搐，也可见全身大发作和复杂部分性发作，抗癫痫药物往往无效。同时也可伴有血管痣对侧偏瘫、偏盲、偏侧感觉障碍以及偏侧肢体的萎缩。可有智力障碍、行为异常和语言障碍。

（四）辅助检查

可选择血沉、碱性磷酸酶、免疫球蛋白、血电解质、甲胎蛋白、脑脊液等检查。根据临床表现选择 X 线、B 超、头颅 CT、脑电图等各项检查。

（五）治疗

神经皮肤综合征是一种先天遗传性疾病，药物无法彻底治愈，多采取对症治疗。神经纤维瘤生长迅速伴有疼痛，应尽早手术治疗。出现症状性癫痫发作可用抗癫痫药物控制。

（六）护理评估

（1）健康史　了解患者起病的时间，过去有无类似发作病史或癫痫史，询问家族史、饮食和食欲情况，是否因疾病而产生急躁、焦虑或悲观情绪。

（2）身体评估　评估营养和全身皮肤情况，注意皮肤有无发红、咖啡斑、雀斑、皮下结节等，观察有无智能、行为及语言障碍等。评估视力、听力有无改变及肢体活动情况。有无骨骼畸形。

（3）辅助检查　X 线片检查是否有骨骼畸形。CT、MR、椎管造影是否发现中枢神经系统肿瘤。头 MRI 有无异常，心电图、超声心电图有无异常。

（4）心理-社会状况　疾病无法彻底治愈，可对患者日常生活、工作、社交造成影响。使患者出现恐惧、焦虑或忧郁等情绪。

（七）护理问题

（1）有窒息的危险　与癫痫发作时意识丧失、喉头痉挛有关。

（2）生活自理缺陷　与视网膜上的晶状体瘤影响视力有关。

（3）自我形态紊乱　与疾病所致的皮肤改变有关。

（4）知识缺乏　缺乏疾病相关知识。

（5）焦虑　与疾病的预后有关。

（6）潜在并发症（恶性肿瘤、骨折、癫痫、失明、听力丧失）。

（八）护理措施

（1）生活护理　注意休息，适当参加体力和脑力活动，劳逸结合，避免睡眠不足、情绪波动及强光刺激等，适当运动，注意保护皮肤，避免日晒风吹。儿童身体防御能力较弱，自理能力较差，特别需要家属及护理人员的全方位护理。注意观察全身皮肤黏膜变化情况。

（2）饮食护理　选择高蛋白、高热量、高维生素类食物，注意少食多餐，不吃辛辣、刺激性食物。多吃新鲜蔬菜、水果、瓜豆类、肉类、动物肝脏和肾脏等，如西兰花、西红柿、菜花、油菜、菠菜、瘦肉、鸡蛋等。增加橙子、柠檬、猕猴桃等富含维生素水果的摄入，促进黏膜皮肤修复，戒烟酒。

（3）用药护理　按时遵医嘱服用药物，若有使用抗癫痫类药物，注意不良反应，部分患者会出现消化道症状，如恶心、呕吐等，可将药物放在餐后服用，服药期间检查肝功能、肾功能。

（4）心理护理　患者和家属常常会非常失望，有沉重的心理负担，护理上首先要提高患者及家属对疾病的认识，树立其信心，患者有了良好的心理状态，才能接受对症治疗。

第十八章 ▶▶ 睡眠障碍的护理

第一节·概述

睡眠占人生 1/3 的时间，是维持机体健康必不可少的生理过程，只有在具有良好睡眠的基础上才能更好地保证生活质量，完成各种社会活动。引起睡眠障碍的原因很多，包括生理、心理、环境因素、精神疾病、躯体疾病以及在治疗疾病的过程中所用的药物等。常见的睡眠障碍性疾病有失眠、阻塞性睡眠呼吸暂停综合征、不安腿综合征、发作性睡病、克莱恩-莱文综合征、睡行症、睡惊症及夜尿症等。

人类正常睡眠由两个交替出现的不同时相组成：一个时相称为慢波睡眠，又称非快速眼动睡眠（non-rapid eye movement，NREM sleep）；另一个时相称异相睡眠，又称快速眼动睡眠（rapid eye movement，REM sleep）。先从觉醒状态进入 NREM，经过一段时间后进入 REM，在整个睡眠周期中 NREM 和 REM 睡眠交替进行，一般每夜 4～6 个交替周期，其中 NREM 占 75%～80%，REM 睡眠占 20%～25%。根据睡眠深度和脑电图慢波程度，NREM 可分为 4 期，由浅入深依次为：1 期（入睡期）、2 期（浅睡期）、3 期（中度睡眠期）、4 期（深度睡眠期）。多导睡眠图（PSG）是诊断睡眠障碍的较客观证据，主要记录以下指标：眼动电图（EOG）、脑电图（EEG）、肌电图（EMG）、心电图（ECG）、口鼻气流、胸腹运动、体位、氧饱和度等。EEG 可由不同频率的脑波组成。此外，纺锤波及 K-复合波提示 2 期睡眠或慢波的开始。NREM 的特征是全身代谢减慢，对外界的反应减少，EEG 出现慢波、纺锤波及 κ-复合波，EMG 显示肌肉活动减少；REM 的特征是自主神经不稳定，肌张力进一步降低，各种感觉功能明显减退，EEG 表现与 NREM 1 期相似，出现快节律波夹杂有锯齿状波和 θ 波，EOG 出现各方向的快速眼动，EMG 中肌肉活动减少或消失，此期易出现血流动力学异常。

控制睡眠的解剖结构有网状上行激活系统、中缝核、孤束核、蓝斑、丘脑网状核、下丘脑及额叶眶面皮质等。与睡眠有关的神经递质有乙酰胆碱、多巴胺、5-羟色胺、肾上腺素、γ-氨基丁酸等。各种原因造成这些解剖结构的破坏和递质传递功能障碍均能导致睡眠障碍。

第二节·失眠

失眠是以入睡和（或）睡眠维持困难所致的睡眠质量或数量达不到正常生理需求而影响白天社会功能的一种主观体验，是最常见的睡眠障碍性疾患。

（一）临床表现

（1）睡眠潜伏期，入睡潜伏期大于 30min。

（2）睡眠维持，夜间觉醒次数超过 2 次或凌晨早醒。

（3）睡眠质量差，多噩梦。

（4）早醒，醒后无法再入睡。

（5）日间残留效应，次日感到头昏、精神不振、嗜睡、乏力。

（二）辅助检查

（1）多导睡眠图（PSG）为失眠的诊断、分类和鉴别诊断提供客观依据，为选择治疗方法及评估疗效提供主要参考信息。

（2）睡眠相关评估量表，如阿森斯失眠量表（AIS）、匹兹堡睡眠质量量表（PSQI）。

（三）治疗措施

（1）药物治疗　由于睡眠药物多数长期服用会有药物依赖及停药反弹，原则上使用最低有效剂量、间断给药（每周 3～5 次）、短期用药（常规用药不超过 3～4 周）、减药缓慢和逐渐停药（每天减掉原药的 25%）。

治疗失眠的药物包括第一代巴比妥类、第二代苯二氮䓬及第三代非苯二氮䓬类。苯二氮䓬类药物是目前使用最广泛的催眠药，此类药物可缩短入睡时间，减少觉醒时间和次数，增加总睡眠时间，是安全性、耐性较好的催眠药。缺点是比较容易形成药物依赖、停药反跳和记忆力下降等，但一短期使不会出现药物依赖。此类药根据半衰期长短分为 3 类。①短效类（半衰期＜6h）：常用的有三唑仑、咪达唑仑、去羟西泮、溴替唑仑等，主要用于入睡困难和醒后难以入睡。②中效类（半衰期 6～24h）：常用的有替马西泮、劳拉西泮、艾司唑仑、阿普唑仑、氯氮平等，主要用于睡眠浅、易醒和晨起需要保持头脑清醒者。③长效类（半衰期 24h 以上）：常用的有地西泮、氯硝西泮、硝基西泮、氟硝西泮、氟西泮等，主要用于早醒。长效类起效慢，有抑制呼吸和次日头昏、无力等不良反应。

新型非苯二氮䓬类催眠药包括佐匹克隆、唑吡坦和扎来普隆等。这类药物具有起效快、半衰期短、次晨没有宿醉症状、药物依赖和停药反跳少等优点，是目前推荐为治疗失眠的一线药物。

（2）睡眠卫生教育和心理治疗　首先让患者了解一些睡眠卫生知识，消除失眠带来的恐惧，养成良好的睡眠习惯，合理安排睡眠时间。尽量不要饮酒，午后和晚间不要饮茶或吃含咖啡因的食物。多做一些体育活动。对于比较严重的失眠患者可进行睡眠行为的控制。有睡意时方上床；不要在床上做与睡眠无关的事如看书、看电视等；白天尽量不要午睡；睡前 2h 避免的体育运动，如果上床后 15～20min 仍未入睡则起床到另外房间做一些其他事情，有睡意再回卧室躺下，无论夜间睡眠多久，早晨应定时起床等。其他有一些物理疗法，如磁疗、超声波疗法、音乐疗法、推拿、按摩和针灸等疗法。

（四）护理评估

（1）健康史　收集患者的健康资料。

（2）身体状况　用匹兹堡睡眠质量指数问卷评估调查对象一个月内的睡眠情况；主观睡眠质量评估；有无自主神经症状；用多导睡眠监测仪客观评价睡眠质量，了解进入睡眠时间、睡眠效率及睡眠各期的情况。

（3）精神症状评估　有无焦虑、恐惧、抑郁等；对睡眠的认知，有无过高的期望值；有无其他精神障碍。

（4）心理-社会评估　有无诱导失眠的社会事件；性格特征；生活习惯。

（五）护理问题

（1）睡眠形态紊乱　与心理社会因素、睡眠环境改变、药物影响有关。

（2）疲乏　与失眠、异常睡眠引起的不适状态有关。

（3）焦虑　与睡眠形态紊乱有关。

（4）无能为力感　与长期处于失眠或异常睡眠状态有关。

（5）绝望　与长期处于失眠或异常睡眠状态有关。

（六）护理措施

（1）一般护理　生活规律，睡眠时间尽量固定；营造最佳睡眠环境，选择合适的寝具，避免噪声干扰、光线过亮等；白天多在户外；睡前两小时避免易兴奋的活动，如看刺激、紧张的电视节目，用熟悉的物品或习惯帮助睡眠。

（2）用药护理　指导患者正确使用镇静催眠药，切忌自行选药和随意停药；用药时不可同时饮酒，防止增加药物成瘾的危险性，焦虑抑郁的患者尤其避免用药过量，用药后应强调预防跌倒坠床，注意观察呼吸情况。

（3）康复护理　重建规律、有质量的睡眠模式。刺激控制训练；睡眠定量疗法；其他疗法，如暗示疗法、放松疗法、矛盾意向训练。其他还有一些物理疗法，如磁疗、超声波疗法、音乐疗法，推拿、按摩和针灸等疗法。

（4）心理护理

① 护患关系：良好的护患关系是实施心理护理的基础。

② 消除失眠的诱因：帮助患者了解自己失眠的主要原因并指导其解决方法。

③ 支持性心理护理：通过倾听、同理、陪伴等支持性心理护理技术，让患者感觉到被接纳、被理解。

④ 认知疗法：对睡眠保持符合实际的期望；白天发生的不愉快不归咎于失眠；不试图入睡；不给睡眠施加压力；一夜睡不好后不悲观；学会接受睡眠缺失的后果。

⑤ 森田疗法：其理念是"顺其自然，为所当为"。就是让患者坦然地接受失眠，不和失眠做抗争。只要不去关注它，失眠引起的情绪会在规律化的生活中不知

不觉地消失，睡眠也就逐渐恢复正常。

第三节 · 发作性睡病

发作性睡病是一种原因不明的慢性睡眠障碍，临床上以不可控制的病理性睡眠、猝倒发作、睡眠瘫痪和睡眠幻觉四大主征为特点。

（一）临床表现

临床以病理性睡眠、猝倒发作、睡眠瘫痪、睡眠幻觉及自动行为为主要表现。通常于 10～30 岁起病，很少在 5 岁以前和 50 岁以后发病，男、女发病率差别不大。

（1）病理性睡眠 也称为白天过度嗜睡症（EDS），是发作性睡病的主要症状，表现为白天突然发生不可克制的睡眠发作，可以发生在静息时，也可以在一些运动如上课、驾车、乘坐汽车、看电视等情况下发生，甚至在吃饭、走路、洗澡时都可能发生。睡眠持续时间从几分钟到数小时不等。与正常人疲劳时的睡眠不同，它不能被充分的睡眠所完全缓解。随着时间的推移或年龄的增长，症状可以减轻但不会消失。患者可以出现反应能力下降、记忆力减退，严重时可以出现失眠、易醒、烦躁、焦虑及抑郁等症状。

（2）猝倒发作 是本病的特征性症状，具有诊断价值。出现于病理性睡眠之后的数月到数年，表现为在觉醒时躯体随意肌突然失去张力而摔倒，持续几秒钟，偶可达几分钟，无意识丧失，这与癫痫的失神发作不同。大笑是最常见的诱因，生气、愤怒、恐惧及体育活动也可诱发。

（3）睡眠瘫痪 发生于刚刚入睡或刚觉醒时数秒钟到数分钟内，表现为肢体不能活动，不能言语，发作时意识清楚，患者常有濒死感，这种发作可以被轻微刺激所终止。

（4）睡眠幻觉 此症不常见。出现于睡眠到觉醒之间的转换过程中，也可发生于睡眠开始时。幻觉内容包括视、听、触觉的成分，常常有类似于梦境般的稀奇古怪的内容。

此外，36%～63% 的发作性睡病患者可产生自动行为，即患者在看似清醒的状态下出现漫无目的的单调重复的动作，需与癫痫复杂部分性发作和失神发作相鉴别。其他症状可有睡眠时不自主肢体运动、夜间睡眠不安、记忆力下降等。有些患者伴有肥胖，需与青少年嗜睡贪食症相鉴别。

（二）辅助检查

（1）神经电生理检查

① PSG（多导睡眠图）监测：入睡潜伏期缩短、出现 SOREMP、入睡后觉醒增加、睡眠效率下降、微觉醒次数增加、睡眠期周期性肢体运动增加、REM 睡眠期眼动指数增高、REM 睡眠期肌张力失弛缓以及非快速眼球运动 NREM 1 期睡眠增加、NREM 3 期睡眠减少等。

② MSLT：排除睡眠不足、轮班工作和其他昼夜节律失调性睡眠障碍，

SOREMP不仅见于发作性睡病，也可见于睡眠剥夺、OSAS相关的睡眠障碍等。

（2）实验室检查　脑脊液Hcrt-1监测、基因检测等。

（三）治疗措施

（1）药物治疗

① 促醒剂：能够有效控制白天嗜睡的症状，比如：莫达非尼，且不像其他促醒剂容易产生成瘾性。

② 抗抑郁剂：可以有效缓解猝倒的症状，但会减少快动眼睡眠（REM），这些药物包括三环类药物及5-羟色胺再摄取抑制剂等。

③ 羟丁酸钠：有效缓解猝倒症状，同时可以改善夜间睡眠情况。但副作用多，目前不推荐使用。

（2）支持性心理治疗　向患者、家属等解释该病的性质，协助其合理安排时间，生活规律，养成良好的睡眠习惯，控制体重，避免情绪波动，安排白天短时间休息。避免参加各种危险性活动。

（四）护理评估

（1）健康史　收集患者的健康资料。

（2）身体状况　包括睡眠异常表现；主观睡眠质量评估；有无自主神经症状；多导睡眠监测仪。

（3）精神症状评估　有无焦虑、恐惧、抑郁等；有无其他精神障碍。

（五）护理问题

（1）睡眠形态紊乱　与心理社会因素、睡眠环境改变、药物影响有关。

（2）焦虑、恐惧　与睡眠形态紊乱有关。

（3）有外伤、跌倒坠床的危险。

（4）角色紊乱。

（六）护理措施

（1）改变不良睡眠习惯，合理安排作息时间，强调有规律的工作和休息，不在卧室看电视，睡前不饮咖啡因饮品，尽量保证夜间获得充足睡眠。避免情绪激动和过度紧张。白天加强体力活动以改善白天过度嗜睡。

（2）发作性睡病罕见，患者及家属缺乏正确的认识理解，对预后心生恐惧，缺乏信心。应指导患者家属做好患者的心理疏导工作，帮助患者处理心理矛盾，解除思想顾虑，建立乐观情绪。

（3）不独自远行，家属陪伴。挂防跌倒坠床的标识，将呼叫器置于床头，并教会使用方法，病床加床档并固定，并且保持地面清洁、干燥，让患者穿防滑的鞋子，夜间保证照明。护师每小时巡视，反复告知患者及家属跌倒的危害和预防方法，如患者使用精神类药物告知有关注意事项。

（4）该病影响工作，让患者感觉自己不能像正常人生活，担心成为家庭负担。改变原有的生活方式，告知患者多参加文体活动，避免从事单调的活动，把生活安排得丰富多彩，避免悲伤情绪，但也不宜过于兴奋。

第四节 · 阻塞性睡眠呼吸暂停综合征

睡眠呼吸暂停综合征（SAS）也称为睡眠呼吸暂停低通气综合征（SAHS），是指在每晚的睡眠中，反复出现呼吸暂停和低通气次数 30 次以上，或平均每小时呼吸暂停和低通气次数 5 次以上，通常用呼吸紊乱指数（RDI）或呼吸暂停低通气指（AHI）表示。睡眠呼吸暂停是指在睡眠状态下，口、鼻气流停止至少在 10s 以上为 1 次呼吸暂停。睡眠低通气是指口、鼻气流低于正常 30％以上并伴有 4％以上的氧饱和度下降或口、鼻气流低于正常 50％以上，同时伴有 3％以上的氧饱和度下降。SAHS 包括由呼吸中枢病变引起呼吸暂停和由气道解剖结构变化引起的呼吸暂停，前者是由于各种原因的病变累及或直接影响到延髓的呼吸中枢不在本节叙述范围；而后者是本节重点描述内容，临床上通常称为阻塞性睡眠呼吸暂停低通气综合征（OSAHS）。OSAHS 是常见的临床疾病，成人发病率约为 4％～7％，男性发病率高于女性，发病率随年龄增高而增加。

（一）临床表现

最常见的症状是打鼾，并伴有呼吸暂停，鼾声可时高时低，有时可完全中断，严重者可憋醒，醒后出现心慌、气短等。此外还可出现睡眠行为异常，如夜间出现恐惧、周期性肢体抽动、夜游、谵语等。在仔细询问睡眠史时，患者主诉常有睡眠障碍，如频繁的夜间觉醒、睡眠片段、窒息感、夜间排尿次数增多等，但多数患者没有入睡困难。晨起感头昏、白天疲倦、困乏，容易在开会、听课、晚间读书、看报或看电视等时睡觉。

多数患者伴有注意力不集中、记忆力减退、易怒、烦躁、性格改变、性功能减退、心悸或心律失常、高血压、肺动脉高压、水肿、红细胞增多、认知功能减退。更严重者合并心力衰竭和其他脑功能减退的症状和体征。

（二）辅助检查

（1）内镜检查　如鼻内镜、纤维鼻咽镜、喉镜等，有助于明确病因、部位及性质。

（2）多导睡眠监测　利用 PSG 对患者进行整夜连续的睡眠观察和监测，可测试肺功能，自动记录口鼻气流、胸腹呼吸运动、脑电图、眼电图、血氧饱和度等，是诊断 OSAHS 的金标准。

（3）影像学检查　头颅 X 线、CT 扫描、MRI 等检查，对查明原因、判断阻塞部位有一定意义。

（三）治疗措施

治疗 OSAHS 的目的主要是增加咽部气道的张力、扩大气道容积、建立旁道通气、消除呼吸暂停和低通气以改善缺氧和二氧化碳潴留，改善临床症状，提高生活质量。

（1）减少危险因素　减肥、戒烟酒、睡前勿饱食、尽量勿服安眠药、适当进行运动、尽可能侧卧位睡眠等。

（2）治疗相关疾病　对甲状腺功能减退者可补充甲状腺素；肢端肥大症者可手术切除垂体瘤或服用生长抑素；鼻塞者可使用萘甲唑啉或麻黄碱滴鼻；鼻腔疾病或扁桃体肿大可手术治疗。

（3）药物治疗　主要适合轻、中度患者。雌激素可用于治疗绝经期女性的睡眠呼吸暂停。有一定呼吸兴奋作用的抗抑郁药普罗替林或氯米帕明可减少呼吸暂停的REM睡眠。

（4）经鼻持续气道正压通气（nCPAP）　是治疗中、重度OSAHS的一线治疗措施，对无手术指征或手术治疗疗效不佳的患者均适合，对中枢性呼吸暂停和慢性肺部疾病也有效。可以根据病情及经济条件选择各种通气机。

（5）口腔矫正器　主要使下颌前移，使咽腔开放，适合轻、中度OSAHS。

（6）手术治疗　包括腭垂-软腭-咽成形术（UPPP）、激光辅助腭-咽成形术、射频软组织微创成形术等。这些主要是切除扁桃体、部分软腭后缘、腭垂，以扩大咽腔，或是使其组织形成瘢痕增加气道张力等。对于个别伴有严重呼吸衰竭患者可进行紧急气管造口术。

（四）护理评估

（1）健康史　评估患者有无口腔狭窄、上气道扩张肌肌力异常及肥胖、甲状腺功能低下、糖尿病等致病因素；了解患者夜间打鼾程度、憋醒的频率和时间以及家族史有无肥胖、鼾症患者。

（2）身体状况

① 症状：a. 睡眠打鼾。随年龄和体重的增加而增加，呈间歇性，是患者就诊的主要原因。b. 呼吸暂停。睡眠时憋醒，频繁发作，每次持续10s及以上，严重者会憋醒，早期常见于仰卧位，侧卧位时减轻或消失，打鼾与呼吸暂停交替出现；白天嗜睡，记忆力减退，注意力不集中，工作效率低，行为怪异等；长期病程者并发高血压、心律失常、心绞痛与心肺功能衰竭等。

② 体征：患者多肥胖，颈短，口咽腔狭窄，扁桃体肥大，软腭组织肥厚，悬雍垂过长肥厚等。

（五）护理问题

（1）气体交换受损　与呼吸道狭窄等原因影响通气有关。

（2）睡眠形态紊乱　与呼吸道阻塞引起憋气、觉醒有关。

（3）焦虑　与健康受到威胁，担心治疗效果有关。

（4）潜在并发症（脑卒中、心肌梗死、呼吸衰竭、睡眠中猝死等）。

（5）意外受伤的危险　与白天过度瞌睡有关。

（6）知识缺乏　与本病相关疾病知识缺乏有关。

（六）护理措施

（1）一般护理

① 密切观察患者生命体征，特别是凌晨4～6时呼吸、血压变化，因为这段时间内容易发生频繁呼吸暂停或猝死，同时备抢救用物。

② 指导患者采取半坐卧位或侧卧位睡眠，以防止软腭及舌根塌陷导致呼吸道阻塞，睡前不用安眠药，睡前3～4h内不饮含酒精的饮料。避免擅自应用镇静安眠

等中枢系统的抑制药，以免直接导致睡眠窒息的发生。

（2）正压通气治疗患者的护理

① 通气前的准备　初次通气治疗上机前向患者解释目的和方法，消除患者顾虑及紧张情绪，训练患者呼吸，使其很快与呼吸机同步。

② 人机连接界面的选择　根据患者的耐受情况选择鼻翼或面罩，对轻症呼吸阻塞患者首选鼻罩通气，无效时换用面罩，重症呼吸衰竭时首选面罩。

③ 体位与面罩松紧度　患者治疗时可以取半卧位、坐位，但要使头、颈、肩在同一平面上，头略后仰，保持气道通畅，四头带或软帽固定带的松紧度以无明显漏气的最小张力为宜，注意防止鼻梁、鼻翼两侧皮肤受损及因头发的滑动影响头带的固定。

（3）多导睡眠监测的护理

① 告知监测的目的、方法、注意事项及配合要求。

② 监测前做好个人清洁卫生，勿使用摩丝、面霜和化妆品。

③ 保持日常生活习惯，勿用催眠药和其他镇静药。

④ 提高适宜的监测睡眠环境、舒适的床单位，保持室内温度在 18～20℃，湿度 50％～60％，将便器放于床旁。

⑤ 熟练操作多导睡眠仪，妥善连接好各个导联，密切监测、观察病情变化，并详细记录。

⑥ 监测过程中发现呼吸暂停时间延长、次数增加、出现严重的低氧血症、心律失常、抽搐、心前区疼痛等异常情况，应停止监测，进行紧急处理。

⑦ 监测完毕，患者清醒后关闭多导睡眠仪，为患者擦净导电膏，做好皮肤护理及整理维护导联电极。

（4）口腔矫正器治疗护理　教会患者正确佩戴矫治器及保养；向患者说明可能引起的不良反应，如咽干、唾液分泌多、短暂牙痛或颌痛、咀嚼肌疼痛等。大多在晨起摘取矫治器后症状可缓慢；长期使用口腔矫治器可能致口腔暂时进行改变，需要定期复诊。

（5）心理护理　鼓励患者表达自己的感受，并给予安慰和疏导，详细解释本病基础知识、治疗的目的、方法及疗效等，消除其紧张恐惧心理及对预后的担心。

第五节·不宁腿综合征

不宁腿综合征（RLS）主要表现为静息状态下双下肢难以形容的感觉异常与不适，有活动双腿的强烈愿望，患者不断被迫敲打下肢以减轻痛苦，常在夜间休息时加重。该病最早由英国学者 Willis 于 1672 年首次报道，后在 1945 年由瑞典学者 Ekbom 进行了系列总结并首次全面描述，又称 Ekbom 综合征。

（一）临床表现

任何年龄均可发病，但中老年人多见，男：女约 1：2。以腓肠肌最常见，大腿或上肢偶尔也可以出现，成对称性。表现为休息时两小腿深部出现难以忍受之虫爬感、瘙痒感或针刺样疼痛。活动患肢、更换体位或行走时可使症状减轻，停止活动后又可出现，常迫使患者不停地活动下肢，室内徘徊走动或捶打患部而影响睡眠。病程可达数年。80％患者有周期性肢动（PLM），表现为睡眠时重复出现刻板的髋、膝、踝关节的三联屈曲致使趾背伸。又由于夜间不适感明显，加之 PLM 影响睡眠，95％的患者合并睡眠障碍。

（二）辅助检查

（1）新近出现症状的患者检查血糖、血清铁、铁蛋白、叶酸、维生素 B_{12}、肌酐、促甲状腺激素等。

（2）头颅 MRI、脑电图、肌电图、多导睡眠图、腰椎 CT 或 MRI、下肢血管彩超等排除继发性疾病。

（三）治疗措施

（1）行为方式　注意睡眠卫生及规律作息，避免白天过度睡眠，减少因此而出现的睡眠障碍；勿用咖啡类饮料，戒烟酒。

（2）药物治疗　首选多巴胺能药物如复方多巴制剂，或多巴受体激动剂如普拉克索或罗匹尼罗；加巴喷丁、卡马西平、普瑞巴林等在多巴胺能药物疗效不佳时选用或合用。避免服用导致病情加重的药物如抗组胺药、多巴能受体拮抗剂等。

（四）护理评估

（1）健康史　收集患者的健康资料。

（2）身体状况　包括睡眠异常表现。

（3）精神症状评估　是否有焦虑、恐惧、抑郁等；有无其他精神障碍。

（五）护理问题

（1）睡眠形态紊乱　与夜间症状明显不适有关。

（2）活动无耐力　与睡眠质量下降有关。

（3）焦虑　与症状时轻时重及担心预后有关。

（4）知识缺乏　缺乏疾病相关知识。

（5）舒适的改变　与虫爬感、瘙痒感有关。

（6）并发症（抑郁、焦虑、记忆力减退、注意力缺陷、药物依赖等）。

（六）护理措施

（1）一般护理　要保持良好的心态，减轻抑郁和焦虑带来的症状；合理安排生活和工作，患者应对自己所处的环境多加留意，采取相应的保护措施。

（2）饮食和生活护理　均衡饮食，少吃荤菜，多吃素菜，戒烟并防止被动吸烟；避免接触尼古丁、咖啡等具有兴奋作用的食品。

（3）调整睡眠方式　有意识地延迟睡眠时间，直至困意十足再休息，避免睡前阅读恐怖刺激性文字或看视频，注意温度变化，晚间睡眠保持温暖的环境，避免潮湿和阴凉。可以在睡前适当地做些锻炼，特别是腿部锻炼。

（4）康复护理　养成良好的习惯，注意加强腿部运动，如散步、慢跑、下蹲、踢腿等，有利于改善症状；每天清晨或睡前用手搓脚心，直到发热、发红为止，帮助改善腿部的血液循环和营养状态，防止麻木、怕冷等缺血症状。

第十九章 ▶▶ 神经内科重症护理

第一节 · 重症病毒性脑炎的护理

重症病毒性脑炎（SVE）是一种严重的中枢神经系统感染性疾病。此病比较危急，导致重症病毒性脑炎的病毒有很多种，如单纯疱疹病毒性脑炎。重症病毒性脑炎会导致大面积的大脑受到感染，可以出现出血性坏死性病变，使正常的脑细胞减少。还可以发生变态反应，导致严重的脑水肿。重症病毒性脑炎，一般起病急，病程凶险，死亡和致残率高，是严重威胁人类尤其是儿童、青年健康的重要疾病。

一、病因与病理

（1）85%～95%病毒性脑膜炎由肠道病毒引起，具体包括脊髓灰质炎病毒、柯萨奇病毒 A 和 B、埃可病毒等。

（2）肠道病毒可通过粪口途径、接触及呼吸道分泌物传播。

（3）大部分肠道病毒最初在下消化道发生感染，随后肠道病毒经肠道入血，产生病毒血症，再经过脉络丛侵犯脑膜，最终引发脑膜炎症改变，导致病毒性脑膜炎。

（4）其他病毒。其他可致病毒性脑膜炎的病毒有流行性腮腺炎病毒、单纯疱疹病毒和腺病毒等。

（5）诱发因素为劳累、淋雨、着凉、免疫功能低下。

脑膜弥漫性增厚，镜下可见脑膜有炎性细胞浸润，侧脑室和第四脑室的脉络丛亦可有炎性细胞浸润，伴室管膜内层局灶性破坏的血管壁纤维化的基底软脑膜炎。

二、临床表现

不同病毒引起的重症病毒性脑炎，症状是不同的。其取决于神经系统的受累部位、病毒致病强度、患者的免疫反应三种因素。具体症状有：

（1）前驱症状 如发热、头痛、咽喉痛、呕吐、腹泻、厌食等、主要表现在上呼吸道或消化道。

（2）神经精神症状

① 引起意识障碍、反应迟钝、烦躁、昏迷的现象。

② 颅内压增高、头痛、呕吐、头晕，甚至脑疝。

③ 惊厥可以是局部的、全身的或持续的。

④ 根据受损部位，运动功能障碍可表现为一侧或一侧肢体的中枢或周围麻痹。它也可以表现为锥体外系运动障碍，例如舞蹈动作、运动、肌强直。它也可能是由脑性麻痹引起的，例如斜视、面瘫或吞咽障碍。

⑤ 精神障碍，例如记忆力减退、神志不清、听觉幻觉和视觉幻觉、情绪变化、烦躁不安；有时甚至是猜疑，常常被误认为是精神病或额叶肿瘤。

(3) 伴随症状　病毒感染是一种全身性疾病，但是各种病毒都有其独特的临床表现。例如在感染巨细胞病毒和柯萨奇病毒的情况下，经常会发现诸如疹子、心肌炎和心包炎等。病程一般为 2 周左右，多数病例可以完全康复，只有少数病例有癫痫，视力、听力障碍，肢体麻痹和不同程度的智力障碍后遗症。

三、辅助检查

(1) 血常规检查　可见白细胞增多。

(2) 脑脊液常规检查　颅内压明显增高，有核细胞数增高，以淋巴细胞为主；蛋白含量增高。

(3) 脑电图检查　早期即出现脑电波异常，常表现为病变区域局灶性慢波，最有诊断价值的改变是双侧脑电波不对称和以颞叶为中心的局灶性脑电波异常。

(4) 影像学检查　头部 CT 影像表现可为单发病灶，也可为多发病灶，可累及额叶、颞叶、顶叶、枕叶、基底节、丘脑、脑干等部位。显示为低密度灶或混杂密度灶，边缘模糊，可有脑室受压。增强扫描可见结节状或斑片状强化。MRI 检查显示颅内可见片状异常信号，边缘模糊，其中 T1WI 显示稍低信号或等信号，T2WI 显示稍高信号或混杂信号，FIAIR 显示高信号。增强扫描可显示不均匀强化、明显强化、无强化。DWI 显示高信号。

(5) 脑活检　诊断的金标准。

四、治疗措施

重症病毒性脑炎目前尚无特效治疗方法，其治疗以综合治疗为主，包括以下几种方法。

(1) 抗病毒治疗　应选用广谱、高效、低毒药物，常选用阿昔洛韦静脉滴注，连用 14～21 天。

(2) 免疫治疗　能控制炎症反应和减轻水肿，对于疱疹病毒或带状疱疹病毒性脑炎合并血管性水肿或血管病变或有肿块效应时可使用。在常规治疗的基础上静脉滴注免疫球蛋白和地塞米松，可以调节重症病毒性脑炎患者的免疫机制并改善预后。

(3) 继发性脑损伤的预防和治疗　低血压、低氧血症、颅内压增高、高血糖及低血糖、高体温、贫血和离子紊乱、惊厥等都使脑炎患者脑损害进一步加重。因此，要纠正以上不利因素，并尽可能按目标导向治疗达到要求，平均动脉压应略微偏高，维持＞80mmHg 以上，以满足脑灌注压能维持在较高的水平（＞60mmHg），但过高的血压对脑不利，应控制；改善通气是很重要的，必要时使用机械通气使 PO_2 维持在 80～120mmHg；PCO_2 34～40mmHg；应控制体温＜38℃；血红蛋白应维持在

＞80～90g/L；可用胰岛素维持血糖在 110～180mg/dL。

（4）脑水肿和颅内高压的治疗　脑水肿、脑组织移位及脑疝是脑炎的潜在并发症，颅高压也常见。应避免加重颅高压的因素：床头抬高 30°，尽量避免头低脚高位；避免低钠血症，必要时使用高渗钠；静脉输液用药不要用低张性的；影像学若提示占位效应，建议直接监测颅内压。即使顽固性颅高压经积极治疗可取得好的预后，积极治疗包括深度镇静、高渗药物（甘露醇、高张盐）、亚低温，必要时外科开颅，腰大池穿刺，控制颅内压＜20mmHg。

（5）惊厥和惊厥持续状态的治疗　惊厥＞5min 或反复发作，发作间期意识不恢复称惊厥持续状态。惊厥持续状态会产生各种全身并发症，导致肌溶解、乳酸酸中毒或吸入，会加重脑损害，惊厥持续状态持续时间越长，越难控制。因此，及时控制惊厥非常重要，咪达唑仑、地西泮、水合氯醛、鲁米那、丙泊酚都是经常选用的药物，通常首先给予静脉地西泮或咪达唑仑，效果不佳可加用鲁米那等，重者常需要深度镇静，持续静脉输注咪达唑仑等药物，或加用丙泊酚、氯胺酮等，此时需要在气管插管机械通气的情况下使用。惊厥顽固，也可给予肌肉松弛剂，虽不能根本控制惊厥，但可以减少持续惊厥引起的消耗增加和并发症的发生。用大剂量镇静剂时需注意评估，是镇静剂过量还是脑功能障碍加重，必要时行脑电、脑血流或脑氧监测等。注意无抽搐的惊厥持续状态，EEG 监测对发现无抽搐的癫痫持续状态很重要，因为这种状态不处理，同样加重脑损害。

（6）呼吸支持　重症脑炎常合并呼吸衰竭，机械通气可显著降低病死率，使用呼吸机应避免过度通气，也不能使用允许性高碳酸血症通气策略。

（7）继发感染的预防　重症脑炎患者如建立人工气道，缺少气道保护机制，有创操作多，尤其容易合并呼吸机相关性肺炎，此外，压力性损伤、尿路感染也是常见的并发症，需注意预防。

五、护理评估

（1）健康史　询问患者起病时间、形式；否有感冒受凉史，有无头痛、发热、皮疹、脖子僵硬，是否出现恶心、呕吐、精神差、嗜睡等；是否接种过疫苗，是否吃过会降低免疫力的药物；了解患者休息与睡眠是否充足规律。

（2）身体状况　观察患者有无精神症状，评估患者的神志、瞳孔及生命体征情况；评估患者有无神经功能缺损，有无脑部受损的表现，是否继发癫痫。

（3）辅助检查　了解血常规，有无周围血淋巴细胞或单核细胞比例上升，了解腰椎穿刺和脑脊液分析有无异常，了解头颅 CT 或磁共振成像（MRI）有无异常。

（4）心理-社会状况　评估患者及家属是否了解疾病相关知识。

六、护理问题

（1）急性意识障碍　与脑实质炎症有关。

（2）舒适的改变（头痛）　与颅内压增高有关。

（3）营养失调（低于机体需要量）　与发热与摄入不足有关。

（4）体温过高　与病毒血症有关。

（5）躯体移动障碍　与昏迷、瘫痪有关。

（6）潜在并发症（颅内压增高）　与颅内感染有关。

（7）受伤的危险　与惊厥状态有关。

七、护理措施

（1）**一般护理**　保证足够的休息，建立良好的生活习惯，勤洗手，室内多通风，少去人群密集的场所，保持良好的卫生习惯。对于卧床不起的患者应该及时吸痰、排痰，预防压力性损伤以及肺炎的发生。头颅局部亚低温治疗中枢性高热，冰帽治疗时间较长，需注意加强监测和护理：①争取早期使用，疗效较明显；②预防耳郭及枕部冻伤发生；③定时更换冰帽内的冰袋。由于本病的病变主要累及额叶、边缘叶及颞叶，因此精神症状出现早且严重。主要表现为幻觉、错觉、烦躁、抑郁；因此，需要密切观察病情，以防精神症状而发生意外。

（2）**饮食护理**　给予易消化、高蛋白、富含维生素的饮食。蛋白质分配在三餐中的比例符合要求。若有精神症状的患者，可提供适当安全的进餐用具，协助进餐；若有意识障碍的患者，患者的病情多处于危重状态，应在住院期间提供胃肠内营养支持（EN）。EN可以改善患者的代谢反应、提高免疫力、减少炎症反应、保证热量的摄入、缩短住院时间。首先与医师及营养师共同建立摄入目标，教育患者的家属EN的重要性，选择适合患者的营养供给途径，如胃管鼻饲。营养液应结合患者的病情、营养状况及对营养液的耐受情况选择多用匀浆、要素饮食；要素饮食从低浓度、小剂量开始，若无胃肠道反应，每间隔1～2天调整1次。

（3）**生活护理**　保持患者的清洁与舒适，有颈强直的患者，可选用柔软的枕头或颈部辅助器具缓解。卧床患者应加强皮肤护理，定时翻身，受压部位定时按摩，以促进局部的血液循环，骨突出处放置水垫、海绵垫，保持受压部位皮肤卫生，使用气垫床，预防压力性损伤；加强口腔护理，清醒患者鼓励其自行漱口和咳痰，预防肺部感染。

（4）**用药护理**

① 阿昔洛韦为广谱抗病毒药，目前临床上广泛应用在病毒感染的各种疾病中，疗效良好。但是在静脉输注过程中常出现注射部位的炎症或静脉炎，引起穿刺部位疼痛、灼痛、刺痛、瘙痒、皮疹等。严重时可能发生肾功能损伤、低血压。a. 用药前：与患者充分沟通常见的不良反应等，让患者对药物的基本常识有所了解，主动接受此药物的输液治疗。充分与主管医生沟通，在保证药物疗效的情况下，尽量减小药物的配制浓度。对患者进行细致的评估，包括心理、躯体状况的充分了解。b. 用药时：血管注射部位应选择在患者活动度良好的一侧肢体上，注射部位皮肤完整、无破损、无炎性反应，避开关节，同时应避免在下肢输注，严格执行无菌操作原则，严禁穿刺部位污染，争取做到一次穿刺成功，减少反复穿刺造成的血管损伤。输注过程中严格控制滴速，药液至少在1h匀速滴入。c. 用药后：加强观察和护理，输液过程中护理人员应加强责任心，加强巡视，做到及时发现问题，及时处理。如有发现外渗及静脉炎早期征象时，应立即更换穿刺部位，并安慰患者消除紧张情绪，外渗部位应立即采用冷敷，24h后，可酌情应用95%乙醇或50%的硫酸镁湿敷，促进吸收，以最大可能地减轻患者的痛苦。

② 癫痫持续状态是一种严重而紧急的情况，必须在最短的时间内控制发作，如果出现，就应立即静推地西泮，在发作停止后，按医嘱咪达唑仑用微量泵持续泵入。但在使用地西泮后，仍有病例无效，一旦证实无效者，应尽快改用其他方法，常用水合氯醛保留灌肠，起效快，吸收充分，疗效好，方法为每次用 10% 水合氯醛 30mL，温度在 39～41℃。在癫痫发作时，要将患者头偏向一侧，迅速清除口腔、气管内分泌物，保持呼吸道通畅，防止窒息。

③ 由于本病的病变主要累及额叶、边缘叶及颞叶，因此精神症状出现早且严重。主要表现为幻觉、错觉、烦躁、抑郁；因此，需要密切观察病情，以防精神症状而发生意外，可给予抗精神病药物治疗，但抗精神病药物剂量较大时要定时测量血压，仔细观察血压变化，并及时处理。重症病毒性脑炎往往有严重的脑水肿、高颅压，严重者易发生脑疝。为掌握颅内压增高的变化动向，要定时观察意识状态、瞳孔大小、肢体运动及血压、脉搏、呼吸等生命体征的变化，在发现颅内压增高明显或出现脑疝前驱症状时，如意识障碍加深、瞳孔散大、对光反应消失、血压持续升高、呼吸变慢，要立即报告医师，并快速大剂量静滴甘露醇。

（5）康复护理　恢复期对患者进行语言、智力及肢体功能的锻炼，鼓励患者及其家属，树立信心，坚持康复治疗，减少后遗症。从患者熟悉的人、事物、简单的发音或词汇、喜爱的歌开始锻炼其听力、记忆力及语言能力。根据肢体强直情况，予肢体按摩和被动活动，配合针灸循序渐进，鼓励患者主动活动，使其恢复正常功能。留有后遗症患者可行高压氧治疗，以改善脑缺氧，减轻脑水肿，降低颅内压，促进觉醒反应和神经功能恢复。

（6）心理护理　重症病毒性脑炎病情重，病程长，其家属心理紧张、焦虑、悲观，护士应主动与家属交流，稳定其情绪，并举例说明病毒性脑炎治愈成功率，使其树立信心，照顾好患者。以娴熟的技术赢得患者的信任、配合，在生活上应关心、照顾患者，介绍周围环境，使其尽快熟悉，消除其陌生、紧张心理，鼓励患者交流，使其保持良好的心态，安心接受治疗。

第二节·脑干出血患者的护理

脑干出血是指非外伤性的中脑、脑桥和延髓出血。脑干出血约占脑出血的 10%，绝大多数为脑桥出血，系基底动脉的脑桥支破裂所致。偶见中脑出血，延髓出血罕见。

一、病因与病理

脑干出血发病原因很多，主要原因是高血压动脉粥样硬化，其次是先天性脑血管畸形。此外，吸烟、饮酒等不良生活习惯也会诱发脑干出血。

病理学检查可见血肿中心充满血液或紫色葡萄浆状血块，周围水肿，并有炎细胞浸润。血肿较大时引起颅内压增高，可使脑组织和脑室移位、变形，重者形成脑疝。

二、临床表现

根据出血的部位不同，脑干出血可表现为不同症状。典型症状多表现为患者突然意识丧失、眼球运动障碍、肢体感觉障碍等，并可见肺部感染、上消化道出血等并发症。

（1）脑桥出血　多由基底动脉脑桥支破裂所致，出血灶多位于脑桥基底部与被盖部之间。大量出血（血肿＞5mL）累及双侧被盖部和基底部，常破入第四脑室，患者迅即出现昏迷、双侧针尖样瞳孔、呕吐咖啡样胃内容物、中枢性高热、中枢性呼吸障碍、眼球浮动、四肢瘫痪和去大脑强直发作等。小量出血可无意识障碍，表现为交叉性瘫痪和共济失调性偏瘫，两眼向病灶侧凝视麻痹或核间性眼肌麻痹。

（2）中脑出血　少见，常有头痛、呕吐和意识障碍，轻症表现为一侧或双侧动眼神经不全麻痹、眼球不同轴、同侧肢体共济失调，也可表现为韦伯综合征或贝内迪克特综合征；重症表现为深昏迷，四肢松弛性瘫痪，可迅速死亡。

（3）延髓出血　更为少见，临床表现为突然意识障碍，影响生命体征，如呼吸、心率、血压改变，继而死亡。轻症患者可表现不典型的瓦伦贝格综合征。

三、辅助检查

（1）CT和CTA检查　是确诊脑干出血的首选检查方法，可清晰、准确显示出血量大小、血肿形态、脑水肿情况及是否破入脑室等，有助于指导治疗、护理和判定预后。发病后即刻出现边界清楚的高密度影像。

（2）头颅MRI　对检出脑干的出血灶和监测脑出血的演进过程优于CT，比CT更易发现脑血管畸形、肿瘤及血管瘤等病变。

（3）脑脊液　脑脊液压力增高，血液破入脑室者脑脊液呈血性。重症依据临床表现可确诊者不宜进行此项检查，以免诱发脑疝。

（4）DSA　脑出血患者般不需要进行DSA检查。除非疑有血管畸形、血管炎或烟雾病又需外科手术或血管介入治疗时才考虑进行。DSA可清楚显示异常血管和造影剂外漏的破裂血管及部位。

（5）其他检查　包括血常规、血生化、凝血功能、心电图等，有助于了解患者的全身状态。重症脑出血急性期白细胞、血糖和血尿素氮明显增高。

四、治疗措施

治疗原则为脱水降颅压，调整血压防止继续出血，减轻血肿所致继发性损害，促进神经功能恢复，加强护理防治并发症。

（1）一般治疗　卧床休息，密切观察患者生命体征，保持呼吸道通畅，吸氧，保持肢体的功能位，鼻饲，预防感染，维持水电解质平衡等。

（2）药物治疗

① 脱水降颅压：脑出血后48h脑水肿达高峰，维持3～5天后逐渐降低，可持续2～3周或更长。脑水肿可使颅内压增高，并致脑疝形成，是导致患者死亡的直接原因。积极控制脑水肿、降低颅内压是脑出血急性期治疗的重要环节。可选用：

a. 20％甘露醇 125～250mL，快速静滴，1 次/6～8h，疗程 7～10 天。b. 呋塞米 20～40mg 静注，2～4 次/d。c. 甘油果糖 500mL 静滴，3～6h 滴完，1～2 次/d，脱水降颅压作用较甘露醇缓和，用于轻症患者、重症患者病情好转期和肾功能不全者。

② 止血和凝血治疗：仅用于并发消化道出血或有凝血障碍时，对高血压性脑出血无效。常用氨基己酸、氨甲环酸等。应激性溃疡导致消化道出血时，可用西咪替丁、奥美拉唑等药物。

③ 调控血压：脑出血后血压升高，是机体对颅内压升高的自动调节反应，以保持相对稳定的脑血流量，当颅内压下降时血压也随之下降。因此，脑出血急性期一般不予应用降压药物，而以脱水降颅压治疗为基础。但血压过高时，可增加再出血的风险，应及时控制血压。当血压≥200/110mmHg 时，应采取降压治疗，使血压维持在略高于发病前水平或 180/105mmHg 左右。收缩压在 180～200mmHg 或舒张压在 100～110mmHg，暂不用降压药物。脑出血患者血压降低速度和幅度不宜过快、过大，以免造成脑低灌注；血压过低者，应进行升压治疗以维持足够的脑灌注。急性期血压骤然下降提示病情危重。脑出血恢复期应将血压控制在正常范围。

（3）外科治疗　脑干的解剖结构复杂性和功能重要性决定其手术难度极大、手术风险极高，既往人们一直将脑干出血作为外科手术的禁忌证，国内外学者大多采取病死率高的保守治疗。近年来随着医学的不断发展进步和临床研究的不断深入，丰富了外科治疗脑干出血方式的可选择性，从以往的单纯大骨瓣开颅术拓展成现在的微创血肿清除术和微侵袭立体定位穿刺血肿引流术，并取得了较好的效果，改善了脑干出血的预后。

（4）亚低温疗法　亚低温疗法是在应用肌松剂和控制呼吸的基础上，采用降温毯、降温仪、降温头盔等进行全身和头部局部降温，将温度控制在 32～35℃。局部亚低温治疗是脑干出血的一种新的辅助治疗方法，可减轻脑水肿，减少自由基生成，促进神经功能缺损恢复，改善患者预后，且无不良反应，安全有效。初步的基础临床研究认为，脑干出血发生后越早应用亚低温越好。

（5）康复治疗　早期将患肢置于功能位。患者生命体征稳定、病情不再进展，应尽早进行肢体、语言功能和心理的康复治疗，以恢复其神经功能，提高生存质量。

五、护理评估

（1）健康史

① 病因和危险因素：询问患者既往有无高血压、动脉粥样硬化、血液病和家族脑卒中病史；是否遵医嘱进行降压、抗凝等治疗和治疗效果及目前用药情况；了解患者的性格特点、生活习惯与饮食结构。

② 起病情况和临床表现：了解患者是在活动还是安静状态下发病；发病前有无情绪激动、活动过度、疲劳、用力排便等诱因和头晕、头痛、肢体麻木等前驱症状；发病时间及病情发展的速度；是否存在剧烈头痛、喷射性呕吐、意识障碍、烦躁不安等颅内压增高的表现及其严重程度。

（2）身体状况　血压升高程度；有无中枢性高热和呼吸节律（潮式、间停、抽泣样呼吸等）、频率和深度的异常；脉率和脉律；瞳孔大小及对光反应有无异常；有无意识障碍及其程度；有无失语及其类型；有无肢体瘫痪及其类型、性质和程度；有无吞咽困难和饮水呛咳；有无排便、排尿障碍；有无颈部抵抗等脑膜刺激征和病理反射；机体营养状况。

（3）辅助检查

① 头颅 CT：有无高密度影像及其出现时间。

② 头颅 MRI 和 DSA：有无脑血管畸形、肿瘤及血管瘤等病变的相应表现。

③ 脑脊液：颜色及压力有无增高。

④ 血液检查：有无白细胞、血糖和血尿素氮增高及其程度等。

（4）心理-社会状况　了解患者是否存在因突然发生肢体残疾或瘫痪卧床，生活需要依赖他人而产生的焦虑、恐惧、绝望等心理反应；患者及家属对疾病的病因和诱因、治疗护理经过、防治知识及预后的了解程度；家庭成员组成、家庭环境及经济状况和家属对患者的关心、支持程度等。

六、护理问题

（1）有受伤的危险　与脑出血导致脑功能损害、意识障碍有关。

（2）潜在并发症（脑疝、上消化道出血）。

（3）自理缺陷　与脑出血所致偏瘫、共济失调或医源性限制（绝对卧床）有关。

（4）有失用综合征的危险　与脑出血所致意识障碍、运动障碍或长期卧床有关。

七、护理措施

1. 一般护理

（1）严格遵循无菌操作规范进行各项治疗和护理操作。将病房内的温度调节为 20～22℃，将相对湿度调节为 60%～70%。每天打开病房的窗户通风 30min。严格限制进入病房的患者家属数量及探视时间。

（2）密切观察瞳孔、意识、体温、脉搏、呼吸、血压等生命体征及肌力，如患者出现剧烈头痛、喷射性呕吐、烦躁不安、血压升高、脉搏减慢、意识障碍进行性加重、双侧瞳孔不等大、呼吸不规则等脑疝的先兆表现，应立即报告医师。

（3）绝对卧床休息 2～4 周，抬高床头 15°～30°，减轻脑水肿。病室环境安静，减少探视，各项治疗护理操作集中进行，以减少刺激。躁动患者加保护性床挡，必要时用约束带适当约束。避免各种引起颅内压增高的因素，如剧烈咳嗽、打喷嚏、屏气、用力排便、大量快速输液和躁动不安等。过度烦躁不安患者可遵医嘱适量应用镇静剂，便秘者遵医嘱应用缓泻剂。

（4）观察患者有无恶心、上腹部疼痛、饱胀、呕血、黑粪、尿量减少等症状和体征。胃管鼻饲的患者，每次鼻饲前先抽吸胃液，并观察其颜色，如为咖啡色或血性，提示发生出血。观察患者大便的量、颜色和性状，进行大便隐血试验以及时发现小量出血。观察患者有无面色苍白、口唇发绀、皮肤湿冷、烦躁不安、尿量减少、血压下降等失血性休克的表现。

（5）保持呼吸道通畅，及时吸痰以清除口腔和鼻腔内分泌物，防止舌根后坠阻塞呼吸道、误吸和窒息。大部分脑干出血患者在发病的初期处于昏迷的状态，其无咳嗽反射，不能顺利地排出其呼吸道内的分泌物。这些分泌物会在干燥后形成痰痂，黏附在患者的呼吸道内。脑干出血患者还会因为颅内出血引发的占位效应及脑组织水肿而出现颅内压升高的症状，进而引发呕吐。对此，护理人员密切观察患者的临床症状，及时清除其口腔、鼻咽部及气管内的呕吐物和误吸物。在听到患者出现痰鸣音时为其吸痰。若按照常规方法为患者吸痰后没有有效地清除其痰液，可改为使用更细的吸痰管为其吸痰，从而有效地吸除其细支气管内的痰液。遵医嘱对患者进行气道湿化护理。

（6）气管切开患者的护理。气管切开术后让患者取侧卧位或仰卧位。在患者取仰卧位时将其头部偏向一侧。将患者的床头抬高 15°～ 25°。对深度昏迷的患者，将其床头抬高 30°～45°，从而降低其颅内压。每 2h 为患者拍背一次。为患者拍背时由外向内、由下向上拍打其背部，保持手部发力均匀、力度适中。在为患者拍背后立即为其吸痰。每天为患者更换切口处的敷料。监测患者的血氧饱和度，确保其血氧饱和度＞95％。在患者可稳定地进行自主呼吸、气道分泌物减少、意识清晰、出现咳嗽反射后，为其拔除气管导管。

2. 饮食护理

（1）给予低盐、低脂、高蛋白、高维生素、清淡、易消化营养丰富的饮食。必要时予流质或半流质饮食，补充足够水分（每天液体入量不少于 2500mL）和热量。食物应无刺激性，温度适宜，少量多餐。昏迷或有吞咽障碍者，遵医嘱予鼻饲饮食。

（2）有上消化道出血的患者应遵医嘱禁食，出血停止后给予清淡、易消化、无刺激性、营养丰富的温凉流质饮食，少量多餐，防止胃黏膜损伤及加重出血。

（3）使用胃管对患者进行肠内营养支持。为患者使用胃管输注肠内营养剂时，遵循"先慢后快、先少后多、先稀后稠"的原则。使用恒温器将肠内营养剂的温度维持在 37～40℃，减轻对患者消化道造成的刺激，降低其腹泻的发生率。

3. 生活护理

（1）加强口腔、皮肤护理和大小便的护理，防止便秘。记录患者 24 h 内大便的次数，三天未解大便者，遵医嘱用缓泻剂。对于排尿困难的患者应评估患者有无尿潴留和尿路感染等症状，可指导患者精神放松，腹部按摩、热敷以刺激排尿，必要时给予导尿和留置尿管。满足患者舒适和基本生活需要，加强口腔护理，保持身体清洁。保持衣着干净、无污物、汗渍，出汗多或流涎时应及时给予抹洗，并更换衣物被服；按时翻身，变换体位时尽量减少头部摆动幅度，以免加重出血。注意保持床单位整洁、干燥，禁止将床垫、防水油布等不透气的物品长时间垫在患者的身下，观察患者长期受压部位的皮肤是否存在脱皮及血液循环不良的情况，长期卧床的患者必要时使用气垫床或自动减压床，以预防压力性损伤。

（2）与患者和家属共同制订切实可行的运动锻炼计划，预防下肢静脉血栓。如将患侧肢体置于功能位，指导和协助患者进行肢体的主动、被动运动，预防关节僵硬和肢体挛缩畸形。指导患者进行踝泵运动，必要时使用血栓泵，预防下肢静脉血栓。

4. 用药护理

(1) 降低颅内压 20％甘露醇125mL应在15～30min内滴完，避免药物外渗。注意甘露醇的致肾衰竭作用，观察尿量和尿液颜色，定期复查电解质。遵医嘱正确服用降压药物，维持血压稳定。

(2) 应激性溃疡出血 有上消化道出血的患者，应遵医嘱应用H_2受体拮抗剂如雷尼替丁、质子泵抑制剂如奥美拉唑减少胃酸分泌，冰盐水＋去甲肾上腺素胃管注入止血，可根据患者胃出血的情况在4～6h后再为其注入一次。枸橼酸铋钾口服保护胃黏膜等。注意观察药物的疗效和不良反应，如奥美拉唑的转氨酶升高、枸橼酸铋钾的大粪发黑（注意与上消化道出血所致的黑粪鉴别）等。

5. 康复护理

(1) 早期康复护理 一般来说，早期康复多根据患者情况在病房进行床边肢体活动、吞咽等康复治疗。

(2) 恢复期康复护理 恢复期康复多为发病后第2、3个月。病情稳定状态且CT检查出血停止后，开展高压氧气治疗。此治疗方法临床应用效果较好，但严重肺部感染痰量多，呼吸功能比较差时，需要等到病情恢复之后再接受高压氧气治疗。颅脑损伤患者会出现睡眠颠倒表现，需要进行康复训练。康复治疗实践中，对患者实施剥夺日间过多睡眠护理干预，同时结合夜间诱导睡眠干预。根据患者的睡眠障碍程度，比如入睡困难和睡后易醒等，进行相应的护理干预，改善患者的睡眠功能障碍。

(3) 后期康复

① 运动功能的训练：a. 恢复和增强肌肉训练，当肌力为0～1级水平时，运用被动运动和按摩以及低频直流电刺激，通过增加瘫痪肌肉位置的血液供给量，减缓肌肉萎缩。颅脑损伤患者要积极配合，主动屈伸健侧和患侧的同个关节。当肌力达到1～2级水平时，增加肌电生物反馈治疗。使用敏感电子仪器，引出主动收缩时的肌肉电流，增强肌力，同时训练主动肌和拮抗肌协调功能。b. 抗痉挛练习，采取放松练习以及协调训练等进行康复治疗。采取放松练习方法时，要在舒适的体位下进行练习，比如延伸下垂以及旋转等。c. 日常生活能力训练，侧重日常生活能力训练，增强患者的独立生活能力。对于障碍程度严重者，可结合辅助器具或者支具，完成进食以及盥洗等行为。通过加强日常生活能力的训练，减少患者对他人的依赖，同时能够增强患者的自信心，使其能够积极参与康复治疗。

② 改善认知能力：a. 记忆能力的训练，做好时间长短的把控和记忆内容多少的把控，逐渐增加训练时间和内容，通过反复刺激，提高颅脑损伤患者的记忆能力。记忆训练应该坚持从简单到复杂的原则，将整个记忆训练分解为多个小节进行训练。运用鼓励训练方法，增强患者的自信心，使其能够积极配合康复训练。开展记忆训练时，可以结合视觉和听觉等感觉训练，保障训练的效果。除此之外，可以运用编故事法和记忆辅助物方法等，增强记忆训练的效果。b. 注意力训练，运用猜球训练方法，使用透明玻璃杯和弹球，引导患者注视，治疗人员将弹球放入透明玻璃杯中，让颅脑损伤患者指出弹球所在的杯子，反复进行训练，当没有错误出现后改用不透明的杯子加强训练。c. 思维能力训练，在颅脑损伤者的康复训练中，思维能力训练，主要包括推理能力和分析能力以及综合概括能力等的训练。可以运

用读报纸和排列数字等方法进行训练，增强患者的思维能力。

指导患者和家属自我护理的方法和康复训练技巧，如向健侧和患侧的翻身训练、桥式运动等肢体功能训练及语言和感觉功能训练的方法；使患者和家属认识到坚持主动或被动康复训练的意义，预防关节僵硬和肢体挛缩畸形。

6. 心理护理

指导高血压患者避免引起血压骤然升高的各种因素，保持情绪稳定和心态平和，避免过分喜悦、愤怒焦虑、恐惧悲伤等不良心理和惊吓等刺激。有消化道出血的话，应告知患者或家属上消化道出血的原因。安慰患者，消除其紧张情绪，创造安静舒适的环境，保证患者休息。

第三节 · 大面积脑梗死的护理

大面积脑梗死（LHI）通常是颈动脉主干、大脑中动脉主干或皮质支完全性卒中，导致该动脉供血区的脑组织坏死、软化。该病是脑卒中较为严重的一类，发病突然，病情严重，即使抢救成功后生活质量仍然低下。急性期病死率为 5%～15%，多死于肺炎、脑疝、心力衰竭等。10%～20% 的患者在 10 天内发生第二次脑梗死，二次梗死的病死率更高。多数患者有高血压、糖尿病、心脏病等病史，这些因素可导致血管壁损害、血液成分及血流动力学改变，尤其是房颤导致心脏内附壁栓子形成，一旦大栓子脱落，进入脑动脉，便可导致本病的发生。

一、病因与病理

1. 病因

（1）非栓塞性脑梗死

① 动脉硬化症：在动脉血管壁内，出现动脉粥样硬化斑块的基础上形成血栓。

② 动脉炎：脑动脉炎症性改变多可使血管壁发生改变，管腔狭窄而形成血栓。

③ 高血压：可引起动脉壁的透明变性、动脉内膜破裂，使血小板易于附着和集聚而形成血栓。

④ 血液病：红细胞增多症等易发生血栓。

⑤ 机械压迫：脑血管的外面受附近肿瘤等因素的压迫，可以出现血管闭塞的改变。

⑥ 外伤：可以撕裂动脉，造成大面积脑梗死。

（2）栓塞性脑梗死　常是血流带进颅内的固体、液体或气体栓子将某一支脑血管堵塞，其病因很多，主要为心源性与非心源性两类。

① 心源性：急性或亚急性心内膜炎，一般发生在心脏病的基础上。病变的内膜上由于炎症结成赘生物，脱落后随血液入颅发生脑栓塞。诸如心肌梗死、先天性心脏病、心脏肿瘤、心脏手术等都易造成栓子脱落，尤其是这些心脏病出现房颤时，更易使栓子脱落，均可造成脑栓塞。

② 非心源性：气栓塞、长骨骨折时的脂肪栓塞、肺静脉栓塞、脑静脉栓塞都是非心源性脑栓塞的原因。有的查不到栓子的来源，称为来源不明的脑栓塞。

2. 病理

颈内动脉系统脑梗死占 80%，椎基底动脉系统脑梗死占 20%。闭塞好发的血管依次为颈内动脉、大脑中动脉、大脑后动脉、大脑前动脉及椎-基底动脉等。闭塞血管内可见动脉粥样硬化改变、血栓形成或栓子。局部血液供应中断引起的脑梗死多为白色梗死（即贫血性梗死）。如果闭塞的血管再开通，再灌流的血液可经已损害的血管壁大量渗出，使白色梗死转变为红色梗死（即出血性梗死）。

脑梗死 1 天后，梗死灶开始出现边缘模糊水肿区，并出现大量炎性细胞浸润。梗死 1～2 天后，大量毛细血管和内皮细胞增生，中性粒细胞被巨噬细胞替代。大面积脑梗死 3～5 天脑组织高度肿胀，可向对侧移位，导致脑疝形成。

二、临床表现

大面积脑梗死根据梗死灶位置大小及范围不同，以及是否影响周围的脑组织，所产生的症状和体征也不同。临床主要表现为头痛、呕吐、失语、构音障碍、吞咽障碍以及不同程度的意识障碍，绝大部分患者都有肢体功能障碍。

三、辅助检查

（1）实验室检查　血、尿、粪常规及生化检查。

（2）CT 检查　明确脑组织坏死（即脑梗死）的部位、大小、脑水肿的程度等对治疗有指导意义，但在发病 24h 以内常不能发现病灶。

（3）MRI 检查　该检查可弥补头颅 CT 在 24h 内不能发现病灶及对某些部位病灶显示不良的缺陷，尤其是磁共振血管成像尚能显示较大的闭塞血管。

四、治疗措施

（1）一般治疗

① 保持呼吸通畅：呼吸困难者可给予吸氧，必要时行气管切开术。

② 早期活动，防止压力性损伤形成。每 2h 翻身拍背和被动活动瘫痪肢体一次。

③ 加强营养，根据患者的具体情况行鼻饲、静脉高营养等，给患者创造恢复的机会。

（2）药物治疗

① 溶栓治疗：即发病后 3～6h 以内进行。可静脉给药溶栓，也可动脉给药溶栓，动脉溶栓未广泛应用于临床。常用药物有尿激酶、纤溶酶原激活剂（t-PA）。溶栓治疗的主要危险性和副作用是颅内出血，心源性栓塞脑出血的概率更高。

② 降低脑水肿：大面积脑梗死时可出现脑水肿，是发病后 1 周内死亡的常见原因。应使用 20%甘露醇降低颅内压，肾功能异常者可用甘油果糖和呋塞米。

③ 抗感染：预防和治疗呼吸道和泌尿系感染，合理应用抗生素。

④ 防止肺栓塞和下肢深静脉血栓形成：可预防性使用皮下注射低分子肝素或肝素制剂。

⑤ 调整血压：脑梗死时要慎重使用降压药，如血压为 (150～160)/100mmHg 时不需要使用降压药。血压降得过低可加重脑缺血。

⑥ 控制血糖：急性期患者血糖升高较常见，可能为原有糖尿病的表现或应激反应，当血糖＞11.1mmol/L 时，应遵医嘱给予降糖治疗；避免发生低血糖，当血糖＜2.8mmol/L 时，给予 10％ ～ 20％葡萄糖口服或静注。

⑦ 抗血小板聚集：遵医嘱给予阿司匹林、氯吡格雷口服，用药过程中注意观察有无皮肤黏膜出血、牙龈出血、大便发黑等出血表现。

⑧ 脑保护治疗：应用胞磷胆碱、钙通道阻滞剂、自由基清除剂、脑蛋白水解物等药物和采用头部或全身亚低温治疗，可通过降低脑代谢，干预缺血引发细胞毒性机制而减轻缺血性脑损伤。

⑨ 中医中药治疗：丹参川芎嗪、三七、葛根素、银杏叶制剂等可降低血小板聚集和血液黏滞度，抗凝，改善脑循环。

（3）外科治疗　对大脑半球的大面积梗死，可行开颅降压术和（或）部分脑组织切除术；伴有脑积水者可行脑室引流；颈动脉狭窄＞70％的患者可考虑颈动脉内膜切除术、血管成形术和血管内支架置入术。

（4）高压氧舱治疗　对呼吸正常，呼吸道无明显分泌物，无抽搐以及血压正常的脑血栓形成患者，宜尽早配合高压氧舱治疗。高压氧舱治疗脑血栓形成的机制为：①提高血氧供应，增加有效弥散距离，促进侧支循环形成；②在高压氧状态中，正常脑血管收缩，从而出现了"反盗血"现象，增加了病变部位脑血液灌注；③脑组织有氧代谢增强，能量产生增多，加速酸性代谢产物的清除，为神经组织的再生和神经功能的恢复提供了良好的物质基础。

（5）康复治疗

① 早期康复治疗：如果患者神经功能缺损的症状和体征不再加重，生命体征稳定，即可进行早期康复治疗，目的是减少并发症出现和纠正功能障碍，为提高患者的生活质量打好基础。如加强卧床患者体位的管理，进行良肢位的摆放、加强呼吸道管理和皮肤的管理以预防感染和压力性损伤，进行肢体被动或主动运动以防关节挛缩和肌肉萎缩等。

② 恢复期康复治疗：继续稳定患者的病情，高血压患者控制血压，高血脂患者控制血脂等。恢复期患者的患侧肢体由松弛性瘫痪逐渐进入痉挛性瘫痪，康复治疗是重要的治疗手段。原则是综合各种康复手段，如物理疗法、针灸、言语训练、认知训练、吞咽功能训练，合理使用各种支具，促进患者患肢随意运动的出现，强化日常生活活动能力（ADL）训练，为患者早日回归家庭和社会做好必要的准备。

五、护理评估

（1）健康史

① 病因和危险因素：了解患者有无颈动脉狭窄、高血压、糖尿病、高脂血症、

TIA 病史，有无脑血管疾病的家族史，有无长期高盐、高脂饮食和烟酒嗜好，是否进行体育锻炼等。详细询问 TIA 发作的频率与表现形式，是否进行正规、系统的治疗。是否遵医嘱正确服用降压、降糖、降脂、抗凝及抗血小板聚集药物，治疗效果及目前用药情况等。

② 起病情况和临床表现：了解患者发病的时间、急缓及发病时所处状态，有无头晕、肢体麻木等前驱症状。是否存在肢体瘫痪、失语、感觉和吞咽障碍等局灶定位症状和体征，有无剧烈头痛、喷射性呕吐、意识障碍等全脑症状和体征及其严重程度。

（2）身体评估

① 生命体征：监测血压、脉搏、呼吸、体温。大脑半球大面积脑梗死患者因脑水肿导致高颅压，可出现血压和体温升高、脉搏和呼吸减慢等生命体征异常。

② 意识状态：有无意识障碍及其类型和严重程度。脑血栓形成患者多无意识障碍，如发病时或病后很快出现意识障碍，应考虑椎基底动脉系统梗死或大脑半球大面积梗死。

③ 头颈部检查：双侧瞳孔大小、形状、对称性及对光反应是否正常；视野有无缺损；有无眼球震颤运动受限及眼睑闭合障碍；有无面部表情异常、口角歪斜和鼻唇沟变浅；有无听力下降或耳鸣；有无饮水呛咳、吞咽困难或咀嚼无力；颈动脉搏动强度，有无杂音。优势半球病变时常出现不同程度的失语，大脑后动脉血栓形成可致对侧同向偏盲，椎-基底动脉系统血栓形成可致眩晕、眼球震颤、复视、眼肌麻痹、发音不清、吞咽困难等。

④ 四肢脊柱检查：有无肢体运动和感觉障碍；有无步态不稳或不自主运动。四肢肌力、肌张力，有无肌萎缩或关节活动受限；皮肤有无水肿、多汗、脱屑或破损；括约肌功能有无障碍。大脑前动脉血栓形成可引起对侧下肢瘫痪，颈动脉系统血栓形成主要表现为病变对侧肢体瘫痪或感觉障碍。如为大脑中动脉血栓形成，瘫痪和感觉障碍限于面部和上肢；后循环血栓形成可表现为小脑功能障碍。

（3）辅助检查

① 血液检查：血糖、血脂、血液流变学和凝血功能检查是否正常。

② 影像学检查：头部 CT 和 MRI 有无异常及其出现时间和表现形式；DSA 和 MRA 是否显示有血管狭窄、闭塞、动脉瘤和动静脉畸形等。

③ TCD：有无血管狭窄、闭塞、痉挛或侧支循环建立情况。

（4）心理-社会状况　观察患者是否存在因疾病所致焦虑等心理问题，了解患者和家属对疾病发生的相关因素、治疗和护理方法、预后、如何预防复发等知识的认知程度；患者家庭条件与经济状况及家属对患者的关心和支持度。

六、护理问题

（1）意识障碍　与脑组织大面积梗死、颅内压增高有关。

（2）躯体活动障碍　与运动中枢损害致肢体瘫痪有关。

（3）语言沟通障碍　与语言中枢损害有关。

（4）生活自理缺陷　与疾病引起的肢体无力和语言障碍有关。

（5）低效性呼吸形态　与肺部疾病有关。

（6）吞咽障碍　与意识障碍或延髓麻痹有关。

（7）有失用综合征的危险　与意识障碍、偏瘫所致长期卧床有关。

（8）焦虑/抑郁　与瘫痪、失语、缺少社会支持及担心疾病预后有关。

（9）知识缺乏　缺乏疾病治疗、护理、康复和预防复发的相关知识。

（10）潜在并发症　①出血：与使用抗凝药物、抗血小板聚集药物有关。②再梗：与疾病导致原梗死部位发生再梗或新发部位梗死有关。③应激性溃疡：与大面积脑梗死引起应激反应有关。④感染：肺部感染，管路相关感染。

七、护理措施

（1）一般护理　患者所处环境应保持安静、整洁，减少光照刺激，取头高足低位，有呕吐时，头偏向一侧。运动障碍的患者重点要防止坠床和跌倒，确保安全。床铺高度适中，应有保护性床挡；呼叫器和经常使用的物品应置于床头患者伸手可及处；运动场所要宽敞明亮，无障碍物阻挡，建立"无障碍通道"走廊。走廊、厕所要装好扶手，以方便患者起坐、扶行；地面要保持平整干燥，防湿、防滑、去除门槛；患者最好穿防滑软橡胶底鞋，穿着布衣服，衣着应宽松；患者在行走时不要在其身旁擦过或在其面前穿过，同时避免突然呼唤患者，以免分散其注意力。

（2）饮食护理　观察患者能否经口进食及进食类型（固体、流质、半流质）、进食量和进食速度，饮水时有无呛咳；评估患者吞咽功能，有无营养障碍。

① 体位选择：选择既安全又有利于进食的体位。能坐起的患者取坐位进食，头略前屈、不能坐起的患者取仰卧位将床头摇起 30°，头下垫枕使头部前屈。此种体位下进食，食物不易从口腔中漏出，又有利于食团向舌根运送，还可以减少向鼻腔逆流及误吸的危险。

② 食物的选择：对有发病危险因素或病史者，指导进食高蛋白、高维生素、低盐、低脂、低热量清淡饮食，多食新鲜蔬菜、水果、谷类、鱼类和豆类，保持能量供需平衡，戒烟、限酒。选择患者喜爱的营养丰富易消化的食物，注意食物的色、香、味及温度，为防止误吸，便于食物在口腔内的移送和吞咽，食物应符合：柔软、密度与性状均一；不易松散，有一定黏度；能够变形，利于顺利通过口腔和咽部；不易粘在黏膜上。故可将食物调成糊状或通过烹调时勾芡，使食物易于形成食团便于吞咽。

③ 吞咽方法的选择：空吞咽和吞咽食物交替进行。侧方吞咽：吞咽时头侧向健侧肩部，防止食物残留在患侧梨状隐窝内，尤其适合面瘫的患者。点头样吞咽：吞咽时配合头前屈、下颌内收如点头样的动作，加强对气道的保护，利于食物进入食管。

④ 对不能吞咽的患者，应予鼻饲饮食并教会照顾者鼻饲的方法及注意事项，加强留置胃管的护理。

⑤ 患者因疲劳有误吸的危险，所以进食前应注意休息；应保持进餐环境的安静、舒适；告知患者进餐时不要讲话，减少进餐时环境中分散注意力的干扰因

素，如关闭电视和收音机、停止护理活动等，以避免呛咳和误吸；因用吸管饮水需要比较复杂的口腔肌肉功能，所以，患者不可用吸管饮水、饮茶，用杯子饮水时，保持水量在半杯以上，以防患者低头饮水的体位增加误吸的危险；床旁备吸引装置，如果患者呛咳、误吸或呕吐，应立即指导其取头侧位，及时清理口、鼻腔内分泌物和呕吐物，保持呼吸道通畅，预防窒息和吸入性肺炎。

（3）生活护理　告知患者改变不良生活方式，坚持每天进行 30min 以上的慢跑、散步等运动，合理休息和娱乐；对有 TIA 发作史的患者，指导其在改变体位时应缓慢，避免突然转动颈部，洗澡时间不宜过长，水温不宜过高，外出时有人陪伴，气候变化时注意保暖，防止感冒。

可根据 Barthel 指数评分确定患者的日常生活活动能力，并根据自理程度给予相应的协助。卧床及瘫痪患者应保持床单位整洁、干燥、无渣屑，减少对皮肤的机械性刺激。瘫痪患者垫气垫床或按摩床，抬高患肢并协助被动运动，必要时对骶尾部及足跟等部位给予减压装置保护，预防压力性损伤和下肢静脉血栓；帮助患者建立舒适卧位，协助定时翻身、拍背；每天全身温水擦拭 1～2 次，促进肢体血液循环，增进睡眠；患者需在床上大小便时，为其提供方便的条件、隐蔽的环境和充足的时间；指导患者学会和配合使用便器，便盆置入与取出要动作轻柔，注意勿拖拉和用力过猛，以免损伤皮肤；鼓励和帮助患者摄取充足的水分和均衡的饮食，养成定时排便的习惯，便秘者可适当运动和按摩下腹部，促进肠蠕动，预防肠胀气，保持大便通畅；注意口腔卫生，每天口腔护理 2～3 次，保持口腔清洁；提供特殊的餐具、牙刷、衣服等，方便和协助患者洗漱、进食、如厕、沐浴和穿脱衣服等，增进舒适感和满足患者基本生活需求。

（4）用药护理　患者常联合应用溶栓、抗凝、脑代谢活化剂等多种药物治疗。护士应熟悉患者所用药物的药理作用、用药注意事项、不良反应和观察要点，遵医嘱正确用药。

① 溶栓和抗凝药物：应严格掌握药物剂量，监测出凝血时间和凝血酶原时间，观察有无黑粪、牙龈出血、皮肤瘀点瘀斑等出血表现。密切观察症状和体征的变化，如患者原有症状和体征加重，或出现严重头痛、血压增高、脉搏减慢、恶心、呕吐等，应考虑继发颅内出血，立即停用溶栓和抗凝药物，协助紧急头颅 CT 检查。观察有无栓子脱落所致其他部位栓塞的表现，如肠系膜上动脉栓塞引起的腹痛、下肢静脉栓塞所致皮肤肿胀、发红及肢体疼痛和功能障碍，发现异常应及时报告医师处理。

② 20％甘露醇：选择较粗大的静脉给药，以保证药物能快速静滴（250mL 在 15～30min 内滴完），注意观察用药后患者的尿量和尿液颜色，准确记录 24h 出入量；定时复查尿常规、血生化和肾功能，观察有无脱水速度过快所致头痛、呕吐、意识障碍等低颅压综合征的表现，并注意与高颅压进行鉴别。

（5）康复护理　根据患者病情和功能恢复情况及时调整康复训练方案。如吞咽障碍的康复方法包括：唇、舌、颜面肌和颈部屈肌的主动运动和肌力训练；软腭冰刺激；咽下食物练习呼气或咳嗽（预防误咽）；构音器官的运动训练（有助于改善吞咽功能）。

鼓励生活能自理的患者做力所能及的家务，日常生活不过度依赖他人；告知患者和家属功能恢复需经历的过程，使患者和家属克服急于求成的心理，做到坚持锻炼、循序渐进。嘱家属在物质和精神上对患者提供帮助和支持。同时，也要避免患者产生依赖心理，增强自我照顾能力。

（6）心理护理　因偏瘫、失语及肢体和语言功能恢复速度慢，需时长，日常生活需依赖他人照顾，可使患者产生焦虑、抑郁等心理问题，进而影响疾病的康复和患者生活质量。应关心、尊重患者，鼓励其表达自己的感受，避免任何刺激和伤害患者的言行。多与患者和家属沟通，耐心解答患者和家属提出的问题，解除患者思想顾虑，鼓励患者和家属主动参与治疗护理活动。

第四节 · 延髓病变患者的护理

延髓位于脑干的最下端，居于脑桥和颈段脊髓之间，侵犯中枢神经系统的各种病变都可累及延髓。延髓病变包括出血、缺血性病变、占位性病变及炎性病变。

一、病因与病理

常见于血管性疾病、炎症、肿瘤、变性病、自身免疫性疾病等。病理表现有如下几种。

（1）延髓梗死与出血　主要是椎动脉硬化形成、椎动脉夹层及动脉炎、结缔组织病等。

（2）炎性与肉芽肿性病变　病理学上可见病变区神经细胞坏死，伴炎性细胞浸润、胶质细胞增生、髓鞘变性及脱失。

（3）脱髓鞘与变性疾病　累及延髓的多发性硬化合并脑干其他部位、幕上脑实质及脊髓病变。

（4）肿瘤与肿瘤样病变　以星形细胞瘤、血管网状细胞瘤常见，较少见的包括节细胞胶质瘤、间变性星形细胞瘤及室管膜瘤，髓母细胞瘤向前下可伸延到延髓，延髓转移瘤则甚少发生。延髓的肿瘤样病变主要是海绵状血管瘤。

二、临床表现

延髓内侧病变损害一侧锥体束与内侧丘系、舌下神经根，出现对侧躯干与上下肢及同侧面部瘫痪（即交叉性瘫痪）、对侧半身位置觉、运动觉与精细触觉障碍，称延髓内侧综合征。

延髓外侧部分病变，累及三叉神经脊束核、脊髓丘脑束与疑核，临床上出现典型的瓦伦贝格综合征，亦称延髓外侧综合征，表现为共济失调、吞咽困难、声音嘶哑、呃逆、对侧半身感觉障碍、同侧中枢性面瘫及霍纳综合征。延髓麻痹的鉴别要点详见表 19-1。

表 19-1　真性延髓性麻痹与假性延髓性麻痹的鉴别要点

项目	真性延髓性麻痹	假性延髓性麻痹
病变部位	疑核、舌咽、迷走神经	双侧皮质脑干束
下颌反射	消失	亢进
咽反射	消失	存在
强哭强笑	无	有
舌肌萎缩	常有	无
排尿障碍	无	有
脑电图	无异常	弥漫异常
病史	多为首次	多次发病

三、辅助检查

（1）脑脊液检查　椎管内出血，脑脊液压力可增高。

（2）影像学检查　CT 和 MRI 可显示病变部位的脊髓出血、梗死增粗。

（3）脊髓血管造影　可明确显示畸形血管的大小、范围、类型及与脊髓的关系。

四、治疗措施

（1）神经内科药物治疗。

（2）基础疾病治疗。

（3）控制眩晕，止吐，减轻患者痛苦和缓解紧张情绪。

（4）在溶栓时间窗且无溶栓禁忌证者应给予溶栓治疗，首选阿替普酶溶栓治疗。

（5）超过溶栓时间窗者，应给予积极抗血小板聚集、改善循环、调脂等治疗。考虑发病机制为动脉栓塞者，可给予双重抗血小板聚集治疗，同时给予强化他汀类药物治疗，考虑心源性栓塞稳定后应给予抗凝治疗。

（6）同时积极查找脑血管病危险因素，针对性地给予二级预防治疗。

（7）激素冲击治疗。

五、护理评估

（1）健康史　既往有无脑梗死、高血压、高血脂、糖尿病、冠心病等。

（2）身体评估　是否出现吞咽困难、眩晕、呕吐、肢体活动障碍等。

（3）辅助检查　头、颈 MRI 有无出血、梗死等。

（4）心理-社会状况　患者是否常因突然瘫痪、生活不能自理而感到沮丧，因担心自己能否重新站起来，能否回归社会，害怕自己成为家庭的包袱，产生不良情绪。

六、护理问题

（1）有窒息的危险　与吞咽功能障碍有关。

（2）生活自理能力缺陷 与疾病要求绝对卧床有关。

（3）吞咽困难 与神经功能损伤有关。

（4）有失用综合征的危险 与肢体功能丧失有关。

（5）潜在并发症（肺部感染、压力性损伤） 与因卧床而活动减少，不能自主活动有关。

七、护理措施

在临床上延髓病变较为少见，由于治疗难度大，容易累及生命中枢。手术后继发水肿、出血又易导致呼吸、循环功能衰竭，因此术后病情观察及护理就显得尤为重要。

（1）一般护理

① 急救护理：延髓为呼吸生命中枢，患者随时有呼吸、心搏骤停的危险。护士应严密注意患者病情变化，观察患者的瞳孔、意识状态、生命体征，监测呼吸形态及动脉血气分析，并记录。瞳孔：观察瞳孔的大小、形状及对光反应是否灵敏，两侧是否对称。意识：经常呼唤患者的名字或询问病情，用针刺或手捏患者皮肤，给予疼痛刺激，以观察患者反应。生命体征：持续床旁心电及无创血压监测，严密观察患者心电、血压、心率、脉搏、呼吸的变化，发现异常，及时报告医师。由于病变及手术的影响，患者术后呼吸大多深慢，有的甚至 3～4 次/min，给予持续低流量吸氧，使用持续床旁血氧饱和度监测，维持血氧饱和度在 90% 以上。因脑干术后可能出现呼吸骤停，继发脑干水肿、出血等情况，应注意呼吸频率、节律的改变。及时准确记录出入量，详细记录每日不同性质液体及药物进入情况以及尿量，为医师掌握病情，更改治疗方案提供可靠的资料。做好紧急插管的准备，备齐用品。需进行气管插管时，护士配合麻醉师完成气管插管术，确定气管插管位置，妥善固定，备呼吸机辅助呼吸。

② 呼吸功能的观察与护理：保持呼吸道通畅，预防窒息和缺氧，根据情况随时吸痰，病情稳定后，左右侧卧、平卧交替卧位。利于呼吸道分泌物排出，每 2h 翻身叩背 1 次，使痰液松动，以助痰液排出，超声雾化吸入每日 4 次，每次 20～30min。延髓是生命中枢，由于手术操作的影响及术后的水肿反应，患者术后易出现呼吸频率及节律的改变，因此，护士应以高度的责任心随时观察患者的呼吸变化，保持血氧饱和度在 90% 以上，发现异常，及时报告医师，进行紧急处理。

③ 人工气道护理：建立人工气道前注意观察患者呼吸频率、节律、深浅度、咳嗽咳痰能力，严密监测血氧饱和度及动脉血气变化。当患者出现缺氧症状及二氧化碳潴留时及时建立人工气道。为患者建立人工气道后，加强气道湿化、咳痰排痰护理。根据动脉血气分析结果随时调整呼吸机参数。当患者的自主呼吸恢复时，为患者制订呼吸机撤离计划。评估患者超过 2 周内不能拔除气管插管，应尽早行气管切开。严密观察患者切口处渗血情况，渗血达到浸湿一块纱布敷料仍有新鲜血流出时要及时通知医师，给予处理。观察切口周围有无皮下气肿。切套管固定带松紧以伸进一指为宜。患者烦躁不配合时给予保护性

约束或镇静，预防意外脱管。气管切开 24h 后换药，注意无菌操作。

④ 预防人工气道多重耐药菌感染：a. 患者的隔离。首选单间隔离，无单间隔离条件时，同种菌感染可多人同室隔离；无上述条件时，可以给予区域性隔离（靠角落安放，邻床空置）；必须做到床旁隔离，尽可能与感染风险小的患者相邻安置。b. 医护操作要求。做好手卫生；诊护操作时，将多重耐药或定植患者安排在最后；接触多重耐药感染患者的伤口、溃烂面、黏膜、血液、体液、引流分泌物、排泄物时，应当戴手套，必要时穿隔离衣；完成诊疗护理后，应及时脱去手套和隔离衣，并进行手卫生。c. 清洁与消毒要求。使用一次性抹布进行消毒；诊疗器具及用品如听诊器、血压计、叩诊锤、手电筒、输液架等需要专人专用，并每日消毒处理；不能专人专用的设备、器具及用品，应在每次使用后进行擦拭消毒；清洁及消毒可能被多重耐药菌污染的环境及设备表面包括靠近患者的物品、餐桌、床头桌、床旁各种仪器的按钮、旋钮等，及被频繁触摸的物品表面，清洁频次为每日 4 次。患者转出时，床单位彻底消毒。

⑤ 密切观察：密切观察有无脑脊液漏或颅内感染征象，经常观察患者刀口敷料包扎情况，有无渗血、渗液等，发现刀口敷料有渗血、渗液要及时更换，加压包扎。

⑥ 消化道护理：观察胃肠道出血症状，由于患者术后应用大剂量的激素控制脑干水肿，加之手术创伤，极易引起应激性溃疡，因此，在鼻饲前抽吸胃内容物观察其性状，并观察患者的大便情况，以及有无呕血等现象发生，遵医嘱留取大便标本，及早发现大便隐血试验阳性。

⑦ 泌尿系统护理：加强会阴部护理，留置导尿患者每日尿道口消毒至少 2 次，注意无菌操作，尽早拔除尿管。嘱患者多饮水，预防尿路感染。

⑧ 皮肤护理：预防压力性损伤，变换体位的时间不超过 2h，坐位时不超过 30min 翻身一次，翻身时动作轻柔，不可拖、拉、拽。床单位应该保持清洁、干燥、平整、无碎屑。保持皮肤清洁干燥，及时更换汗湿的衣物。减少骨突处的压迫，根据患者情况采取保护措施。患者带入压力性损伤，每班评估患者创面情况。根据患者损伤的程度，给予对症处理。

⑨ 口腔护理：加强口腔护理，协助患者漱口，增加患者食欲及舒适感。

⑩ 排泄护理：养成定时排便的习惯，保持大便通畅。便秘患者遵医嘱给予缓泻剂。及时清理大小便。

（2）饮食护理　予以高维生素、高蛋白、高热量、低盐的饮食。经常评估患者的饮食及营养状况，包括每日的进食量，以保证平衡；患者出现吞咽功能障碍，需要给患者留置鼻胃管，并持续泵入肠内营养，保证患者充足的营养供应状态，提高患者自身抵抗力。动态监测胃内残留液，如有胃潴留，可早期放置鼻肠管，以防止患者反流、误吸的发生。由于患者多有舌下神经受累表现，吞咽困难，不能自行进食，给予鼻饲流质饮食，观察鼻饲后有无恶心、呕吐、呛咳等现象，以后逐渐鼓励患者自行进食，锻炼吞咽功能，择期拔胃管。

（3）康复护理　早期进行系统、规范和个体化的康复治疗，有助于神经功能的早期恢复和病残率的降低，故应早期进行，不要延误。肢体被动和主动运动均应保持关节的最大活动度，运动过程中，动作要轻柔、缓慢、平稳，切忌用力过猛和拉扯动作，以免造成损伤，加重疼痛。随时观察患者的反应，若患者诉不适或出现明显异常，应停止活动。

（4）心理护理

① 焦虑心理：患者出现肢体活动障碍、言语沟通障碍，从而影响患者的正常生活，加上该病病程长、恢复慢、治疗费用较高，易使患者产生焦虑心理。

② 自卑心理：患者因为表达不清或听不明白别人的话，加上肢体瘫痪，生活需人照顾，产生自卑心理。

③ 依赖心理：由于患者长期卧床，生活不能自理，患者角色强化，易产生依赖心理。对焦虑患者主要以鼓励、关心、爱护、解释为主，可以给患者适当介绍病情，进行心理疏导，建立信心，配合治疗。对自卑患者，要多与其谈心，鼓励患者面对现实，主动参与康复治疗，对治疗预后充满信心。对依赖心理的患者，应了解其瘫痪程度及现实能力，充分发挥主观能动性，使其摆脱依赖心理。总之，患者的心理护理要贯穿医疗、护理的全过程，护士应为患者建立良好的住院环境，创造良好的群体氛围，发挥护患之间的特殊作用，增强患者战胜疾病的信心，针对患者的不同心理状态采取相应的心理护理措施。

第五节 · 重症肌无力危象的护理

重症肌无力（MG）危象是指 MG 症状恶化，呼吸肌和（或）吞咽肌严重无力，呼吸肌麻痹导致呼吸困难，咽喉肌无力导致排痰无力，阻塞气道，不能维持换气功能，如不及时抢救将危及生命。这是 MG 的主要死因之一。需要气管插管或气管切开，用呼吸机人工辅助呼吸。MG 危象是一种神经内科急诊情况，是 MG 最严重的并发症，发生率为 15％～20％，危及患者生命，需要立即识别，及时救治。少数患者多次发生危象，不但危及患者生命，还给患者造成了极大的心理负担，同时也是对神经科医护人员的极大挑战。

一、病因与病理

（一）病因

（1）肌无力危象大多是由于疾病本身的发展所致。

（2）因中毒和电解质紊乱、感染、过度疲劳、精神刺激、月经、分娩、手术、外伤而诱发。

（3）抗胆碱酯酶药物不足。

（4）对抗胆碱酯酶药物不敏感。

（二）病理

（1）胸腺 80％的重症肌无力患者胸腺重量增加，淋巴滤泡增生，生发中心增多；10％～20％合并胸腺瘤。

（2）神经肌肉接头 突触间隙加宽，突触后膜皱褶变浅并且数量减少，其上 AChR 明显减少并且可见 IgG-C3-AChR 结合的免疫复合物沉积等。

（3）肌纤维　肌纤维本身变化不明显，有时可见肌纤维凝固、坏死、肿胀。少周围可见淋巴细胞浸润，称为"淋巴溢"。慢性病变可见肌萎缩。

二、临床表现

（1）肌无力性危象　即新斯的明不足危象，大多是由于疾病本身的发展所致。常发生于没有用过或仅用小剂量抗胆碱酯酶剂的全身型的重症患者，患者的肌无力症状突然变得极为严重，由于咽喉肌和呼吸肌无力，患者不能吞咽和咳痰，呼吸极为困难，常端坐呼吸，呼吸次数增多，呼吸动度变小，可见三凹征，严重时烦躁不安，大汗淋漓，甚至有窒息感，口唇和指甲发绀等。

（2）胆碱能性危象　即新期的明过量危象，见于长期服用较大剂量的抗胆碱酯酶剂的患者。胆碱能性危象在发生严重的呼吸困难和窒息感之前常先表现出明显的抗胆碱酯酶剂的副作用。

① 毒蕈碱样副作用。a.平滑肌症状：恶心、呕吐、腹痛、腹泻、肠鸣音亢进、尿频、大小便失禁、瞳孔缩小及支气管痉挛等。b.腺体症状：多汗、流泪、唾液及气管分泌物明显增多。

② 烟碱样中毒症状。表现骨骼肌症状。如肌束震颤、肌肉痉挛和肌肉无力。

③ 中枢神经症状。激动、焦虑、失眠、噩梦、精神错乱、抽搐等。

（3）反拗危象　难以区别危象性质而又不能用停药或加大药物剂量改善症状者，多在长期较大剂量治疗后发生。肌无力危象占 90% 以上，其与胆碱能危象的鉴别见表 19-2。

表 19-2　肌无力危象与胆碱能危象的鉴别

项目	肌无力危象	胆碱能危象
局部或全身肌无力	+	+
呼吸困难或衰竭	−	+
腹泻	−	可有
尿失禁	−	可有
瞳孔缩小	−	可有
支气管痉挛	−	可有
心率缓慢	+	+
呕吐	−	可有
流涎	−	可有
流泪	−	可有
新斯的明试验	+	−

三、辅助检查

（1）腾喜龙（tensilon）试验　每次 10mg，先缓慢静注 2mg，若明显改善则停止注射，若无反应则将另 8mg 注完。该药在静注中或静注后立即有效，4～5min

作用消失。有效示肌无力危象，加重示胆碱能性危象。

（2）新斯的明试验　若腾喜龙试验难以断定危象的性质则可用硫酸新斯的明1.0～1.5mg肌注，避免副作用可并用阿托品0.5～1.0mg肌注，20～30min后若明显好转示肌无力性危象，若加重示胆碱能性危象。但对呼吸微弱、口唇发绀，已处于窒息状态的患者，必须立即行气管插管或气管切开。

（3）其他检查　胸部X线、胸腺CT、肌电图检查、电生理检查。

四、治疗措施

（1）积极控制感染　肺部感染或上呼吸道感染常常是危象的诱因或合并症，若不控制感染则危象难以解除。

① 首选药为：青霉素、先锋霉素、红霉素、氯霉素。

② 次选药为：氨基苷类、四环素族类。

③ 第三类药为多肽类。

前两类药所致的传导阻滞是竞争性阻滞，可用抗胆碱酯酶剂、钾剂等对抗；第三类药是去极性阻滞，抗胆碱酯酶剂会使阻滞作用增强。对一般感染用首选药物，尽量少用或不用第三类药物。

（2）大剂量糖皮质激素疗法

① 一般可用泼尼松60～80mg/d，清晨顿服，或地塞米松10～20mg/d，静滴。待呼吸困难恢复后再逐渐减量。

② 特大剂量甲泼尼龙（每次2000mg，静脉滴注，每隔5天一次，可用2～3次）治疗重症肌无力危象均获迅速改善。改善后将泼尼松逐渐减量，经3～4个月减至维持量。维持时间可长达1～2年。停药过早或减量过快均有复发的危险。

（3）血浆交换疗法　通常每次交换2000～3000mL新鲜冻结血浆，隔日一次，3～4次为1个疗程。危象缓解后仍应口服泼尼松以维持疗效，因为血浆交换的有效期较短，仅为1周至2个月。

（4）换血疗法　当使用大剂量糖皮质激素疗法未能使危象迅速缓解时可并用换血疗法，每次先放血200～300mL，然后输新鲜血200～300mL，每周1～2次。常可使危象期明显缩短，呼吸困难早期改善。

（5）胸腺切除和胸腺放疗　及时采用经胸骨正中切开的胸腺切除术，术后给予钴60胸腺放疗。该疗法可干扰补体的激活过程，从而阻滞乙酰胆碱受体的破坏。

（6）确保呼吸功能　果断、迅速地行气管插管或气管切开，及时吸痰，确保呼吸道通畅，必要时应立即给予正压人工呼吸，以保持足够的通气量。

五、护理评估

（1）健康评估　发病前是否有感染、精神创伤、过度疲劳、合并感染、过度疲劳、精神刺激、月经、分娩、手术、外伤或应用了对神经肌肉传导有阻滞作用的药物。

（2）身体状况　①评估患者肌无力特点；②评估患者肌无力类型；③评估患者呼吸形态、呼吸频率以及呼吸困难的程度。

（3）辅助检查　抗胆碱酯酶药物试验、新斯的明试验。

六、护理问题

(1) 清理呼吸道无效　与咳嗽无力及气管分泌物多有关。

(2) 有误吸的危险　与咽、喉部肌无力、未能正确吞咽有关。

(3) 自理能力缺陷　与全身肌无力，不能行动有关。

(4) 营养失调（低于机体需要量）　与肌无力致吞咽困难有关。

(5) 恐惧　与呼吸肌无力、濒死感或害怕气管切开有关。

七、护理措施

(1) 一般护理　危重患者严密观察，注意患者有无面部表情欠缺，倾听有无说话声音改变，检查四肢肌张力，询问有无吞咽困难以及呼吸困难的症状，注意呼吸频率、节律与深度的改变，观察有无呼吸困难加重、发绀、咳嗽无力、腹痛、出汗、唾液或喉头分泌物增多等现象，及时发现危象的发生。危象发作时，应卧床休息，保持镇静和安静，保持室内空气通畅和新鲜，及时清除鼻腔及口腔内分泌物，保持呼吸道通畅。避免感染、外伤、疲劳或过度紧张等诱发肌无力危象的因素。立即给予氧气吸入，加强呼吸道管理，防止肺部并发症。注意呼吸道湿化，有效排痰，防止痰液堵塞，保持呼吸道通畅。此外，病房还应备好气管插管、气管切开包、人工呼吸器、呼吸机及吸痰器等器材，随时进行抢救处理。

体征监测：鼓励患者咳嗽和深呼吸，抬高床头，及时吸痰，清除口腔和鼻腔分泌物，遵医嘱给予氧气吸入，备好新斯的明、人工呼吸机等抢救药品和器材，尽快解除危象，一旦出现呼吸困难，口唇发绀或昏迷，监测血氧饱和度低于90%，应立即用简易呼吸囊辅助呼吸，必要时配合行气管插管、气管切开和人工辅助呼吸。

(2) 饮食护理　重症肌无力危象患者吞咽困难，呼吸机辅助呼吸，营养摄入减少，消耗增加，抵抗力减弱，因此要加强营养的供给。吞咽困难者，需要给患者留置鼻胃管，并持续泵入肠内营养，保证患者充足的营养供应状态，提高患者自身抵抗力。可鼻饲高蛋白、高热量、高维生素的流质饮食，每2h胃管内注入200mL，每次注入流质饮食后再注入温开水20～40mL，防止食物残留发酵。如患者有吞咽能力时，尽可能鼓励经口入食。动态监测胃内残留液，如有胃潴留，可早期放置鼻肠管，以防止反流、误吸的发生。根据患者的病情，早期给予患者呼吸机支持，当患者的肌无力症状好转、咳嗽反射明显，同时伴有血气分析指标正常时，可以考虑进行呼吸机撤离。

(3) 生活护理　重症肌无力危象发生时常使用大剂量激素，易发生低钾、消化道出血、皮肤药物疹等。加上机械通气后活动受限，生活自理能力下降，需要护士协助患者做好洗漱、进食、穿衣、个人卫生等生活护理，保持口腔清洁，防止外伤和皮肤压力性损伤的发生。大小便易污染皮肤，使预防压力性损伤难度增加。要注重减轻压力，使用气垫床，及时翻身，做好基础护理，有效地预防压力性损伤的发生，并指导患者充分地休息，避免疲劳。

(4) 用药护理

① 溴吡斯的明的用药护理：溴吡斯的明是广泛应用的药物，成人用药需要自小剂量开始，且必须按时服用，一般为15～60mg，在饭前30～45min给药，每

4～6h 一次，并逐渐加量。溴吡斯的明最常见的不良反应是胃肠道反应，如腹痛、腹泻、唾液及喉头分泌物增多，偶见心动过缓。用药过量时，可能出现胆碱能危象，可用阿托品对抗。在患者出现感染、处于月经前或其他应激状况时，常需要增加药物剂量，故应及时发现并报告医师。

② 免疫球蛋白冲击治疗的护理：免疫球蛋白冲击治疗是一种特异性治疗的有效方法。有效率高，无论急性或复发病例，其有效率达 75%～100%；显效快，一般剂量为 400mg/d，大多数患者在用药 3～5 天见效，常于 5 天后起效；不良反应小，常见的不良反应有头痛、寒战、发热等。

③ 血浆置换的护理：每天或隔天置换，大多数患者经 2～3 次血浆置换后开始好转。血浆置换常见并发症是低血压、电解质紊乱、血栓形成、感染等。故血浆置换前需减少降压药物并静脉补液以预防发生低血压；注意患者凝血功能，必要时药物预防深静脉血栓形成；血浆置换后，需要监测患者的电解质变化，及时纠正电解质紊乱以防止肌无力加重。

④ 严格掌握慎用或禁用的药物：对呼吸有抑制的药物应慎用，如吗啡和镇静剂；抑制胆碱酯酶产生和释放的药物要禁用，包括氨基糖苷类抗生素、抗心律失常药物、肌松剂及含有镇静成分的中成药。

(5) 心理护理　患者病程较长，病顽固难治，易出现焦虑、烦躁、失望等心理，个别患者因长期药物治疗效果不佳而情绪低落。这些负性心理直接影响治疗效果，而且易诱发肌无力危象。应耐心倾听，不催促打断患者的表述，根据患者的心态予以心理指导，多与患者交流沟通，采用不同的方式，分别在不同治疗阶段疏导，以减轻患者的心理负荷，减少他们的恐惧和焦虑，使其保持最佳状态，对于使用呼吸机的患者通过心理护理增加其依从性，对于长时间应用呼吸机并产生依赖性的患者耐心讲明撤离呼吸机的重要性，指导患者掌握自主呼吸节律与深度；同时，气管插管、气管切开和机械通气作为一种强烈的心理刺激源，使患者产生紧张、恐惧、绝望、焦虑等负性心理，而且由于机械通气的限制，不能语言交流，并为其准备纸笔、画板等交流工具，指导患者采用文字形式和肢体语言表达自己的意愿、感受及需求；依患者文化修养的不同可以考虑用音乐放松心情，缓解焦虑。由于患者担心会随时出现呼吸停止，容易产生紧张、害怕甚至死亡的恐惧心理。护士应耐心解释病情，详细告知药物治疗可改善症状，让患者积极地配合治疗，避免诱因，同时注意建立良好的护患关系，从身心行等各方面给予更多关注，取得患者的信任，帮助患者掌握疾病的相关知识，鼓励患者树立战胜疾病的信心，提高医疗护理质量，减轻患者的痛苦，促使患者早日康复。

第六节·缺氧缺血性脑病患者的护理

缺氧缺血性脑病（HIE）是指因急性脑缺血缺氧造成的脑部病变和由此引发的一系列神经精神症状的一种临床综合征。新生儿多见，成人较少。成人缺氧缺血性脑病的原因有休克、CO 中毒、癫痫持续状态等，临床最常见类型为心肺复苏后缺氧缺血性脑病，该病是指各种原因引起的心跳呼吸骤停的患者经心肺复苏后恢复自主循环后仍表现出明显的意识障碍以及其他神经功能受损症状的一种临床综合征。

一、病因与病理

（一）病因

（1）通气或换气障碍，发生于各种原因的呼吸道阻塞、吸入氧浓度不足、肺部气体交换不足、麻醉过深、呼吸肌麻痹、呼吸中枢衰竭等。

（2）循环障碍，发生于各种原因引起的心脏骤停、心排血量减低、心内分流等。

（3）血液组成异常，如严重贫血。

（4）组织中毒性脑缺氧，如 CO 中毒、氰化物中毒、酒精中毒及其他中毒。

（二）病理

脑在缺氧情况下，糖酵解作用增加 3～10 倍，大量丙酮酸被还原成乳酸，细胞内酸中毒发展快且严重。糖酵解时仅产生少量 ATP，由于能量来源不足，脑细胞不能维持细胞膜内外的离子浓度差，K^+、Mg^{2+}、HPO_4^+ 自细胞内逸出，Na^+ 及 Ca^{2+} 进入细胞内，脑细胞的氧化代谢功能受到损害。缺氧时脑血管的自动调节功能降低，脑血流灌注易受全身血压下降影响而减少；血管周围的星形细胞肿胀和血管内皮细胞水泡样变性，使管腔变窄甚至闭死。当脑血流恢复后血液仍不能流到这些缺血区，造成区域性缺血或梗死，以后发展致脑实质不可逆性损害。缺氧时血管通透性增加，某些代谢产物在组织内积聚，以及抗利尿激素分泌增加等因素，形成脑水肿，使颅内压增高，脑血流进一步减少，引起严重的脑细胞代谢障碍，以后形成脑萎缩。

二、临床表现

意识障碍；癫痫发作（急性肌阵挛迟发性肌阵挛、癫痫部分性发作和强直阵挛性发作）；认知功能障碍；肌张力异常。缺氧缺血性脑病致重症脑损伤表现为较长时间的昏迷，格拉斯哥昏迷评分（GCS）＜8 分。影像学表现为在发病 5～7h，部分患者头颅 CT 可表现为弥漫性脑水肿，8～18h 头颅 CT 可见脑白质广泛性低密度，而晚期（0.5～1 年）头颅 CT 可表现为双侧脑白质对称性稍低密度影，脑沟增宽，脑室扩大。患者早期 MRI 可表现为脑水肿改变、灰白质分界消失，大脑皮质层状坏死，颅内出血；晚期头颅 MRI 可表现为皮质下白质及深部白质脱髓鞘改变，选择性神经元坏死，广泛脑损害，脑萎缩、脑积水等。

三、辅助检查

（1）头颅 CT 或 MRI 检查　影像学检查目的是进一步明确 HIE 病变的部位和范围，确定有无颅内出血和出血类型，动态系列检查对评估预后有一定意义。

（2）头颅 B 型超声（B 超）检查　以婴儿前囟为窗，做冠状面和矢状面扇形超声检查。可在床旁操作，无射线影响，还可多次追踪检查，优点较多。对脑水肿、脑实质病变和脑室增大显示清楚。

（3）脑电图检查　新生儿 HIE 脑电图波形特点是低电压、等电位和爆发抑制波。HIE 脑电图检查异常程度与临床分度基本一致，故一周内脑电图可用来判断 HIE 病情轻重。

（4）血清酶活性测定　新生儿窒息后可引起多脏器功能损害，大量酶类自损伤细胞逸出至血液。

（5）脑脊液检查　为减少对患儿的扰动，应避免做脑脊液检查，只有在需要排除化脓性脑膜炎时才做这项检查。

四、治疗措施

（1）支持疗法　维持血气和 pH 在正常范围。

（2）对症处理　①降低颅内压，HIE 的颅压增高，最早在出生后 4h 便可出现，一般在第 2 天最明显。②控制惊厥。③消除脑干症状。

（3）脑细胞代谢赋活剂等药物治疗　这类药物有脑活素、胞磷胆碱、1,6-二磷酸果糖，均为 20 世纪 70～80 年代试制并用于神经科临床的药物。

（4）高压氧治疗　①提高血氧分压，改善组织供氧，在 2 个大气压下吸入纯氧，肺泡氧分压和血液中物理溶解的氧量较常压下吸入空气增加 10 倍以上，显著改善各脏器组织的氧供，从而对全身和局部缺氧性疾病发挥治疗作用。②改善脑细胞代谢，促进脑损伤修复。③使正常部位脑组织的血管收缩，血流量减少，有利于防治脑水肿。④在 2 个大气压的高压氧下，可使红细胞的变形性增加，促进了红细胞通过毛细血管的能力，增强组织氧合作用。

五、护理评估

（1）健康史　有无胎儿宫内窘迫，如脐带绕颈、羊水异常等，也常见于分娩过程及出生后的窒息缺氧，分娩时胎心可增快或减慢，或第二产程延长，羊水被胎粪污染，出生时有窒息史，复苏后仍有意识、肌张力、呼吸节律、反向等方面改变，甚至出现惊厥。

而非新生儿期的缺氧缺血性脑病见于各种原因引起的严重的脑组织缺血缺氧，常见呼吸心搏骤停，也可见于休克、CO 中毒、癫痫持续状态、重症肌无力等。

（2）身体状况　神志、瞳孔、生命体征情况，各项护理评分。

（3）辅助检查　头颅 CT 或 MRI 检查；头颅 B 型超声检查；脑电图检查；血清酶活性测定；脑脊液检查。

（4）心理-社会状况　患者及家属对疾病的病因和诱因、治疗护理经过、防治知识及预后的了解程度；家庭成员组成、家庭环境及经济状况和家属对患者的关心、支持程度等。

六、护理问题

（1）自理缺陷　与意识障碍有关。

（2）有受伤的危险　与脑缺血缺氧导致脑功能损害、意识障碍有关。

七、护理措施

（1）一般护理　患者生命体征平稳后，抬高床头15°～30°，有利于静脉回流，降低颅内压。给予患者翻身时动作要轻柔、缓慢，注意勿牵拉引流管，尽可能保持卧位舒适。患者意识、瞳孔的变化往往早于生命体征的变化，若患者出现意识障碍加深，提示有颅高压或脑疝的可能，应立即报告医师作相应处理。如瞳孔大小不等，对光反应迟钝，或瞳孔散大，对光反应迟钝，提示颅内压增高，特别是一侧瞳孔进行性散大，对光反应迟钝或消失，是脑疝早期症状，应紧急脱水治疗或作相应处理。患者由于颅内压增高，均有不同程度头痛及呕吐症状。头痛呈胀痛或搏动性疼痛，呕吐是头痛的伴发症状，头痛剧烈时出现喷射性呕吐。视盘水肿是重要的客观体征，但其出现与颅内压增高发生发展的时间、速度和程度有关。不规则的呼吸类型是颅内压增高的特征，临床上常见的如潮式呼吸、抽泣样呼吸及双吸式呼吸等。高压氧治疗的患者，入舱前做好宣教，更换棉服，易燃易爆物品禁止进舱，备好负压吸引装置，带导管入舱的患者，检查管道是否通畅，并妥善固定，加压前关闭各种引流管。

（2）饮食护理　给予低盐、低脂、高蛋白、高维生素、清淡、易消化营养丰富的饮食。必要时予流质或半流质饮食，补充足够水分（每天液体入量不少于2500mL）和热量。昏迷患者遵医嘱予鼻饲饮食。食物应无刺激性，温度适宜，少量多餐。

（3）生活护理

① 加强口腔、皮肤护理和大小便的护理，防止便秘。每天床上擦浴1～2次，至少每2h应协助患者变换体位1次，注意保持床单位整洁、干燥，禁止将尿垫、防水油布等不透气的物品长时间垫在患者的身下，有条件应使用气垫床或自动减压床，以预防压力性损伤。

② 预防下肢静脉血栓。如将患者瘫痪侧肢体置于功能位置，指导和协助患者进行肢体的主动、被动运动，预防关节僵硬和肢体牵缩畸形。

③ 满足患者舒适和基本生活需要，保持衣着干净，无污物、汗渍，出汗多或流涎时应及时给予抹洗，并更换衣物被服。

（4）用药护理　除基础生命支持及亚低温治疗外，复苏药物也可能通过各种机制改善患者预后，应用脑细胞代谢药物胞磷胆碱，可促进神经细胞代谢功能，防止或减轻各种病理刺激对神经细胞造成细胞代谢功能紊乱。胞磷胆碱对呼吸、脉搏无影响，偶有一过性血压下降及给药后发热等，在护理过程中注意监测患者血压，血压波动较大时，需警惕药物副作用。

（5）康复护理　主要围绕生命体征监控、营养支持、抗感染、促醒、心理支持等内容。生命体征的观察，缺氧缺血性脑病患者病情会随时发生变化，每4h监测1次体温，需进行24h心电、血压、氧饱和度及呼吸频率监测。促醒的护理：发病急性期需醒脑开窍，应用改善脑循环的药物，如醒脑静注射液、麝香注射液等。物理刺激可显著提高昏迷患者对外界刺激的敏感性，如听觉刺激、温度刺激、小脑电刺激。小脑电刺激不适合频发强直的患者，因其会加重病情。

（6）心理护理　护士应为患者家属开展心理支持，详细讲解疾病相关知识，开展心理疏导，将患者家属负性情绪得到有效缓解，将患者家属认知疾病程度明显提高，促使患者家属积极配合治疗。

第七节·急性缺血性脑卒中患者溶栓后的护理

急性缺血性脑卒中（AIS）是最常见的脑卒中类型，占全部脑卒中的 60%～80%。根据中国卒中报告 2019 数据显示，脑卒中已成为我国农村居民第一位致死性病因，城市居民第二位致死性病因，严重威胁着人们的健康和生命。80%～90%的急性缺血性脑卒中是由血栓堵塞动脉所致，因此，只有早期再通闭塞的血管，在缺血脑组织发生坏死之前，及时恢复血供，才有可能避免脑组织的坏死。目前，急性缺血性脑卒中患者血管内治疗的主要方法有静脉溶栓、动脉溶栓、非支架机械取栓、支架机械取栓等，在全球各国制定的指南中，静脉注射重组组织型纤溶酶原激活剂（rt-PA）标准剂量 0.9mg/kg 的治疗被推荐为缺血性脑卒中急性期的标准治疗方案。但由于静脉溶栓具有严格的时间窗限制，对于急性缺血性脑卒中发病 3h 以内及 3～4.5h 患者，按照适应证、禁忌证和相对禁忌证经过严格筛选，尽快静脉给予 rt-PA 静脉溶栓治疗；对于发病 4.5～6h 患者，可在多模式影像指导下静脉溶栓治疗；对于发病 6h 内由大脑中动脉闭塞导致的严重脑卒中且不适合静脉溶栓的患者，经过严格选择后可在有条件的医院进行动脉溶栓，但也应尽早进行，避免时间延误。

一、溶栓适应证及禁忌证

（1）适应证　临床诊断脑梗死；CT 排除颅内出血、大面积脑梗死；脑卒中导致神经功能缺损症状；发病 6h 内。

（2）禁忌证

① 绝对禁忌　a. 血压升高，降压后血压仍大于 180/100mmHg；b. 颅内出血，包括脑实质出血、脑室内出血、蛛网膜下腔出血、硬膜下/外血肿等；c. 近 1 周内有在不易压迫止血部位的动脉穿刺；d. 急性出血倾向，包括血小板计数小于 $100×10^9/L$，或其他情况；e.24h 内接收过低分子肝素治疗；f.48 内使用凝血酶抑制剂或 Ⅹa 因子抑制剂，各种敏感的实验室检查异常（如 APTT、INR、血小板计数、ECT、TT 或恰当的 Ⅹa 因子活性测定等）；g. 颅内肿瘤，巨大颅内动脉瘤。

② 相对禁忌证　a.CT 或 MRI 提示大面积梗死（梗死面积＞1/3 大脑中动脉供血区）；b. 近 3 周内有胃肠或泌尿系统出血；c. 活动性内出血；d. 既往有颅内出血；e. 近 2 周内有大型外科手术；f. 血糖＜2.8mmol/L 或＞22.22mmol/L；g. 近期（3 个月）有颅内或椎管内手术。

二、辅助检查

（1）血液检查　检查凝血功能是否正常。

（2）影像学检查　头部 CT 和 MRI 有无异常及其出现时间和表现形式；DSA 和 MRA 是否显示有血管狭窄、闭塞、动脉瘤和动静脉畸形等。

（3）TCD　有无血管狭窄、闭塞、痉挛或侧支循环建立。

三、静脉溶栓

静脉溶栓是目前最主要的恢复血流措施，rt-PA 和尿激酶是我国目前使用的主要溶栓药。

（1）rt-PA 静脉溶栓　发病 3h 内或 3～4.5h 应按照适应证和禁忌证严格筛选患者，尽快给予 rt-PA 静脉溶栓治疗。使用方法：rt-PA 0.9mg/kg（最大剂量 90mg）静脉滴注，其中 10% 在最初 1min 内静脉推注，其余持续静脉输入 1h，溶栓用药期间及用药 24h 内应严密监护患者，定期进行血压和神经功能检查。如出现严重头痛、高血压、恶心和呕吐，或神经症状、体征明显恶化，考虑合并脑出血时，应立即停用溶栓药物并行头颅 CT 检查。

（2）尿激酶静脉溶栓　我国"九五"攻关课题研究结果表明，尿激酶静脉溶栓治疗发病 6h 内急性脑梗死相对安全有效。如没有条件使用 rt-PA，且发病在 6h 内，对符合适应证和禁忌证的患者，可考虑静脉给予尿激酶。使用方法：尿激酶 100 万～150 万 U，溶于生理盐水 100 ～ 200mL，持续静脉滴注 30min。适应证：a. 有急性脑梗死导致的神经功能缺损症状；b. 症状出现 <6h；c. 年龄 18～80 岁；d. 意识清楚或嗜睡；e. 头颅 CT 无明显早期脑梗死低密度改变；f. 患者或家属签署知情同意书。

四、护理评估

（1）健康史　患病时间、有无明显诱因，既往有无高血压、脑动脉硬化、高脂血症及糖尿病等。

（2）身体状况　GCS 评分，意识状态、瞳孔大小及对光反应、肌力、肌张力、言语功能、视觉、头痛情况。进食、营养状况，肢体活动能力及有无大小便失禁等。

（3）辅助检查　血糖、血脂、CT 或磁共振检查、凝血时间等。

（4）心理-社会状态　家庭支持、经济状况及对疾病的认识。

五、护理问题

（1）躯体移动障碍　与术后需卧床休息有关。

（2）语言沟通障碍　与神经功能丧失有关。

（3）皮肤完整性受损的危险　与长期卧床有关。

（4）预感性悲哀　与担心预后有关。

（5）知识缺乏　缺乏疾病的相关知识。

（6）潜在并发症　系统性出血、出血转化、血管再闭塞、过敏、血管源性水肿。

六、护理措施

（1）一般护理

① 溶栓后 24h 内绝对卧床休息。溶栓后导尿管、动脉测压管应延迟放置，避免诱发出血。尽量减少肌肉、动静脉注射次数，药物注射完毕局部按压 5～10min，

注意注射部位有无发红、疼痛，如有异常及时处理。缺血性脑卒中后 24h 内血压升高的患者应谨慎处理。应先处理紧张焦虑、疼痛、恶心呕吐及颅内压增高等情况。血压持续升高，收缩压≥200mmHg 或舒张压≥110mmHg，或伴有严重心功能不全、主动脉夹层、高血压脑病，可予谨慎降压治疗，并严密观察血压变化，必要时可静脉使用短效药物（如拉贝洛尔、尼卡地平等），最好应用微量输液泵，避免血压降得过低。

② 密切观察神志、瞳孔、肢体肌力、语言功能等变化，以判断溶栓效果及病情进展。密切监测心电、呼吸、血氧、血压至少 24h，血压监测：在最初 2h 内每 15min 监测 1 次，以后每 30min 监测一次，持续 6h，平稳后每小时监测一次，直至溶栓后 24h。配合医师进行神经功能评估（NIHSS 评估）。

③ 观察有无出血征象。a. 皮肤及黏膜：有无皮下出血、牙龈出血、鼻出血、注射部位有无渗血等。b. 消化系统：胃出血、便血等。c. 泌尿系统：血尿。d. 颅内出血（脑实质血肿、出血性脑梗死）：意识障碍加深、瞳孔改变、血压升高、头痛、恶心、呕吐、肌无力加重等，头颅 CT 检查（用药 24h 后复查）。e. 并发症观察：再灌注损伤（脑水肿）、血管再闭塞等。f. 其他：有无药物过敏、腹痛、四肢疼痛肿胀等。

（2）饮食护理　合理饮食，低盐低脂、易消化、高蛋白、高维生素饮食，对于不能经口进食者，胃管应延迟放置，避免诱发出血，3 天后给予鼻饲，每天注入足量的水分和富有营养的流质饮食，如牛奶、果汁、鱼汤等，防误吸。控制血糖，空腹血糖应＜7mmol/L（126mg/dL），糖尿病血糖控制的靶目标为 HbAlc＜6.5%，必要时可通过控制饮食、口服降糖药物或使用胰岛素控制高血糖。

（3）生活护理　神志不清或者躁动者使用床挡，必要时使用约束带。存在不同程度语言障碍的患者，进行语言功能训练，如采用舌唇运动、发音训练、减慢语速等方法，以恢复患者语言功能。对遗留偏瘫、生活不能自理的患者，定时翻身，保持床单元整洁，应用气垫床、保持肢体良肢位等措施，预防压力性损伤。保持大便通畅，勿用力排便，必要时应用缓泻剂或者开塞露。

（4）用药护理

① 重组组织型纤溶酶原激活物（rt-PA）（3h 内），rt-PA 静脉溶栓治疗方法如下，溶栓过程中严密监视患者生命体征和病情变化，患者出现恶心、呕吐、严重头痛等不良症状及时停药，查头颅 CT。并于溶栓后 24h 复查患者头颅 CT 及凝血功能。如有出血，立即停止 rt-PA 输注，检测 PT、APPT、纤维蛋白原、全血计数及遵医嘱配血。适当支持疗法：监测血压、补液、输血。改善循环。抗纤溶治疗：氨甲环酸。如纤维蛋白原过低（＜1g/L），可给予冷沉淀物（含纤维蛋白原和Ⅷ因子）。

② 溶栓结束 24h 复查 CT 无出血，应启用口服抗血小板聚集药物，用药过程中，应注意有无出血倾向：牙龈出血、皮肤瘀点、黑粪等。阿司匹林等抗血小板药物应在溶栓 24h 后开始使用；对不能耐受阿司匹林者，可考虑选用氯吡格雷等抗血小板治疗。

（5）康复护理　在病情稳定的情况下应尽早开始坐、站、走等活动。卧位者注意良肢位摆放，在患者取平卧位时抬高其肩关节，使其患侧的前臂后旋，使其患侧上肢的肘关节屈曲 90°。为患者取患侧卧位时，使其健侧的肢体保持伸直，为患者变换体位时，注意不要拖拽其四肢，以避免损伤其四肢。指导患者进行近端关节、远端关节的被动运动，引导其进行翻身、坐起等主动运动。在患者可自行坐起时，指导其进行坐位平衡训练。在患者可自行保持坐位后，对其进行站立、行走等训练。

应重视语言运动和心理等多方面的康复训练，应尽早启动脑梗死患者个体化的长期康复训练计划，因地制宜采用合理的康复措施。有研究结果提示脑梗死发病后 6 个月内是神经功能恢复的"黄金时期"，对语言功能的有效康复甚至可长达数年。同时，对脑梗死患者心理和社会上的辅助治疗也有助于降低残疾率，提高生活质量，促进其早日重返社会。

（6）心理护理 脑梗死溶栓后部分患者语言功能、肢体运动功能等未能得到改善。因此，脑梗死溶栓后患者多存在焦虑、抑郁等负面情绪。对患者进行心理疏导，可缓解其负面情绪。积极与患者进行交流，以了解其出现负面情绪的原因。依据掌握的信息，对患者进行相应的心理疏导。告诉患者存在负面情绪对其治疗效果的影响，以提高其对负面情绪的重视。教会患者调节负面情绪的方法，以帮助其缓解负面情绪。协助患者合理宣泄负面情绪，以保持良好的心理状态。耐心为患者解答其对治护方面的疑惑，以提高其对医护人员的信任度。为患者介绍对其进行治护的方法、注意事项等知识，以提高其对治护的依从性。及时对患者进行安慰和鼓励，以避免其放弃治疗。积极与患者的家属进行交流，告知其家属的支持对患者治疗效果的影响。督促患者的家属给予患者鼓励和支持，以提高患者坚持接受治疗的信心。必要时对患者心理状况进行量表评估，请专业人员进行心理干预与药物干预。

第八节 · 重症隐球菌性脑膜炎患者的护理

隐球菌性脑膜炎是由新型隐球菌感染脑膜和脑实质所致的中枢神经系统的亚急性或慢性炎性疾病。近年来，由于广谱抗菌药的广泛应用，激素、免疫抑制剂、抗肿瘤化疗药物应用增多，器官移植的广泛开展，以及 AIDS 患者的逐年增加，中枢神经系统真菌感染逐渐增多，常见的病原菌有隐球菌、念珠菌、曲霉菌、毛霉菌等，以隐球菌性脑膜炎最为常见。该类疾病可见于任何年龄段，但以 30～60 岁成人发病率最高。

（一）发病机制与临床症状

（1）隐球菌为条件致病菌，易于在干燥的碱性和富含氮类物质的土壤中（如含鸽子和其他鸟类粪便的土壤）繁殖，鸽子和其他鸟类可为中间宿主，鸽子饲养者新型隐球菌感染率要比一般人群高出几倍。病原菌主要通过呼吸道侵入肺部，也可经皮肤、黏膜或肠道侵入人体，当机体免疫力下降时，经血行播散进入中枢神经系统，在脑膜和脑实质内进行大量繁殖，形成炎性肉芽肿，也有少数病例是由鼻腔黏膜直接扩散至脑。

（2）临床表现

① 起病形式隐匿、病程迁延，进展缓慢。

② 全身症状：早期可有不规则低热，或表现为轻度间歇性头痛，而后逐渐加重。

③ 高颅压表现：阵发性头痛、恶心、频繁呕吐、视物模糊，部分患者有不同程度障碍。

④ 脑膜刺激征：颈项强直、凯尔尼格征、布鲁津斯基征阳性。

⑤ 脑神经损害表现：约有1/3患者有脑神经损害，视神经、动眼神经、展神经、面及听神经受累为主，其中以视神经受损最为多见。

⑥ 脑实质损害症状：少数患者可有癫痫发作、精神异常、偏瘫、共济失调等。

（二）护理评估

（1）评估患者起病情况，有无意识障碍及其程度，头疼、瞳孔、生命体征情况。

（2）评估患者有无神经损害表现。

（3）评估患者有无脑实质损害症状。

（4）评估患者睡眠、营养情况，监测水电解质变化。

（5）了解患者腰椎穿刺结果，评估患者脑脊液生化及压力情况。

（三）护理问题

（1）保护性隔离　与隐球菌的特殊性有关。

（2）潜在并发症：脑疝　与颅内压增高有关。

（3）体温过高　与隐球菌性脑膜炎有关。

（4）特殊用药护理　与使用两性霉素B有关。

（5）潜在并发症　与低钾血症与两性霉素B有关。

（6）营养失调　低于机体需要量。

（7）皮肤完整性受损的危险。

（四）护理措施

（1）一般护理

① 护理操作中注意高颅压诱发脑疝的危险因素。尽量减少对患者的强烈刺激，如吸痰及其他有创操作、患者头颈部避免弯曲、翻身时动作轻柔。患者躁动，应注意加强安全管理，给予保护性约束，防止坠床及意外磕碰伤的发生，必要时遵医嘱给予适当镇静剂。

② 患者腰穿压力＞200mmH$_2$O，提示颅内压增高，需严密监测患者意识、瞳孔的变化，并及时给予对症处理防止脑疝的发生。

③ 患者头痛症状较重伴烦躁，考虑为高颅压所致，给予脱水降颅内压治疗，并监测水电解质变化。

④ 早期给予留置中心静脉导管，根据患者病情（病程长，用药时间长，血流动力学相对稳定）及用药选择PICC导管。

⑤ 做好脑室引流管的常规护理，防止堵管、颅内感染等相关并发症的发生。

⑥ 患者病程较长，亚急性起病，间断发热，且饮食、睡眠状态差，应注意液

体量的补充并加强营养。

⑦ 严格无菌操作，注意呼吸道隔离。

⑧ 昏迷、制动的患者使用普通气垫床，或智能按摩气垫床翻身 1 次/2h，必要时每小时 1 次，骨隆突处及受压部位用软枕隔开或悬空，同时配合叩背、肢体按摩、肢体功能被动锻炼，长期卧床患者应注意保持患者肢体功能位，可穿特制的"T"形鞋防止足下垂。在预防压力性损伤的同时预防肺部感染，促进痰液排出，防止肢体功能失用性萎缩。对于高热、出汗、大小便失禁患者应及时更换渗湿、污染的衣服、床单。避免局部皮肤刺激，大小便后做好会阴清洁，对于躁动、抽搐、心理障碍等患者肢体约束不可过紧，约束带松紧应以能容纳 1～2 个手指为宜，不可缠绕肢体，防止患者用力挣脱过程中越缩越紧，造成肢体血液循环障碍，甚至肢体坏死的事故发生。

（2）饮食与营养护理 吞咽功能障碍者为防止误吸及窒息应留置胃管，予以分次鼻饲流质，或营养素持续胃管内缓慢滴注，以保证机体每日所需热量及组织修复所需营养成分；因胃肠道功能障碍不能进行肠内营养者应从静脉补充足够热量及水分，以满足机体需要。分次鼻饲时应注意每次间隔时间不少于 2h，每次鼻饲量不超过 200mL，据患者每日所需热量决定鼻饲次数，一般 6～8 次，由于患者躁动、呕吐、胃管固定不牢等原因，胃管可脱出移位于食管上端、咽部甚至盘曲于口腔内，每次鼻饲前应注意检查胃管确实在胃内后方可喂食，否则可造成窒息的危险。鼻饲时速度不宜过快，可抬高床头 30°，防止胃内容物反流，喂食后应再喂 20mL 温开水冲管。鼻饲流质温度以滴在手腕内侧不烫为宜。鼻饲食物可采用各种豆浆、牛奶、蒸蛋，也可选用安素等产品。由于流质饮食所含水分太多，热量偏低，不利于患者营养，故不宜长期采用，现多用瑞素或能全力等肠内多元素营养剂持续从胃管内滴注，每日 1000～2000mL 可提供患者 1 日所需的热量。

（3）心理-社会评估 了解患者文化程度、居住环境、宗教信仰、个性特征、嗜好、住址、家庭成员，患者在家中的地位和作用，患者的家庭成员对疾病的认识程度和对康复的期望值，以明确家庭与环境等因素对患者目前状况和需要的影响。疾病本身使患者自理能力受限，加上疾病对生命的威胁，使患者产生恐惧甚至绝望的心理；尤其是监护室的患者，陌生的地理、人文环境及各种监护、检测设备使患者产生孤独、无助感。应及时了解患者的心理反应，热情接待患者；讲解疾病及相关知识，介绍监护设备、仪器的功能及患者应配合的注意事项；定期安排亲友探视，指导其安慰、鼓励患者，使之消除孤独感；为患者介绍相同病例治愈的信息，激发患者的自信心；及时巡视，耐心倾听患者主诉，主动关心患者，预见性处理患者的一切日常生活；对有意识障碍的患者应视为正常人与之进行沟通交流。

（4）用药护理

① 患者大剂量应用脱水药物，可导致水电解质紊乱，容易诱发低钾血症。此外，患者需长期应用两性霉素 B 给予抗真菌治疗，而两性霉素 B 可以引起肾小管酸中毒，促进血钾的排泄，导致低钾血症的发生。所以在联合应用两性霉素 B 及甘露醇等脱水降颅压药物时，需严格警惕低钾血症的发生，用药期间需严密监测患者水电解质的变化，严密观察患者有无乏力、腹胀、食欲缺乏、心律失常等低钾血症

的临床表现。a. 低钾血症是指血清钾浓度低于 3.5mmol/L，按程度可分为轻度低钾（血清钾浓度为 3.0～3.5mmol/L）、中度低钾（血清钾浓度为 2.5～3.0mmol/L）、重度低钾（血清钾浓度＜2.5mmol/L）。患者发生轻度低血钾时，首选胃肠道予以补充；中度低钾血症时，应给予静脉补钾，需注意补钾的原则，即剂量不易过大、浓度不宜过高、速度不宜过快、见尿补钾，同时注意心电监护并严密监测血清钾离子的变化，注意警惕高血钾的发生。重度低钾血症，当血钾降到 2.5mmol/L 以下时，就容易产生诸如室性期前收缩、室性心动过速、室颤、软瘫和呼吸困难等严重症状，如不及时提高血钾水平会危及患者生命。大量研究已证实对重度低钾血症患者给予高浓度快速补钾的安全性与有效性。b. 推荐补充方法如下。用 0.9%氯化钠溶液将 10%氯化钾稀释为浓度 3%的氯化钾溶液，在心电监测下使用静脉泵泵入，补钾速度为 3～4g/h，要求通过中心静脉给药，每日补钾不超过 6～8g。于补钾 1h、3h、5h、8h、12h、18h、24h 采集静脉血或行动脉血气分析监测血清钾。根据血钾水平调节静脉泵的输注速度或氯化钾的配制浓度。当血清钾达到 2.5mmol/L 以上时，补钾的速度降为 1～2g/h，当血清钾达到 3.2mmol/L 以上时，可以改为极化液继续补钾或改为口服补钾。血钾浓度纠正至 3.5mmol/L 时停止静脉补钾并给予饮食或口服补钾。

　　② 患者应用两性霉素 B 和氟康唑抗真菌治疗，应警惕药物不良反应的发生。a. 两性霉素 B 不良反应的预防：两性霉素 B 是有效的抗真菌药，但严重的不良反应限制了它的使用。其药物毒性较大，常见的不良反应包括：恶心、呕吐、食欲缺乏、发热、寒战、头痛、复视等不良反应。静脉给药可引起血栓性静脉炎。肾毒性较常见，可出现蛋白尿、管型尿。由于大量钾离子排出所致的低钾血症。尚有白细胞下降、贫血、血压下降或升高，周围神经炎、复视和肝损害等。b. 使用过程中注意事项：静脉滴注或鞘内注射给药时，均先以灭菌注射用水 10mL 配制该品 50mg，或 5mL 配制 25mg，然后用 5%葡萄糖注射液稀释（不可用氯化钠注射液，因可产生沉淀）。滴注液浓度不超过 10mg/100mL，避光缓慢静滴，每次滴注时间需 6h 以上，稀释用葡萄糖注射液的 pH 应在 4.2 以上。静滴该品前或静滴时可给予小剂量肾上腺皮质激素以减轻反应，但后者宜用最小剂量及最短疗程。严密监测血清钾离子的变化。通过中心静脉给药，使用微量泵匀速泵入。c. 氟康唑不良反应的预防：氟胞嘧啶常见的不良反应为胃肠道症状，可表现为厌食、恶心、呕吐、腹泻等。应用该药物时需严密观察患者有无此类症状的发生。此外，对于严重肾功能不全患者禁用，肾功能损害的患者应慎用此药，肝病患者不宜应用。d. 氟康唑不良反应的预防：用药过程中需严密监测有无药物不良反应发生，并注意药物相互作用或配伍禁忌。常见消化道反应，表现为恶心、呕吐、腹痛或腹泻等。过敏反应，可表现为皮疹，偶可发生严重的剥脱性皮炎（常伴随肝功能损害）、渗出性多形红斑。肝毒性，治疗过程中可发生轻度一过性血清氨基转移酶升高，偶可出现肝毒性症状，尤其易发生于有严重基础疾病（如 AIDS）的患者。

　　③ 镇静药物的安全使用：a. 临床常用的镇静药物有右美托咪定、咪达唑仑、丙泊酚，应根据患者临床情况及镇静要求合理选择或联合应用。镇静药物

均会对心血管及呼吸有不同程度抑制作用，需严密监测患者生命体征的变化。右美托咪定是一种高选择性 α_2 肾上腺素能受体激动剂，具有中枢性抗交感和抗焦虑作用，能产生近似自然睡眠的镇静作用；同时具有一定的镇痛、利尿作用，对呼吸无明显抑制，对心、肾和脑等器官功能可能具有一定的保护特性。b. 右美托咪定使用时需注意以下几点。用 0.9％氯化钠溶液或 5％葡萄糖溶液加右美托咪定 2mL（200μg）稀释至 50mL，即浓度为 4μg/mL。使用微量输液泵泵入，根据临床疗效个体化地调整输注剂量。不应与血液或血浆通过同一管路同时给予。与两性霉素 B 和地西泮不相容。一般负荷剂量为 1μg/kg（10min），以 0.2～0.7μg/（kg·h）维持。右美托咪定用药后，一般起效时间是 10～15min，达峰时间为 25～30min，因此 30min 内不宜频繁增加输注剂量，以免镇静过度。最常见不良反应为低血压、心动过缓及口干。糖尿病、高血压、高龄、肝或肾功能障碍的患者注射速度过快和剂量过大时易发生心动过缓，甚至窦性停搏。重度心脏传导阻滞和重度心室功能不全患者慎用。出现低血压或心动过缓应减量或停止给予右美托咪定，并进行相应处理。过快给予负荷剂量可能引起一过性高血压和心动过缓，只要减慢给药速度即可缓解，一般无需特殊处理。

第九节·低钠性脑病的护理

低钠血症是临床常见电解质紊乱，而受低钠血症影响最明显的靶器官是脑，其损害程度与预后密切相关。急性低钠血症（48h 内迅速发生），通常可导致持久性脑损害。慢性低钠血症（48h 以上缓慢发生）多发生在医院外，由于低钠血症发生缓慢而易被患者耐受。

（一）低钠血症的发病机制

正常血钠浓度的维持主要取决于三方面的作用：口渴中枢对摄入水量的控制，下丘脑对抗利尿激素分泌的调节以及肾脏浓缩与稀释功能。临床常见的低钠血症原因有两类，一类是有效的循环血容量减少而继发 ADH 相对过多，另一类是 ADH 异常分泌或作用过强。两者均可导致体内水潴留而导致低钠血症。

（二）低钠性脑病的发病机制

低钠血症所致的血浆渗透压下降所形成"外低内高"的细胞内外渗透压梯度，为了重新获得稳定的渗透平衡，可通过细胞外水分内移或细胞内溶质外移实现。通常前一种机制迅速发挥作用，使细胞水肿不可避免。此时脑容量的微小变化可导致严重的中枢神经系统的损害，其他多数器官可能并无明显异常。如果轻度渗透压失衡纠正，细胞水肿不严重，则临床上不出现任何症状，但是细胞溶质外移是有限的，当严重渗透压失衡发生时，脑细胞水肿成为低钠性脑病的主要发病基础。

（三）临床表现

低钠血症的发生无性别、年龄差异，但低钠性脑损害的发生较多见于老年人、小儿和经前期妇女。低钠血症可引起两种损害，即低钠性脑病和脑桥中央髓鞘溶解

（补充血钠过快）。

而临床较多的是未经治疗的低钠性脑病。低钠性脑病分为早期、中期、晚期，（表19-3）虽然分期是相对的，但是任何症状可出现在任何时期。重要的是不同的症状严重程度不同，并与脑水肿、颅内压增高、脑缺氧程度、病情进展快慢密切相关。

表 19-3　低钠性脑病分期

分期	临床表现
早期	厌食、恶心、呕吐；疲乏、虚弱；头痛；肌肉痉挛
中期	语言及疼痛刺激反应下降；视幻觉、听幻觉；行为异常；扑翼样震颤；感觉迟钝；二便失禁
晚期	呼吸功能障碍、呼吸衰竭、心动过缓、高血压和低血压、体温调节异常、癫痫发作、昏迷、瞳孔散大、去皮质状态、去大脑强直

（四）护理评估

（1）评估患者有无意识障碍及其程度、瞳孔、生命体征、SpO_2。

（2）评估患者有无神经功能受损。

（3）监测电解质变化。

（五）护理问题

（1）有受伤的风险　因患者多伴有突发意识丧失，可能会出现磕伤、碰伤等问题的发生。

（2）电解质紊乱　需要持续进行电解质的监测。

（3）潜在并发症　皮肤完整性受损、感染。

（六）护理措施

（1）病情观察

① 动态监测血钠、尿钠及中心静脉压，及时发现病情变化。低钠血症以烦躁、嗜睡等精神症状和意识障碍为首发症状，进而出现抽搐、昏迷，部分患者有腹胀、腹泻、恶心、呕吐等症状。当患者出现烦躁、意识症状加重时，报告医师，复查头颅CT，排除颅内血肿、脑水肿。按医嘱抽血、留取24h尿液，监测血钠、尿钠的变化，同时请麻醉师行锁骨下静脉穿刺置管，测CVP的变化，测量CVP对中枢性低钠血症的进一步诊断具有重要意义。患者出现低钠血症以及低钾血症，可能会加重意识的变化，造成脑水肿的发生，需要监测生命体征，同时补充血钠与血钾。

② 患者因低钠低钾血症，需要动态进行肢体肌力的观察与评估，最好每班一次。

③ 每日输液前按医嘱抽血测血清钠的浓度，并准确记录24h出入量，以准确比较结果，了解血容量变化，及时修改治疗方案。

（2）用药护理　正确合理补液，纠正低钠血症，血钠的补充需要缓慢，补充过快，容易出现严重并发症。

（3）健康宣教　指导患者正确留取标本，为医师治疗提供依据，向患者及家属耐心解释，说明反复抽血化验和留取24h尿液的目的和意义，取得患者及家属的合作。

（4）基础护理　低钠性脑病患者出现昏睡时，不能经口进食，应注意做好患者的口腔护理，以保持口腔清洁，去除异味，预防口腔感染；保持床单平整干燥，加强翻身，防止压力性损伤等并发症。

（5）管道护理　留置尿管时，常规给予外阴冲洗，每天 2 次，保持导尿管通畅，以预防泌尿系感染，注意保持肛周皮肤清洁干燥。

（6）饮食护理　低钠血症补充钠盐的首选途径是口服，患者一旦恢复进食能力，应鼓励患者增加饮食中钠盐的摄入量，并根据血清钠值调整食盐的摄入量，同时给予患者及家属详细的饮食宣教，指导其进食充足的蛋白质、食物纤维、维生素及无机盐，促进胃肠蠕动，增加患者食欲，提高机体的抵抗力。

（7）心理护理　护理人员及家属应多与患者接触，耐心倾听患者谈话。对严重患者，帮助其解除顾虑，增强信心，进而配合治疗。

第十节·低血糖昏迷患者的护理

低血糖昏迷是指静脉血浆葡萄糖浓度低于 2.8mmol/L（50mg/dL）时，出现的一系列神经精神症状，包括头痛、烦躁、抽搐、嗜睡和昏迷；当血糖降至 0.56mmol/L 时可出现深昏迷。其昏迷的原因大多数是进食量过少，服用过量的降糖药或者是服用降糖药后未及时进食。低血糖昏迷极易被误诊为脑血管病、癫痫、糖尿病高渗性昏迷和酮症酸中毒，所以必须迅速诊断、紧急处理，否则将造成脑的不可逆损伤，甚至死亡。因此，在糖尿病患者的治疗过程中，应提高对低血糖昏迷的认识，积极预防本病的发生，做到早诊断、早治疗，降低本病发病率和病死率。

（一）发病机制

低血糖对机体的影响以神经系统为主，尤其是交感神经和脑部。交感神经受低血糖刺激后，儿茶酚胺分泌增多，后者可刺激胰升糖素的分泌和血糖水平的增高，又能作用于肾上腺能受体而引起心动过速、烦躁不安、面色苍白、大汗淋漓和血压升高等交感神经兴奋的症状。

葡萄糖是脑部尤其是大脑的主要能量来源，但脑细胞储存葡萄糖的能力十分有限，仅能维持数分钟脑部活动对能量的要求。所以，脑部的主要能量来源是血糖，较长时间的重度低血糖可严重损害脑组织。脑组织缺糖的早期可出现充血，多发出血性瘀斑；而后则由于脑细胞膜 Na^+/K^+ 泵受损大量 Na^+ 进入脑细胞，继而出现脑水肿和脑组织点状坏死，晚期则发生神经细胞坏死、消失，形成脑组织软化。神经系统的各个部位对低血糖的敏感性不同，大脑皮质、海马、小脑、尾状核及苍白球最为敏感，其次是脑神经核、丘脑、下丘脑和脑干，脊髓的敏感性较低。

（二）临床表现

（1）昏迷前先兆症状　主要表现为交感神经兴奋，包括：大汗、颤抖、视物模糊、饥饿、软弱无力，以及紧张、面色苍白、心悸、恶心呕吐、四肢发冷等。

（2）中枢神经受抑制的表现　主要是中枢神经缺氧、缺糖症群。大脑皮质受抑制：意识蒙眬，定向力及识别力逐渐丧失，头痛、头晕、语言障碍、嗜睡，甚至昏迷。皮质下中枢受抑制：神志不清、躁动不安，可有阵挛性舞蹈性或幼稚性动作，心动过速，瞳孔散大，阵发性惊厥，锥体束征阳性等。患者可出现癫痫症状。延髓受抑制：深度昏迷，去大脑强直，各种反射消失，呼吸浅弱，血压下降，瞳孔缩小。如此种状况历时较久，则患者不易恢复。如果脑组织长期处于比较严重的低血糖状态，则可发生细胞坏死与液化，脑组织可萎缩。患者常有记忆力下降，智力减退，精神失常或性格变异等表现。

（三）护理评估

(1) 评估患者有无意识障碍及其程度、瞳孔、生命体征、SpO_2。

(2) 评估患者有无神经功能受损。

(3) 评估患者有无失语、失读、失写症。

(4) 监测血糖及电解质变化。

（四）护理问题

(1) 电解质紊乱　与交感神经兴奋引起的临床症状有关。

(2) 低血糖　与疾病本身有关。

(3) 脑水肿　与脑细胞膜 Na^+/K^+ 泵受损，大量 Na^+ 进入脑细胞有关。

(4) 清理呼吸道无效　与神志昏迷，不能自主咳嗽、咳痰有关。

(5) 潜在并发症（压力性损伤）。

（五）护理措施

(1) 一般护理

① 密切监测患者病情发展，观察患者生命体征和神志的变化。监测心率、血压、血氧饱和度、体温变化；观察患者面色、瞳孔变化并做好记录。备好急救器材、药品，随时准备急救。

② 病因治疗，及时确定病因或诱因，对有效解除低血糖状态并防止病情反复极为重要。

③ 注意保持呼吸道通畅。保持平卧位，头偏向一侧，防止舌后坠堵塞呼吸道，防止误吸，清除呼吸道分泌物，给予氧气吸入治疗。

(2) 用药护理

① 首先绝对卧床休息，当昏迷、大汗、皮肤湿冷和瞳孔改变时，应及时迅速地做出诊断，使用快速血糖监测仪监测血糖，迅速建立静脉通道，立即静脉注射 50％葡萄糖 20～40mL，对于高度低血糖患者静脉推注 50％葡萄糖 40～100mL，经上述处理反应仍不佳者或昏迷状态持续时间较长者，很可能伴有较重的脑水肿，可使用 20％的甘露醇治疗。

② 补充糖分过程中，需监测患者的生命体征的变化、血糖的变化，维持血糖在 10mmol/L 左右，并密切监测血糖 1 次/h，直至血糖稳定为止。

③ 注意控制静脉输注葡萄糖的滴速和用量，并根据血糖值的变化调节滴速。如输注葡萄糖过量可引起恶心、稀释性低钠血症、充血性心力衰竭、肺水肿等并发症。

（3）饮食护理

① 避免可能引起低血糖症的食物或药物，低血糖症患者应少量多餐，多进低糖、高蛋白和高脂饮食，以减少对胰岛素分泌的刺激作用，避免低血糖的发生。有时为了避免清晨低血糖昏迷，患者夜间亦需加餐。

② 加强营养、避免空腹等，是预防低血糖昏迷的重要措施。

（4）加强基础护理 协助患者做好皮肤护理及保持肢体功能的护理，保持床单位清洁、平整、干燥。患者昏迷时间较长，机体一直处于被动体位，极易导致压力性损伤，给予气垫，定时翻身，以预防压力性损伤及坠积性肺炎发生。患者意识不清期间为患者加床档保护，以防坠床，并适时给予约束带保护；取消约束带保护后，要为其保持肢体功能位进行肢体被动活动，保持关节的活动度，以防止关节挛缩及足下垂。

（5）健康宣教 护士要做好健康教育使患者掌握低血糖反应的各种症状及治疗方法，以便自己及早发现，及时治疗。按时用药，向患者说明药物的作用和不良反应，不要擅自增加用药剂量；进食减少或呕吐、腹泻时要在医师的指导下调整药物剂量；向患者和家属介绍用药相关知识及目标血糖，了解血糖到达多少应加餐，学会选择加餐食品，能正确掌握食物交换方法，食物升血糖指数的概念及进食水果的原则，纠正饮食误区及不良饮食习惯达到饮食治疗的目的。

第十一节·呼吸机相关性肺炎的护理

呼吸机相关性肺炎（VAP）是指气管插管或气管切开的患者在接受机械通气 48h 后发生的肺实质感染。撤机、拔管后 48h 内出现的肺炎，仍属 VAP。

VAP 可导致接受机械通气患者的住院时间和 ICU 留治时间延长，抗菌药物使用增加，并导致重症患者的病死率增加，严重影响重症患者的预后。对于神经危重患者 VAP 的预防十分必要。

一、护理评估

1. 诊断标准

VAP 临床诊断困难，目前仍存在较大争议。活检肺组织培养是 VAP 诊断的"金标准"，但是临床取材困难，有创检查可行性差，目前主要用于死后病因诊断。现有研究证明，VAP 的诊断主要依据临床表现、影像学改变和病原学诊断综合判定。胸部 X 线影像可见新发生的或进展性的浸润阴影是 VAP 的常见表现，如同时满足下列至少 2 项可考虑 VAP 的诊断，即体温或＞38℃或＜36℃；外周血白细胞计数＞10×10^9/L 或＜4×10^9/L；气管支气管内出现脓性分泌物；需排除肺水肿、ADRS、肺结核、肺栓塞等疾病。护理人员在对临床机械通气患者进行护理时，应观察患者临床表现，如符合上述诊断标准则为 VAP，应针对性地采取护理措施。

2. 危险因素评估

VAP 发生的危险因素大致分为两类。第一类为患者自身的原因，包括年龄、原有基础疾病的严重程度、是否合并其他疾病或并发症等。一般来说患者年龄越大，APACHE 评分越高就越容易发生 VAP。第二类为医源性因素，如医疗操作技术、治疗方法以及药物因素等，通常机械通气持续时间越长越容易发生 VAP。另外，气管导管的气囊压较低、一些镇静和肌松药的使用、脱机失败后再次气管插管、以前使用过抗生素、留置鼻胃管、长期全胃肠外营养、长期处于仰卧位等都是VAP 发生的危险因素。

二、护理干预

1. 加强医护人员手卫生

引起 VAP 的病原体常可通过医护人员及环境感染给患者。疾病预防与控制中心报告推荐，医护人员应进行严格的手卫生（包括洗手及乙醇消毒）；环境卫生和保护性隔离均为切断外来感染的重要途径，是院内感染控制的重要措施，对预防VAP 的发生非常重要，临床进行手卫生的 5 个时机如下。

① 在接触患者之前。

② 在进行清洁/无菌程序之前。a. 对患者进行口鼻腔护理、气管插管、气切套管护理前（戴清洁手套前）。b. 经人工气道吸痰或经支气管肺泡灌洗留取标本前（戴无菌手套前）。

③ 接触患者体液后。a. 口鼻腔护理、气管插管、气切套管护理后。b. 进行气道内吸引、呼吸道取样或其他接触呼吸道黏膜、呼吸道分泌物、被呼吸道分泌物污染的物品后。c. 给予患者进行气管插管或气管插管拔除操作后。

④ 接触患者后。

⑤ 在接触患者的周围环境后（离开患者床单位前）。

2. 呼吸理疗

呼吸理疗包括翻身拍背、雾化吸入、气道吸引、体位引流等内容，是 NCU 患者预防 VAP 的最基本措施。神经重症疾病患者需要每 2～3h 翻身拍背一次；雾化吸入使用压缩雾化吸入器进行，雾化痰液过多，可给予体位引流，使昏迷患者肺底痰液排出，防治肺部感染。

3. 振动排痰

振动排痰可促使支气管黏膜表面黏液及代谢产物松弛和液化，易排出体外，改善呼吸音，排痰机振动排痰优于手叩背排痰法，但是对于颅内高压患者需要慎重选择。

4. 床头抬高

（1）如无禁忌，床头抬高 30°～45°。

（2）提倡通过教育培训、标准化医嘱、提醒、督查和反馈、品管圈等多种方式提高对护士床头抬高的依从性。

（3）因临床工作需要，在降低患者床头前，应先进行吸痰及气囊上分泌物吸引，并尽快恢复床头抬高位。

5. 口腔护理

（1）气管插管后的患者应及时进行口腔护理预防 VAP 的发生。

（2）有条件的医院建议采取改良 Beck 口腔评分表进行评估，确定口腔护理频次，或者参照重症监护病房医院感染预防与控制规范每 6～8h 进行口腔护理 1 次。

（3）口腔护理液推荐选择葡萄糖氯己定溶液。

（4）气管插管机械通气患者采用冲洗加擦洗法或冲洗加刷洗法进行口腔护理。

（5）口腔护理前抬高床头 30°～45°，患者头偏向一侧，预防 VAP 的发生。

（6）口腔护理前后均应维持气囊压力在 20～30cm H_2O，评估气管插管的深度及进行声门下吸引。

（7）口腔护理后应及时进行口腔内吸引。

（8）经口气管插管患者进行口腔护理应双人操作。

6. 鼻饲管理

（1）对于开放小肠通路可行性高的机构，推荐首选小肠营养，对于开放小肠通路有一定困难的机构，推荐对不耐受胃营养（如：持续应用镇静剂、麻醉剂及胃潴留量较多）及反流高风险人群（如：俯卧位）应用小肠营养。对于开放小肠通路不可行的机构，推荐通过胃的途径早期喂养使患者受益。

（2）危重症患者肠内营养采用持续喂养较间断喂养更能减少胃内容物反流及误吸风险，从而降低 VAP 的发生。

（3）肠内营养管首次置入后，要明确判断管路的位置，采用腹部 X 线检查。不宜单独采用肉眼观察抽取液性状、听诊气过水声或 pH 试纸检测酸碱度的方法来判断置管。

（4）应选择适宜管径大小的胃管进行鼻饲，成人建议 14Fr 号胃管。

（5）鼻饲时若病情允许，应抬高床头 30°或更高，并在鼻饲结束后保持半卧位 30～60min。若不能达到抬高床头 30°，则尽量抬高床头。

（6）左侧卧位较右侧卧位的胃内容物反流减少，建议鼻饲时取左侧卧位。

（7）对于 VAP 的发生率、机械通气的持续时间和病死率来说，单独监测胃反流和呕吐与监测胃反流、呕吐和残余胃容量同样有效。对于接受肠内营养的无症状患者，不推荐常规监测胃残余量。

（8）危重患者应每天监测胃肠道耐受性，关注患者腹痛、腹胀、排气、排便情况。

7. 声门下分泌物引流

人工气道患者声门下与气管导管气囊之间存有间隙，细菌易沉积引起肺部感染，因此声门下吸引能有效降低 VAP 的发生率。

（1）对于预期气管插管时间可能超过 48h 或 72h 的患者建议采用具有声门下分泌物引流的导管。

（2）为预防黏膜损伤，建议应用间断声门下吸引。可采用 10mL 注射器每小时抽吸或每 2h 100～150mmHg 的间断中心负压吸引。

8. 呼吸机回路管理

最新研究是无需定期更换呼吸机管路，仅在出现肉眼可见污渍或出现故障时更换呼吸机管路，但是临床上应对冷凝水采取一定的管理方法，以降低 VAP 的发生。

（1）为预防或减少冷凝水产生，建议机械通气患者采用含加热导线型湿化器进行温湿化。

（2）呼吸机冷凝水集水杯应处于管路系统最低点。

（3）及时清除管道内冷凝水，当冷凝水大于 1/2 集水杯容积时给予清除。

9. 热湿交换器的更换

热湿交换器因能节约费用、保持管路干洁和减少护理工作量等优点广泛应用于临床，机械通气患者若使用热湿交换器，每 5～7 天更换一次，若热湿交换器受污、气道阻力增加应及时更换。

10. 吸痰装置及更换频率

吸痰是机械通气患者最常进行的侵入性操作之一，对清除气道分泌物、维持气道通畅、改善氧合具有重要意义。以往多采用开放式吸痰装置，但由于在操作过程中需要分离患者与呼吸机间的管道连接，不利于保持气道压力和密闭性。密闭式吸痰装置，因其不影响患者与呼吸机管路的连接，可维持呼气末正压和减少对周围环境的污染，临床上应用日渐增多。目前研究表明，采用开放或密闭式吸痰装置均不影响 VAP 的发生。对于使用密闭式吸痰装置时的更换频率，除非破损或污染，机械通气患者的密闭式吸痰装置无需每日更换。

11. 培训与教育

（1）应由经过专业培训的护理人员进行机械通气患者的护理。

（2）护理人员应定期接受预防 VAP 相关知识的培训。

12. 集束化策略

目前研究认为，下列措施可以明显减少机械通气患者的平均通气时间和住院天数，降低 VAP 发病率、病死率和（或）费用。①尽可能选用无创呼吸支持治疗技术。②每日唤醒和评估能否脱机拔管。③对于预期气管插管时间可能超过 48h 或 72h 的患者建议采用具有声门下分泌物引流的导管。④应使气囊充气后压力维持在 25～30cm H_2O。⑤如无禁忌，床头抬高 30°～45°。⑥加强口腔护理。⑦在进行与气道相关操作时应严格遵守无菌技术操作规程。⑧鼓励并协助机械通气患者早期活动，尽早开展康复训练。

三、护理评估

（1）通过以上护理措施的实施，定期评估患者的效果，有无出现发热、肺部感染加重，同时通过痰液的性质进行患者的感染情况的分析。

（2）应根据患者病情，通过评估制订每日护理操作要点，尤其需要给予预防 VAP 护理措施的评估，针对性地对患者的感染情况进行下一步的干预预防的实施。

四、评估结果

（1）床头抬高≥30°。

（2）监测气囊压力，压力在 25～30cmH_2O。

（3）评估气管插管深度有无变化。

（4）口咽通气道或气管插管固定器的固定是否适宜，口腔是否清洁。

（5）气管插管是否通畅，痰液性质、量、颜色。

（6）呼吸机管路冷凝水罐是否在最低处。

（7）呼吸机管路系统内有无积水。

(8) 呼吸机湿化罐水位、温度是否符合要求。

第十二节 · 导尿管相关性感染的护理

导尿管相关尿路感染（CAUTI），是指患者留置导尿管后，或者拔除导尿管48h内发生的泌尿系统感染。

引起 CAUTI 的病原体可分为内源性和外源性，内源性主要指来自直肠、阴道的定植菌，外源性顾名思义是指通过被污染的医务人员的手或被污染的器械进入泌尿道的微生物。

一、护理评估

（一）流行病学及发病机制评估

据美国疾病控制与预防中心报道，尿路感染的发生率在院内感染中占第一位，约占所有院内感染患者的 40%，其中 80% 是由于留置导尿管引起的。

经尿道插入膀胱的导尿管为细菌进入尿道提供了入口。细菌可以经导尿管的腔内途径或者腔外途径造成感染。腔外感染途径为：微生物在导尿管外表面增生，通常不形成生物膜；细菌在插入导尿管过程中或插入导尿管后定植，通常是由于在操作中未严格遵守无菌技术；细菌在插入导尿管 2～3 天后定植，通常是由于操作引发。腔内感染途径为：当集尿系统的密闭性被破坏，细菌乘虚而入；微生物随尿液由集尿袋逆行至膀胱内；生物膜形成，损坏膀胱表面黏膜层，促使更多生物膜形成。生物膜是包括细菌、宿主细胞及分泌物在内的复杂结构，是导致一些侵入性操作致病的结构基础。一旦导尿管内外的生物膜形成，那么避免 CAUTI 的唯一方法就是拔除导尿管。

（二）危险因素评估

在危险因素的分析方面，共分为患者、医疗操作和系统 3 个层面。患者层面：首要危险因素包括女性患者，年龄大于 50 岁，身体极度衰弱，膀胱排空障碍，大便失禁等；次要危险因素为患者身体脱水、罹患镰状细胞血症或免疫系统疾病，其他感染性疾病，尿路感染病史以及个人卫生问题。医疗操作层面：例如护士接触导尿管前未洗手，不恰当的导尿管插入操作，未严格把握指征导致的不恰当使用，破坏了集尿系统的密闭性，引流袋的排放口污染，导尿管未妥善固定到身体上，未及时拔除不必要的导尿管等都会影响到 CAUTI 的发生，增加感染的概率。系统层面包括医院、工具和环境。这些因素都会促使患者在留置导尿期间更容易发生 CAUTI。尿路感染严重者可并发肾乳头坏死、肾周脓肿、肾结石、尿路梗阻及革兰阴性菌败血症。

二、护理干预

（一）加强医护人员手卫生

(1) 置管前应进行手卫生。

（2）进行收集尿液标本或者排空引流袋等操作前应进行手卫生。

（3）在收集尿液标本、排空引流袋、拔除导尿管等操作后应进行手卫生。

（4）戴手套前及摘手套后应进行手卫生。

（5）当手部被体液或引流液污染时，应洗手，而不能使用卫生手消毒。

（6）置管时应使用无菌手套，每日进行导尿管相关护理时使用清洁手套。不同患者间应更换手套。

（二）留置导尿管的指征

（1）严格掌握留置导尿管指征，每天评估留置导尿管的必要性，缩短留置导尿管的时间，减少导尿管相关性尿路感染的风险。

（2）留置导尿管的指征如下。①部分外科手术的围术期，如泌尿外科手术或泌尿生殖道相邻器官的手术；时间较长的手术；手术期间大量输液或利尿；术中需要监测尿量。②ICU患者需要评估每小时的尿量。③急性尿潴留和尿道梗阻的处理。④辅助部分尿失禁患者压力性溃疡或皮肤移植的愈合。⑤改善终末期患者的舒适度。

（3）结合患者情况及病情需要，考虑其他的膀胱处理方法，如尿套、间歇性导尿等。

（三）导尿管的更换和拔除

（1）长期留置导尿管患者，不宜频繁更换导尿管，具体更换频率可参照产品说明书。

（2）当患者疑似CAUTI而需抗菌药物治疗前应先更换导尿管，并留取尿液进行微生物病原学检测。

（3）不推荐在拔除导尿管前夹闭导管进行膀胱功能锻炼。

（四）置管时严格执行无菌技术

（1）确保无菌插管所必需的器械都已齐备且可方便取用。

（2）插入导尿管时应严格无菌操作，正确铺无菌巾，避免污染尿道口，保持最大的无菌屏障；使用棉球；使用单剂包装的无菌润滑剂；插管时佩戴无菌手套。

（3）导尿管置入前建议应用含有效碘 1000～2000mg/L 的碘伏棉球充分消毒尿道口及其周围皮肤黏膜，棉球不能重复使用。

（五）导尿管的选择

（1）根据患者年龄、性别、尿道等情况选择合适大小的型号、材质的导尿管，最大限度降低尿道损伤和尿路感染。

（2）建议对需要长期留置导尿管的患者尽量使用对尿道刺激小的全硅胶导尿管。

（3）使用尽可能小的导尿管，并与引流袋相匹配，从而最大程度减少尿道损伤。

（六）导尿管及引流装置的固定

（1）导尿管插入后，向水囊注入 10～15mL 无菌水，轻拉尿管以确认尿管进行妥善的内固定，不会脱出。

（2）应对留置导尿管进行妥善外固定，以防其移位、牵拉、打折、受压等。

（3）患者体位改变时，须调整集尿袋位置，重新固定导尿管及引流装置。

（4）尿管常见固定部位为大腿内侧及下腹部。

（七）引流装置的管理

（1）防反流装置不能代替日常护理措施。

（2）留置导尿管期间，应保持引流装置的密闭性，防止污染。

（3）患者留置导尿管期间应保持尿液引流通畅，避免导尿管及引流管扭曲，集尿袋始终低于膀胱水平，避免接触地面或放在地上。

（4）不支持频繁更换集尿袋，具体更换频率可参照产品说明书。

（5）一旦发生无菌状态被打破、接头（连接）处断开或尿液漏出，应使用无菌方法更换导尿管和引流装置。

（八）日常维护

（1）每天评估留置导尿管的必要性，不需要时尽早拔除导尿管，尽可能缩短留置导尿管时间。

（2）可以采用电子化设施或者提醒单等形式，提醒医护人员导管的存在，评估是否需要拔管。

（3）嘱患者多饮水。

（4）观察尿液的颜色、量及性状。

三、留置导尿管并发症的护理

留置导尿管并发症的护理如表 19-4 所示。

表 19-4　留置导尿管并发症的护理

种类	原因	护理措施
尿道损伤	1. 插管时损伤尿道黏膜 2. 插管困难 3. 插入深度不足 4. 水囊未进入膀胱即注水、带水囊拔管、患者牵拉尿管 5. 尿垢积聚形成结晶附着于水囊，导致拔尿管时损伤黏膜和拔尿管后出血	1. 操作时动作轻柔，遇阻力不可盲目插入，对于患有前列腺肥大的老年人，应选择型号较小、坚韧的尿管，自尿道口向尿道内注入液状石蜡，以利于插管成功 2. 水囊注水前，一定保证导管进入膀胱。向水囊内注入液体时推注的速度宜慢，注液量以 15～20mL 为佳 3. 固定导尿管，防止患者烦躁时牵拉尿管 4. 拔管时先完全抽吸水囊内的液体再拔管
漏尿现象	1. 导管不匹配 2. 膀胱牵缩 3. 尿液混浊 4. 尿液中有血块 5. 水囊内注入液量太少	1. 水囊能均匀覆盖膀胱颈处，使其与尿道内口嵌合良好，受力均匀，水囊对膀胱有一定压迫作用，可避免漏尿发生 2. 缩短夹管时间，根据进入液体量和使用脱水药及膀胱容量而选择具体的夹管时间 3. 定时更换尿管，以免尿管老化而使致密性减弱引起漏尿 4. 正确进行水囊注水 5. 加强观察护理，避免翻身等护理操作时尿管牵拉过紧

续表

种类	原因	护理措施
拔管困难	1. 水囊导尿管质量差或者老化、管腔堵塞或 Y 形处狭窄,水囊抽不出 2. 水囊内液体过多、回缩不良 3. 水囊内液体过少,易脱出,压迫尿道,使尿道充血、水肿、出血、炎症包裹尿管 4. 尿垢形成附着于气囊外壁 5. 未抽尽水囊内液体,盲目拔管致尿道痉挛	1. 选择合适的导尿管,插管时动作娴熟轻柔,避免尿道损伤 2. 医院应把好产品质量关,严禁不合格产品进入 3. 对水囊堵塞患者,分别采用牵拉、注水、剪断、穿刺的方法拔除尿管 4. 对长期留置尿管者至少 4 周更换导尿管 1 次
拔管后尿潴留	1. 长期留置导尿管,膀胱逼尿肌过度松弛,拔管后易出现尿潴留 2. 尿道感染引起逼尿肌炎性水肿,影响膀胱的逼尿功能,加重尿潴留 3. 拔管时机与方法不准确	1. 按摩下腹部,热敷膀胱区,听流水声,温水冲洗会阴等方法诱导排尿 2. 采用个体化排尿或定期放尿的方法,训练膀胱功能,预防膀胱挛缩 3. 掌握拔管时机,多次夹管放尿后待膀胱充盈时拔管

四、护理评价

医院应对临床中导尿管的使用情况及 CAUTI 的发生率进行监测,监测过程中使用统一的标准,除此之外,在临床工作中,护理质控人员应配合护理部对临床护士各项护理措施的依从性进行监测,内容和评判依据如下。

(1) 手卫生　规范洗手为依从,洗手时机、步骤或时间不到位均评判为不依从。

(2) 留置尿管　护理人员按照护理操作步骤及要求进行尿管留置为依从,操作步骤错误或未达到要求均评判为不依从。

(3) 尿管与集尿袋的维护与固定　①密闭引流:密闭引流为依从,引流系统不密闭或漏尿,评判为不依从。②尿袋位置:尿袋低于膀胱水平、高于地面 10cm 为依从,高于膀胱或距地面 10cm 以下为不依从。③尿袋放尿:尿液达集尿袋 3/4 或转运前及时排放尿液并按护理标准消毒排尿口为依从,未及时排放或未消毒放排尿口为不依从。

(4) 会阴护理　会阴护理后会阴部清洁干燥,无肉眼可见污垢或分泌物为依从,有可见污垢或分泌物为不依从。

(5) 尿袋更换时机　抗反流引流袋每周更换一次为依从,未及时更换为不依从。

(6) 拔管评估　责任护士根据留置尿管每日评估单进行逐项评估,及时告知医师尽早拔管为依从,未及时有效评估为不依从。

第十三节·中心静脉导管相关性血流感染的护理

中央静脉导管相关血流感染 (CLABSI) 指患者在留置中央导管期间或拔出中

央导管 48h 内发生的原发性，且与其他部位存在的感染无关的血流感染。

一、护理评估

（一）置管前评估

（1）掌握中心静脉置管的指征，凡是需要大量补液、输注抢救药物、输注高渗液体、监测 CVP，血浆置换等条件时，需要给予患者中心静脉导管的置入。

（2）置管前评估患者年龄、病情、过敏史、静脉治疗方案、药物性质等，选择合适的置管方法及途径给予留置导管。

（3）评估穿刺部位皮肤情况和静脉条件，使用能满足治疗需要的最少端口或管腔数量的 CVC、PICC 导管。局部感染、凝血功能障碍、穿刺侧有肺气肿、极度衰竭、胸腔疾病者不建议进行置管，烦躁、兴奋不配合者建议适当给予镇静后再进行置管。

（二）置入途径评估

根据患者的情况及不同中心静脉置管的特点，选择导管置入的方式，见表 19-5。

表 19-5　不同置管方式的优点与不足

置入方式	优点	不足
颈内静脉	血流量充足，置管操作简便，导管留置时间长，患者痛苦小。并发症风险低于锁骨下静脉，导管的相关血流感染发生率低于锁骨下与股静脉置管	置管技术要求高，易发生严重并发症（如误入动脉、气胸），固定困难，易被呕吐物、口鼻分泌物、汗液等污染，敷料易错位或脱落，无菌环境易破坏，导致感染
锁骨下静脉	皮脂分泌较低、皮肤皱褶较少，易固定和换药，穿刺部位不易被污染	穿刺难度大，并发症严重（如气胸、纵隔血肿、心律失常等），易导致深静脉血栓形成和静脉狭窄
股静脉	解剖位置明显，穿刺操作简便、安全、迅速，置管成功率高；易于固定，适用于病情危重、高龄及颈内静脉置管失败的患者	置管部位邻近会阴，皮肤寄生菌群多，易受会阴分泌物、尿液、粪便污染，且不便于观察和护理
PICC	首次置管成功率高，留置时间长，导管感染、误入动脉等并发症发生率较低。贵要静脉和肱静脉血栓形成率低于头静脉。超声波下穿刺可以避免损伤神经和肱动脉	静脉炎、导管阻塞、导管异位、导管外周血栓等发生率高

（三）置管后评估

每班注意观察并记录导管刻度，是否移位，固定是否牢固，有无打折、扭曲，穿刺点有无红肿、渗液，周围皮肤有无潮红、过敏等。导管、敷料、输液器及附加装置是否污染或破损，导管是否通畅，输液部位有无疼痛伴有发红和（或）水肿及条索状物形成，皮肤有无发白或半透明状，有无紧绷或渗出，有无变色、瘀伤、肿胀等。

二、护理干预

（一）加强医护人员手卫生

（1）在评估穿刺部位前应进行手卫生。

（2）置管时，应在洗手或卫生手消毒后戴无菌手套。

（3）在更换敷料前后、采血前后以及在准备这些操作的用物前，应进行手卫生。

（4）在日常使用导管给予静脉药液前后、冲封管前后均应进行手卫生。

（5）拔管时应在洗手或卫生手消毒后戴清洁手套。

（6）脱手套后应进行手卫生。

（二）最大无菌屏障

（1）在进行中央导管置管时使用最大无菌屏障，操作人员及助手都需要戴无菌手套、穿无菌手术衣、戴口罩和帽子，予患者全身覆盖无菌巾（同手术患者）。

（2）导丝引导下更换导管时，应使用最大无菌屏障。

（三）穿刺部位的选择

（1）为降低非隧道式 CVC 导管相关感染的风险，成年患者中应使用锁骨下静脉，而非颈静脉或者股静脉。避免有皮肤损伤或感染部位。

（2）选择静脉直径足以支持 PICC 导管置管的静脉。对于成年人，建议选择导管-静脉比例等于或小于 45％ 的静脉位置，如正中静脉、头静脉、贵要静脉和肱静脉，避免有损伤或创伤部位以及受损血管。

（3）超声引导静脉置管，可提高置管成功率从而降低因血管损伤造成的感染风险，应由经过此项技术专门培训的人员使用。

（4）应该和医疗专家、患者共同进行隧道式导管和植入式输液港穿刺部位的选择和血管评估。

（四）皮肤消毒

（1）穿刺及维护时应选择合格的皮肤消毒剂，宜选用 2％ 葡萄糖酸氯己定溶液（年龄＜2 个月的婴儿慎用）、有效碘浓度不低于 0.5％ 的碘伏或 2％ 碘酊溶液和 75％ 乙醇。

（2）用消毒剂进行皮肤消毒，消毒范围大于敷料面积，消毒后须充分待干。

（3）PICC 置管时以穿刺点为中心消毒皮肤，直径≥20cm。

（4）确保置管部位维护使用的消毒产品与导管材料兼容。

（五）导管的选择及固定

（1）根据治疗需要、血管条件、患者年龄、基础疾病、输液治疗史及患者意愿等因素，选择材质及类型适宜患者的导管。

（2）使用能满足治疗需要的最少端口或管腔数量的 CVC、PICC 导管。

（3）不能依赖敷料、弹性或非弹性绷带作为导管固定的方法。

（4）推荐使用无缝线固定装置，减少中心静脉导管感染的风险。

（5）避免使用胶布、缝合线固定中心静脉导管。

（6）对于中心血管通路装置，使用缝合钉作为替代缝合方法，可减少接触到污染锐器和缩短固定时间，但可能存在脱管的风险，仍需要更多研究支持。

（7）每次更换敷料时评估导管固定装置的完整性，并根据制造商的使用说明更换导管固定装置。

（六）导管的日常评估与维护

（1）每班次评估穿刺点周围有无皮肤发红、触痛、肿胀、渗血、渗液，导管是否通畅，同时结合患者的主诉，如有无疼痛、感觉异常、麻木、刺痛感等；无菌透明敷料应至少每7天更换一次，无菌纱布敷料应至少每2天更换一次，若穿刺部位发生渗液、渗血时应及时更换敷料，穿刺部位的敷料发生松动、污染等完整性受损时应立即更换。

（2）每日评估中心血管通路装置的通畅性，表现为无阻力冲洗导管和产生血液回流。

（3）每班次评估并记录导管体外部分的长度，并与置入时的长度相比较，及时发现异常。导管体外部分长度的改变提示导管尖端可能发生位移，不应将导管的体外部分推进血管内，在充分评估导管尖端位置、液体输注情况和其他影响因素的情况下，可以在现有位置上对导管进行固定。

（4）充分评估导管留置必要性，当患者无流动力学监测、不需大量快速补液、外周血管条件尚好可行留置针穿刺、生命体征平稳时尽早拔除。

（七）冲管及封管

（1）输注药物前宜通过回抽血液来确定导管在静脉内，冲管和封管应使用10mL及以上注射器进行冲洗。给药前后宜用生理盐水脉冲式冲洗导管，如果遇到阻力或者抽吸无回血，应进一步确定导管的通畅性，不应强行冲洗导管。

（2）输注两种不同药物间有配伍禁忌时，应冲洗或更换输液器，输液完毕应用导管容积加延长管容积2倍的生理盐水或肝素盐水正压封管，肝素盐水的浓度可用0~10U/mL。

三、导管并发症的护理

见表19-6。

表 19-6　导管并发症的种类、原因及护理措施

种类	原因	护理措施
导管异位	患者体位不当，紧张，穿刺时引起血管收缩或痉挛，血管壁上有瓣膜，血管行径长而弯曲	1. PICC 在送管时让患者的头转向穿刺侧，使下颌紧贴锁骨，对颈部有疾患而不能侧头者，按压穿刺侧胸锁乳突肌前缘，以压迫颈内静脉，阻止导管进入颈内静脉 2. 颈外静脉穿刺时，操作者的左手在绷紧皮肤的同时，按压胸锁乳突肌前缘，预防导管异位于颈内静脉 3. 对于因血管收缩或痉挛引起的送管不顺，可让患者适当休息或热敷穿刺点上方
导管过深、破裂或断裂	与导管的质量、针斜面内缘锋利度及穿刺技术有直接的关系。与选择血管及穿刺部位不当，置管操作不熟练，凝血机制障碍、反复穿刺、穿刺部位压迫时间过短及患者活动有关	严格无菌操作，退管3~5cm 将导管顶端达到上腔静脉，此过程中需进行心电图监护。 1. 送管时不要倒拉导管。推送导管时用专用镊子，镊子不要夹得太紧，注射液体压力不能过大 2. 若发现导管体内部分断裂则可用手指压迫导管远端处的血管，行静脉切开术，取出断裂的导管

续表

种类	原因	护理措施
穿刺部位血肿与渗血	与选择血管及穿刺部位不当、置管操作不熟练、凝血机制障碍、反复穿刺、穿刺部位压迫时间过短及患者活动有关	1. 熟练掌握置管技术和适应证,穿刺后按压穿刺点2～3min,凝血机制差者按压时间延长至5min以上。 2. 常规消毒,穿刺点用消毒纱布或棉球覆盖后用透明贴膜加压固定,妥善固定体外导管,适当限制置管肢体部位活动
静脉炎	与操作不当,损伤血管内膜,穿刺侧肢体活动过度所引发的变态反应、血液流速减慢、尖端的易位及留置时间、导管局部固定、患者凝血状态及体质有关	1. 根据患者情况选择材质好的导管,避免选择材质过硬的导管 2. 选择粗、直、静脉瓣少的血管,减少对血管内膜机械性损伤 3. 发生局部红、肿、痛、瘙痒等皮炎样改变时,立即拔除导管,嘱患者抬高患肢,促进静脉回流以缓解症状,在肿胀部位用硫酸镁或土豆片湿敷,选择一些非甾体消肿软膏,如双氯芬酸、喜辽妥。还可使用电磁波治疗仪进行治疗
导管堵塞	原因为血液反流,输入高黏滞性药物,未及时冲管或冲管不彻底,处于高凝状态,体位不当,导管移位、扭曲、打折等	1. 正确固定导管,避免导管移位、扭曲、打折 2. 定期监测凝血功能 3. 避免剧烈咳嗽、频繁呕吐、排便困难等造成胸腹腔压力增高 4. 采用脉冲式冲管、正压封管预防导管堵塞 5. 注意药物配伍禁忌,输注高黏稠度液体的输注时间＞4h,彻底冲洗导管 6. 不完全堵塞者用生理盐水反复以脉冲方式冲管直至畅通 7. 完全堵塞者,先用10mL空注射器尝试回抽,直至抽出血凝块,再抽出3～5mL血液弃之,后用生理盐水冲管至畅通,回抽失败者,用肝素钠或尿激酶溶栓,利用负压将肝素钠或尿激酶溶液吸入导管内,再尝试回抽,见回血,表示导管已通畅,若不见回血,反复进行上述操作。若溶栓失败,拔管后更换部位重新置管
导管脱落	患者意识不清或烦躁不安、活动翻身、穿刺部位固定过松、输液管过短、输液接头连接不当、肢体过度活动、长时间渗血渗液等	1. 对有意识障碍患者应适当约束肢体,密切观察,加强巡视,为患者行翻身及其他护理操作时避免牵拉导管 2. 妥善固定导管,应用缝线固定于皮肤上限制患者活动 3. 每次换药封管时要注意观察置管位置是否正常,导管缝线是否断裂。当发生脱管时,如果插管前端仍在血管内,局部无感染的情况下,可于严格消毒后重新固定好。如果导管已完全脱出,应重新置管
导管相关性静脉血栓形成	长期卧床、肢体活动减少,均可使血流缓慢及血液淤积,导致血栓发生	1. 置管前正确选择导管型号,尽量选择小型号、组织相容性好的导管,不易形成血栓 2. 护理人员应加强对肢体微循环的观察,如果出现患肢肿胀或双下肢不对称应及时汇报医师,早期对症处理并记录 3. 应抬高患肢并制动,不应热敷、按摩、压迫。观察置管侧肢体、肩部、颈部及胸部肿胀、疼痛、皮肤温度及颜色、出血倾向及功能活动情况

四、护理评价

护理管理部门制定 CLABSI 防控相关护理工作制度和操作流程，指导和规范临床护理实践。建立相关质量考核方法，以督导临床护理实践的落实。在中心静脉导管置入和维护过程中使用核查表，并设置专人依据核查表进行监督核查，对导管置入和维护过程进行质控记录。

每日评估 CRBSI 的发生。CRBSI 发生的危险因素很多，发生率可能与医护人员的操作技能、患者的基础疾病、插管类型、插管部位、插管数量、患者每日接受操作的次数、使用肠外营养插管、糖尿病史、使用抗菌药物、多腔导管、血清白蛋白水平等有关。如插管部位不同，其感染的危险性也不相同，有研究显示危险性由低到高依次为锁骨下静脉、颈内静脉、股静脉。定期进行评价和反馈。

第十四节 · 脑疝急救技术

脑疝是颅内压增高的严重后果，是部分脑组织因颅内压力差而造成移位，当移位超过一定的解剖界限时称为脑疝，如不及时发现或救治，可直接危及生命。临床上最常见、最重要的是小脑幕裂孔疝和枕骨大孔疝。因此，及时、准确地发现颅内压升高的症状及体征，积极采取措施缓解颅内压力，减少脑疝发生，使患者转危为安。

一、脑疝的急救方法

快速脱水降颅压，保持呼吸道通畅，给予冬眠、低温、镇静、脑室引流，必要时手术治疗。

二、紧急处理

脑疝一旦发生，时间就是生命，应立即脱水、降颅压，积极抢救生命。

（1）脱水降颅内压。快速静脉滴注或静脉推注 20％甘露醇 100～200mL，以迅速提高血浆晶体渗透压，使脑组织水分向血浆转移，产生脱水作用，降低颅内压。

（2）高流量充足输氧。通过吸氧改善脑的血氧供应，从而减轻脑缺氧及脑水肿。吸入流量为 4L/min，同时保持呼吸道通畅，头偏向一侧防止分泌物、呕吐物进入呼吸道引起梗阻。对于呼吸骤停者，立即行心肺复苏术，并同时通知麻醉科气管内插管行机械通气。

（3）协助脑室穿刺。脑疝患者往往伴有梗阻性脑积水，脑室穿刺放出一部分脑脊液，可解除或减轻颅内压增高，应立即准备穿刺用物并协助医师穿刺，以快速引流脑脊液，迅速降低颅内压。

（4）协助紧急进行 CT 检查，完善术前准备，以解除病因。

三、脑疝急救流程

见图 19-1。

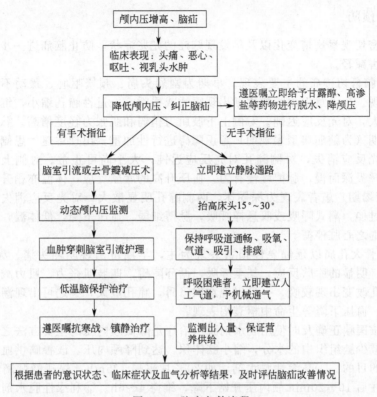

图 19-1 脑疝急救流程

四、脑疝分类

临床上根据脑疝发生的部位和疝出的脑组织不同分为大脑镰疝、小脑幕切迹上疝、小脑幕切迹疝、枕骨大孔疝等。其中小脑幕切迹疝和枕骨大孔疝最常见，且易危及患者生命。

（1）小脑幕切迹疝 小脑幕切迹疝常因幕上占位性病变所致。幕上一侧占位性病变使颅内压升高，由于大脑镰阻止了压力传导使脑组织向对侧移位受限制，从而使脑组织向下移位，压迫脑干向对侧移位，导致脑干与小脑幕切迹缘之间的间隙增大，形成颞叶沟回疝即小脑幕切迹疝，其形成和发展过程出现下列病理改变。①动眼神经缺血、水肿、出血。②脑干受压、变形、移位而缺血、水肿、出血。③脑脊液循环障碍从而使颅内压进一步增高。④大脑后动脉栓塞，以致出现急性脑梗死及枕叶充血、水肿、坏死，加重脑干损害。

（2）枕骨大孔疝 枕骨大孔疝常见于颅后窝病变。颅后窝容积小，缓冲能力差，该部位占位性病变，直接引起小脑幕下压力严重增高，使小脑扁桃体经枕骨大孔向下疝入颈椎管上端形成小脑扁桃体疝即枕骨大孔疝。结果导致以下情况。①延髓受压，直接威胁患者生命。②第四脑室正中孔阻塞导致梗阻性脑积水。③小脑扁桃体充血、水肿、出血，使延髓、颈髓上段受压加重。

五、预防

（1）密切观察病情变化以及早发现脑疝的先兆症状，防止脑疝进一步发展，使脑组织损害减轻。

① 小脑幕切迹疝的主要表现。早期为剧烈头痛、频繁呕吐、躁动不安等颅内压增高表现。患者意识由清醒逐渐出现嗜睡或昏睡。一过性瞳孔缩小，继之一侧瞳孔逐渐散大，对光反应迟钝。对侧上下肢肌力稍弱和肌张力轻度增高。脉搏、呼吸减慢。中期（为脑疝典型表现期）意识障碍进行性加重，出现昏迷。患侧瞳孔明显散大，对光反应消失，对侧瞳孔对光反应迟钝，大小尚可正常。对侧上、下肢瘫痪。出现呼吸深而慢，脉搏缓慢有力，血压升高的库欣反应，体温亦稍升高。晚期（为中枢衰竭期）患者表现为深昏迷，两侧瞳孔明显散大，对光反应消失，眼球固定，肢体过伸，潮式呼吸或叹息样呼吸，脉搏细弱，血压下降，低体温，最后呼吸先停止，继之心脏停搏。

② 枕骨大孔疝以延髓急性损害表现为主，早期可出现剧烈头痛、频繁呕吐、强迫体位，明显的库欣反应，甚至呼吸、循环障碍，四肢肌张力、肌力减退。意识障碍和瞳孔改变出现较晚，一旦出现意识障碍，瞳孔散大，继之可出现潮式呼吸或呼吸停止、血压下降等生命中枢衰竭表现。

（2）按医嘱正确及时使用脱水剂脱水治疗是降低颅内压的主要方法之一。通过脱水治疗减少脑组织中的水分，缩小脑体积，达到降颅内压、改善脑供血供氧、防止脑水肿的目的。①高渗性脱水剂，如 20%甘露醇 125mL，快速静脉滴注，2～4 次/d，滴注后 10～20min 颅内压开始下降，维持 4～6h。②利尿性脱水剂，如呋塞米 20～40mg，口服、静脉注射或肌内注射 2～4 次/d，与甘露醇联合使用，降颅压效果更为明显。但过多使用呋塞米可引起电解质紊乱、血糖升高。③慢性颅内压增高者还可口服乙酰唑胺，25～50mg，2～3 次/d。④ 脱水治疗期间，及时准确记录出入水量。为防止颅内压反跳现象，脱水药物应按医嘱定时使用，停药前逐渐减量或延长给药间隔。

（3）避免颅内压骤然增高而导致脑疝发生的各种诱因。

① 呼吸道梗阻。多见于有意识障碍的患者。呼吸道梗阻时，患者虽用力呼吸却仍无效，致胸腔内压力增高，由于颅内静脉系统无静脉瓣，胸腔压力能直接逆转至颅内静脉，形成静脉淤血，加重颅内高压。此外，呼吸道梗阻使血中 $PaCO_2$ 增高，致脑血管扩张，脑血容量增多，使颅内压进一步增高。护理时应注意以下几点。a. 及时吸除呼吸道分泌物及呕吐物，避免其吸入气管。b. 防止颈部过屈过伸或扭曲，以免颈静脉和气管受压。c. 舌根后坠影响呼吸时应及时安放通气管道。d. 意识不清或排痰困难者，必要时应配合医师及早行气管切开术。e. 定时翻身拍背、口腔护理等，以防肺部并发症。

② 剧咳及便秘。剧烈呛咳及用力排便均可引起胸腹腔压力骤然增高而导致脑疝。a. 指导患者进食时应防止呛咳，尤其是后组脑神经功能不全者，进食时更应注意。b. 颅内压增高患者因限制水分摄入及行脱水疗法，容易引起大便秘结，应鼓励多食粗纤维类食物以利肠蠕动，凡 2 日未排便时即给轻泻剂以防止便秘。已出现便秘者，嘱咐患者切勿用力屏气排便，也不可采用高压大量灌肠，必要时应协助

掘出直肠下段硬结的粪块，再给轻泻剂或低压小量灌肠。意识清醒者，告诫勿猛然用力提取重物。

③ 癫痫发作。癫痫发作可加重脑缺氧及脑水肿，且两者互为因果形成恶性循环，严重时可引起癫痫持续状态，危及生命；故应遵医嘱定时定量给予抗癫痫药物，防止癫痫发作。

④ 其他诱因。病室环境嘈杂、患者情绪激动、失眠等都可使患者血压升高，加重颅内压增高。应限制探视人员，指导患者卧床休息，保持情绪稳定。此外颅内压增高尤其是颅后窝占位性病变的患者禁忌行腰椎穿刺放液，以免颅内压突然改变，诱发或加重脑疝。

第十五节·神经内科患者常用管道的固定方法

（1）胃管的固定方法　常用的方法有分叉固定法和改良型"工"字型固定法，分叉固定法是用胶布固定鼻胃管于鼻翼，胶布两分支以相反方向缠绕近端围观，注意尾端反折，以便于之后去除胶布，用高举平台法固定鼻胃管于脸颊部，观察胶布固定处皮肤的情况，胶布每3天更换一次，松脱随时更换。优点是能有效降低患者意外拔管率，并且胶布颜色与患者肤色接近，固定鼻部更加美观，患者易于接受。见表19-7。

表 19-7　胃管固定方法

步骤	操作流程	图示	详细操作
步骤一	评估患者及用物		留置鼻胃肠管成功后,对患者进行留置导管的风险评估;选用透气性良好且对皮肤刺激小、胶粘力强、并且胶布颜色与患者皮肤接近的固定胶布
步骤二	胶布大小		剪出合适大小的尺寸及形状

步骤	操作流程	图示	详细操作
步骤三	塑形	 5格 2∶2∶1(格) 1∶2∶2(格)	选择 5 格比例的胶布,按左图示三折比例,折痕 2∶1 型
步骤四	剪裁	 胃管胶布工字型固定法 右侧 左侧	按上中下比例裁剪成区分左右鼻翼型"工"字形固定胶布,右鼻贴2∶2∶1 比例;左鼻贴1∶2∶2 比例
步骤五	固定		粘贴前,清洁鼻翼,薄弱皮肤使用液体敷料保护周边皮肤,无张力自然垂放,边撕边框边按压,侧脸颊使用高举平台法做双固定
步骤六	粘贴记录标签		将标签(导管类型、置管日期时间、置管刻度、操作者姓名)横贴在胃管远心端,距导管开口5～10cm 处粘贴标签,模糊或松脱及时更换

（2）导尿管的固定方法　临床中常用的导尿管的固定装置包括：专用固定装置、透明贴膜、自行剪裁的各式黏膏等。各医疗机构可根据自身情况，选择适宜的固定装置，但值得注意的是，选择固定装置时，应注意对粘贴部位皮肤的保护，固定时采用"高举平台法"，防止皮肤过敏、损伤。尿管常见的固定位置为大腿内侧及下腹部。大腿内侧固定法是将导尿管的体外段用固定装置固定于大腿内侧上 1/3 处；腹部固定法是将体外的导尿管绕过耻骨联合，固定于腹部。腹部固定法可避免导尿管被阴道分泌物及粪便污染；大腿内侧固定法便于穿衣、活动，因此，固定时应根据患者的具体情况，选择合适的固定位置。总体原则是：避免尿管牵拉、打折、受压；固定位置舒适，便于患者活动；若为特殊手术，则依医嘱说明或患者状况固定。见表 19-8。

表 19-8　导尿管的固定方法

步骤	操作流程	图示	详细操作
步骤一	评估患者及用物		对患者留置导管进行风险评估；选用透气性良好且对皮肤刺激小、胶粘力强的固定胶布
步骤二	塑形		选择 5 格比例的胶布，按左图示对折比例，中线位置中间部位剪宽 1cm 深 0.5cm
步骤三	裁剪		选择头皮针软管/棉绳，做固定导管用

步骤	操作流程	图示	详细操作
步骤四	粘贴		撕除敷料背面离型纸,无张力自然垂放,边撕边框边按压,使敷料与皮肤充分黏合
步骤五	抬高穿线		中间抬高,将固定软管穿过中间胶布
步骤六	固定		系导管于胶布上,不能过紧或过松,做到有效固定,标本采集口及气囊端朝外
步骤七	粘贴记录标签		将标签(导管类型、置管日期时间、置管刻度、操作者姓名)横贴对折黏贴在尿管气囊端,模糊或松脱及时更换

（3）胸腔、腹部引流管固定方法　"E"字型固定方法,为加强牢固可采用双"E"字型固定。见表19-9。

表 19-9 胸腔、腹部引流管固定方法

步骤	操作流程	图示	详细操作
步骤一	评估患者及用物		留置或带入胸腔、腹部引流管,对患者留置导管的风险进行评估;选用透气性良好且对皮肤刺激小、胶粘力强的固定胶布
步骤二	形状		按比例剪出适合大小的尺寸及形状
步骤三	扯断		沿剪线口扯断背面离型纸
步骤四	整边		撕除背面整边离型纸面端
步骤五	边缘		再撕除两边离型纸

续表

步骤	操作流程	图示	详细操作
步骤六	单固定		无张力自然垂放,以导管为中心,边撕边框边按压,扯离中间胶布条离型纸,螺旋式固定导管
步骤七	双固定		同方法以导管穿刺点为中心对称性固定胶布
步骤八	粘贴标签		将标签(导管类型、置管日期时间、置管刻度、操作者姓名)横贴在胃管远心端,距导管开口5~10cm 处粘贴标签,模糊或松脱及时更换

（4）气管插管固定方法　"人"字型或"工"字型方法,固定法见表19-10。

表 19-10　气管插管固定方法

步骤	操作流程	（人字型）图示	（工字型）图示	详细操作
步骤一	评估患者及用物			留置气管插管成功后,对患者留置导管的风险进行评估;选用透气性良好且对皮肤刺激小、胶粘力强的固定胶布
步骤二	塑形剪裁			选择长 18 格(工字型13 格),按比例剪出合适大小尺寸及形状的固定胶布,撕除敷料背面离型纸

续表

步骤	操作流程	（人字型）图示	（工字型）图示	详细操作
步骤三	粘贴			剔除毛发,清洁皮肤,必要使用液体敷料隔离,先固定上唇,再将棉绳穿过牙垫孔,系好牙垫,胶布缠绕式固定气管插管及牙垫,避开气囊管,标注固定的插管深度
步骤四	固定			咳嗽反应强烈及高风险拔管患者,应使用气管导管固定绳双固定
步骤五	标识			粘贴标识

（5）PICC/CVC 管固定方法　目前临床上常见的固定方法主要是采用胶条、缝线或思乐扣将体外的导管部分固定好,然后再覆盖纱布或透明敷料。见表19-11。

表 19-11　PICC/CVC 管固定方法

步骤	操作流程	图示	详细操作
步骤一	评估患者及用物		选择正确维护导管的操作流程,准备相对应的用物,对患者留置导管的风险进行评估

步骤	操作流程	图示	详细操作
步骤二	移除敷料		确保导管位置,单手固定导管,将敷料以导管穿刺点为中心,无张力使粘贴敷料自然的脱离患者皮肤
步骤三	消毒待干		严格按照无菌原则,消毒导管,保证导管的位置,无脱出
步骤四	抚平		自内向外抚平整片敷料,排尽贴膜下空气,使敷料与皮肤充分黏合
步骤五	按压		边撕边框边按压
步骤六	裁剪胶布		准备好单腔/双腔的固定胶布,剪成带"Y"形岔口,做到导管双固定,预防和减少导管拔管和脱管的风险

续表

步骤	操作流程	图示	详细操作
步骤七	粘贴贴膜	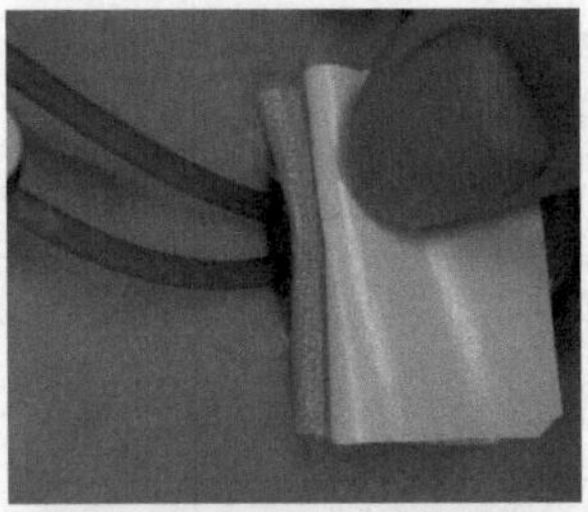	将胶布"Y"口平行于贴膜敷料边缘
步骤八	粘贴导管	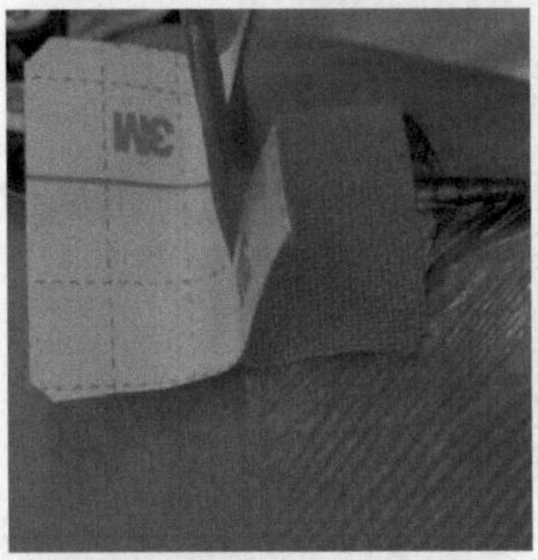	依次撕去背衬纸
步骤九	粘贴固定	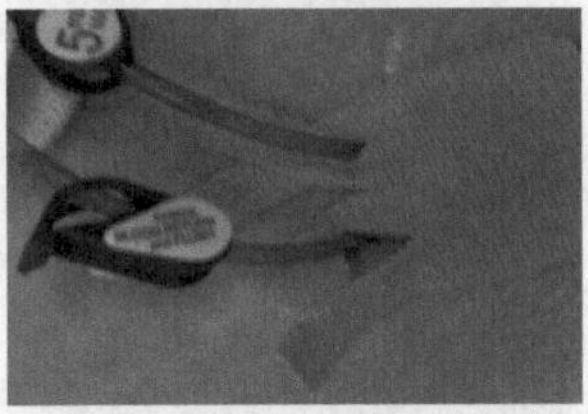	将胶布"Y"口包住导管远心端,交叉重叠贴于导管下方,贴膜皮肤二次固定
步骤十	粘贴标签	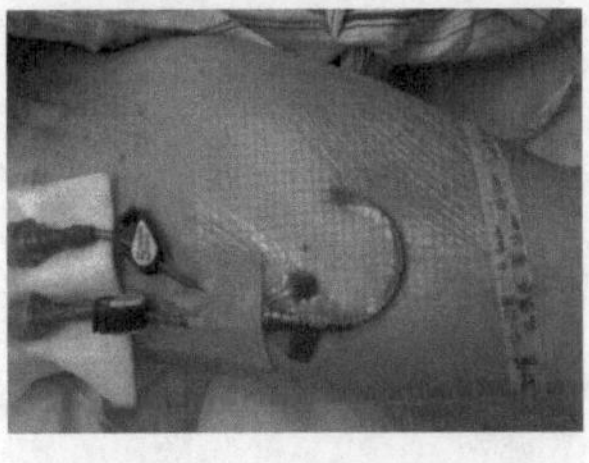	将签上(置管类型、长度,置管时间,臂围,外露刻度,维护时间,操作者)的记录标签纸横贴在贴膜下部,封闭贴膜下方边缘
步骤十一	宣教记录	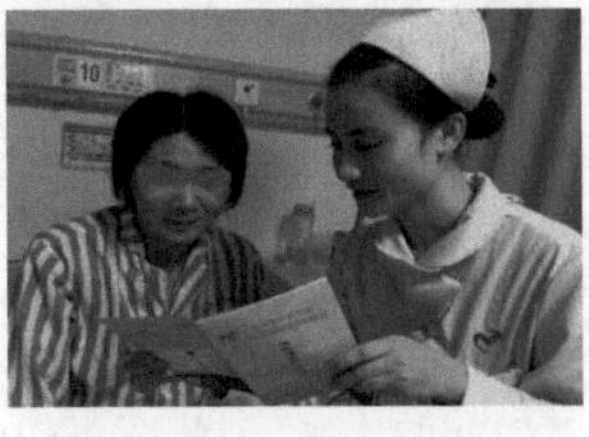	做好相关宣教及记录

续表

步骤	操作流程	图示	详细操作
使用思乐扣方法时在前步骤四时先粘贴思乐扣	粘贴思乐扣	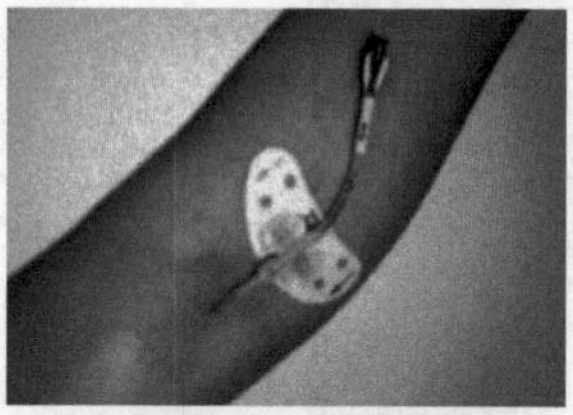	将思乐扣翼部的 2 个固定点对准导管固定点,卡紧思乐扣
思乐扣方法步骤五	粘贴贴膜	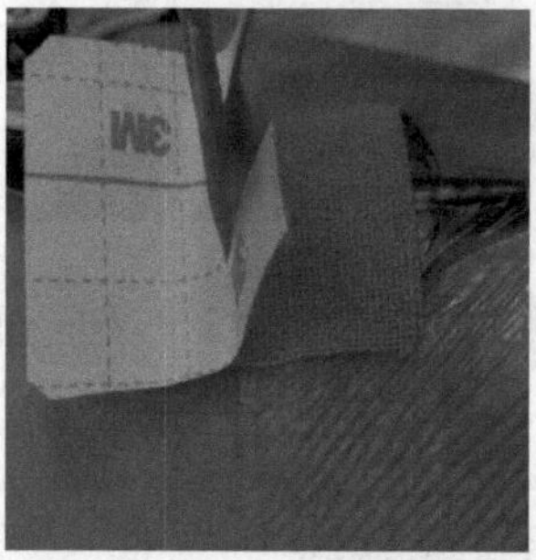	将思乐扣完全固定于贴膜内(后续方法同前)

神经系统是人体最精细，结构和功能最复杂的系统。按照解剖结构分为中枢神经系统和周围神经系统。神经系统疾病复杂多样，也是一种高致残率的疾病。康复护理原则是为了达到全面康复的目标，紧密和康复团队人员合作，为康复对象进行一般的基础护理和各种功能训练，预防继发性残疾、二次损伤，减轻疾病影响。

第一节·脑卒中的康复护理

一、概述

脑卒中又称脑血管意外（CVA），由于急性脑血管破裂或闭塞，导致局部或全脑神经功能障碍所导致的神经功能缺损综合征，持续时间＞24h或死亡。卒中病后一周的患者73%～86%有偏瘫，71%～77%有行动困难，75%左右不同程度地丧失劳动能力，40%重度致残。脑卒中发病率的逐年增高，造成了大量的需要进行康复的患者。脑卒中康复是开展最早，研究最多的领域，早期康复介入已成为共识。早期康复运动功能恢复较好。1个月可提高至92.1%；2个月可提高至56.67%；3个月可提高至18.18%；3个月后可至9%，手功能恢复可能性较小。

二、临床表现

（一）主要症状和体征

（1）起病突然　立即出现相应的症状和体征，是脑卒中的主要特点。

（2）全脑症状　头痛、恶心、呕吐和不同程度的意识障碍。这些症状可轻重不等或不出现，主要与脑卒中类型和严重程度有关。

（3）局灶症状和体征　根据损害的部位不同而异。

① 颈内动脉系统损害表现：主要由大脑半球深部或额、顶叶病变所致。可表现为：病灶对侧中枢性面、舌下神经瘫痪和肢体瘫痪；对侧偏身感觉障碍；优势半球损害时可有失语；对侧同向偏盲。

② 椎基底动脉系统损害表现：主要由脑干、小脑或枕叶病变所致，可表现为：眩晕伴恶心、呕吐；复视；构音、吞咽困难；交叉性瘫痪或感觉障碍；小脑共济失

调；皮质盲。

③ 脑膜刺激征：颅内高压或病变波及脑膜时发生。表现为颈项强直、凯尔尼格征阳性。

（二）常见并发症

压力性损伤；关节挛缩；肩关节半脱位；肩-手综合征；失用综合征；误用综合征；骨折、肺炎等。

三、主要功能障碍

（1）运动功能障碍　多表现为一侧肢体瘫痪，即偏瘫，脑卒中恢复一般经过迟缓期、痉挛期和恢复期 3 个阶段。

（2）感觉功能障碍　偏瘫侧感觉受损但很少缺失。主要表现为痛觉、温度觉、触觉、本体觉和视觉的减退。

（3）共济障碍　主要表现为四肢协调动作和行走时身体平衡发生障碍。以小脑损害的患者较常见。

（4）言语障碍　包括失语症和构音障碍。失语症是由于大脑半球优势侧（通常为左半球）语言区损伤所致，表现为听、说、读、写的能力障碍。构音障碍是由于脑损害引起发音器官的肌力减退、协调性不良或肌张力改变而致。

（5）认知障碍　主要包括意识障碍、智力障碍、失认症和失用症等高级神经功能障碍。

（6）ADL 能力障碍　由于运动功能、感觉功能、认知功能等多种功能障碍并存，导致 ADL 能力障碍。

（7）继发性功能障碍

① 心理障碍。

② 膀胱与直肠功能障碍：表现为尿失禁、大小便潴留等。

③ 肩部功能障碍：多因肩痛、半脱位和肩-手综合征所致。表现为肩痛、手肿、皮肤温度上升、关节畸形。

④ 关节活动障碍：表现为关节活动度降低、痉挛与变形等。

⑤ 面神经功能障碍：主要表现为额纹消失、口角歪斜及鼻沟变浅等表情肌运动障碍。

⑥ 疼痛。

⑦ 骨质疏松。

⑧ 失用综合征：长期卧床，活动量明显不足，可引起压力性损伤、肺感染、尿路感染、直立性血压、心肺功能下降、异位骨化等失用综合征。

⑨ 误用综合征：病后治疗或护理方法不当可引起关节肌肉损伤、骨折、肩髋疼痛加重、异常痉挛模式和异常步态、足内翻等。

⑩ 吞咽功能障碍：临床表现为进食呛咳、食物摄取困难，食物通过受阻而鼻腔反流；体征为口臭、流涎、声嘶、吸入性肺炎、营养不良和面部表情肌不对称等。

⑪ 深静脉血栓形成：主要症状包括小腿疼痛或触痛、肿胀和变色。

四、康复护理

早期康复护理能够显著改善脑卒中者的神经功能和日常生活活动能力，有利于提高患者生活质量。早期康复是指脑卒中患者生命体征平稳、神经系统症状不再发展后即可开始康复治疗。只要不影响治疗，早期康复护理越早介入越好，早期康复护理可促进大脑的可塑性，调动脑组织内残余细胞发挥其代偿作用，促进损伤区域组织的重构和细胞的再生，有效地预防脑神经萎缩，从而使患者各种功能尽早恢复和改善，降低致残率。

（一）康复护理目标

（1）改善患侧肢体的运动、感觉功能，改善患者的平衡功能。最大限度上发挥患者的残余功能。

（2）增加患者舒适度。

（3）改善患者言语功能障碍，调整心态，建立有效沟通方式。

（4）保证患者的营养供给。

（5）预防潜在并发症及护理不良事件的发生。

（6）提高患者的 ADL 能力，学习使用辅助器具，指导其家庭生活，争取生活自理。

（7）提高患者生活质量以及社会参与的能力。

（8）实施教育学习的原则，强调残疾者和家属掌握康复知识、技能。

（二）康复护理

（1）软瘫期抗痉挛体位的摆放　软瘫期抗痉挛体位的摆放是早期抗痉挛治疗的重要措施之一。抗痉挛体位能预防和减轻上肢屈肌、下肢伸肌的典型模式，是预防预后出现病理性运动模式思维方法之一，详见第二十一章第七节。

① 健侧卧位：患侧下肢关节自然屈曲向前，放在身体前面另一枕上。健侧肢体自然放置。

② 患侧卧位：患侧卧位可增加对患侧的知觉刺激输入，并使整个患侧被拉长，从而减少挛缩。

③ 仰卧位：该体位易引起压力性损伤及增强异常反射活动，应尽量少用。

（2）恢复期康复护理　日常生活活动（ADL）能力训练早期即可开始，通过持之以恒的 ADL 训练，争取患者能自理生活，从而提高生活质量。训练内容包括进食方法、个人卫生、穿脱衣裤鞋袜、床椅转移、洗澡等。为完成 ADL 训练，可选用一些适用的装置，如便于进食的特殊器皿、改装的牙刷、各种形式的器具及便于穿脱的衣服。

（3）后遗症期的康复护理　一般病程经过 1 年左右，主要表现为肢体痉挛、关节挛缩变形、运动姿势异常等。此期康复护理目的是指导患者继续训练和利用残余功能，训练患者使用健肢代偿部分患肢的功能，指导家属尽可能改善患者的周围环境，以便争取最大限度的生活自理。

① 进行维持功能的各项训练。

② 加强健侧的训练，以增强其代偿能力。

③ 指导正确使用助器，如手、步行器，轮椅、支具，以补偿患者的功能。改善步态训练，主要是加强站立平衡、屈和踝背屈训练，同时进一步完善下肢的负重能力，提高步行效率。

④ 对家庭环境做必要的改造，如门和台阶改成斜坡，蹲式便器改成坐式便器，浴室加扶手等。

（4）言语功能障碍的康复护理　为了交流沟通，发病后应尽早开始语音训练。护理人员利用言语或非言语交流，通过交谈和观察，全面评价语言障碍的程度。失语症患者先可进行听理解训练和阅读理解训练，以后逐渐同步进行语言表达训练和书写训练。构音障碍者应先进行松弛训练和呼吸训练，在此基础上再进行发音训练、发音器官运动训练和语音训练等。每次训练应注意合适的训练环境及训练时间，要考虑患者的注意力、耐力及兴趣，可根据患者的日常生活及工作选择训练内容。语言训练的同时进行整体康复。

（5）摄食和吞咽功能障碍的康复护理　吞咽障碍是急性脑卒中常见的症状，患者可因舌和喉头等运动控制障碍导致吞咽障碍；患者引起误吸、误咽和窒息，甚至引起坠积性肺炎和呼吸困难等；也可因进食困难而引起营养物质摄入不足，水、电解质及酸碱平衡失调等，从而影响患者整体康复，详见第二十章第六节吞咽障碍的康复护理。

（6）心理和情感障碍的康复护理

① 心理和情感障碍产生的原因

a. 对疾病的认识异常：患者往往在早期表现出对疾病的否认和不理解。

b. 抑郁状态：脑卒中急性期过后，由于躯体残疾的挫折，对其后果的担心，不甘成为残疾者和依赖他人，工作和地位的丧失等等都可造成患者的抑郁反应。

c. 情感失控：由于感觉输入的异常和大部分皮质功能紊乱，伴有假性延髓性麻痹（假性球麻痹）的脑卒中患者，情绪释放不受神经系统控制，造成患者情感失控，容易产生强制性哭笑。

（2）心理康复护理

a. 支持技术：通过以良好的语言、态度、仪表、行为去安慰、支持、劝解、疏导患者，并辅以恰当的环境调整。

b. 启发技术：列举典型病例向患者宣传康复的作用和疗效，可让康复效果显著的同类病友进行现身说法，使其受到启发，增强康复信心。

c. 集体心理护理：由护士主持，以集体讨论、交流、听讲的方法进行，从不同角度对患者进行暗示、鼓励和相互支持。

d. 开展文娱活动：增强交际能力及气氛。

（7）常见并发症的康复护理　肩关节半脱位，治疗上应注意矫正肩胛骨的姿势，早期要有良好的体位摆放，同时鼓励患者经常用健手帮助患臂做充分的上举活动。在活动中禁忌牵拉患肩，肩关节及周围结构不应有任何疼痛，如有疼痛表明某些结构受到累及，必须立即改变治疗方法或手法强度。

（8）处理肩-手综合征　多见于脑卒中发病后1～2个月内，偏瘫性肩痛是成年脑卒中患者最常见的并发症之一。表现为突然发生的手部肿痛，下垂时更明显，皮温增高，掌指关节、腕关节活动受限等症状。

① 预防措施：避免上肢和手外伤疼痛、过度牵张、长时间垂悬，已有水肿者

应尽量避免患手静脉输液。对严重的肩痛，应停止肩部和患上肢的运动治疗，适当选用一些理疗，如高频电疗、光疗等。

② 正确的肢体摆放：早期应保持正确的坐卧姿势，避免长时间手下垂。卧位时患肢垫高，坐位时把患侧上肢放在前面的小桌上或扶手椅的扶手上。

③ 处理患侧手水肿：护理人员可采用手指或末梢向心加压缠绕，用 12mm 的长线，从远端到近端，先拇指，后其他四指，最后手掌手背，直至腕关节上。此方法简单、安全、有效。

④ 冷疗：用湿润的毛巾包绕整个肩、肩胛和手指的掌面，每次 10～15min，每天 2 次；也可以用 9.4～11.1℃ 的冷水浸泡手 30min，每天 1 次，有解痉、消肿的效果。

⑤ 主被动运动：加强患臂被动和主动运动，以免发生手的挛缩和功能丧失。早期在上肢上举的情况下进行适度的关节活动；在软瘫期，护理人员可对患者做无痛范围内的肩关节被动运动。

⑥ 药物治疗：星状神经节阻滞对早期肩-手综合征有效，口服或肩关节腔及手部腱鞘注射类固醇制剂，对肩痛、手痛有较好的效果。

(9) 压力性损伤的预防及康复护理

① 让患者躺在气垫床上，同时保持床单干燥、无皱褶，避免擦伤皮肤。

② 保护骨头凸起部、脚跟、臀部等易发生压力性损伤的部位，避免受压。

③ 麻痹的一侧不要压在下面，经常更换体位。

④ 对身体不能活动的老年人，每 2h 要变换体位，搬动时要把其身体完全抬起来。

(10) 失用综合征和误用综合征

① 失用综合征：在急性期时担心早期活动有危险而长期卧床。限制活动使肌肉萎缩、骨质疏松、神经肌肉的反应性降低、心肺功能减退等，加之各种并发症的存在和反复，形成严重的"废用状态"。正确的康复护理和训练，尽早应用各种方法促进患侧肢体功能的恢复，利用健侧肢体带动患侧肢体进行自我康复训练，可防止或减缓健侧失用性肌缩的发生，还能促进患侧肢体康复。

② 误用综合征：许多患者较早地进行主动性训练，但由于缺乏正确的康复知识，结果加重了抗重力肌的痉挛，严重地影响了主动性运动向随意运动的发展，于是形成了"误用状态"。从脑卒中运动功能的恢复来看，康复训练应该循序渐进，以纠正错误的预防模式为主导。早期以抗痉挛体位及抗痉挛模式进行康复护理和训练，促进分离运动（即支配能力）的恢复，而不是盲目地进行肌力增强训练，才能早期预防误用综合征。

第二节·脑瘫患儿的康复护理

一、概述

脑性瘫痪（CP）简称脑瘫，是自受孕开始至婴儿期各种原因所致的非进行性脑损伤综合征，主要表现为运动障碍及姿势异常。脑瘫的最重要的致病因素是胎儿脑缺氧或脑部血液灌注量不足。

脑瘫按异常运动的特征分为 6 型。①痉挛型；②不随意运动型；③强直型；④共济失调型；⑤肌张力低下型；⑥混合型。

按瘫痪部位分为 5 型。①单瘫；②双瘫；③三肢瘫；④偏瘫；⑤四肢瘫。根据病情可分为轻、中、重度。

康复的基本目标就是应用各种康复技术，对脑瘫患儿进行全面的、多样化的康复治疗和康复护理，帮助他们获得最大的运动、智力、语言和社会适应能力，改善其生存质量，以适应家庭和社会生活。

二、主要功能障碍及临床表现

(1) 运动障碍　脑瘫患儿的运动发育一般不能达到同龄正常儿的发育水平，常表现为运动模式及姿势异常、原始反射延迟消失、肌张力异常等，不同类型的脑瘫患儿其运动功能障碍表现不同。

脑瘫患儿运动发育异常，翻、坐、爬、站、走等明显落后于正常儿童；脑瘫患儿肌张力机制受到损伤，可出现肌张力增高导致肢体僵硬；肌张力降低导致肢体松软，不能维持正常体位；肌张力波动导致肢体不随意运动；肌张力不协调导致共济失调。脑瘫患儿神经反射异常，原始反射及病理反射不能如期消失。

(2) 视觉障碍　约半数以上的患儿伴视觉障碍，多为视网膜发育不良或枕叶大脑皮质及视神经核变性，传导通路性损伤。主要表现为内外斜视，视神经萎缩，动眼神经麻痹，眼球震颤及皮质盲。

(3) 听力障碍　多为核黄疸引起，部分患儿听力减退甚至全聋，以不随意运动型患儿最常见。

(4) 言语障碍　有 1/3～2/3 的脑瘫患儿存在不同程度的言语障碍，表现为语言发育迟缓、构音不清、发音困难、不能成句说话、不能正确表达甚至完全失语。

(5) 智力障碍　部分患儿伴有不同程度的智力障碍，其中以痉挛型四肢瘫及强直型脑瘫患者智力更差。

(6) 其他感觉和认知功能障碍　患儿常常有触觉、位置觉、实体觉、两点辨别觉丧失。患儿常无法正确辨认一些简单的几何图形，对各种颜色的辨认力也很差，其认知功能缺陷较突出。

(7) 癫痫或惊厥　癫痫在脑瘫患儿中比较常见，大约 50% 的脑瘫患儿容易发生惊厥。发作时表现可为全身性阵挛发作、部分性发作和继发性大发作。发作时一般以意识丧失和全身抽搐为特征，表现为上睑抬起，眼球上翻，口吐白沫，呼吸增快以及大小便失禁等。

(8) 心理行为异常　表现为好哭、任性、固执、孤僻、古怪、易于激动、情绪不稳定、注意力分散等。

(9) 学习困难　大约一半脑瘫患儿伴有轻度或中度学习困难，他们的智商一般低于 70。严重的学习困难，更使脑瘫患儿对走路、说话、活动等学习十分缓慢。

(10) 其他　脑瘫患儿因肌张力增高可伴有进食困难和排泄困难，同时，免疫力降低，易发生呼吸系统、消化系统等疾病。

三、康复护理评定

（1）一般健康状态评估　患儿一般情况，家族史、母亲孕期及分娩时情况，患儿生长发育情况等。

（2）躯体功能评估　包括肌力、肌张力、关节活动度、原始反射或姿势反射、平衡反应、协调能力，站立和步行能力等。

（3）言语功能评估　主要通过交流、观察或使用通用的量表，评估患者有无言语功能障碍。

（4）感知觉功能评估　可通过温、触、压觉的检查来确定障碍情况。

（5）ADL 评估。

（6）心理社会评估。

四、康复护理

基本原则应遵循早发现、早诊断、早治疗。应采用综合康复的治疗手段，如物理疗法、作业疗法、言语疗法、药物治疗等，结合心理康复、教育康复和社区康复，最大限度降低患儿的残损，提高其日常生活能力。

1. 环境指导

康复机构治疗环境应设有特殊防护装置，如把手、护栏、防滑地毯等，以保证患儿活动安全。由于脑瘫患儿运动功能障碍及肌张力异常，应采取各种护理措施防止患儿发生意外。保持呼吸道通畅，进食、进水时防止呛入气道，防止分泌物及残存食物阻塞呼吸道，对卧床患儿加用床档等保护器具避免坠床，暖水瓶、热水袋等物品远离患儿，防止烫伤。

2. 纠正异常姿势

（1）适宜的卧位　正确的体位摆放能使患儿保持正确姿势，从而纠正异常姿势、抑制异常运动模式。

① 侧卧位：保持双上肢前伸，两手靠近，髋膝屈曲向前，以利于前臂及手的控制，促进双手正中指向，抑制异常反射。侧卧位有利于降低肌张力和促进动作的对称，是痉挛型患儿最佳床上卧位。

② 俯卧位：可通过颜色、声音以及训练手法刺激促使患儿抬头，有利于训练小儿头控制能力。也可在其胸前放一低枕头，使其双臂向前伸出，当患儿能向前抬起或能转动时，可以抽去枕头。痉挛型屈曲严重的患儿可采取俯卧位，但有严重TLR 姿势反射持续存在时，不宜长时间采取俯卧位。

③ 仰卧位：将患儿头及肩垫起，屈髋屈膝，以防身体挺直。也可将患儿放置在恰当的悬吊床内，悬吊床中间凹陷的特殊形状可以限制头背屈和四肢过度伸展，保持头部在中线位置。为避免患儿的视野狭窄和斜视，可在床上方悬挂一些玩具，吸引患儿的视线，同时，应将患儿双手放在胸前，以利于患儿手部功能的恢复。对于身体和四肢以伸展为主的脑瘫患儿，可采用仰卧位。

（2）正确的抱姿　通过怀抱患儿可以刺激患儿的头部控制能力，纠正异常姿势。

① 痉挛型脑瘫患儿抱姿：此型患儿身体长期处于僵直状态，因此抱这类患儿

时应先控制患儿于屈曲模式，与患儿对面而立抱起患儿，将患儿双腿先分开、屈曲，双手分开，略微低头，也可让患儿把头枕于抱者肩上。

② 不随意运动型脑瘫患儿的抱姿：此型患儿不自主运动增多，头部控制能力差，因此抱这类患儿时应注意促进头部稳定和正中指向，使患儿的双手合在一起，双腿靠拢、屈曲，抱者站在患儿背面将患儿抱起，尽量贴近抱者胸部。

③ 其他抱姿：共济失调型脑瘫患儿合并有痉挛型或不随意运动型特点，故对这类患儿的抱法与前面基本相同，注意采取相应体位，抑制异常姿势。肌张力低下型脑瘫患儿，身体像"软面条"一样无力，当抱这类患儿时，除了帮助把双腿蜷起，头微微下垂外，最重要的是给他一个很好的依靠。混合型脑瘫患儿应根据其临床表现以哪一类型为主，采取相应抱姿。

（3）**睡姿调整**　脑瘫患儿由于非对称性紧张性颈反射持续存在头偏向一侧，不能保持头的中立位，应时常调整患儿的睡姿，可采用侧卧位，睡眠时将患儿双手合拢放于胸前，使患儿双手趋近身体中心位，缩短两上肢之间的距离，抑制角弓反张及头部、躯干和四肢的非对称姿势，也可采用悬吊式软床上的仰卧位与侧卧位交替。

（4）**坐位体位**

① 椅或凳坐位：脑瘫患儿可通过坐椅子或凳子维持正确的坐位体位，进而使双下肢承重，提高整个身体的协调能力。痉挛型脑瘫患儿可选用不靠背的凳子或小木箱练习坐姿，保持头颈与脊柱成一直线，同时髋关节屈曲，膝关节屈曲，全足底着地；不随意运动型脑瘫患儿，可选用高度适合的靠椅，令其髋、膝和踝关节均屈曲呈90°，促进髋关节的屈曲，也可将其两腿分开，置于靠椅的两侧，令患儿骑跨在有靠背的椅子上，双手抓住靠背；肌张力低下型患儿坐在椅子上表现为脊柱不能竖直，不能抬头，可用两手扶持在患儿的两侧腰骶部，四指在外侧，拇指放于脊柱的两侧，轻轻向下推压，给患儿一个支点，促进患儿抬头与躯干伸直。

② 床上坐位：痉挛型脑瘫患儿，操作者在患儿身后，用两上肢从患儿双腋下伸向大腿，扶住大腿内侧，将患儿拉向自己，使患儿躯干的重量负荷于他自己的坐位支撑面上，并要保持两下肢外展的姿势；不随意运动型的患儿，床上的最佳坐位应该屈曲患儿的双下肢，使患儿形成一种腹部紧贴大腿的坐位，然后握住患儿的双肩，缓慢加压的同时将两肩向前向内推压，使患儿将两手伸出，在前面支持身体或抓玩具。

（5）**站立体位**　站立是行走的基础，正确的静态站立体位是两腿站直脚底踩平，头居中，躯干伸展，双肩与双髋分别处于水平位。动态的站立体位是指站立时头、躯干、四肢各部位可任意进行，适当活动而仍能保持平衡。患儿能保持坐位平衡后，可进行站立训练。

① 扶站：a. 肌张力低下患儿。用身体支持患儿站立，操作者先固定患儿双足，然后一只手扶住其胸部，另一只手扶住其膝关节，若该患儿腰腹肌无力，脊柱不能充分伸展时，则用胸部给予支撑，令其站立。b. 痉挛型双瘫患儿。操作者首先鼓励其站立，在必要时，从其后面给予膝部一定的支撑，引导其向前、后、左、右慢慢地摆动；使身体保持平衡，并训练其在身体前屈时，足跟随之移动。c. 具有抓

握能力的患儿。令患儿两手抓住栏杆，操作者固定其双脚后，双手扶住其膝关节并向后拉伸，同时，用上臂抵住其臀部，然后用语言诱导其双下肢节律性地用力向上起，此过程中，扶膝关节的手要一松一紧；或者令患儿站于平行杠之间，双手扶杠、若患儿不能很好地抓紧双杠，操作者可用手掌压在其手上，固定其双上肢，并给予一定的扶持，使其习惯扶杠站立。

② 靠站：脑瘫患儿靠墙站立，操作者可帮助患儿把双手放置身体两侧，臀部、躯干靠墙，双足分开等于肩宽，并固定患儿的双足，平放于地面。对于脊柱前凸的患儿，操作者可用手轻轻地推顶其腹部，使其脊柱伸展或在腹部加用一定的重力，使患儿的重心垂直于地面，置于双足中间。对于腰腹肌无力的患儿，操作者用双手握持患儿双肩，以达到能够靠墙站的目的之后，再固定其双足。为使患儿的平衡能力得到进一步提高，可使用左右移动其骨盆的办法来调节患儿的重心。

为使患儿膝关节得到很好的控制，可握住患儿双膝，使其处于一定角度的前屈位，对于膝关节呈前屈位的患儿，操作者可采用夹板和双手被动矫正，达到使其主动用力的目的后，解除夹板；对于膝关节过伸展的患儿，则采用膝关节固定，在其靠墙站时，双手握住双膝关节，使其处于一定角度的前屈位，使患儿膝关节得到很好的控制。

③ 独站：对于所有的脑瘫患儿来讲，学会正确的站立是学会正确行走的基础。操作者应逐渐减轻对患儿的扶持，直到其能独站为止。正确的站立姿势为头部保持在正中位，上身挺直，髋、膝伸展，双腿稍分开，脚掌平放在地面上，双足与肩同宽。操作者双手控制患儿肩部和腰部，双足置于其双足外缘并夹紧，将操作者的双足踩在患儿的足面上固定，然后根据情况，操作者的双手从半脱离到全脱离其身体的方法以训练其单独站的能力，根据患儿在脱离帮助的情况下所表现的各种姿势进行调整及诱导，如让患儿的双手做向前伸或向后伸等动作来诱导患儿的保持性反应。同时，操作者应计算患儿站立的时间，用"一、二、三、四、五……"等来激发患儿的积极性，以配合各种训练动作能够完成，采用不固定双足的方法进行训练。患儿能保持静态站立平衡后，可进行动态站立平衡训练，例如：让患儿站立时，身体向前、后、左、右倾斜，使身体重心向两侧、膝部转移，或让患儿双下肢在一前一后情况下，倾斜身体，令其一侧下肢承重的情况下，控制另一侧下肢向前做小幅度的跨步动作，双下肢交替进行。当患儿能够支撑这一动作之后，让患儿脱离帮助，自己站起，并反复对其进行诱导。这样可以更好地提高患儿的平衡能力及头、躯干、卜肢的协调能力。

3. 促进日常生活活动能力

（1）进食护理

① 进食姿势的选择：应以避免全身肌张力升高，避免不必要的不自主运动或异常运动模式出现，保持身体左右对称，促进正中指向为原则，可采用抱坐进食、面对面进食和坐姿矫正进食等方法。对于坐位困难的患儿可用靠垫等予以支撑身体，调整双手的位置靠近胸前正中，进而辅助进食；也可让患儿坐在固定的椅子上进食，通过固定坐姿矫正、维持有利的进食体位。

② 辅助进食：对于咀嚼、吞咽困难的患儿，护理人员要积极进行辅助进食，

将食物喂到患儿口内时，要立即用手托起小儿下颌，促使其闭嘴，若食物不能及时吞咽，可轻轻按摩患儿颌下舌根部，以促进吞咽动作的完成。

③ 进食注意事项：进食时保持颈部竖直，利于吞咽，避免呛咳，在喂食时，切勿在患儿牙齿紧咬的情况下，强行将食匙抽出，以防损伤牙齿及口腔黏膜，应待患儿自动松口时，将食匙迅速抽出，喂食时要使患儿保持坐位或半坐位，头处于中线位，避免患儿头后仰时导致异物吸入。同时，患儿进食时应为其创造良好的进食环境，避免精神刺激，鼓励较大年龄的患儿学习进食动作，完成独立进食。

（2）穿脱衣物的护理

① 衣服的穿脱：穿套头衫或背心时，先穿上患侧或功能较差侧袖子，再穿上健侧或功能较好侧袖子，然后以健手为主将衣服套入头部，拉下衣角；脱衣时，先以健侧或功能较好的手为主拉起衣角，将衣服从头上脱下，然后，健侧或功能较好的一侧先脱下。穿对襟衣服时，可先将其下面的纽扣扣好，根据患儿的情况，留 1～2 个上面的纽扣不扣，然后按照套头衫的穿脱方法进行训练。

② 裤子的穿脱：取坐位，先将患侧或功能较差的下肢套入裤筒，再穿另一侧，然后下边蹬健足，边向上提拉裤子到腰部并系好。脱法与穿法相反。应鼓励脑瘫患儿在坐立、手的训练基础上积极进行更衣训练，采取合适的方法穿脱衣物。

（3）洗漱护理

① 洗脸、洗手：对于年龄较小、不能维持坐位、手功能极度低下的患儿，由他人帮助取合理、舒适的体位洗漱；对于能取长腿坐或坐位不稳的患儿进行洗脸、洗手时，鼓励患儿将双手放在一起保持正中位。如果患儿双腿不能伸直可让患儿坐在凳子或矮椅子上进行洗脸、洗手；对能站立的患儿可让其一手抓握物体做支撑，另一手进行洗脸，毛巾可做成手套，洗起来更加方便。

② 辅助洗浴：对不同类型的脑瘫患儿，洗浴的方法也不相同。a. 痉挛型：此型患儿在洗澡时应采取俯卧位，这样可抑制伸肌高度紧张，有效抑制异常反射的出现，对于这类患儿最好选择盆浴，水温要适度，避免淋浴和水温不适给患儿带来的不良刺激。b. 肌张力低下型：此型患儿在洗澡时应采取半坐位，可选择使用"沐浴床"进行训练，这样可给予头部、颈部、躯干足够的支持，有助于沐浴动作的完成。将"沐浴床"安装在配套使用的长圆形浴盆上，让患儿坐在浴盆中，水浸泡到患儿胸部为宜。c. 不随意运动型：此型患儿在洗澡时应采取坐位，并采取躯干加固定带的方法，这样有利于沐浴动作的顺利完成。

③ 独自洗浴训练：对于平衡能力和手功能尚可的患儿，可让他自己练习洗浴，从安全和提供方便的角度考虑，可在浴盆周围安装扶手及特殊装置。患儿在浴盆中玩耍可以学习许多功能动作，可在水中放一些可漂浮的玩具，也可以让患儿看自己的手、足，从中学习抓握及认识自己身体的能力。同时，脑瘫患儿大多数皮肤感觉缺失，可通过用毛巾摩擦身体、涂抹肥皂等刺激皮肤，增强皮肤的感觉能力。

（4）排泄护理 当患儿两岁以后，能自己示意大小便时，才适合排便训练，训练过早常见效甚慢或者失败。家长可以记录下患儿 24h 内排便的次数和时间，一般选在患儿集中排便前的半个小时进行训练，定时令患儿在便器或痰盂上坐 15min，让其养成坐便器上排便的习惯。使用痰盂时，应把痰盂放在一个方形或圆形的盂盒中，可以增加稳定性，盒子的高度以患儿坐在其上，双脚能踏到地面为宜，这样患儿在解大小便时坐在上面比较有安全感。对较小的患儿可以放在护理者膝上，一方面可以支撑患儿背部并稍向前倾，腿部弯曲，两腿分开，坐在椅子便盆上。对稍大的患儿选择和设计合适的便桶很重要，可将便桶置于纸箱中，前面有横杆以利于支持，也可以将便桶放置在倒置的板凳中，四周有横杆。

训练内容包括脱下裤子、坐在便器上、站起、提好裤子的全部过程。如需取手纸，卫生纸必须置于患儿伸手可取的范围内。排泄训练实际是一项综合训练，包括穿脱裤子、坐位平衡、蹲起训练、手功能训练等。训练患儿养成定时大小便习惯，并掌握在便盆上排泄的方法，学习使用手纸和穿脱裤子。

（5）语言功能训练　首先要保持正确的姿势，维持患儿头的正中位置，在面对患儿眼的高度与其交谈。积极提供语言刺激，激发患儿对语言的兴趣，树立患儿学说话的信心，要鼓励患儿发声，当患儿发声时要立刻答应并与其对话或点头示意，同时予以表扬及鼓励。

语言训练是一项长期而艰苦的工作，需要极大的耐心与持之以恒。护理人员应给予脑瘫患儿更多的爱心，给予患儿家长更多的理解。

4. 心理康复护理

护理人员应该对这些功能障碍的孩子不歧视、不嘲讽，对长期接受护理的患儿不厌其烦、态度和蔼，耐心细致照顾患儿，让其感受到温暖和关爱。经常与患儿交流，包括眼神鼓励、语言沟通和身体爱抚，给患儿讲故事，组织集体游戏，创造良好的成长环境。

第三节·脊髓损伤的康复护理

一、概述

脊髓损伤（SCI）是由于各种致病因素引起脊髓结构和功能损害，造成损伤水平以下脊髓功能障碍，包括感觉和运动功能障碍，反射异常及大、小便失禁等相应的病埋改变，也就是常见的四肢瘫（颈段脊髓损伤）、截瘫（胸、腰段脊髓损伤），是一种严重致残性损伤。

二、临床表现

（1）运动障碍表现　表现在肌力、肌张力、反射的改变。

① 肌力改变：脊髓损伤平面以下肌力减退或消失，造成自主运动功能障碍。

② 肌张力改变：脊髓损伤平面以下肌张力的增强或降低，影响运动功能。

③ 反射功能的改变：脊髓损伤平面以下反射消失、减弱或亢进，出现病理

反射。

（2）感觉障碍表现　主要表现为脊髓损伤平面以下感觉（痛觉、温觉、触压觉及本体觉）的减退、消失或感觉异。

① 不完全性损伤：感觉障碍呈不完全性丧失，病变范围和部位差异明显，损伤部位在前，表现为痛温觉障碍；损伤部位在后，表现为触觉及本体觉障碍；损伤部位在一侧，表现为对侧浅感觉障碍、同侧触觉及深部感觉障碍。

② 完全性损伤：损伤平面以上可有痛觉过敏，损伤平面以下感觉完全丧失，包括肛门周围的黏膜感觉也丧失。

（3）括约肌功能障碍表现　主要是膀胱括约肌和肛门括约肌功能障碍，表现为尿潴留、尿失禁和排便障碍。

（4）自主神经功能障碍表现　表现为排汗功能和血管运动功能障碍，出现高热，张口呼吸，鼻黏膜血管扩张、水肿而发生鼻塞；心动过缓、直立性低血压、皮肤脱屑及水肿、指甲松脆和角化过度等。

（5）临床综合征　中央综合征、布朗-塞卡综合征、前柱综合征、圆锥综合征、马尾综合征。

（6）临床并发症表现　呼吸系统并发症、深静脉血栓形成、疼痛、异位骨化、压力性损伤、关节挛缩等。

三、康复护理

1. 急性期康复护理

此期第一目标是使受伤部位安静固定，同时还要防止压力性损伤、尿路感染、呼吸系统疾病及关节挛缩等并发症；在此基础上在床边进行过渡到下一步离床期的功能训练。

（1）抗痉挛体位的摆放　为了防止压力性损伤，预防肢体挛缩，维持良好的血液循环，应注意正确的肢体摆放位置，并每隔 1～2h 翻身一次，四肢瘫的患者，肩关节应处于外展位，肘关节伸直，前臂外旋，腕背伸、拇指外展背伸、手指微屈。如病情允许应定期俯卧位，伸展髋关节。踝关节保持垂直。

（2）关节被动活动指导　对瘫痪肢体的关节每天应进行 1～2 次的被动运动，每次每个关节应至少活动 20 次，防止关节挛缩、畸形。

（3）体位变换　根据病情每 2h 变换一次体位，变换前向患者或家属说明目的和要求，取得患者的理解和配合。体位变换时，仔细检查全身皮肤状态，看有无局部压红、破溃、皮温情况、肢体血液循环情况，并按摩受压部位。对颈髓损伤患者应注意轴向翻身以维持脊柱的稳定性。

（4）呼吸及排痰　颈段脊髓损伤波及呼吸肌的患者，应协助并指导训练腹式呼吸运动及咳嗽、咳痰能力，预防肺部感染，促进呼吸功能。

（5）大、小便的处理　脊髓损伤后 1～2 周内多采用留置导尿的方法，指导并教会定期开放尿管，一般每 3～4h 开放一次，患者做排尿动作，促使尿液排出。保证每天水摄入量在 2500～3000mL，预防泌尿系感染，以后可根据病情采用间歇导尿法。便秘可用润滑剂、缓泻剂、灌肠等方法。

2. 恢复期康复护理

在恢复期康复护理中，应配合物理治疗师、作业治疗师监督、保护、辅导患者去实践已学习到的日常生活动作，不脱离整体训练计划，指导患者独立完成功能训练。

（1）增强肌力促进运动功能恢复　指导患者在卧床或坐位时均要重视并协助患者进行肩带肌的训练、上肢支撑力训练及握力训练。肌力Ⅰ级时，给予辅助运动；肌力Ⅱ～Ⅲ级时，可进行较大范围的辅助运动、主动运动及器械性运动，肌力逐渐恢复，可逐步减小辅助力量，肌力达Ⅲ级～Ⅳ级时，可进行抗阻力运动。

（2）坐位训练的康复护理　病情重的患者可分为长坐位和端坐位训练，可在床上进行。应在康复治疗师的指导下协助患者完成坐位训练，包括坐位静态平衡训练，躯干向前、后、左、右及旋转活动时的动态平衡训练。在坐位平衡训练中，应逐步从睁眼状态过渡到闭眼状态下的平衡训练。

（3）转移训练的康复护理　转移训练是日常生活及康复锻炼过程中，有目标、质量、意义的体位转换及身体移动。主动转移可以提高患者独立生活的能力，减少对他人的依赖。在协助患者进行转移训练前，康复护士应先演示、讲解并协助患者完成训练。

① 床至轮椅转移：由床上移动到轮椅或由轮椅移动到床。分为独立转移和辅助转移，可以采用两种方式进行独立转移。a. 轮椅靠在床边，刹住双轮，与床的长轴呈45°，患者先在床上坐起，用手将瘫痪的下肢移动到床边，将臀部也移动到床边，将两腿放下，用一手支撑轮椅不靠近床边的扶手，另一手支撑在床上，将臀部摆动到轮椅上。b. 上床时将轮椅正面推向床边，刹车，用手将瘫痪的下肢逐一移到床面上，然后用手撑轮椅扶手，逐步推动臀部和腿移动到床上，完成转移。下床时采用相反的方式。

② 坐至站转移：从坐位转移到站立位。患者应该首先具备1或2级站立平衡能力才可以进行坐至站转移训练。要训练使用矫形器坐起站立，先用双手支撑椅子站起，膝关节向后伸，锁定膝关节，保持站立稳定。用膝踝足支具者，锁定膝关节后，可以开始步行。

③ 辅助转移：需要器械帮助，部分或全部需要他人帮助，才能够完成转移动作。

（4）站立训练的康复护理　病情较轻的患者经过早期坐位训练后，无直立性低血压等不良反应即可在康复治疗师指导下进行站立训练。训练时应注意协助患者保持脊柱的稳定性，协助戴腰围训练站立活动。患者站起立床，从倾斜20°开始，逐渐增加角度，约8周后达90°。

（5）步行训练的康复护理　伤后3～5个月，已完成上述训练或戴矫形器后进行。先在平行杠内站立，要协助患者训练，并注意保护患者安全；后在平行杠内行走训练。可采用迈至步、迈越步、四点步、二点步方法训练，平稳后移至杠外训练，用双拐来代替平行杠，方法相同，训练结束，可获得独立的站立和行走功能。

（6）ADL能力训练的康复护理　指导和协助患者床上活动、就餐、洗漱、更衣、排泄、移动、使用家庭用具等，训练前应协助患者排空大小便，如患者携带尿管、便器等，应在训练前协助患者妥善固定好。训练后，对患者整体情况进行观察，如有不适感及时与康复医师联系，调整训练内容。

① 对于手不能抓握的患者，需要配合必要的助具，或进行食具改良来协助进食，如在餐饮具下面安装吸盘，以防止滑动，戴橡皮食具持物器等。

② 对于手功能受限的患者在刷牙、梳头时可用环套套在手上，将牙刷或梳子套在套内使用。

③ 拧毛巾时，可指导患者将毛巾中部套在水龙头上，然后将毛巾双端合拢，再将毛巾向一个方向转动，将水挤出。

④ 沐浴时应辅助患者借助长柄的海绵刷擦洗背部和远端肢体。

（7）假肢、矫形器、辅助器具使用的康复护理　康复护士在物理治疗师、作业治疗师指导下，熟悉并掌握其性能、使用方法和注意事项，监督保护患者完成特定动作，发现问题及时纠正。

（8）心理护理

① 震惊阶段的心理康复护理：合理运用心理防御机制，运用体贴性的语言，向患者正面解释脊髓损伤的知识。收集对患者恢复有利的信息，让他们相信脊髓损伤的恢复仍有希望，缓解患者对残疾的恐惧感，减轻其心理压力。同时，指导家属或朋友给患者更多的关心和照顾。

② 否认阶段的心理康复护理：对处于否认期的患者，一切要顺其自然，不要操之过急，允许患者有一个适应、接受残疾现实的过程。认真倾听他们的想法，建立良好的医患关系。对于只相信药物治疗、手术治疗，甚至偏方、秘方，对康复治疗不了解，不接受的患者，可举一些错失康复治疗时机的典型病例，实事求是地宣传脊髓损伤的康复知识，使他们明白康复治疗的重要性，早日接受康复治疗。

③ 抑郁或焦虑反应阶段的心理康复护理：由于截瘫患者有自杀意念者大部分发生在抑郁期，所以预防自杀是抑郁期健康教育的重点，医护人员、家属、陪护密切注意患者的情绪变化，防止意外事件的发生。

④ 对抗独立阶段心理康复护理：该期患者的情况比较复杂，心理障碍的关键是与所处社会环境之间协调不当，在行为上表现不适应，对治疗易产生抵触情绪。要对患者的行为表示同情和理解，不要一味指责。利用社会支持系统共同做好心理康复。

⑤ 适应阶段心理康复护理：适应期最突出的心理障碍是患者面对新生活感到选择职业困难。治疗者应在这方面给患者提供信息，同时帮助他看到自己的潜能，扬长避短，努力适应环境。在出院之前要帮助他们学习一些人际交往技巧，学会处理残疾生活可能遇到的一些特殊情况，指导他们处理好和家人的关系。

心理康复护理。一定要注意辨别患者的情绪变化，准确判断他们心理特点，有的放矢，灵活掌握心理康复护理策略，只有这样才能给患者行之有效的帮助。

第四节·阿尔茨海默病的康复护理

一、概述

阿尔茨海默病（AD）亦称老年性痴呆，是一种中枢神经系统变性病，起病隐匿，病程呈慢性进行性，是老年期痴呆最常见的一种类型。主要表现为渐进性记忆障碍、认知功能障碍、人格改变及言语障碍等神经精神症状，严重影响社交、职业与生活功能。

二、临床表现

根据病情演变分为三个阶段。

（1）早期阶段（遗忘期）　首发症状为记忆力减退，尤其是近期记忆。语言能力下降；空间定向不良，易于迷路；抽象思维恰当，判断能力受损；情绪不稳；人格改变。

（2）中期阶段（混乱期）　完全不能学习和回忆新信息，远事记忆受损但未完全丧失；注意力不集中；定向力进一步丧失；日常生活能力下降；行为紊乱。

（3）后期阶段（极度痴呆期）　完全丧失认知能力，生活完全不能自理，大小便失禁；无自主运动，不语，成为植物人状态，常因吸入性肺炎、压力性损伤、泌尿系感染等并发症死亡。

三、主要功能障碍

（1）记忆力障碍　记忆力下降，同一问题反复提问。

（2）视空间技能障碍　思考及接受新资讯有困难，对时间及方向感觉混乱。

（3）语言障碍　词汇量减少，谈话中因找词困难而突然中断，不能参与交谈，只能发出别人不能理解的声音，甚至缄默。

（4）失用和失认　不认识亲人和熟朋友的面容。自我认知受损，可能产生镜子征。

（5）计算障碍　严重者连简单的加减法也不会计算，甚至不认识数字和算术符号。

（6）精神功能性精神障碍　表现为坐立不安、多疑、易激动、淡漠、焦虑、抑郁，可出现妄想、错觉、幻觉、伤人毁物行为。

（7）运动障碍　表现为过度活动的不安，如无目的地在室内来回走动，或半夜起床到处乱摸、开门、关门、搬东西等。随之本能活动丧失，大小便失禁，生活不能自理。

四、护理问题

（1）记忆受损　与记忆力进行性减退有关。

（2）自理缺陷　与认知行为障碍有关。

（3）思维过程紊乱　与思维障碍有关。

（4）语言沟通障碍　与思维障碍有关。

（5）照顾者角色紧张　与老年人病情严重和病程的不可预测及照顾者相关照料知识缺乏、身心疲惫有关。

五、护理措施

（1）一般护理

① 自我照顾能力的训练：对于早中期 AD 患者，应尽可能给予自我照顾的机会并进行生活技能训练，如反复练习洗漱、穿脱衣服、用餐、如厕等，以提高患者的自尊。应理解患者的动手困难，鼓励并赞扬其尽量自理的行为。

② 患者完全不能自理时应专人护理：注意翻身和营养的补充，防止感染等并发症的发生。

（2）饮食护理

① 患者一日三餐应定时定量，保持患者平时的饮食习惯，餐具要安全，不要用刀叉之类的餐具，食物要简单方便，软滑一点比较合适，多吃水果、蔬菜，多食富含卵磷脂的食物，如大豆、蛋黄、动物肝脏、鱼类、芝麻等。

② 对那些缺乏食欲，进食少，甚至拒食的患者，要选择营养丰富、清淡宜口的食物，荤素搭配，温度适中，无刺无骨，易咀嚼消化。每次吞咽后嘱患者反复做几次空吞咽运动，确保食物全部咽下，以防误食及呛咳。

③ 对少数食欲亢进者，要适当限制食量，以防止因消化吸收不良而出现呕吐、腹泻。进食时必须有人照看，以免呛入气管而窒息死亡。

（3）生活护理

① 制订合理的生活计划以改善患者的睡眠状态。白天适当增加活动时间，鼓励患者做有意义有趣的手工，各种治疗尽可能集中在白天，以免打扰患者睡眠。对精神兴奋型或躁狂患者，适当给予小剂量安眠药或镇静剂，以保证其睡眠时间。同时，为患者制造安静、舒适的睡眠环境。

② 认真做好口腔护理和压伤护理。加强病房巡视，经常检查患者身体各部位血液循环、排泄等情况，保持患者皮肤清洁。对卧床患者，要求使用气垫床。注意定期给患者翻身、拍背，预防压力性损伤和吸入性肺炎的发生。根据患者身体自理程度，让他们力所能及地发挥自身能力，如刷牙、洗脸、更衣等。

（4）用药护理

① 送药到手，看服到口。

② 重症老人服药：吞咽困难的患者不宜服药片，最好研碎后溶于水中服用；昏迷的患者由胃管注入。

③ 观察不良反应：痴呆老年人服药后常不能诉说不适，要细心观察患者有何不良反应，及时报告医师，调整给药方案。

④ 药品管理：对记忆困难伴有抑郁症、幻觉倾向的痴呆老年人，一定要把药品管理好。

（5）康复护理

① 记忆障碍康复护理：反复训练患者记忆居住的环境、物品的放置、周围的

人和事物。指导患者制订生活作息时间表，让其主动关心日期、时间的变化。每日活动安排由简单到复杂，组织患者看电视、玩扑克、下跳棋、玩智力拼图或给患者一些数字卡，训练患者从小到大排列等，以锻炼患者的记忆和思维能力。充分利用看电视、听音乐、看报纸、读杂志的机会，给予视听方面的外界刺激；经常有意识地让患者回忆、判断来锻炼患者大脑思维活动的能力。

② 定向力障碍康复护理：包括对时间、地点及人物认知训练。在患者的房间内应有大而明显的标志，如在患者床单位放置个人熟悉的所有用物，如被褥、日用品、家庭照片等，让患者自己确认自己的床单位。大指针的时钟可有助于患者对时间定向力的认识，以日期为分页的日历也有助于对时间定向力的训练。经常读报纸可刺激患者对新近事件的兴趣，使患者对现实生活有正确认识。

③ 思维障碍康复护理：充分利用残存脑力，如数字排序训练、物品分类训练、计算能力训练等，训练患者的综合分析、判断、推理和计算能力。

④ 情感障碍康复护理：对情感障碍的患者多给予信息及语言刺激训练，对患者关心体贴，多与其交谈沟通，寻找患者感兴趣的话题，对思维活跃及混乱的患者，改变话题，分放注意力，转移思路，保持情绪平稳，使思维恢复至正常状态。对有妄想的患者，护士与患者交谈时，注意谈话技巧，不可贸然触及患者的妄想内容。对幻听、幻视者，要稳定情绪，分散注意力，尽快将其引导到正常的情境中来。

⑤ 语言障碍康复护理：语言障碍康复护理训练方法有多种，如口语对话、唇及口型运动、物品名称的命名、词句和书写法、计算法、刺激大脑增强记忆法等。对不同原因引起的语言障碍采用不同的训练方式，如对运动性失语患者，护士应着重给患者示范口型，面对面地教，从简单到复杂，循序渐进反复练习。对命名性失语患者，护理人员应有意识地反复说出有关事物的名称，强化记忆，坚持听、说、读、写并重。

⑥ 肢体功能障碍康复护理：在日常生活中，适当让他们做一些洗碗、扫地、递东西、买东西等简单家务，使他们在头脑中建立新的条件反射，以维持各种功能。经常陪同患者去散步，呼吸室外新鲜空气，练习打太极拳，观赏盆景花鸟，并根据患者的兴趣爱好，安排听音乐、看电视、下象棋等。对早期痴呆患者要尽可能帮助其保持日常生活习惯和卫生习惯，如起居、穿衣、刷牙、洗脸等，即使做得不规范，也要尽可能让其自己去做。对后期病情较重的患者，在限制其活动的同时，要根据病情做好肢体的被动运动，保持肢体的正常功能，防止关节畸形和肌肉萎缩。

（6）安全护理

① 进食：餐具最好选择不易破损的不锈钢制品，自己能进食的，最好把几种菜肴放到一个托盘里，食鱼肉时要把骨刺提前剔除。不要让老年人用尖锐的刀叉进食。如患者视力较差，要把餐桌放在明亮显眼的地方，进食食物要切成小块，方便患者入口。不要让患者吃黏性食品，液体和固体食物也要分开。盛有过烫食物的器皿一定要远离患者，以免烫伤。

② 居住：居室要宽敞、整洁，设施简单，光线充足，室内无障碍如门槛等，以免绊倒患者。地面要防滑，床边有护栏，刀、剪、药品、杀虫剂等要收藏好，煤

气、电源等开关要有安全装置，不要让患者随意打开。

③ 衣着：为患者准备的衣服质地要好，同时衣服要宽松，外衣最好选用无需熨烫的面料，尽量不使用拉链，最好用按扣或布带代替拉链，防止拉链划伤患者。

④ 行为：对病情重者做到 24h 有人陪伴，对轻者在其活动最多的时间里加强看护。患者不要单独外出，以免迷路走失。给患者口袋里放一张有患者和家属姓名、年龄、家庭住址、联系电话以及患者所患疾病的安全卡，防止意外发生。

(7) 心理护理　护理人员应关心爱护患者，尊重患者的人格，加强与患者的沟通，同时对患者家属进行针对性的心理指导，关心安慰患者家属，向家属解释患者病情，使患者家属对患者疾病有积极正确的态度，积极配合治疗。经常与患者对话、交流思想，促进提高患者的语言能力和思维能力，对于不善言辞或语言障碍者可言行并用，语速缓和，态度和蔼，让患者感到亲切，打消顾虑，用真诚赢得患者的信任。护理人员通过语言、动作、情景等信息交流手段给予患者鼓励与安慰，满足其合理要求。当患者语言、行为出现错误时，护士应仔细听取患者的诉说，观察其行为，并表示理解，给予认真解释，同时分析并找出诱因，制订应对措施，以防相同事件再发生。

第五节 · 周围神经病的康复护理

一、概述

周围神经病是指周围运动、感觉和自主神经的结构和功能障碍。周围神经病的表现多种多样，其分类依赖于解剖结构、病理和临床特征。常见的周围神经病有很多，如特发性面神经麻痹、三叉神经痛、吉兰-巴雷综合征等。对周围神经病损进行康复护理时，首先要明确诊断，了解病因，然后再根据症状的不同有针对性地进行护理干预。康复是周围神经病恢复期中的重要措施，有助于预防肌肉萎缩和关节畸形。

Sedden 将周围神经病分为 3 类。

(1) 神经失用　神经失用为暂时的神经功能传导阻滞，通常多见于机械压迫、牵拉伤等，一般在 6 周内神经功能可以恢复。

(2) 轴索断裂　轴突在鞘内发生断裂，神经鞘膜保存完好，多见于严重的闭合性神经挤压伤，如肱骨干骨折所导致的桡神经损伤。轴索断伤时，损伤部位远端神经的感觉、运动和自主神经功能全部丧失，并发生沃勒变性。由于神经膜保存完好，轴突再生时一般不会发生迷路，其神经功能恢复接近正常，但在神经被牵拉的部位，尤其是在臂丛，可能由于扭转力的关系，被扭转的神经出现结构瓦解，再生时出现轴索迷途，因而交叉支配会不可避免地发生。

(3) 神经断裂　神经断裂是指神经束或神经干的断裂，即除了轴索、髓鞘外，包括神经膜完全横断，必须经过神经缝合和（或）神经移植，否则功能不能恢复。

二、临床表现

临床上主要表现为不同程度的运动障碍、感觉障碍，同时可有肢体营养障碍和自主神经系统紊乱等表现。

1. 运动障碍

表现为松弛性瘫痪、肌张力降低、肌肉萎缩、抽搐。日常生活、工作中某些功能性活动能力障碍。如臂丛神经损伤者，由于上肢运动障碍可不同程度地影响进食、个人卫生、家务活动以及写字等手精细动作，坐骨神经损伤者可出现异常步态或行走困难。

2. 感觉异常

（1）主观感觉异常　是在没有任何外界刺激的情况下出现的感觉异常。①局部麻木、热感、潮湿感、震动感，以麻木感多见。②自发疼痛：有刺痛、跳痛、刀割痛、牵拉痛、灼痛、胀痛、触痛、撕裂痛、酸痛、钝痛等，同时伴有一些情感症状。③幻肢痛：周围神经损伤伴有肢体缺损或截肢者有时出现幻肢痛。

（2）客观感觉丧失　①感觉丧失，深浅感觉、复合觉、实体觉丧失。②感觉减退。③感觉过敏，即感觉阈值降低，小刺激出现强反应，以痛觉过敏最多见，其次是温度觉过敏。④感觉过度。⑤感觉倒错，如将热的误认为是冷的。

3. 反射均减弱或消失

周围神经病损后，其所支配区域的深浅反射均减弱或消失。

4. 自主神经功能表现

（1）皮肤发红、皮温升高、潮湿、角化过度及脱皮等。

（2）有破坏性病损时皮肤发绀、冰凉、干燥无汗或少汗、菲薄，皮下组织轻度肿胀、指甲（趾甲）粗糙变脆，毛发脱落，甚至发生营养性溃疡。

三、康复护理评定

1. 运动功能的检查与评定

（1）观察畸形、肌肉萎缩、肿胀的程度及范围，必要时用尺测量或容积仪测量对比。

（2）肌力和关节活动范围测定，同时对耐力、速度、肌张力进行评价，昏迷患者进行瘫痪试验、坠落试验。

（3）运动功能恢复情况评定，参考英国医学研究院神经外伤学会的 6 级评定表。

2. 感觉功能评定

（1）常规感觉检查　包括浅感觉（触觉、痛觉、温度觉）和深感觉（位置觉、两点辨别觉、皮肤图形辨别觉）。

（2）感觉功能恢复评定　参考英国医学研究会的周围神经病损后感觉功能恢复分级评定表。

3. 电生理学评定

对周围神经病损，电生理检查具有重要的诊断和功能评定价值。常用的有：肌电图、神经传导速度、体感诱发电位、强度-时间曲线检查等。

4. ADL 能力评定

常用 Barthel 指数量表对 ADL 进行评价。

四、康复护理

1. 康复护理目标

（1）早期目标　镇痛、消肿、减少并发症、预防伤肢肌肉和关节的挛缩畸形。

（2）恢复期目标　促进神经再生，恢复肌力，增加关节活动度，促进感觉功能的恢复，对于不能完全恢复的肢体，使用支具，促进代偿，最大限度恢复其生活能力。

2. 康复护理

（1）早期康复护理　应用矫形器、石膏托等，将受损肢体的关节保持在功能位。如垂腕时，将腕关节固定于背伸 $20°\sim30°$，垂足时，将踝关节固定于 $90°$ 功能位。

（2）受损部位关节的主被动运动　保持和增加受损部位关节的活动度，防止肌肉挛缩变形，保持肌肉的生理长度和肌张力，改善局部循环，在周围神经受损后要尽早进行被动运动。注意在无痛范围内，在关节正常活动范围内进行，不能过度牵拉麻痹肌肉；运动速度宜慢。

（3）必要的物理因子治疗　超短波、微波、蜡疗、红外线等温热疗法；温水浸浴、漩涡浴等水疗。

（4）指导矫形器具的使用　早期使用矫形器时防止挛缩畸形；恢复期佩戴矫形器具有矫正畸形和助动功能。

（5）指导 ADL 训练　在进行肌力训练时，结合日常生活活动训练，如上肢练习洗脸、梳头、穿衣等训练；下肢练习踏自行车、踢球动作等。训练应逐渐增加强度和时间，以增强身体的灵活性和耐力。

（6）心理康复护理　周围神经病损患者，往往伴有急躁、焦虑、抑郁、躁狂等心理问题，担心病损后不能恢复、就诊的经济负担、病损产生的家庭和工作等方面的问题。可采用医学教育、心理咨询、集体治疗、其他患者示范等方式来消除或减轻患者的心理障碍，使其发挥主观能动性，积极地进行康复治疗。

（7）康复健康教育　对周围神经损伤的患者应做如下的康复健康教育。

① 使患者和家属了解疾病的概况、病因、主要临床表现以及各种功能障碍的状态和今后的预后情况等。

② 向患者及家属介绍康复治疗措施：包括正确的肢体功能位置、如何保持关节活动度、主要的物理治疗以及感觉功能是如何促进和恢复的。

③ 感觉障碍的患者教育：对于感觉障碍的患者要关注夹板内皮肤的完整情况，观察关节活动度的范围等。

④ 注意保护，防止伤害：教会患者在日常生活活动中，注意保护肢体，防止再损伤。如患手接触热水壶、热锅时，应戴厚手套，避免烫伤；外出或日常生活活动时，应避免他人碰撞患肢，必要时戴支具使患肢保持功能位。

⑤ 尽快适应生活：指导患者学会日常生活活动自理，患者肢体功能障碍较重者，应指导患者如何进行生活方式的改变，指导患者如何单手穿衣、进食等。

⑥ 向患者及家属讲解健康饮食的重要性：要多吃含高蛋白、高热量、高维生

素食物。同时注意原发性疾病如高血压、糖尿病的控制情况。

⑦ 改善心理状态：指导患者减轻或解除因损伤带来的焦虑、忧虑、躁狂。

第六节 · 吞咽障碍的康复护理

一、概述

吞咽障碍是指由于下颌、双唇、舌、软腭、咽喉、食管括约肌或食管的结构和（或）功能受损，不能安全有效地把食物正常送到胃内的一个过程。由此可见，经口到胃的通道中，任何疾病均可引起吞咽障碍，如口咽腔、食管肿瘤等占位性病变，及化学性烧伤、神经系统疾病、咽肌无力等。广义的吞咽障碍应包括认知和精神心理等方面问题引起的行为异常而导致的吞咽和进食问题，即摄食吞咽障碍。

吞咽障碍的发生有以下病因。①口咽部疾病：如咽炎，咽后壁脓肿、咽肿瘤。②食管疾病：如食管炎、食管瘢痕性狭窄、食管癌、贲门失弛缓。③神经肌肉病：脑血管意外、脑外伤、脑瘫、周围神经病、帕金森病、各类肌病等。④精神性疾病：癔症等。

据统计，急性脑卒中后吞咽障碍发生率高达 $64\%\sim78\%$，脑外伤患者大约有 50% 合并吞咽障碍，脑瘫为 40%，帕金森病为 $50\%\sim70\%$，重症肌无力为 $15\%\sim63\%$。吞咽功能障碍除了影响患者正常食物摄入，使其无法保证全身营养外，还可以引起呛咳、肺部感染，甚至造成生命危险。早期康复训练和护理，能改善远期预后和生活质量。

二、临床表现及并发症

（1）常见的临床表现　流涎；食物从口角漏出；饮水呛咳；咳嗽；哽噎；咽延迟；进食费力，进食量少；食物反流，食物滞留在口腔和咽部；误吸及喉结构上抬幅度不足等。

（2）并发症

① 吸入性肺炎：是吞咽障碍最常见且最危险的并发症，食物残渣等误吸或反流入支气管和肺，引起反复肺部感染，出现窒息危及生命。

② 营养不良、脱水：因机体所需能量和液体得不到满足，出现水电解质紊乱、体重下降。

（3）吞咽的分期　根据食物通过的部位将吞咽分为 4 期。

① 口腔准备期：是指完成咀嚼的阶段，是对食物加工处理的过程，为随意运动。

② 口腔推送期：是指通过舌的运动将准备期形成的食团送入咽的阶段，为随意运动。

③ 咽期：是指食团从咽送到食管入口处的阶段，为反射运动。

④ 食管期：食物由食管入口至胃的阶段，为蠕动运动。

三、吞咽障碍的评定

（1）吞咽功能障碍的筛查　第一步评估意识状态和头部抬高的姿势；第二步使

用 EAT-10 等吞咽筛查量表问卷筛查；第三步为饮水筛查实验。

（2）临床评估　包括一般临床检查法，口颜面功能评估，颌、软腭、舌的运动，咽功能评估，喉功能评估，进食评估。

（3）仪器检查　吞咽造影、吞咽电视内镜检查、超声检查等。

四、吞咽功能障碍的康复护理

1. 急性期康复护理

（1）急性期患者如昏迷状态或意识尚未完全清醒，对外界的刺激反应迟钝，认知功能严重障碍，吞咽反射、咳嗽反射明显减弱或消失、处理口水的能力低下，不断流涎，该期使用鼻饲或经皮内镜下胃造瘘术。

（2）吞咽障碍患者应注意口腔卫生及全身状况的改善，膳食供给量可按体重计算出每日热量的需要给予平衡膳食，对于脱水及营养状态极差的患者，应给予静脉补液、营养支持。糖尿病患者特别是应用胰岛素的患者，注意瞬时低血糖或高血糖的发生，加强血糖监测。

2. 食物的选择

吞咽障碍患者应根据临床和仪器评估的结果因地制宜地选择适当食物并进行合理配制，常将固体食物改成糊状或凝胶状；如患者饮水呛咳可以在稀液体食品内加入适量的增稠剂以增加内聚性，减缓液体流动速度进而减少误吸风险。

3. 进食规则

进食时应采用半坐位或坐位，卧床患者摇高床头 35°～60°，禁忌仰卧位，以免发生误吸；选择最佳食物黏稠度；限制食团大小；每次进食后，吞咽数次使食物通过咽部；通常禁饮纯液体饮料，饮水使用水杯或羹匙，不要用吸管。

4. 康复训练及护理

可分为不用食物，针对功能障碍的间接训练（基础训练）和用食物的同时并用体位、食物形态等补偿手段的直接训练（摄食训练）。

（1）基础训练

① 口腔周围肌肉训练：包括口唇闭锁训练（练习口唇闭拢的力量和对称性）；下颌开合训练（通过牵伸疗法或振动刺激，使咬肌紧张度恢复正常）；舌部运动训练（锻炼舌上下、左右伸缩功能，可借助外力帮助）等。

② 颈部放松：前后左右放松颈部，或颈左右旋转，提肩沉肩。

③ 寒冷刺激法。a. 吞咽反射减弱或消失时：用冰冻的棉棒，轻轻刺激软腭、腭弓、舌根及咽后壁，可提高软腭和咽部的敏感度，使吞咽反射容易发生。b. 流涎对策：颈部及面部皮肤冰块按摩直至皮肤稍稍发红，可降低肌张力，减少流涎；1 日 3 次，每次 10min。

④ 屏气-发声运动：患者坐在椅子上，双手支撑椅面做推压运动，或两手用力推墙，吸气后屏气。然后，突然松手，声门大开、呼气发声。此运动可以训练声门闭锁功能，强化软腭肌力，有助于除去残留在咽部的食物。

⑤ 咳嗽训练：强化咳嗽，促进喉部闭锁的效果，可防止误咽。

⑥ 屏气吞咽：用鼻深吸一口气，然后完全屏住呼吸，空吞咽，吞咽后立即咳嗽。有利于使声门闭锁，食块难以进入气道，并有利于食块从气道排出。

⑦ 门德尔松手法：吞咽时自主延长并加强喉的上举和前置运动，来增强环咽肌打开程度的方法。

（2）摄食训练　基础训练后开始摄食训练。

① 体位：让患者取躯干屈曲30°仰卧位，头部前屈，用枕垫起偏瘫侧肩部。这种体位食物不易从口中漏出，有利于食块运送到舌根，可以减少向鼻腔逆流及误咽的危险。确认能安全吞咽后，可抬高角度。

② 食物形态：食物形态应本着先易后难原则来选择，容易吞咽的食物特征为密度均一、有适当的黏性、不易松散、容易变形、不易在黏膜上残留。同时要兼顾食物的色、香、味及温度等。

③ 每次摄食一口量：一口量正常人为20mL左右，一口量过多，食物会从口中漏出或引起咽部食物残留导致误吸；过少，则会因刺激强度不够，难以诱发咽反射。一般先以少量试之（3～4mL），然后酌情增加。指导患者以合适的速度摄食、咀嚼和吞咽。

④ 指导吞咽的意识化　引导患者有意识地进行过去习以为常的摄食、咀嚼、吞咽等一系列动作，防止呛咳和误咽。

⑤ 咽部残留食块去除训练：包括空吞咽、数次吞咽训练、交替吞咽训练等。

⑥ 其他：配合针灸、高压氧、吞咽障碍康复体操、心理康复护理等。

（3）管饲饮食　管饲饮食能保证意识模糊和不能经口进食者的营养、水分供给，避免误吸。2周内的管饲饮食采用鼻胃管和鼻肠管方法；2周以上的管饲饮食采用经皮内镜下胃造瘘术和经皮内镜下空肠造瘘术。对于管饲饮食患者需同时进行康复吞咽训练。

（4）康复处理　经口进食困难患者进行经口进食时，康复处理包括：间接训练、直接训练、代偿性训练、电刺激治疗、球囊导管扩张术。

① 间接训练：a. 口唇运动。利用单音单字进行康复训练：如嘱患者张口发"a"音，并向两侧运动发"yi"音，然后再发"wu"音，也可嘱患者缩唇然后发"f"音。其他练习方式如吹蜡烛、吹口哨动作，缩唇、微笑等动作也能促进唇的运动，加强唇的力量。此外，用指尖或冰块叩击唇周，短暂的肌肉牵拉和抗阻运动、按摩等，通过张闭口动作促进口唇肌肉运动。b. 颊肌、喉部运动。颊肌运动，嘱患者轻张口后闭上，使双颊部充满气体、鼓起腮，随呼气轻轻吐出，也可将患者手洗净后，做吮手指动作，或模仿吸吮动作，体验吸吮的感觉，借以收缩颊部及轮匝肌肉，每日2遍，每遍重复5次。喉上提训练方法是患者头前伸，使颌下肌伸展2～3s。然后在颌下施加压力，患者低头，抬高舌背，即舌向上吸抵硬腭或发辅音的发音训练。目的是改善喉入口的闭合能力，扩大咽部的空间，增加食管上括约肌开放的被动牵张力。c. 舌部运动。患者将舌头向前伸出，然后左右运动摆向口角，再用舌尖舔下唇后转舔上唇，按压硬腭部，重复运动20次。d. 屏气-发声运动 ［参见（1）基础训练④］。e. 冰刺激。用头端呈球状的不锈钢棒醮冰水或用冰棉签棒接触腭咽弓为中心的刺激部位，左右相同部位交替刺激，然后嘱患者做空吞咽动作。冷刺激可以提高软腭和咽部的敏感度，改善吞咽过程中必需的神经肌肉活动，增强吞咽反射，减少唾液腺的分泌。f. 呼吸道保护手法。声门上吞咽法：也称自主气道保护法，先吸气，在屏气时（此时声带和气管关闭）做吞咽动作，然后立即做

咳嗽动作，亦可在吸气后呼出少量气体，再做屏气和吞咽动作及吞咽后咳嗽。超声门上吞咽法：吸气后屏气，再做加强屏气动作，吞咽后咳出咽部残留物。门德尔松手法：指示患者先进食少量食物，然后咀嚼、吞咽，在吞咽的瞬间，用拇指和食指顺势将喉结上推并处于最高阶段，保持这种吞咽状 2～3s，然后完成吞咽，再放松呼气。此手法是吞咽时自主延长并加强喉上举和前置运动来增强环咽肌打开程度的方法，目的是提升咽喉以助吞咽功能。

② 直接训练：即进食时采取的措施，包括进食体位、食物入口位置、食物性质（大小、结构、温度和味道等）和进食环境等。a. 体位。进食的体位应因人因病情而异。开始训练时应选择既有代偿作用且又安全的体位。对于不能坐位的患者，一般至少取躯干 30°仰卧位，头部前屈，偏瘫侧肩部以枕垫起，喂食者位于患者健侧。此时进行训练，食物不易从口中漏出，有利于食团向舌根运送，还可以减少向鼻腔逆流及误咽的危险。颈部前屈是预防误咽的一种方法。仰卧时颈部易呈后屈位，使与吞咽活动有关的颈椎前部肌肉紧张、喉头上举困难，从而容易发生误吸。b. 食物的形态。根据吞咽障碍的程度及阶段，本着先易后难的原则来选择。容易吞咽的食物特点是密度均匀、黏性适当、不易松散、通过咽和食管时易变形且很少在黏膜上残留。稠的食物比稀的安全，因为它能较满意地刺激触觉、压觉和唾液分泌，使吞咽变得容易。咽期应选用稠厚的液体，例如果蔬泥和湿润光滑的软食。避免食用有碎屑的糕饼类食物和缺少内聚力的食物；食管期的食物为软食、湿润的食物；避免高黏性和干燥的食物。根据食物的性状，一般将食物分为五类，即稀流质、浓流质、糊状、半固体（如软饭）、固体（如饼干、坚果）等。临床实践中，应首选糊状食物。c. 食物在口中位置。食物放在健侧舌后部或健侧颊部，有利于食物的吞咽。d. 一口量。包括调整进食的一口量和控制速度的一口量，即最适于吞咽的每次摄食入口量，正常人约为 20mL。一般先以少量（3～4mL）试之，然后酌情增加，如 3mL、5mL……为防止吞咽时食物误吸入气管，可结合声门上吞咽训练方法。调整合适的进食速度，前一口吞咽完成后再进食下一口，避免 2 次食物重叠入口的现象，还要注意餐具的选择，应采用边缘钝厚匙柄较长，容量约 5～10mL 的匙子为宜。

③ 代偿性训练：是进行吞咽时采用的姿势与方法，一般是通过改变食物通过的路径和采用特定的吞咽方法使吞咽变得安全。

a. 侧方吞咽。让患者分别左、右侧转头，做侧方吞咽，可除去梨状隐窝部的残留食物。b. 空吞咽与交替吞咽。每次进食吞咽后，反复做几次空吞咽，使食团全部咽下，然后再进食。可除去残留食物防止误吸，亦可每次进食吞咽后饮极少量（1～2mL）的水，这样既有利于刺激诱发吞咽反射，又能达到除去咽部残留食物的目的，称为"交替吞咽"。c. 用力吞咽。让患者将舌用力向后移动，帮助食物通过咽腔，以增大口腔吞咽压，减少食物残留。d. 点头样吞。颈部尽量前屈，形状似点头，同时做空吞咽动作，可去除会厌谷残留食物。e. 低头吞咽。颈部尽量前屈姿势吞咽，使会厌谷的空间扩大，并让会厌向后移位，避免食物溢漏入喉前庭，更有利于保护气道，收窄气管入口，咽后壁后移，使食物尽量离开气管入口处。

④ 电刺激治疗：包括神经肌肉低频电刺激和肌电反馈技术。

5. 注意事项

（1）重视初步筛查及每次进食期间的观察，防止误吸特别是隐性误吸发生。

（2）运用吞咽功能训练，保证患者安全进食，避免渗漏和误吸。

（3）进食或摄食训练前后应认真清洁口腔，防止误吸。

（4）团队协作精神可给患者以最好的照顾与护理。

（5）进行吞咽功能训练时，患者的体位尤为重要。

（6）对于脑卒中有吞咽障碍的患者，要尽早撤鼻饲，进行吞咽功能的训练。

（7）重视心理康复护理。

第七节 · 抗痉挛体位摆放及体位转移

一、抗痉挛体位摆放

（一）目的

为了预防或减轻痉挛和畸形的出现，根据患者疾病的特点设计的一种治疗性体位，以预防以后出现并发症及继发性损害。

（二）方法

1. 脊髓损伤患者抗痉挛体位摆放

（1）仰卧位　头部垫枕，将头两侧固定，肩胛下垫枕，使肩上抬前挺、肘关节伸直、前臂旋后、腕背伸、手指微屈，髋、膝、踝下垫枕，足保持中立位。

（2）侧卧位　头部垫枕，上侧的上肢保持伸展位，下肢屈曲位，将下侧的肩关节拉出以避免受压和后缩，臂前伸，前臂旋后，肢体下均垫长枕，背后用长枕靠住，以保持侧卧位。

2. 偏瘫患者抗痉挛体位摆放

（1）仰卧位　头部垫薄枕，患侧肩胛和上肢下垫一长枕，上臂旋后，肘与腕均伸直，掌心向上，手指伸展位，整个上肢平放于枕上；患侧髋下、臀部、大腿外侧放垫枕，防止下肢外展、外旋；膝下稍垫起，保持伸展微屈。该体位尽量少用，一方面易引起压力性损伤，另一方面易受紧张性颈反射的影响，激发异常反射活动，强化患者上肢的屈曲痉挛和下肢的伸肌痉挛。

（2）健侧卧位　健侧在下，患侧在上，头部垫枕，患侧上肢伸展位，使患侧肩胛骨向前向外伸，前臂旋前，手指伸展，掌心向下；患侧下肢取轻度屈曲位，放于长枕上，患侧踝关节不能内翻悬在枕头边缘，防止足内翻下垂。

（3）患侧卧位　患侧在下，健侧在上，头部垫枕，患臂外展前伸旋后，患肩向前拉出，以避免受压和后缩，肘伸展，掌心向上；患侧下肢轻度屈曲位放在床上，健腿屈髋屈膝向前放于长枕上，健侧上肢放松，放在胸前的枕上或躯干上。该体位是最重要的体位，是偏瘫患者的首选体位，一方面患者可通过健侧肢体早日进行一些日常活动，另一方面可通过自身体重对患侧肢体的挤压，刺激患侧的本体感受器，强化感觉输入，也抑制患侧肢体的痉挛模式。

3. 骨关节疾患患者抗痉挛体位摆放

(1) 上肢功能位　肩关节屈曲 45°，外展 60°，肘关节屈曲 90°，前臂中间位，腕背伸，各掌指关节和指间关节稍屈曲，拇指在对掌的中间位。

(2) 下肢功能位　髋关节伸直，髋及大腿外侧垫枕防止下肢外展、外旋，膝关节稍屈曲，踝关节处于 90° 中间位，防止足下垂。随着体位的改变，髋关节也需要变换成屈曲或伸直的位置。

二、体位转移训练

（一）目的

体位转移是指人体从一种姿势转移到另一种姿势的过程，包括卧、坐、站、行走。教会瘫痪患者从卧位到坐位、从坐位到立位、从床到椅、从轮椅到卫生间的各种转移方法，使他们能够独立地完成各项日常生活活动，从而提高其生存质量。

（二）方法

1. 翻身训练

作为自理生活的第一步，患者利用残存肢体能力带动瘫痪肢体，在辅助下或独立地进行翻身。

(1) 脊髓损伤患者的翻身动作　颈髓损伤者独立翻身困难，需帮助翻身。现以 C_6 损伤患者为例。

① 患者仰卧于床上，头、肩屈曲，双上肢屈曲上举，对称性用力向身体两侧摆动，产生钟摆样运动。

② 头转向翻身侧，双上肢用力甩向翻身侧时，带动躯干旋转而翻身。

③ 位于上方的上肢用力前伸，使翻身侧的上肢放置到该侧位置，完成翻身动作。

(2) 偏瘫患者的翻身训练

① 辅助下向健侧翻身。将患侧下肢放于健侧下肢上，由健手将患手拉向健侧，护理人员于患侧帮助抬起患者肩胛、骨盆，翻身至健侧，每次辅助时仅给予最小辅助，并依次减少辅助量，最终使患者独立翻身，并向患者分步解释动作顺序及要求，以获得患者主动配合。

② 主动向患侧翻身。用健手将患侧上肢外展防止受压，健侧下肢屈髋屈膝。头转向患侧，健侧肩上抬，上肢向患侧转，健侧下肢用力蹬床，将身体转向患侧。

③ 主动向健侧翻身。Bobath 握手（双手十指交叉相握，患手拇指在上方），患者用健足从患侧腘窝处插入并沿患侧小腿伸展，将患足置于健足上方。伸肘屈膝用力向健侧摆动，健侧脚蹬床，同时转头、转肩，完成翻身动作。

2. 坐起训练

(1) 脊髓损伤患者的坐起

① 截瘫患者从侧卧位坐起。双上肢用力摆动要翻向的一侧，至仰卧位。双肘支撑床面，抬起上身，并保持平衡，移动上身靠近下肢。用上肢用力勾住膝关节。用力勾住膝关节的同时将另一侧肘弯曲、伸展并将肘逐步移近躯干，取得平衡，通过此动作将上身靠近双腿。将双手置于体侧，伸肘至坐位。

② 截瘫患者的坐起。双上肢同时用力向一侧摆动，躯干转向一侧。翻向一侧的手和对侧肘支撑床面，然后伸展肘关节，用手支撑床面，并逐步靠近身体，另侧手移至身体同侧。将双手置于体侧，伸肘至长坐位。

（2）偏瘫患者的坐起训练

① 辅助下坐起。患者的健侧脚插到患侧腿下，Bobath 握手伸肘屈膝摆动至健侧卧位，护理人员将患侧手放到自己的肩上，扶起患者双肩的同时患者用健侧肘撑起上身。健侧肘撑起上身的同时，用健腿将患腿移到床沿下。伸展肘关节，健手支撑床面，使躯干直立，完成床边坐起动作。

② 偏瘫患者的独自坐起动作。患者取健侧卧位，健手握住患手，用健侧腿将患侧腿移至床边。用健侧前臂支撑起上身，头、颈和躯干向上方侧屈，同时用健腿将患腿移到床沿下。肘伸直，坐起至床边坐位。改用健手支撑，使躯干直立，完成床边坐起动作。

3. 床上坐位训练

由于长期卧床，患者在坐或站起时极容易出现直立性低血压，为了预防该类情况出现，护理人员应早期使用靠背架或摇床，通过逐步增加背靠角度来训练患者坐起。一般 2 周左右可以完全坐起。

① 第一天将床头摇起 30°，询问患者有无不适感，上、下午各 5min。

② 以后每隔一两天增加 10°、5min，为防止腘绳肌疼痛，膝下应垫软枕。

③ 逐步达到 90°，时间能保持 20min 后，可进行坐位进食。

4. 坐位站起训练

（1）脊髓损伤患者的站起训练 截瘫患者戴矫形器站起。

① 驱动轮椅至双杠入口处，刹住轮椅，坐于轮椅前部。

② 戴好矫形器，双足着地，将躯干尽量前屈，双手握杠同时用力，将身体拉起，臀部向前，将髋关节处于过伸位，保持站立。

（2）偏瘫患者站起训练

① 辅助站起。患者双足平放于地面上，患脚在前，患者 Bobath 握手伸肘，护理人员站在患者偏瘫侧，面向患者，指引患者躯干充分前倾，髋关节尽量屈曲，并注意引导患者体重向患腿移动。护理人员一手放在患膝上，重心转移时帮助把患膝向前拉，另一手放在同侧臀部帮助抬起体重。患者伸髋伸膝，抬臀离开椅面，慢慢站起，护理人员用手扶住患者膝部（或用膝抵住患者膝部），防止患膝"打软"。

② 独立站起。双足着地分开，与肩同宽，患足稍后。

患者 Bobath 握手，双臂前伸，躯干前倾。当双肩向前超过双膝位置时，抬臀，伸展膝关节，慢慢站起。

5. 床与轮椅之间的转移

（1）脊髓损伤患者床与轮椅之间的转移

① 患者驱动轮椅正面靠近床，其间距离约为 30cm，以供抬腿之用，然后关闭手闸。

② 用手将下肢放到床上；四肢瘫患者躯干控制能力差，需用右前臂勾住轮椅把手以保持平衡，将左腕置于右膝下、通过屈肘动作，将右下肢抬起，放到床上，用同样方法将左下肢放到床上。

③ 打开轮椅手闸，向前推动轮椅紧贴床沿，再关闭手闸。

④ 双手扶住轮椅扶手向上撑起，同时向前移动坐于床上 。

⑤ 然后双手支撑于床面将身体移于床上正确位置，并用上肢帮助摆正下肢的位置。

⑥ 由床返回轮椅与上述相反。

（2）偏瘫患者床到轮椅的转移　患者坐在床边，双足平放于地面上。

① 辅助下由床到轮椅的转移。将轮椅放在患者的健侧与床成 45°角，刹住轮椅，卸下近床侧轮椅扶手和近床侧脚踏板。护理人员面向患者站立，双膝微屈，腰背挺直，用自己的膝部在前面抵住患膝，防止患膝倒向外侧。护理人员一手从患者腋下穿过置于患者患侧肩胛上，并将患侧前臂放在自己的肩上，抓住肩胛骨的内缘，另一上肢托住患者健侧上肢，使其躯干向前倾，臀部离开床面后将患者的重心前移至其脚上。护理人员引导患者转身坐于轮椅上。由轮椅回病床，方法同前。

② 独立的由床到轮椅转移。将轮椅放在患者的健侧，与床成 45°角，关闭轮椅手闸，卸下近床侧轮椅扶手，移开近侧脚踏板。患者健手支撑于轮椅远侧扶手，患手支撑于床上。患者向前倾斜躯干，健手用力支撑，抬起臀部，以双足为支点旋转身体直至背靠轮椅，确信双腿后侧贴近轮椅后正对轮椅坐下。由轮椅返回病床的转移与上述顺序相反。

三、注意事项

1. 抗痉挛体位摆放的注意事项

（1）在仰卧位时，在足部放一个支被架，把被子支撑起来，避免被子压在足上，引起垂足。

（2）在侧卧位时，尽量使头部和颈椎保持正常对线，偏瘫患者取患侧卧位时，患肩向前拉出，避免受压和后缩。

（3）1～2h 变换一次体位，以维持良好血液循环。

（4）消除患者紧张和焦虑，不良的心理状态可使肌张力增高。

（5）室内温度适宜，因温度太低可使肌张力增大。

2. 体位转移的注意事项

（1）体位转移前消除患者的紧张、对抗心理，以配合转移，护理人员应详细讲解转移的方向、方法和步骤，使患者处于最佳的起始位置。

（2）互相转移时，两个平面之间的高度尽可能相等，两个平面应尽可能靠近，两个平面的物体应稳定：如轮椅转移时必须先制动，椅子转移时应在最稳定的位置等。

（3）转移时应注意安全，避免碰伤肢体、臀部、踝部的皮肤。

（4）转移前护理人员应了解患者的能力，如瘫痪的程度和认知情况，需要的方式和力度的大小等。

第二十一章 ▶▶ 神经内科常用治疗药物

第一节·脱水药

（一）甘露醇

（1）药理作用　脱水降颅压，高渗性利尿，通过产生组织脱水而降颅压，静注后 20～30min 显效，2～3h 达到高峰，持续时间 6～8h。

（2）用法　20％溶液 125～250mL 快速静滴，速度为每分钟 10～15mL，根据需要每 4～6h 可重复一次。

（3）不良反应　少见，注射过快时可引起一过性头痛、眩晕、畏寒和视物模糊。因可增加循环血量而增加心脏负荷，慢性心功能不全者禁用。另外，活动性颅内出血者禁用。

（4）注意事项

① 输注过快会造成一过性头痛、眩晕、注射部位疼痛。

② 心肾功能不全者慎用，注意用药后患者的尿量和尿液的颜色；定期复查尿常规、血生化。

③ 甘露醇遇冷易结晶，故应用前应仔细检查，如有结晶，可置热水中或用力振荡待结晶完全溶解后再使用。

④ 用药过程中注意观察输注速度和穿刺处有无肿胀、外渗等。

（二）甘油果糖

（1）药理作用　脱水降颅压，高渗性脱水，将甘油代谢生成的能量加以利用，改善代谢，对体内电解质平衡无影响。降低颅内压作用起效较缓，持续时间较长。

（2）用法　静滴，成人每次 250～500mL，每日 1～2 次，250mL 需 1.5～2h 滴完。根据年龄、症状可适当增减。

（3）不良反应　少而轻微。大量快速输入时可产生乳酸中毒。偶见瘙痒、皮疹、溶血、血红蛋白尿、血尿，有时还可出现高钠血症、低钾血症、头痛、恶心、口渴，较少出现倦怠感。

（4）注意事项　静滴过快可发生溶血及血红蛋白尿。

（三）注射用七叶皂苷钠

（1）药理作用　具有消炎、抗渗出、增加静脉张力、改善血液循环以及纠正脑功能失常等作用。对一氧化碳等引起脑水肿具有明显的保护作用。可用于治疗脑水肿、创伤或手术所致肿胀，也用于静脉回流障碍性疾病。

（2）用法　成人按体重一日 0.1～0.4mg/kg，或取本品 5～10mg 溶于 10％葡萄糖注射液或 0.9％氯化钠注射液 250mL 中供静脉滴注；也可取本品 5～10mg 溶于 10～20mL 10％葡萄糖注射液或 0.9％氯化钠注射液中供静脉推注。重症患者可多次给药，但一日总量不得超过 20mg。疗程 7～10 天。

（3）不良反应

① 可见注射部位局部疼痛、肿胀，经热敷可使症状消失。

② 偶有过敏反应，可按药物过敏处理原则治疗。

（4）注意事项　注射时宜选用较粗静脉，切勿漏出血管外。

（四）呋塞米（速尿）

（1）药理作用　对水和电解质的排泄。能增加钠、钾、氯等的排泄。作用于各种水肿及脑水肿。其利尿作用迅速、强大，多用于其他利尿药无效的严重病例。由于水、电解质丢失明显等原因，故不宜常规使用。

（2）用法　口服和静脉推注。

（3）不良反应　水、电解质紊乱，尤其是大剂量或长期应用时。高糖血症，尿糖阳性，原有糖尿病加重，高尿酸血症。耳鸣、听力障碍多见于大剂量静脉快速注射时（每分钟剂量大于 4～15mg），多为暂时性，少数为不可逆性，尤其当与其他有耳毒性的药物同时应用时。在高钙血症时，可引起肾结石。尚有报道本药可加重特发性水肿。

（4）注意事项

① 交叉过敏：对磺胺药和噻嗪类利尿药过敏者，对本药可能亦过敏。

② 对诊断的干扰：可致血糖升高、尿糖阳性。过度脱水可使血尿酸和尿素氮水平暂时性升高，血钠、氯、钾、钙、镁浓度下降。

③ 下列情况慎用：无尿或严重肾功能损害者，糖尿病、高尿酸血症或有痛风病史者，严重肝功能损害者，急性心肌梗死、红斑狼疮、前列腺肥大者等。

④ 用药期间注意：电解质、血压、肝肾功能、血糖、血尿酸、酸碱平衡情况，听力等。

（五）人血白蛋白

（1）药理作用　增加血容量和维持血浆胶体渗透压，白蛋白占血浆胶体渗透压的 80％，主要调节组织与血管之间水分的动态平衡。

（2）用法　一般采用静脉滴注或静脉推注。滴注速度应以每分钟不超过 2mL 为宜，但在开始 15min 内，应特别注意速度缓慢，逐渐加速至上述速度。

（3）不良反应　使用本品一般不会产生不良反应，偶可出现寒战、发热、颜面潮红、皮疹、恶心、呕吐等症状，快速输注可引起血管超负荷导致肺水肿，偶有过敏反应。

（4）注意事项

① 药液呈现混浊、沉淀、异物或瓶子有裂纹、瓶盖松动、过期失效等情况不可使用。

② 本品开启后，应一次输注完毕，不得分次或给第二人输用。

③ 输注过程中如发现患者有不适反应，应立即停止输用。

④ 有明显脱水者应同时补液。

⑤ 运输及贮存过程中严禁冻结。

第二节·血管扩张药

（一）尼莫地平

（1）药理作用　本品为 1,4-二氢吡啶类钙离子拮抗剂，容易透过血脑屏障，对脑组织受体有高度选择性，通过有效地阻止钙离子进入细胞内、抑制平滑肌收缩，达到解除血管痉挛之目的，从而保护了脑神经元，稳定其功能及增进脑血灌流，改善脑供血，提高对缺氧的耐受力。

（2）用法　用于脑血管痉挛、缺血性脑血管病，静脉泵入 10mg，每 12h 一次，避光；用于偏头痛，口服 40mg，每月 3 次。

（3）不良反应

① 消化系统：恶心、呕吐、腹泻，个别患者有肠梗阻、胃肠道出血、肝功能异常、肝炎、黄疸。

② 神经系统：头晕、头昏眼花、头痛、虚弱、嗜睡。

③ 心血管系统：血压下降，心率加快，期外收缩，心动过缓，心电图异常，心悸，反跳性血管痉挛，高血压，充血性心力衰竭。

④ 血液系统：极个别患者出现血小板减少症，贫血、血肿，弥散性血管内凝血，深静脉血栓形成。

⑤ 呼吸系统：呼吸困难、喘息。

⑥ 局部反应：注射部位可出现静脉炎。

（4）注意事项

① 脑水肿和颅内压明显升高时应慎用。

② 低血压患者（收缩压低于 100mmHg）须慎用。

③ 从包装中取出后应保存在 25℃以下并避免阳光直射。

④ 本品对光不稳定，使用时应避光。

⑤ 由于本品含有一定量乙醇，不能与乙醇不相溶的药物配伍。

（二）银杏二萜内酯葡胺注射液

（1）药理作用　由银杏内酯 A、银杏内酯 B、银杏内酯 K 等组成。具有活血通络之功效。临床用于脑梗死（中风病中经络痰瘀阻络证）的治疗，症见半身不遂、口舌歪斜、言语謇涩、肢体麻木等。

（2）用法　一次 1 支（25mg），一日一次。加入 0.9%氯化钠注射液 250mL 中稀释，静脉滴注。

（3）不良反应

① 部分患者用药期间可出现血压波动，以血压降低为主；用药后出现头晕、

头昏、眼花、头痛、背痛、颈胀、小便量多、夜尿增多、疲倦思睡、睡眠增多、协调功能异常等。

② 少数患者用药后出现寒战、发热、心慌、后枕部不适、口唇爪甲轻度发绀、下肢抖动、腹泻等，出现上述症状立即停药，并进行相应的处理。

③ 个别患者用药后出现面部红色点状皮疹等过敏反应。

④ 少数患者用药后出现 ALT、AST 升高。

（4）注意事项　首次使用时滴速控制为每分钟 10～15 滴，观察 30min 无不适者，可适当增加滴注速度，但不高于每分钟 30 滴。疗程 14 天。

（三）血塞通注射液

（1）药理作用　活血祛瘀，通脉活络。用于中风偏瘫、瘀血阻络证；动脉粥状硬化性血栓性脑梗死、脑栓塞、视网膜中央静脉阻塞见瘀血阻络证者。

（2）用法　肌内注射：一次 100mg，一日 1～2 次。静脉注射：一次 200～400mg，用 5%～10% 葡萄糖注射液 250～500mL 稀释后缓慢滴注，一日 1 次。

（3）不良反应　临床报道有患者用药后产生局部或全身皮疹，另有严重者产生胸闷、心慌、哮喘、血尿、急性肾功能衰竭，甚至过敏性休克。

（4）注意事项

① 阴虚阳亢或肝阳化风者，不宜单独使用本品。

② 心痛剧烈及持续时间长者，应做心电图及心肌酶学检查，并采取相应的医疗措施。

③ 孕妇慎用。

（四）磷酸川芎嗪注射液

（1）药理作用　具有抗血小板聚集和解聚，扩张小动脉，改善微循环、脑血流和活血化瘀作用。用于缺血性脑血管疾病，如脑供血不足、脑血栓形成、脑栓塞引起的脑梗死。

（2）用法　肌内注射：一次 50mg，一日 1～2 次，15 天为 1 个疗程。

穴位注射：选 3～4 个穴位，每穴位注射 12.5～25.0mg，隔日 1 次，一个月为 1 个疗程或遵医嘱。静脉滴注：一次 50～100mg，稀释于 5%～10% 葡萄糖注射液 250～500mL 中，缓慢滴注，宜在 3～4h 滴完，一日 1 次，10～15 天为 1 个疗程或遵医嘱。

（3）不良反应　偶见胃部不适、口干、嗜睡，减量可缓解。偶可见过敏反应。

（4）注意事项

① 脑水肿或少量出血者与缺血性脑血管病鉴别困难时应慎用。

② 对冠心病患者在静脉滴注时应注意观察心率、血压。

③ 注射时缓慢推入，并常更换注射部位，可减少疼痛。

④ 注射液酸性较强，不宜与碱性药物配伍。

（五）丁苯酞氯化钠注射液

（1）药理作用　为人工合成的消旋正丁基苯酞，与天然的左旋芹菜甲素的结构相同。临床研究结果显示，丁苯酞对急性缺血性脑卒中患者中枢神经功能的损伤有改善作用，可促进患者神经功能缺损的改善。

（2）用法　静脉滴注，每日 2 次，每次 25mg（100mL），每次滴注时间不少于 50min，两次用药时间间隔不少于 6h，疗程 14 天。

（3）不良反应　有心率减慢，谷丙转氨酶升高（≥2 倍），停药后恢复。

（4）注意事项　PVC 输液器对丁苯酞有明显的吸附作用，故输注本品时仅允许使用 PE 输液器。本品应在发病后 48h 内开始给药。肝、肾功能受损者慎用；用药过程中需要注意肝功能变化；心动过缓、病态窦房结综合征患者慎用；有严重出血倾向者慎用。

（六）尤瑞克林

（1）药理作用　尤瑞克林是自人尿液中提取而得的蛋白水解酶，能将激肽原转化为激肽和血管舒张素。体外研究显示，尤瑞克林对离体动脉具有舒张作用，并可抑制血小板聚集、增强红细胞变形能力和氧解离能力。

（2）用法　每次 0.15 PNA 单位，溶于 100mL 氯化钠注射液中，静脉滴注时间不少于 50min，每日 1 次，3 周为 1 个疗程。

（3）不良反应　主要为呕吐、颜面潮红、脸部发热感、头痛、腹泻、结膜充血、心慌胸闷、注射部位红痒等症状，一般都较轻，不需要特殊处理。有个别病例可能对尤瑞克林反应特别敏感，发生血压急剧下降。

（4）注意事项　应在起病 48h 内开始用药。

第三节 · 抗凝药物

（一）阿替普酶

（1）药理作用　本药是一种血栓溶解药，具有促进体内纤维蛋白溶解系统活性的作用，但与链激酶和尿激酶不同，本品能特异性地使血栓内的纤溶酶原转变成纤溶酶，从而发挥溶解血栓的作用。由于选择性地激活纤溶酶原，因而不产生应用链激酶时常见的出血并发症。

（2）用法　发病 4.5h 内用阿替普酶溶栓，剂量为 0.9mg/kg（最大剂量 90mg）静脉泵入，其中 10% 在最初 1min 内静脉推注，其余持续泵入 1h。

（3）不良反应　颅内出血是主要的不良反应，也可出现血管损伤处、咽部、胃肠道、泌尿生殖道、注射部位处出血、瘀斑等。因本品的半衰期短，对凝血系统影响轻微，所以一般不必给予凝血因子。大多数出血患者，可经中断溶栓和抗凝治疗、扩容及人工压迫损伤血管来控制出血。

（4）注意事项　注意观察有无口腔、牙龈、尿道、黏膜、皮肤等的出血。

（二）尿激酶

（1）药理作用　直接作用于内源性纤维蛋白溶解系统，能催化裂解纤溶酶原成纤溶酶，后者不仅能降解纤维蛋白凝块，亦能降解血循环中的纤维蛋白原、凝血因子 V 和凝血因子 Ⅷ 等，从而发挥溶栓作用。本品对新形成的血栓起效快、效果好。本品还能提高血管 ADP 酶活性，抑制 ADP 诱导的血小板聚集，预防血栓形成。本品在静脉滴注后，患者体内纤溶酶活性明显提高；停药几小时后，纤溶酶活性恢复原水平。

（2）用法 剂量为 100 万～150 万 U，溶于生理盐水 100～200mL 中，持续静滴 30min。

（3）不良反应 出血倾向，以注射或穿刺局部血肿最为常见。其次为组织内出血，严重者可致脑出血。也可能会出现头痛、头重感，食欲缺乏、恶心、呕吐等胃肠症状。

（4）注意事项 严密观察有无口腔、牙龈、尿道、黏膜、皮肤等的出血。

（三）替罗非班

（1）药理作用 是一种非肽类的血小板糖蛋白（GP）Ⅱb/Ⅲa 受体的可逆性拮抗剂，该受体是与血小板聚集过程有关的主要血小板表面受体。盐酸替罗非班阻止纤维蛋白原与糖蛋白Ⅱb/Ⅲa 结合，因而阻断血小板的交联及血小板的聚焦。

（2）用法 静脉给药或联合导管内给药。静脉内给予负荷剂量 0.4μg/(kg·min)持续 30 min（总剂量不超过 1mg），后静脉泵入 0.1μg/(kg·min)维持 24～72h。

（3）不良反应 出血：颅内出血、腹膜后出血、心包积血，肺（肺泡）出血和脊柱硬膜外血肿，有血红蛋白、血细胞比容和血小板计数下降。也可见尿和大便隐血试验增加。

（4）注意事项 替罗非班在静脉注射后 5 min 内即可达到抑制血小板聚集的作用，半衰期短（1.4～1.8h）需要持续给药，大约 50% 的患者在停药 4h 后血小板聚集功能恢复。因此它具有起效迅速，停药后血小板功能快速恢复的特点。在防止血栓形成的同时未显著增加出血事件的发生风险。肾功能不全的患者需调整剂量。在给药前、负荷剂量后 6 h 常规检测血常规，包括血小板计数、血红蛋白和血细胞比容，此后每天复查。出血常常是血小板减少的唯一症状，证实出现血小板减少时建议首先停用替罗非班，然后根据患者有无出血并发症而调整阿司匹林、氯吡格雷和肝素等的使用。

（四）低分子量肝素钙注射液

（1）药理作用 具有明显的抗Ⅹa 因子活性，药效学研究表明低分子量肝素钙对体内、外血栓，动脉血栓的形成有抑制作用，而对凝血和纤溶系统影响小。产生抗栓作用时，出血可能性较小。

（2）用法 每日 2 次皮下注射，间隔 12h，每次注射剂量为 85IU/kg，可依据患者的体重范围，按 0.1mL/10g 的剂量。

（3）不良反应 出血，注射部位瘀点、瘀斑，局部或全身过敏反应，血小板减少症。

（4）注意事项 使用时间不应超过 10 天，在整个治疗过程中，必需监测血小板计数。

（五）达比加群

（1）药理作用 为小分子前体药物，未显示有任何药理学活性。口服给药后，达比加群酯可被迅速吸收，并在血浆和肝脏经由酯酶催化水解转化为达比加群。达比加群是强效、竞争性、可逆性、直接凝血酶抑制剂，也是血浆中的主要活性成分。可抑制游离的凝血酶，可与纤维蛋白结合的凝血酶和凝血酶诱导的血小板聚焦，通过多种途径起到抗凝的作用。

（2）用法 每日口服300mg，即每次1粒150mg的胶囊，每日两次。

（3）不良反应 颅内出血、鼻出血、胃肠道出血、腹痛、腹泻、消化不良、恶心、皮肤出血、血尿。

（4）注意事项 用水送服，餐时或餐后服用均可。

（六）华法林

（1）药理作用 为间接作用的香豆素类口服抗凝药，通过抑制维生素K在肝脏细胞内合成凝血因子Ⅱ、Ⅶ、Ⅸ、Ⅹ，从而发挥抗凝作用。仅口服有效，奏效慢而持久，对需长期维持抗凝者才选用本品，需要迅速抗凝时，应选用肝素，或在肝素治疗基础上加用本品。

（2）用法 成人常用量：一日10mg，连服3日。最初1～2日的凝血酶原活性，主要反映短寿命凝血因子Ⅶ的消失程度，这时的抗凝作用不稳定。约3日后，凝血因子Ⅱ、Ⅸ、Ⅹ均耗尽，才能充分显示抗凝效应。凝血酶原时间也更确切反映维生素K依赖性凝血因子的减少程度，可据此以确定维持量。

（3）不良反应 过量易致各种出血。早期表现有瘀斑、紫癜、牙龈出血、鼻衄、伤口出血经久不愈，月经量过多等。出血可发生在任何部位，特别是泌尿道和消化道。肠壁血肿可致亚急性肠梗阻，也可见硬膜下颅内血肿和穿刺部位血肿。大量口服甚至出现双侧乳房坏死，微血管病或溶血性贫血以及大范围皮肤坏疽，一次量过大的尤其危险。

（4）注意事项 依据凝血酶原时间调整用量。一般维持正常对照值的1.5～2.5倍。由于本品系间接作用抗凝药，半衰期长，给药5～7日后疗效才可稳定，维持量的足够与否务必观察5～7日后方能作定论。当凝血酶原时间已显著延长至正常2.5倍以上，或发生少量出血倾向时，应立即减量或停用。出血严重者可静脉推注维生素K_1 2.5～20mg，用量以能控制出血为指标，必要时可给冷冻血浆沉淀物、全血、血浆或凝血酶原复合物。应用法华林治疗的前几周还可能引起血管性紫癜，导致皮肤坏死，需注意观察。

第四节 · 护脑药物

（一）乙酰谷酰胺注射液

（1）药理作用 乙酰谷酰胺通过血-脑脊液屏障后分解为谷氨酸、γ-氨基丁酸（GABA）。谷氨酸参与中枢神经系统的信息传递。γ-氨基丁酸能拮抗谷氨酸兴奋性毒理作用，可改善神经细胞代谢，维持神经应激能力及降低血氨的作用，改善脑功能。适用于脑外伤性昏迷、神经外科手术引起的昏迷、肝昏迷及偏瘫、高位截瘫、小儿麻痹后遗症、神经性头痛和腰痛等。

（2）用法用量 静脉滴注：一日100～600mg，用5％或10％葡萄糖溶液

250mL 稀释后缓慢滴注。

（3）不良反应　尚未见有关不良反应报道。

（4）注意事项　使用中有引起血压下降的可能。

（二）胞磷胆碱钠注射液

（1）药理作用　通过降低脑血管阻力，增加脑血流来促进脑物质代谢，改善脑循环。也可增强脑干上行网状激活系统的功能，增强锥体系统的功能，改善运动麻痹，故对促进大脑功能的恢复和促进苏醒有一定作用。适用于急性颅脑外伤和脑手术后意识障碍，对脑中风所致的偏瘫可逐渐恢复四肢的功能，也可用于其他中枢神经系统急性损伤引起的功能和意识障碍，也用于缺血性脑血管病和血管性痴呆。

（2）用法用量　静脉滴注：一日 $0.25\sim0.5g$；用 5％或 10％的葡萄糖注射液稀释后缓缓滴注，$5\sim10$ 日为一疗程。

（3）不良反应　偶见发热、倦怠、过敏样反应，暂时性血压下降，心动过缓、过速，恶心、呕吐、食欲缺乏、胃痛、胃烧灼感、腹泻、肝功能异常、眩晕、震颤、头痛、失眠、兴奋、烦躁不安、痉挛、皮疹及一过性复视，有发生过敏性哮喘的报告，严重者可出现呼吸困难和喉水肿。严重者有过敏性休克的报告。

（4）注意事项　伴有脑出血、脑水肿和颅压增高的严重急性颅脑损伤患者慎用；癫痫及低血压患者慎用；静脉注射时应尽量放慢给药速度。

（三）依达拉奉右莰醇注射用浓溶液（先必新）

（1）药理作用　正向调节 GABA 受体功能，抑制谷氨酸兴奋性毒性，抑制脑缺血再灌注导致的炎症反应，保护血脑屏障，用于改善急性缺血性脑卒中所致的神经症状、日常生活活动能力和功能障碍。

（2）用法　静脉滴注：推荐剂量为每次 15mL（含依达拉奉 30mg，右莰醇 7.5mg），每日 2 次。使用时加入 100mL 生理盐水中稀释后静脉滴注，30min 内滴完，连续治疗 14 天。应于发病后 48h 内开始给药。

（3）常见不良反应　谷草转氨酶升高、谷丙转氨酶升高和低钾血症。

（4）注意事项　轻中度肾功能损伤、肝功能损伤、心脏疾病、高龄患者慎用。禁忌：重度肾功能衰竭的患者（有致肾功能衰竭加重的可能）。

（四）脑蛋白水解物

（1）药理作用　通过血脑屏障，能促进脑细胞蛋白质合成，并影响呼吸链，增强抗缺氧能力，改善脑内能量代谢，激活腺苷酸环化酶和催化其他激素系统；提供神经递质、肽类激素及辅酶的前体。

（2）静脉滴注　一般使用 $60\sim180mg$（以总氮计）稀释于 250mL 生理盐水中缓慢滴注，每日一次，约 $60\sim120min$ 滴完，$10\sim14$ 天为 1 个疗程，或遵医嘱。

（3）不良反应　注射过快会有轻度热感，极少数病例会出现寒战、轻度发热，且多与患者体质有关。

（4）注意事项　过敏体质患者慎用；一旦出现过敏反应，应立即停药，并及时治疗。

（五）吡拉西坦氯化钠注射液

（1）药理作用　此为脑代谢改善药，属于γ-氨基丁酸的环形衍生物。有抗物理因素、化学因素所致的脑功能损伤的作用。能促进脑内 ATP 的生成，可促进乙酰胆碱合成并增强神经兴奋的传导，具有促进脑内代谢的作用。可以对抗由物理因素、化学因素所致的脑功能损伤。对缺氧所致的逆行性健忘有改进作用。可以增强记忆，提高学习能力。

（2）用法　静脉滴注。成人每次125～250mL（含吡拉西坦4～8g），每日1次或遵医嘱。

（3）不良反应

① 消化道不良反应常见的有恶心、腹部不适、纳差、腹胀、腹痛等。

② 中枢神经系统不良反应包括兴奋、易激动、头晕、头痛和失眠等。

③ 偶见轻度肝功能损害，表现为轻度氨基转移酶升高。

（4）注意事项　肝肾功能不全者慎用，并应适当减少剂量。

（六）醒脑静注射液

（1）药理作用　清热解毒，凉血活血，开窍醒脑。用于气血逆乱，脑脉瘀阻所致中风昏迷，偏瘫口㖞；外伤头痛，神志昏迷；酒毒攻心，头痛呕恶，昏迷抽搐。脑栓塞、脑出血急性期、颅脑外伤，急性酒精中毒见上述症候者。

（2）用法

肌内注射：一次2～4mL，一日1～2次。静脉滴注：一次10～20mL，用5%～10%葡萄糖注射液或氯化钠注射液250～500mL稀释后滴注，或遵医嘱。

（3）不良反应

① 过敏反应：潮红、皮疹、瘙痒、呼吸困难、憋气、心悸、发绀、血压下降、过敏性休克等。

② 全身性损害：畏寒、寒战、发热、乏力、疼痛、面色苍白、多汗等。

③ 呼吸系统：咳嗽、呼吸急促等。

④ 心血管系统：心悸、胸闷、血压升高等。

⑤ 神经精神系统：头晕、头痛、抽搐、昏迷、肢体麻木、烦躁等。

⑥ 皮肤及其附件：风团样皮疹、丘疹、红斑等。

⑦ 胃肠道系统：恶心、呕吐、腹痛、腹泻等。

⑧ 用药部位：注射部位的疼痛、红肿、麻木、皮疹、静脉炎等。

（4）注意事项

① 对本品过敏者慎用。

② 出现过敏症状时，应立即停药，必要时给予对症处理。

③ 运动员慎用。

（七）注射用丹参多酚酸

（1）药理作用　活血通络。用于中风病中经络（轻中度脑梗死）恢复期瘀血阻络证，症见半身不遂、口舌歪斜、舌强言謇、偏身麻木等。

（2）用法 静脉滴注，一次1支（100mg），临用前，先以适量0.9%氯化钠注射液溶解，再用0.9%氯化钠注射液250mL稀释，一日1次。

（3）不良反应

① 过敏反应：个别患者用药后出现局部皮疹、红斑、瘙痒或皮肤潮红、面红、出汗等，出现相关症状应及时停药观察。

② 全身性损害：寒战、高热、出汗、发热。

③ 呼吸系统：呼吸困难。

④ 心血管系统：心悸、胸闷、心慌、血压下降、血压升高。

⑤ 消化系统：恶心、呕吐。

⑥ 神经精神系统：头晕、头痛、头胀、局部麻木。

⑦ 皮肤及其附件：皮疹、瘙痒、潮红。

⑧ 用药部位：静脉炎。

⑨ 其他：少数患者用药后出现肝功能（ALT）、心肌酶（CK、CKMB）等指标升高、眼胀。

（4）注意事项 用药期间需严格控制滴速，不高于每分钟40滴。疗程14天。孕妇及哺乳期妇女禁用。

第五节 · 激素冲击治疗

激素冲击治疗是短期内大剂量应用激素迅速控制病情恶化的一种静脉给药方法。

注射用甲泼尼龙琥珀酸钠（甲强龙）

（1）用法

① 急性脊髓炎、多发性硬化：甲泼尼龙500～1000mg，静脉滴注，每日1次，连续3～5天，然后改用泼尼松口服，60mg/d，然后逐渐减量直至停药。

② 重症肌无力：甲泼尼龙1000mg，静脉滴注，每日1次，连续3～5天，随后地塞米松10～20mg静脉滴注，每日1次，连用7～10天，若症状稳定停用地塞米松，改为泼尼松口服，80～100mg，每晨顿服，以后每周减2次，每次减10mg，减至每天60mg后，每周减1次，每次减5mg，减至每天40mg，开始减隔日量，每周减速5mg，直至完全停药。

（2）不良反应

① 长期大剂量应用引起的不良反应：医源性肾上腺皮质功能亢进；诱发或加重感染；消化系统并发症（诱发或加重消化性溃疡，甚至造成消化道出血或穿孔）；心血管系统并发症（高血压和动脉粥样硬化）；骨质疏松、肌肉萎缩、伤口愈合迟缓等；糖尿病；糖皮质激素性青光眼；对妊娠的影响。

② 停药反应：医源性肾上腺皮质功能不全；反跳现象；糖皮质激素抵抗。

（3）注意事项 长期治疗的患者应定期做常规实验室检查，如：尿常规、血糖、血压和体重、胸部 X 线检查。有溃疡史或明显消化不良的患者应做上消化道 X 线检查。中断长期治疗的患者也需要做医疗监护。

第六节·护胃止呕药物

（一）泮托拉唑

（1）药理作用　本品为第三代质子泵抑制药，可选择性地作用于胃黏膜壁细胞，抑制壁细胞中 H^+-K^+-ATP 酶的活性，使壁细胞内的 H^+ 不能转运到胃中，从而抑制胃酸的分泌。

（2）用法　静脉滴注：一次 $40\sim80mg$，每日 $1\sim2$ 次，临用前将 $10mL$ 0.9% 氯化钠注射液注入冻干粉小瓶内，将溶解后的药液加入 0.9% 氯化钠注射液 $100\sim250mL$ 中稀释后供静脉滴注。要求 $15\sim60min$ 内滴完。本品溶解和稀释后必须在 $4h$ 内用完，禁止用其他溶剂或其他药物溶解和稀释。

（3）不良反应

① 偶有头晕、失眠、嗜睡、恶心、腹泻、便秘、皮疹、肌肉疼痛等症状。

② 大剂量使用时可出现心律失常、转氨酶升高、肾功能改变、粒细胞降低等。

（4）注意事项　只能用氯化钠注射剂或专用溶剂溶解稀释，禁止使用其他溶剂或药物溶解稀释。

（二）奥美拉唑钠注射液

（1）药理作用　本品为第一代质子泵抑制剂，能特异性地抑制壁细胞顶端膜构成的分泌性微管和胞浆内的管状泡上的 H^+-K^+-ATP 酶，从而有效地抑制胃酸的分泌。

（2）用法　静脉滴注：一次 $40mg$，每日 1 次，临用前将瓶中的内容物溶于 $100mL$ 0.9% 氯化钠注射液或 $100mL$ 5% 葡萄糖注射液中，本品溶解后静脉滴注时间应在 $20\sim30min$ 或更长。禁止用其他溶剂或其他药物溶解和稀释。

（3）不良反应　偶可见有一过性的轻度恶心、腹泻、腹痛、感觉异常、头晕或头痛等，但不影响治疗。

（4）注意事项

① 本品抑制胃酸分泌的作用强，时间长，故应用本品时不宜同时再服用其他抗酸剂或抑酸剂。

② 因本品能显著升高胃内 pH 值，可能影响许多药物的吸收。

③ 肾功能受损者不须调整剂量；肝功能受损者慎用，根据需要酌情减量。

④ 治疗胃溃疡时应排除胃癌后才能使用本品，以免延误诊断和治疗。

（三）盐酸昂丹司琼注射液

（1）药理作用　本品是一种选择性的 5-羟色胺 3（5-HT_3）受体拮抗剂。其作用机制尚不完全明确，可能是通过拮抗外周迷走神经末梢和中枢化学感受区中的 5-HT_3 受体，从而阻断因化疗和手术等因素促进小肠嗜铬细胞释放 5-羟色胺，兴奋迷走传入神经而导致的呕吐反射。本品选择性较高，无锥体外系反应、过度镇静等副作用。

（2）用法　可通过静脉滴注和肌内注射给药。给药剂量和途径视呕吐严重程度而定。成人剂量一般每天 8mg。

（3）不良反应

① 可有头痛、腹部不适、便秘、口干、皮疹，偶见支气管哮喘或过敏反应、短暂性无症状转氨酶增加。上述反应较轻微，无须特殊处理。

② 偶见运动失调、癫痫发作、胸痛、心律不齐、低血压及心动过缓等罕见报告。

（4）注意事项　肾功能受损者不须调整剂量；肝功能受损者慎用，用药剂量每日不应超过 8mg。

（四）甲氧氯普胺（胃复安）

（1）药理作用　本品为镇吐药。因其同时阻断 D_2 及 5-HT_3 两种受体，既作用于中枢又作用于外周，是止吐效果优于其他传统止吐药的主要原因，一直以来是首选的抗呕吐药。

（2）用法　肌内或静脉注射。成人，一次 10～20mg，一日剂量不超过 0.5mg/kg。小儿，6 岁以下每次 0.1mg/kg，6～14 岁一次 2.5～5mg。肾功能不全者，剂量减半。

（3）不良反应

① 较常见昏睡、烦躁不安、疲乏无力。

② 少见严重口渴、恶心、便秘、腹泻、睡眠障碍、眩晕、头痛、容易激动、乳腺肿痛及皮疹等。

③ 用药期间可出现乳汁增多，这是由于催乳素的刺激所致。

④ 注射给药可引起直立性低血压。

⑤ 大剂量长期应用可能因阻断多巴胺受体，使胆碱能受体相对亢进而导致锥体外系反应（特别是年轻人），可出现肌震颤、发音困难、共济失调等，可用苯海索等抗胆碱药物治疗。

（4）注意事项

① 对晕动病所致呕吐无效。

② 严重肾功能不全患者剂量至少须减少 60％。

③ 静脉注射时须慢，1～2min 注完。

第七节·抗生素

（一）哌拉西林钠舒巴坦钠

（1）药理作用　本品为哌拉西林钠和舒巴坦钠按 4：1 的比例组成的复方制剂。哌拉西林是半合成青霉素，主要通过与细菌的青霉素结合蛋白（PBPs）结合抑制细菌细胞壁的合成而起到杀菌作用，但易被细菌产生的 β-内酰胺酶水解而产生耐药性；舒巴坦为 β-内酰胺酶抑制剂，能抑制 Ⅱ-Ⅴ 型的 β-内酰胺酶，是一种竞争性的、不可逆抑制剂。哌拉西林与舒巴坦联合应用后，增强了哌拉西林的抗菌活性，扩大了抗菌谱，使其对哌拉西林耐药的产酶菌的抗菌活性增强。

（2）用法　成人每次 2.5g 或 5g，每 12h 一次。严重或难治性感染，每次 2.5g 或 5g 每 8h 一次。肾功能不全者酌情调整剂量。疗程：7～14 天，或根据病情需要调整疗程。

（3）不良反应　患者对本品耐受性良好。仅少数患者可能发生不良反应。

① 胃肠道反应：腹泻，稀便，偶见恶心、呕吐、胃肠胀气。伪膜性肠炎罕见。

② 皮肤反应：皮疹、皮肤瘙痒、疼痛、静脉炎、血栓性静脉炎、水肿等。

③ 过敏反应：用药前须询问过敏史，有青霉素过敏史者禁用。

④ 对肝肾功能有一定影响。

⑤ 其他反应：可见头痛、头晕、烦躁、焦虑，罕见呼吸困难。

（4）注意事项

① 用药前需做青霉素皮试。

② 肾功能不全者慎用，用药期间应监测肾功能，如发现肾功能异常及时调整治疗方案。

③ 哌拉西林可能引起出血，有出血倾向的患者应检查凝血时间、血小板聚集时间和凝血酶原时间。

（二）氟康唑注射液

（1）药理作用　对真菌的细胞色素 P-450 依赖酶具有高度特异性。它是真菌甾醇合成的强效、特异性抑制剂。

（2）用法　常用剂量为第一天 400mg，随后每天 200mg。根据临床疗效，每日剂量可增加到 400mg。疗程根据临床治疗反应而确定。也可以以不超过 10mL/min 的速度静脉滴注，给药途径应根据患者的临床状态确定。

（3）不良反应

① 常见消化道反应，表现为恶心、呕吐、腹痛或腹泻等。

② 过敏反应：可表现为皮疹，偶可发生严重的剥脱性皮炎（常伴随肝功能损害）、渗出性多形红斑。

③ 肝毒性：治疗过程中可发生轻度一过性血清氨基转移酶升高，偶可出现肝毒性症状，尤其易发生于有严重基础疾病（如艾滋病和癌症）患者。

④ 可见头痛、头昏。

⑤ 某些患者，尤其有严重基础疾病（如艾滋病和癌症）患者，可能出现肾功能异常。

⑥ 偶可发生外周血象一过性中性粒细胞减少和血小板减少等血液学检查指标改变，尤其易发生于有严重基础疾病（如艾滋病和癌症）患者。

（4）注意事项　肝功能不全患者应慎用氟康唑。偶有患者在使用氟康唑后出现严重肝毒性，包括致死性肝毒性，主要发生在有严重基础疾病或情况者，偶有患者出现剥脱性皮肤反应。

（三）注射用盐酸万古霉素

（1）药理作用　能够抑制细菌细胞壁的合成，具有杀菌作用，另外还可以改变细菌细胞膜的通透性，阻碍细菌 RNA 的合成。

（2）用法　通常用盐酸万古霉素每天 2g（效价），可分为每 6h500mg 或每 12h1g，可根据年龄、体重、症状适量增减。

（3）不良反应

① 可出现皮疹、恶心、静脉炎等。

② 本品也可引致耳鸣、听力减退、肾功能损害。

③ 个别患者尚可发生一过性周围血象白细胞降低、血清氨基转移酶升高等。

④ 快速注射可出现类过敏反应，包括血压降低，甚至心博骤停，以及喘鸣、呼吸困难、皮疹、上部躯体发红（红颈综合征）、胸背部肌肉痉挛等。

（4）注意事项

① 本品对耐甲氧西林金黄色葡萄球菌所致感染明确有效，但对葡萄球菌肠炎非口服用药，其有效性尚未明确。

② 用药期间希望能监测血药浓度。

（四）注射用美罗培南

（1）药理作用　本品为人工合成的广谱碳青霉烯类抗生素，通过抑制细菌细胞壁的合成而产生抗菌作用，美罗培南容易穿透大多数革兰阳性和阴性细菌的细胞壁，而达到其作用靶点青霉素结合蛋白（PBPs）。除金属 β-内酰胺酶以外，其对大多数 β-内酰胺酶（包括由革兰阳性菌及革兰阴性菌所产生的青霉素酶和头孢菌素酶）的水解作用具有较强的稳定性。美罗培南不宜用于治疗对甲氧西林耐药的葡萄球菌感染，有时对其他碳青霉烯类的耐药菌株亦表现出交叉耐药性。

（2）用法　静脉推注的时间应大于 5min，静脉滴注时间大于 15～30min。成人给药剂量和时间间隔应根据感染类型、严重程度及患者具体情况而定。肺炎、尿路感染、妇科感染（如子宫内膜炎）、皮肤或软组织感染，每 8h 给药一次，每次 500mg，静脉滴注。院内获得性肺炎、腹膜炎、中性粒细胞减少患者的合并感染、败血症的治疗，每 8h 给药一次，每次 1g，静脉滴注。脑膜炎患者，推荐每 8h 给药一次，每次 2g，静脉滴注。肾功能不全成人的剂量调整：肌酐清除率＜51mL/min 患者按规定减少剂量。

（3）不良反应　严重不良反应少见，临床试验中可见下列不良反应。

① 过敏反应：主要有皮疹、瘙痒、药热等过敏反应；偶见过敏性休克。

② 消化系统：主要有腹泻、恶心、呕吐、便秘等胃肠道症状。

③ 肝脏：偶见肝功异常、胆汁郁积型黄疸等。

④ 肾脏：偶见排尿困难和急性肾衰竭。

⑤ 中枢神经系统：偶见失中枢神经系统症状。国外有报道，用药后偶可诱发癫痫发作。

⑥ 血液系统：粒细胞减少、血小板增多或减少、淋巴细胞增多、嗜酸粒细胞增多、红细胞、血红蛋白和血细胞比容降低。

⑦ 注射给药时可致局部疼痛、红肿、硬结，严重者可致血栓性静脉炎。

（4）注意事项

① 对本品成分及其他碳青霉烯类抗生素过敏者禁用。

② 使用丙戊酸的患者禁用。

③ 配制好静脉滴注注射液后应立即使用，建议在 15～30min 内完成给药。使用前，先将溶液摇匀。如有特殊情况需放置，仅能用生理盐水溶解，室温下应于 6h 内使用（本药溶液不可冷冻）。

第八节 · 抗癫痫药物

（一）地西泮

（1）药理作用　本品为 BDZ 类抗焦虑药，随用药量增大而具有抗焦虑、镇静、催眠、抗惊厥、抗癫痫及中枢性肌肉松弛作用。

（2）用法　控制癫痫持续状态发作，初始治疗首选静脉注射 10mg 地西泮，2～5mg/min，10～20min 内可酌情重复一次。

（3）不良反应

① 常见的不良反应有嗜睡、头晕、乏力等，大剂量可有共济失调、震颤。

② 罕见的有皮疹，白细胞减少。

③ 个别患者发生兴奋、多语、睡眠障碍，甚至幻觉。停药后，上述症状很快消失。

④ 长期连续用药可产生依赖性和成瘾性。停药可能发生撤药症状，表现为激动或忧郁。

（4）注意事项　偶尔会抑制呼吸，需停止注射，必要时应用呼吸兴奋药。

（二）丙戊酸钠注射液

（1）药理作用　抗癫痫作用机制尚未阐明，可能与脑内抑制性神经递质 γ-氨基丁酸（GABA）的浓度升高有关。一般 GABA 的升高是通过代谢的降低或重吸收来达到。另外丙戊酸作用于突触后感受器部位模拟或加强 GABA 的抑制作用，对神经膜的作用则尚未完全阐明，可能直接作用于对钾传导有关的膜活动。

（2）用法　需迅速达到有效血药浓度并维持时：以 15mg/kg 的剂量缓慢静脉注射，注射时间至少为 5min；随后以 1mg/（kg·h）的速度静脉滴注，使血药浓度达 75mg/L，此后根据临床情况调整滴注速度。

（3）不良反应

① 常见表现为腹泻、消化不良、恶心、呕吐、胃肠道痉挛，可引起月经周期改变。

② 较少见短暂的脱发、便秘、嗜睡、眩晕、疲乏、头痛、共济失调、轻微震颤、异常兴奋、不安和烦躁。

③ 长期服用偶见胰腺炎及急性重型肝炎。

④ 可使血小板减少引起紫癜，出血和出血时间延长，应定期检查血常规。

⑤ 对肝功能有损害，引起血清碱性磷酸酶和氨基转移酶升高，服用 2 个月要检查肝功能。

⑥ 偶有过敏、听力下降和可逆性听力损坏。

（4）注意事项　用药期间进行血药浓度检测，肝、肾功能不全者应减量或慎用，血小板减少症者应慎用此药，若出现意识障碍、肝功能异常、胰腺炎等严重不良反应，应停药。

（三）卡马西平

（1）药理作用　抗惊厥、抗癫痫、抗神经性疼痛、抗躁狂-抑郁症，改善某些精神疾病的症状，抗中枢性尿崩症。

（2）用法　开始一次 0.1～0.2g，一日 1～2 次；逐渐增加剂量直至最佳疗效。维持量根据疗效调整至最低有效量，分次服用；注意个体化，最高量每日不超过 1.2g。

（3）不良反应

① 神经系统常见的不良反应是头晕、共济失调、嗜睡和疲乏。

② 水的潴留和低钠血症。

③ 较少见的不良反应有变态反应，史-约综合征或中毒性表皮坏死溶解症、皮疹、荨麻疹、瘙痒；儿童行为障碍，严重腹泻，红斑狼疮样综合征。

（4）注意事项　服用卡马西平者每 1～2 个月检查 1 次肝功能和血常规，出现皮疹、白细胞减少和共济失调时需要立即停药并及时就医。饭后服用可减少胃肠道症状；癫痫患者不可突然停药。

第九节·抗震颤麻痹药物

（一）多巴丝肼片

（1）药理作用　左旋多巴可穿过血脑屏障进入中枢，作为多巴胺的直接代谢前驱物，达到替代疗法的目的；本药为目前 PD 治疗的最基本最有效的药物。

（2）用法　常自小量起始服用（如 1/2 片，每日 3 次），视症状控制情况，缓慢增加其剂量和服药次数，最大剂量不应超过 250 mg，3～4 次/d。

（3）不良反应　极个别报道有溶血性贫血、一过性白细胞减少和血小板减少；患者可能发生激动、焦虑、失眠、幻觉、妄想和时间性定向障碍，尤其在老年患者和有类似病史的患者中出现。在治疗后期，可能出现异动症，冻结发作，剂末恶化和"开-关"现象、嗜睡等，可引起直立性低血压；有胃肠道不良反应。

（4）注意事项　建议至少餐前 1h 或餐后 1.5h 服药，以达到最佳药效。含蛋白质成分的食物（牛奶、肉类、豆腐等）对药效有一定影响，所以需要与上述食物间隔较长时间服用。长期服用时，应定期检查血细胞以及肝、肾功能。不可骤然停药，骤然停药可能会导致危及生命的类抗精神病药恶性综合征反应。

（二）盐酸普拉克索（森福罗）

（1）药理作用　本品是一种多巴胺受体激动剂，与多巴胺受体 D_2 亚家族结合有高度选择性和特异性，对其中的 D_3 受体有优先亲和力；并具有完全的内在活性。本品通过兴奋纹状体的多巴胺受体减轻帕金森病患者的运动障碍。用于帕金森病的单独治疗或与左旋多巴联合治疗，亦适用于不宁腿综合征。

（2）用法　起始剂量：0.125mg，口服，每日三次，逐周渐增至合适量。常用剂量：0.5mg，每日三次，一般不超过1.5mg，每日三次。

（3）不良反应 与其他多巴胺受体激动剂不良反应相似，包括恶心、头晕、嗜睡和失眠；有幻觉、运动障碍、口干、便秘等。治疗初期，常见直立性低血压。

（4）注意事项 肾功能不全者慎用。可引起"睡眠发作"，因此开车和机械操作者应特别注意。

（三）盐酸苯海索

（1）药理作用 选择性阻断纹状体的胆碱能神经通路，而对外周作用较小，从而有利于恢复帕金森病患者脑内多巴胺和乙酰胆碱的平衡，改善患者的帕金森病症状。

（2）用法 开始一日1～2mg（0.5～1片），以后每3～5日增加2mg（1片），一般一日不超过10mg（5片），分3～4次服用，需长期服用。极量一日20mg（10片）。老年患者应酌情减量。

（3）不良反应 常见有抗胆碱反应，如口干、视物模糊等，偶见心动过速、恶心、呕吐、尿潴留、便秘等。长期应用可出现嗜睡、抑郁、记忆力下降、幻觉等。

（4）注意事项 不可立即停药，需缓慢减量，以免症状恶化。

（四）恩他卡朋

（1）药理作用 COMT抑制剂，与左旋多巴同时服用，能增加其血药浓度和稳定性，使纹状体DA受体获得连续多巴胺能刺激，能显著减少运动并发症。

（2）用法 每次100～200mg，服用次数少于或与复方左旋多巴次数相同，须与复方左旋多巴同服，单用无效。

（3）不良反应 胃肠道症状，如腹泻、腹痛、恶心、口干，及运动障碍。

（4）注意事项 与多巴丝肼或息宁一起服用。

第二十二章 ▶▶ 神经内科深静脉血栓的护理

静脉血栓栓塞（VTE）的发病率随年龄增长而急剧升高，在过去 25 年内，尽管采取了相关预防策略，其总体发病率基本保持稳定。近三分之二的静脉血栓栓塞由孤立的深静脉血栓（DVT）形成所致，且 80％位于肢体近端。近期欧洲的流行病学调查显示，DVT 发病率达到了 70～140 例/100000 人。深静脉血栓是指血液在深静脉内不正常的凝结，阻塞管腔，导致静脉回流障碍。全身主干静脉均可发病，以下肢静脉多见，是神经内科患者常见的并发症，尤其血栓形成后，一旦脱离静脉，可游走到身体其他部位，如血栓游走到肺脏并阻塞肺部血管，可形成肺栓塞，严重危害到了患者的生命安全。此外，若深静脉血栓未予以及时治疗，将造成慢性深静脉功能不全，影响生活或工作，甚至致残。神经内科的患者大多数需要长期卧床治疗，在此期间，患者无法正常地进行日常活动，并且患者因为在治疗中常常会进行深静脉置管等操作，更容易形成深静脉血栓。因此，对于神经内科患者来说，深静脉血栓不容忽视。

（一）病因

静脉壁损伤、静脉血流缓慢、血液高凝状态是导致深静脉血栓的三大主要因素。

（1）静脉壁损伤　可因静脉输注各种刺激性溶液导致静脉炎，骨折碎片损伤血管，静脉周围的感染病灶等引起静脉壁损伤，启动内源性凝血系统，导致血栓形成。

（2）静脉血流缓慢　常见于手术、肢体制动、长期卧床或久坐者。神经内科常见运动障碍，长期卧床的患者，因此静脉血流缓慢也是神经内科疾病患者发生深静脉血栓的重要病因。

（3）血液高凝状态　是深静脉血栓形成的最重要的因素，主要见于创伤、术后等患者，由于血小板数量增高、凝血因子含量增加、抗凝血因子活性降低而造成血管内异常凝结从而形成血栓。

（二）病理生理

静脉血栓形成初期，血栓与管壁一般仅有轻度粘连，容易脱落，可引起肺栓塞。当血管内发生炎症反应后，血栓与血管壁紧密粘连。静脉血栓包括红血栓、白血栓、混合血栓 3 种类型，典型的血栓头部为白血栓，颈部为混合血栓，尾部为红血栓。静脉血栓形成引起静脉回流障碍，其程度取决于受累血管的大小和部位，以及血栓的范围和性质。阻塞远端静脉压升高，毛细血管淤血，内皮细胞缺氧，使毛细血管渗透性增加，阻塞远端肢体出现肿胀。深静脉压升高及静脉回流障碍，使交通支静脉扩张开放，远端血流经交通支而入浅静脉，出现浅静脉扩张，使血栓向远端伸延。另一方面血栓可以机化、再管化和再内膜化，使静脉管腔能恢复一定程度的通畅。因管腔受纤维组织收缩作用影响以及瓣膜本身的破坏，可致静脉瓣膜功能不全。

（三）临床表现

血栓形成的部位不同，则深静脉血栓的临床表现也会不同，主要表现为血栓静脉远端回流障碍症状，可出现肢体肿胀、疼痛、浅静脉曲张、发热等。

（1）上肢深静脉血栓形成　前臂和手部肿胀、胀痛，上肢下垂时症状加重。

（2）上、下腔静脉血栓形成

① 上腔静脉血栓　上肢静脉回流障碍表现，面颈部肿胀，球结膜充血水肿，眼睑肿胀，胸背以上浅静脉广泛扩张，胸壁扩张，静脉血流方向向下。

② 下腔静脉血栓　常为下肢深静脉血栓向上蔓延所致，下肢深静脉回流障碍，躯干浅静脉扩张，血流方向向头端；可有心悸，甚至轻微活动即可引起心慌、气短等心功能不全的症状；由于肾静脉回流障碍，可引起肾功能不全的表现，包括尿量减少，全身水肿等。

（3）下肢深静脉血栓形成　下肢深静脉血栓最常见，可发生在下肢深静脉的任何部位。根据血栓形成的解剖部位分为 3 型。

① 小腿肌肉静脉丛血栓形成（周围型）：为手术后深静脉血栓形成的好发部位。因病变范围较小，所激发的炎症反应程度较轻，临床症状并不明显，易被忽略。通常可感觉小腿部疼痛或胀感，腓肠肌有压痛，足踝部轻度肿胀。若在膝关节伸直位，将足急剧背屈，使腓肠肌与比目鱼肌伸长，可以激发血栓所引起炎症性疼痛，而出现腓肠肌部疼痛，称为 Homans 征阳性。

② 髂股静脉血栓形成（中央型）：左侧多见，起病骤急；局部疼痛，压痛；腹股沟韧带以下患肢肿胀明显；浅静脉扩张，尤腹股沟部和下腹壁明显；在股三间区，可扪及股静脉充满血栓所形成的条索状物；伴有发热，但一般不超过 38℃；可扩展侵犯至下腔静脉。

③ 全下肢深静脉血栓形成（混合型）：临床上最常见。临床表现可为前两者表现的相加，使患肢整个静脉系统几乎全部处于阻塞状态，同时引起动脉强烈痉挛者，疼痛剧烈，整个肢体明显肿胀，皮肤出现严重发绀、发亮、疼痛，称为股青肿。有的可发生水疱或血疱，皮温明显降低，动脉搏动消失。全身反应明显，体温明显升高，高达 39℃以上，神志淡漠，有时有休克表现。

（四）治疗方法

（1）非手术治疗　适用于周围型及超过 3 日以上的中央型和混合型。

① 一般处理：卧床休息、抬高患肢。症状缓解后可进轻微活动，步行活动时可使用医用弹力袜或弹力绑带穿于患肢。

② 药物治疗：包括利尿、溶栓、抗凝及中医中药治疗等。

（2）手术疗法　静脉导管取栓术适用于病期在 48h 以内的中央型和混合型。中央型可以考虑行腔内置管溶栓、球囊扩张、支架植入术，必要时安装下腔静脉滤器减少肺动脉栓塞可能。混合型出现股青肿者应切开静脉壁直接取栓，术后辅以抗凝、祛聚治疗。

（五）护理评估

（1）健康史及相关因素

① 一般情况：患者的年龄、性别、婚姻和职业。

② 血栓形成的诱因：近期有无外伤、手术、分娩、感染等病史，是否妊娠。

③ 既往史：有无肿瘤或出血性疾病；是否长期服用避孕药、输液、卧床及肢体固定等。

（2）身体状况

① 局部：评估患肢疼痛发生的时间、部位、有无肿胀、患肢感觉情况；评估患肢肿胀和浅静脉扩展的程度、远端动脉搏动情况、皮肤温度、色泽变化和感觉等。评估动脉搏动和皮肤温度时应注意患侧与健侧对称部位的对比，若出现动脉搏动减弱或消失，皮肤温度降低，应考虑动脉供血不足。

② 全身：评估患者有无头痛、头胀等其他症状；溶栓及抗凝治疗期间有无出血倾向：如皮下出血点，鼻、牙龈出血，穿刺点和伤口渗血，血尿或黑粪等。

③ 辅助检查：可通过超声多普勒检查、静脉造影或放射性核素检查了解深静脉血栓形成的部位、范围和形态等；尿和粪常规检查有无血尿或粪隐血阳性等。

（3）手术治疗后患者的评估　注意观察患者远端皮肤的温度、色泽、肿胀、感觉以及搏动。注意观察局部伤口有无渗血、红肿；有无出血倾向。

（六）护理措施

（1）VTE的预防　对于VTE的高危患者，应早期给予VTE的预防措施以避免VTE的发生。

① VTE的警示标识。评估高危或极高危患者，放置VTE高风险警示标识。

② 基础预防。a. 术中和术后适度补液、饮水，避免脱水。b. 抬高患肢：抬高下肢20°～30°（略高于心脏水平），禁止腘窝及小腿下单独垫枕。改善生活方式，戒烟戒酒，控制血糖、血脂。c. 规范静脉穿刺技术，尽量避免深静脉穿刺和下肢静脉穿刺输液。d. 早期活动，尽早下床。

被动运动。对于因疾病原因或手术要求等双下肢不能自主活动的患者给予按摩比目鱼肌、腓肠肌并给予踝关节被动运动。人工挤压腓肠肌，应避开伤口，从足部到大腿由远到近被动按摩，10～30min/次，6～8次/d；足踝关节屈伸运动，10～30次/组，至少8组/d。

主动运动。卧床、清醒后或麻醉作用消失后，指导患者主动踝泵运动（用力、最大限度、反复地屈伸踝关节），10～30次/组，至少8组/d；如病情允许可做膝关节屈伸运动；指导术后患者行深呼吸，每小时10～20次，增加膈肌运动，促进血液回流。

③ 物理预防：遵医嘱为患者使用梯度压力袜、间歇性充气加压装置、足底静脉泵，以加速血液回流，防止血液淤滞。

物理预防的适应证：围手术期患者；不能使用抗凝剂的情况下；抗凝治疗的患者，起协同作用；长期卧床的患者；肢体瘫痪。

a. 梯度压力袜：使用梯度压力袜能够使血流速度加快增加至120％～138％，其有弹力阶差，由足底远端至股部的压力逐渐减小，使小腿由远向近顺序受压，增加静脉回流量，减少血流在小腿中淤滞。b. 间歇性充气加压装置：间歇性充气加压装置能够加速静脉排空，促进纤溶过程，减少血液淤滞。

④ 药物预防：遵医嘱给予抗凝药物，加强用药护理。对有出血风险的患者应权衡预防下肢深静脉血栓形成与增加出血风险的利弊。a. 普通肝素。普通肝素可以降低下肢深静脉血栓形成的风险，但治疗窗窄，使用时应高度重视以下问题：常规监测活化部分凝血酶原时间；监测血小板计数；长期应用肝素可能会导致骨质疏松。b. 低分子肝素。可根据体重调整剂量，皮下注射，使用方便；严重出血并发症较少，较安全；一般无须常规血液学监测。c. Ⅹa 因子抑制剂。治疗窗宽，剂量固定，无须常规血液监测，可用于肝素诱发的血小板减少症。d. 维生素 K 拮抗剂。目前临床最常使用的维生素 K 拮抗剂（如华法林），因价格低廉，可用于下肢深静脉血栓形成的长期预防。缺点：治疗剂量范围窄，个体差异大，需常规监测国际标准化比值（INR），调整剂量控制 INR 在 2.0～2.5，INR＞3.0 会增加出血危险，同时易受药物及食物影响。

（2）VTE 非手术治疗的护理

① 病情观察：密切观察患肢疼痛的部位、持续时间、性质、程度，皮温、皮肤颜色、动脉搏动及肢体感觉等，并每日进行测量、记录、比较。

② 体位与活动：a. 卧床休息 1～2 周，禁止热敷、按摩，避免活动幅度过大，避免用力排便，以免血栓脱落；b. 休息时患肢高于心脏平面 20～30cm，改善静脉回流，减轻水肿和疼痛；c. 下床活动时，穿医用弹力袜或用弹力绷带，使用时间因栓塞部位而异，周围型血栓形成使用 1～2 周，中央型血栓形成，可用 3～6 个月。

③ 饮食护理：宜进食低脂、高纤维食物，多饮水，保持大便通畅，避免因用力排便引起腹内压增高而影响下肢静脉回流。

④ 疼痛护理：采用各种非药物手段缓解疼痛，必要时遵医嘱给予镇痛药物。

⑤ 用药护理：遵医嘱应用抗凝、溶栓等药物，抗凝药物对于初次、继发于一过性危险因素者，至少服用 3 个月，对于初次原发者，服药 6～12 个月或更长时间。用药期间避免碰撞及跌倒，用软毛牙刷刷牙。

⑥ 并发症的护理。a. 出血：是抗凝、溶栓治疗的严重并发症。主要由溶栓、抗凝治疗期间，抗凝药物使用不当造成。应注意观察患者有无创口渗血或血肿，有无牙龈、消化道或泌尿道出血等情况，监测凝血功能的变化，观察有无出血倾向；发现异常立即通知医师，除停药外，可用鱼精蛋白对抗肝素，维生素 K 对抗华法林，使用 10％氨基己酸、纤维蛋白原制剂或输新鲜血对抗溶栓治疗引起的出血。b. 肺栓塞。注意患者有无出现胸痛、呼吸困难、咯血、血压下降甚至晕厥等表现，如出现肺栓塞，立即嘱患者平卧，避免深呼吸、咳嗽及剧烈翻动，同时给予高浓度氧气吸入，并报告医师，配合抢救。

⑦ 手术治疗后的护理：a. 病情观察。观察患者生命体征；切口敷料有无渗血、渗液；皮温、皮肤颜色、动脉搏动、肢体感觉等，以判断术后血管通畅程度、肿胀消退情况等。b. 体位。休息时抬高患肢至高于心脏平面 20～30cm，膝关节微屈，适当进行足背屈伸运动，逐渐增加活动量，以促进下肢深静脉再通和侧支循环建立。避免屈膝、屈髋或穿过紧衣物影响静脉回流。c. 饮食护理、用药护理及并发症的护理同非手术治疗后的护理。

第一节·压力性损伤的预防及护理

压力性损伤,又称压力性溃疡,是指身体局部组织长期受压,血液循环障碍,局部组织持续缺血、缺氧,营养缺乏,致使皮肤失去正常功能而引起的局限性组织破损和坏死,通常位于骨隆突处,由压力(包括压力联合剪切力)所致。压力性损伤是长期卧床患者或躯体移动障碍患者皮肤易出现的最严重问题,具有发病率高、病程发展快、难以治愈及治愈后易复发的特点,一直是医疗和护理领域的难题,引起医疗机构的广泛关注。神经内科老年患者多,危重偏瘫患者多,长期卧床患者多,压力性损伤是神经内科卧床患者的主要并发症之一。

(一)压力性损伤发生的原因

压力性损伤形成是一个复杂的病理过程,是局部和全身因素综合作用所引起的皮肤组织的变性和坏死。

(1)力学因素 压力性损伤不仅由垂直压力引起,还可由摩擦力和剪切力引起,通常是两三种力联合作用所导致。

① 垂直压力:对局部组织的持续性垂直压力是引起压力性损伤的最重要原因。当持续性垂直压力超过毛细血管压时,即可阻断毛细血管对组织的灌注,致使氧和营养物质供应不足,代谢废物排泄受阻,导致组织发生缺血、溃烂或坏死。压力性损伤形成与压力强度和持续时间有密切关系。压力越大,持续时间越长,发生率就越高。此外,压力性损伤的发生与组织耐受性有关,肌肉和脂肪组织因代谢活跃,较皮肤对压力更为敏感,因此最先受累且较早出现变性和坏死。垂直压力常见于长时间采用某种体位,如卧位、坐位者。

② 摩擦力:是由两层相互接触的表面发生相对移动而产生。摩擦力作用于皮肤可损害皮肤的保护性角质层而使皮肤屏障作用受损,增加皮肤对压力性损伤的敏感性。摩擦力主要来源于皮肤与衣、裤或床单表面逆行的阻力摩擦,尤其当床面不平整(如床单或衣裤有皱褶或床有渣屑)时,皮肤受到的摩擦力会增加。患者在床上活动或坐轮椅时,皮肤随时可受到床单和轮椅表面的逆行阻力摩擦。搬运患者时,拖拉动作也会产生摩擦力而使患者皮肤受到损伤。

③ 剪切力:是由两层组织相邻表面间的滑行而产生的进行性相对移动所引起,由压力和摩擦力协同作用而成,与体位有密切关系。如半坐卧位时,骨骼及深层组

织由于重力作用向下滑行，而皮肤及表层组织由于摩擦力的缘故仍停留在原位，从而导致两层组织间产生牵张而形成剪切力。剪切力发生时，因由筋膜下及肌肉内穿出供应皮肤的毛细血管被牵拉、扭曲、撕裂，阻断局部皮肤、皮下组织、肌层等全层组织的血液供应，引起血液循环障碍而发生深层组织坏死，形成剪切力性溃疡。由剪切力造成的严重伤害早期不易被发现，且多表现为口小底大的潜行伤口。当剪切力与压力共同作用时，阻断血流的作用将更加显著。

（2）局部潮湿或排泄物刺激　因大小便失禁、汗液、尿液及各种渗出引流液等引起的潮湿刺激导致皮肤浸渍、松软，削弱其屏障作用，致使皮肤易受剪切力和摩擦力等损伤。尤其是尿液和粪便中化学物质的刺激使皮肤酸碱度发生改变，致使表皮角质层的保护能力下降，皮肤组织破溃，容易继发感染。

（3）营养状况　营养状况是压力性损伤形成的重要因素。全身出现营养障碍时，营养摄入不足，蛋白质合成减少，出现负氮平衡，皮下脂肪减少，肌肉萎缩。一旦受压，骨隆突处皮肤要承受外界压力和骨隆突本身对皮肤的挤压力，受压处因缺乏肌肉和脂肪组织保护而容易引起血液循环障碍，出现压力性损伤。过度肥胖者卧床时体重对皮肤的压力较大，因而容易发生压力性损伤。

（4）年龄　老年人因老化过程导致皮肤在解剖结构、生理功能及免疫功能等方面均出现衰退现象，表现为皮肤松弛、干燥、缺乏弹性，皮下脂肪萎缩、变薄，皮肤抵抗力下降，对外部环境反应迟钝，皮肤血流速度下降且血管脆性增加，导致皮肤易损性增加。

（5）体温升高　体温升高时，机体新陈代谢率增高，组织细胞对氧的需求量增加。加之局部组织受压，使已有的组织缺氧更加严重。因此，伴有高热的严重感染患者存在组织受压情况时，压力性损伤发生率升高。

（6）医疗器械使用不当　因医疗器械，如心电监测、吸氧面罩、呼吸机、气管切开导管、各种约束装置及矫正器使用不当，可在医疗器械使用的部位产生压力和（或）造成局部温湿度改变，进而发生不同程度的压力性损伤。

（7）机体活动和（或）感觉障碍　活动障碍多由神经损伤、手术麻醉或制动造成，自主活动能力减退或丧失使局部组织长期受压，血液循环障碍而发生压力性损伤。感觉受损可造成机体对伤害性刺激反应障碍，保护性反射迟钝，长时间受压后局部组织坏死而导致压力性损伤发生。

（8）急性应激因素　急性应激使机体对压力的敏感性增加，导致压力性损伤发生率增高。此外，急性应激引起体内代谢紊乱，应激激素大量释放，中枢神经系统和神经内分泌传导系统发生紊乱，机体内环境的稳定性被破坏，机体组织失去承压能力，从而引发压力性损伤。

（二）压力性损伤的分期

国际 NPUAP/EPUAP 压力性损伤分级系统将压力性损伤分为以下 6 期。

（1）1 期　指压不变白的红斑，皮肤完整　通常在骨突出部位有局部指压不变白的红肿，且皮肤完整。肤色深的可没有明显的压红，但颜色可能与周围皮肤不同。与邻近组织相比，该部位可能有疼痛、发硬、发凉或发热。此分期可能对于肤色深的个体压力性损伤诊断有困难，但可归为高危人群。

（2）2期　部分皮层缺失，伴真皮层暴露　部分皮层缺失表现为浅表的开放性溃疡，创面呈粉红色，无腐肉。也可表现为完整的或开放/破损的浆液性水疱。外观呈透亮或干燥的浅表溃疡，无腐肉及瘀伤。皮肤撕裂，医用胶布所致损伤，会阴部皮炎，浸渍糜烂或表皮脱落不应使用2期来描述。瘀伤表明疑似有深部组织损伤。

（3）3期　全皮肤层缺损　全层皮肤缺失。可见皮下脂肪，但骨、肌腱、肌肉并未外露。可有腐肉，但并未掩盖组织缺失的深度。可出现窦道和潜行。3期压力性损伤的深度依解剖学位置而不同。鼻梁、耳朵、枕骨部和踝骨部没有皮下组织，这些部位发生3期压力性损伤可呈浅表状。相反，脂肪多的区域可以发展成非常深的3期压力性损伤。骨骼和肌腱不可见或无法直接触及。

（4）4期　全皮层和组织缺失　全皮层缺损，伴有骨骼、肌腱或肌肉的暴露。伤口床可能会部分覆盖腐肉或焦痂，常常会有潜行和窦道。4期压力性损伤的深度取决于其解剖位置。鼻梁、耳、枕部和踝部没有皮下组织，因此4期溃疡会比较浅表。4期压力性损伤可深及肌肉和（或）支撑组织（如：筋膜、肌腱或关节囊），有时伴有骨髓炎。暴露的骨骼或肌肉肉眼可见，或通过触诊可及。

（5）深部组织压力性损伤期　由于压力和（或）剪切力造成皮下软组织受损，在完整皮肤上出现局部紫色或黑紫色，或形成充血性水疱。与邻近组织相比，该区域的组织可先出现疼痛、硬肿、糜烂、松软、较冷或较热。深部组织损伤在肤色深的个体比较难诊断。此期也包括在黑色创面上形成的水疱，可能会发展为被一层薄的焦痂覆盖；即便接受最佳治疗，也可能会快速发展成为深组织的破溃。

（6）不可分期　掩盖了全层皮肤和组织缺损的程度　缺损涉及组织全层，但溃疡的实际深度完全被创面的坏死组织［黄色、棕褐色、灰色、绿色或棕色，和（或）焦痂（棕褐色、棕色或黑色）］所掩盖。无法确定其实际深度，除非彻底清除坏死组织和（或）焦痂以暴露出创面底部。这种情况可能属于3期或者4期。足跟部固定的焦痂（干燥、附着紧密、完整且无红肿或波动性）相当于"机体天然的（生物的）遮盖物"，不应被清除。

（三）压力性损伤的评估

及时（入院后立即）、动态、客观、综合、有效地进行结构化风险评估，判断危险因素、识别压力性损伤发生的高危人群及确定易患部位，从而对压力性损伤高危人群制订并采取个体化预防措施是有效预防压力性损伤的关键。

（1）危险因素　评估内容包括：①皮肤状态评估；②行为/行动能力评估；③灌注及氧合；④营养状态；⑤皮肤潮湿度；⑥年龄、体温、感觉、血液学指标及健康状况。评估时可使用风险评估工具，通过评分方式对患者发生压力性损伤的危险因素进行定性和定量的综合分析，由此判断其发生的危险程度，降低压力性损伤，预防护理工作的盲目性和被动性，提高预防工作的有效性和护理质量。常用的风险评估工具包括Braden危险因素评估表、Norton压力性损伤风险评估量表、Waterlow压力性损伤风险评估量表及Andersen危险指标记分法等。应用压力性损伤风险评估工具时需根据患者的具体情况进行动态评估，并及时修正措施，实施重点预防。

（2）高危人群　压力性损伤发生的高危人群包括：①神经系统疾病患者；②脊髓损伤患者；③老年患者；④身体衰弱、营养不良患者；⑤肥胖患者；⑥水肿患者；⑦疼痛患者；⑧发热患者；⑨使用医疗器械患者；⑩手术患者。对上述高危人群需加强压力性损伤预防与管理。

（3）易患部位

① 长期受压及缺乏脂肪组织保护、无肌肉包裹或肌层较薄的骨隆突处。卧位不同，受压点不同，好发部位亦不同。a. 仰卧位：好发于枕骨粗隆、肩胛部、肘部、脊椎体隆突处、骶尾部及足跟部。b. 侧卧位：好发于耳郭、肩峰、肋骨、肘部、髋部、膝关节内外侧及内外踝处。c. 俯卧位：好发于面颊部、耳郭、肩部、女性乳房、男性生殖器、髂嵴、膝部及足尖处。d. 坐位：好发于坐骨结节处。

② 医疗器械与皮肤接触的相关部位：如无创面罩、连续加压装置、夹板、支架、尿管等医疗器械与皮肤接触的部位。

（四）压力性损伤的预防

加强管理、消除危险因素是压力性损伤预防的关键。精心、科学的护理可将压力性损伤的发生率降到最低程度。为此，要求护士在工作中做到"六勤"，即勤观察、勤翻身、勤按摩、勤擦洗、勤整理及勤更换。交接班时，护士应严格、细致地交接患者的局部皮肤情况和护理措施的执行情况。但是，并非所有的压力性损伤均可预防。某些患者由于特殊的自身条件使压力性损伤在所难免，如严重负氮平衡的恶病质患者，因软组织过度消耗失去了保护作用，损伤后自身修复亦困难，难以预防压力性损伤的发生。另外，因某些疾病限制翻身，也难以预防压力性损伤的发生。如神经外科患者需要镇静剂以减少颅内压增高的危险，翻身不利于颅内压稳定；成人呼吸窘迫综合征患者改变体位时可引起缺氧。

（1）系统的皮肤评估　全面的皮肤评估对于压力性损伤的预防、分类、诊断及治疗至关重要。评估时需检查皮肤有无红斑，若有红斑需鉴别红斑范围和分析红斑产生原因。此外，皮肤评估时还应评估皮肤温度、有无水肿和疼痛，以及相对于周围组织硬度的改变。需要注意的是，医疗器械下方和医疗器械周围受压皮肤需检查有无相关损伤。

（2）采取预防性皮肤护理措施保护皮肤　预防皮肤损伤的措施包括：①摆放体位时避免红斑区域受压；②保持皮肤清洁干燥，避免局部不良刺激；③禁止按摩或用力擦洗压力性损伤易患部位的皮肤，防止造成皮肤损伤；④失禁患者制订并执行个体化失禁管理计划；⑤使用皮肤保护用品或采取隔离防护措施，预防皮肤浸渍。

（3）营养筛查与营养评估　对于压力性损伤高危人群需进行营养筛查以判断营养不良风险。经筛查有营养不良风险者，需进行全面营养评估并制订个体化营养治疗计划。合理膳食是改善患者营养状况、促进创面愈合的重要措施。因此，在病情允许情况下，给予压力性损伤高危人群高热量、高蛋白及高维生素饮食，增强机体抵抗力和组织修复能力，并促进创面愈合。维生素 C 和锌对伤口愈合具有重要作用，对于高危人群可适当给予补充。

（4）定期变换体位　体位变换可间歇性解除压力或使压力再分布，避免局部组织长期受压，从而减轻受压程度。经常翻身是长期卧床患者最简单而有效地解除压力的方法。翻身频率需根据患者的组织耐受度、移动和活动能力、病情以及皮肤状况而定。一般每 2h 翻身一次，必要时每 30min 翻身一次。变换体位时需掌握翻身技巧或借助辅助装置，避免推、拉、拖、拽等动作，避免皮肤受摩擦力和剪切力的作用。体位变换后需合理摆放体位。长期卧床患者，可采用 30°斜侧卧位，避免采用使压力加大的躺卧姿势，如 90°侧卧位或半坐卧位；且在病情允许情况下床头抬高角度限制于 30°内，避免身体下滑而形成剪切力；长期坐位患者，除需注意维持其稳定性及全范围活动性外，还应注意保持合适坐姿以减轻剪切力和压力对皮肤和软组织的作用。体位变换后需合理选择体位装置进行局部减压。变换体位的同时，应评估患者皮肤情况，建立床头翻身记录卡，记录翻身时间、卧位变化及皮肤情况。

（五）神经内科患者压力性损伤的护理

1. 1 期压力性损伤的护理

（1）护理目标　保护皮肤，促进血运。

（2）护理措施

① 加强翻身与检测皮肤情况，局部可以不用任何敷料。避免再受压，观察局部发红皮肤颜色消退状况，对于深色皮肤的患者观察局部皮肤颜色与周围皮肤颜色的差异变化。避免发红区持续受压与受潮造成皮肤浸润，发红区皮肤不可加压按摩，有效改善受压部位的微循环。

② 减小局部摩擦力，局部皮肤洗净后保持局部干燥清爽。

③ 解除受压。

2. 2 期压力性损伤的护理

（1）护理目标　促进上皮爬行，保护新生上皮组织。

（2）护理措施

① 小水疱（直径小于 1cm）：避免摩擦未破的小水疱，减少未破的小水疱破裂，可以让其自行吸收。

② 大水疱（直径大于 1cm）：局部消毒后，在水疱的最下端用 5 号小针头穿刺并抽吸出液体，用无菌敷料包扎。敷料 3～7 天更换一次。如渗液多，敷料已经松动脱落，及时更换敷料。如果水疱破溃，暴露出红色创面，按浅层溃疡原则处理伤口。

③ 浅层溃疡：用生理盐水清洗伤口，去除残留在伤口上的表皮破损的组织；使用碘伏消毒周围皮肤，待干；创面可涂湿润烧伤膏，保持创面湿润，去腐生肌。

3. 3 期、4 期压力性损伤的护理

（1）护理目标　清除腐肉，减少死腔，选择合适的敷料溶痂、清创、促进肉芽生长，或植皮保护暴露的骨骼、肌腱或肌肉，控制感染。协助医师完成。

（2）护理措施

① 清除坏死组织：3 期、4 期压力性损伤的创面通常覆盖较多坏死组织，因此，首先进行伤口创面清创处理。评估患者的全身和局部情况后，决定使用何种清创方法。

② 控制感染：当伤口存在感染症状时，全身或局部使用抗生素前进行伤口分

泌物或组织的细菌培养和药敏试验，根据其结果选择合适的抗生素治疗。感染性伤口可选择合适的消毒液清洗伤口，再用生理盐水清洁。

③ 伤口渗液处理：根据伤口愈合不同时期渗液的特点，选择恰当的治疗方式，也可使用现代医学的负压治疗，主要目的是达到伤口液体平衡，使细胞不发生脱水，也不会肿胀。

④ 对大面积深达骨骼的压力性损伤，应配合医师清除坏死组织，植皮修补缺损组织，以缩短压力性损伤病程，减轻患者痛苦。

4. 深部组织压力性损伤期的护理

（1）护理目标　保护皮肤，观察发展趋势。

（2）护理措施

① 完全减压：解除局部皮肤的压力与剪切力，减少局部的摩擦力。同时，密切观察局部皮肤的颜色变化，有无水疱、焦痂形成。

② 伤口处理：局部皮肤完整时可给予红花油外涂，不可按摩，减少摩擦。如出现水疱可按 2 期压力性损伤处理。

③ 密切观察发展趋势，恶化者按 3～4 期治疗原则处理。如果局部形成薄的焦痂，可按焦痂伤口处理。如发生较多坏死组织，则进行伤口清创，按 3 期、4 期压力性损伤处理。

5. 不能分期压力性损伤的护理

（1）护理目标　清除焦痂和腐肉。

（2）护理措施

协助医师完成以下工作。

① 完全减压。

② 生理盐水清洗伤口。

③ 外科清创。

第二节·失禁性皮炎的护理

失禁性皮炎（IAD）是指皮肤长期或反复暴露在尿液或粪便中引起的皮肤损伤与炎症。它不仅严重影响患者的生活质量，还会引起继发性感染，增加不必要的医疗支出，使感染率和病死率增加。故在临床上早期识别失禁性皮炎的高危人群，提供正确的预防和处理措施尤为重要。由于压力性损伤和失禁性皮炎常同时存在且常发生于同一部位（如臀部）、1 期压力性损伤和轻度到中度的失禁性皮炎在外观上都表现为皮肤的发红、2 期压力性损伤和失禁性皮炎都表现为皮肤层的部分损伤，许多失禁性皮炎的高危患者同时也是压力性损伤的高危患者等原因，护理人员对两者的鉴别存在困难。虽然压力性损伤与失禁性皮炎的鉴别很困难，但正确的鉴别却非常重要，因为两者的病因机制不同，预防、治疗和护理措施也不同。

（一）失禁性皮炎发生的原因

失禁性皮炎发生的原因包括大便失禁（腹泻/成形便）、双重失禁（大小便）、尿失禁；频繁性失禁发作（尤其是粪便）；使用封闭性产品；皮肤状况差（如由于衰老、使用类固醇、糖尿病）；移动能力受限；认知意识下降；个人卫生无法自理；疼痛；体温升高（发热）；药物（抗生素、免疫抑制药）；营养状况差；严重疾病。

（二）失禁性皮炎的分期

（1）轻度　皮肤完整，有轻度发红或不适。

（2）中度　中度发红，皮肤剥脱，小水疱或小范围部分皮层受损，伴有疼痛或不适。

（3）重度　皮肤变暗或呈深红色，大面积皮肤剥脱受损、水疱和渗出。

（三）失禁性皮炎的评估

（1）评估患者的危险因素　评估病患如厕能力，正常如厕优于使用便盆；评估和处理腹泻，确保医师知道患者有腹泻，及时给予处理；可以通过粪便培养及时确定致病菌，及时给予治疗；长期留置尿管患者，避免尿管周围漏尿。

对于每位入院患者，皮肤的检查和评估是必不可少的。对于失禁性皮炎患者，皮肤的检查尤为重要。国内外对性皮炎进行整体评估的常用工具是会阴评估工具（PAT）、失禁性皮炎严重程度评估量表（IADS）和失禁性皮炎干预工具（IADIT）。

目前，公认用于预测失禁性皮炎发生的有效评分方法为 PAT（表23-1），总分为 4~12 分，分数越高表示发生失禁性皮炎危险性越高。总分在 4~6 分为低危险，7~12 分为高危险。

表23-1　会阴评估工具（PAT）

内容	评分/分		
	3	2	1
刺激物的形式及强度	水样便 （有或无伴随尿液）	软便 （有或无伴随尿液）	成形便 （有或无伴随尿液）
皮肤暴露于刺激物的时间	护理垫更换频率为 至少每2h更换	护理垫更换频率为 至少每4h更换	护理垫更换频率为 至少每8h更换
会阴部的皮肤完整性	脱皮/腐蚀 （有或无炎症）	红斑/皮炎 （有或无念珠菌感染）	干净无损伤
相关影响因素（低蛋白、抗生素、管饲、艰难梭状芽孢杆菌、其他）	影响因素≥3个	影响因素为2个	影响因素≤1个

（2）判断高危人群　大小便失禁患者、老年糖尿病患者、术后长期卧床患者以及合并慢性疾病患者是失禁性皮炎的高危人群。

（四）失禁性皮炎的预防

（1）会阴皮肤清洁　为避免皮肤长期受大小便持续刺激，需尽早进行皮肤的清洁，减少危险因素。会阴皮肤清洁主要包括清洁剂、清洗工具和清洁力度的选择。一般临床推荐会阴皮肤清洗液应与皮肤 pH 值相近。目前国外使用的皮肤清洗液均是弱酸性的，相对于碱性肥皂，弱酸性清洁剂能维持皮肤屏障功能，减少皮肤损伤。在清洁时，要避免用力过度，以擦拭为主。

（2）皮肤保湿　对于皮肤干燥的患者而言，皮肤保湿能提高皮肤含水量，增加皮肤的保湿屏障，降低撕脱伤的发生率。

（3）皮肤保护剂的使用　皮肤保护剂的作用是在皮肤上形成一层密闭或半透明性

的保护膜，为皮肤提供一层保护屏障。目前国外供护理人员选用的皮肤保护剂主要有凡士林油膏、二甲基硅油膏、氧化锌软膏和液体敷料。国内的皮肤保护剂共六类：粉剂类、油剂类、膏剂类、液体类、抗生素类及无痛皮肤保护膜。此类产品用于预防或治疗失禁性皮炎时都存在自身的优缺点。如凡士林油膏能对刺激物有良好的防护作用，防治皮肤浸渍，但是对皮肤保湿效果一般；二甲基硅油膏有较好的湿润作用，但是对刺激物的防护效果一般。另一方面，对于不同失禁类型，也需要考虑不同产品的选择。比如对于大便失禁患者，使用含有氧化锌的皮肤保护剂比凡士林能更好提供屏障保护作用。

（4）辅助器具的使用　辅助器具主要包括吸收型产品、收集型产品和引流收集装置。吸收型产品主要指的是一次性尿垫、布类、纸尿裤、卫生棉条等。收集型产品指的是一次性肛门造口袋，对于大便失禁患者效果明显，不仅能保护皮肤，且有利于破损皮肤愈合，效果良好。引流装置主要指各类导管型装置的运用，包括导尿管、肛管等。但是由于可能会增加导管相关性感染的风险，临床应用需要慎重。要根据患者实际情况来选择干预措施。

（5）处理失禁　识别和治疗可逆的病因（如尿路感染、便秘、利尿药），从而最大程度消除皮肤与尿液或粪便的接触。通常对于能走动的患者或当患者外出坐在椅子上时，成人纸尿裤等吸收性失禁护理产品应予以保留以避免皮肤处于潮湿环境中。对于尿失禁的患者可使用留置导尿管，但这也会增加感染的风险。

（6）实施结构化护理方案　保护暴露于尿液或者粪便中的皮肤，并帮助患者恢复到一个有效的皮肤屏障功能。结构化护理方案主要包括清洁皮肤和保护皮肤。清洁皮肤是为了清除尿液或粪便，保护皮肤的目的是避免或尽量减少皮肤暴露于尿液或粪便。

（五）失禁性皮炎的护理

（1）避免皮肤长期接触刺激物，保持清洁干爽　医护人员应该及时发现和解除排泄物对皮肤的刺激，更换污染的尿垫、床单等，保持皮肤清洁、干燥，减少皮肤与刺激物接触的时间，从而避免会阴部皮肤因长期遭受尿液和粪便的侵蚀而导致的皮肤损伤。

（2）清洗　每次大便后及时清理分泌物，用温水彻底清洗大小便浸渍的皮肤。正常皮肤的 pH 值为 5.5～5.9，弱酸性的环境对皮肤起到了多重保护的作用，因此要避免使用碱性肥皂。需要注意把握好清洗的时机和力度，因为频繁地清洗和擦拭皮肤也会增加皮肤损伤。

（3）润肤　湿性伤口愈合是近年来研究最多的一种治疗溃烂创面修复的新概念。润肤可以保持皮肤创面处于湿润状态。由于 IAD 患者大部分皮肤处于并不缺水甚至潮湿的环境中，因此润肤剂可能要比保湿剂更加有效。

（4）皮肤保护方案　使用皮肤保护剂：皮肤保护剂可以在皮肤表面形成一层不透或半透的屏障膜，防止尿液和粪便中的水及刺激物的浸泡和损伤，同时维持皮肤正常的屏障功能。应用氟哌酸粉进行大小便失禁患者的皮肤护理，可使创面保持干燥、促进皮疹消退、炎症吸收、促进创面更快愈合。

（5）健康教育　对于住院患者，医护人员应积极对患者及家属进行有关 IAD 的健康指导，以有效地降低或控制 IAD 的发生；对于出院患者，应提供有关 IAD 的宣传手册，手册中应该用通俗易懂的语言描述 IAD 的定义、发生机制、症状、何时需要去医疗机构就诊、预防措施等。

参考文献

[1] 贾建平，陈生弟．神经病学．8 版．北京：人民卫生出版社，2020.

[2] 中国抗癫痫协会．临床诊疗指南·癫痫病分册．北京：人民卫生出版社，2015.

[3] 尤黎明，吴瑛．内科护理学．北京：人民卫生出版社，2017.

[4] 常红，杨莘．神经科常见症状与体征护理．北京：中国人口出版社，2015.

[5] 陶子荣，戴玉．神经内科护理查房手册．北京：化学工业出版社，2020.

[6] 刘明铎．实用颅脑损伤学 [M]．北京：人民军医出版社出版，2010.

[7] 肖爱军．基础护理问答 [M]．北京：人民卫生出版社，2010.

[8] 李树贞．现代护理学 [M]．北京：人民军医出版社，2010.

[9] 曹伟新．外科护理学 [M]．北京：人民卫生出版社，2010.

[10] 龙小满，江山，苏宁阳．延髓肿瘤切除术后的外科护理与前瞻性研究 [J]．中华护理杂志，2017，52
（1）：31-33.

[11] 刘素霞．实用神经内科护理手册 [M]．北京：化学工业出版社，2018.

[12] 丁淑贞．神经内科临床护理 [M]．北京：中国协和医科大学出版社，2019.

[13] 贾建平．神经病学 [M]．北京：人民卫生出版社，2020.

[14] 刘芳．神经内科重症护理手册 [M]．北京：人民卫生出版社，2017.

[15] 陈国仙．顽固性癫痫持续状态的临床用药观察与护理 [J]．世界最新医学信息文摘（连续型电子期
刊），2018，18（7）：184.

[16] 齐佳．颅颈交界区畸形患者围手术期的临床护理 [C]．医学发展中护理新理论、新技术研讨会暨全国
急危重病护理学术交流会论文集．2010：70-74.

[17] 王秀卿．探讨健康教育在癫痫患者护理中的应用效果 [J]．健康必读，2020，（5）：114.

[18] 肖佳佳，李唤星，范媛媛，李燕．脑瘫伴癫痫患儿合理用药研究 [J]．实用药物与临床，2019，22
（9）：972-975.

[19] 王俊娟，董菲．循证护理在新生儿缺氧缺血性脑病护理中的应用 [J]．河北医药，2020，42（9）：
1437-1440.

[20] 张银丽，张黎明，王俊莹．延髓不同区域梗死的预后分析 [J]．中风与神经疾病杂志，2020，37
（7）：623-628.

[21] 赵波，孙滢滢，李丽．优质护理干预在先天性颅颈交界区畸形合并椎管肿瘤患者中的应用 [J]．国际
护理学杂志，2018，37（7）：873-876.

[22] 于彩红，臧亭，左苗英，等．早期护理干预对原发性脑干出血的观察分析 [J]．家有孕宝，2020，2
（5）：172-173.

[23] 李盼．综合性康复护理干预对脑瘫患儿运动功能和生存质量的影响 [J]．山西医药杂志，2020，49
（1）：92-93.

[24] 要永娟．对接受手术治疗后的脑梗死患者进行心理护理及早期康复护理的效果研讨 [J]．当代医药论
丛，2020，18（6）：267-268.

[25] 姚艳琴．观察整体护理在缺血缺氧性脑病新生儿护理中的应用效果 [J]．养生保健指南，2020，
（35）：98-99.

[26] 徐明红，李宝梅．急性脑梗死静脉溶栓患者的临床护理体会 [J]．实用临床护理学电子杂志，2020，
5（12）：118-119.

[27] 中华医学会儿科学分会康复学组，中华医学会肠外肠内营养学分会儿科学组．脑性瘫痪患儿营养支持
专家共识 [J]．中华儿科杂志，2020，58（7）：553-558.

[28] Ropper AH. Samuels MA. Adams and Victor's Principles of Neurology. 9th ed. New York：McGraw-
Hill，2009.

[29] Rowland LP, Pedley TA. Merritt's Neurology. 12th ed. New York：Lippincott Williams & Wilkins，2009.

[30] Hauser SL. Harrison's Neurology in Clinical Medicine. 2th ed. New York：McGraw - Hill，2010.

[31] 杨宝峰，陈建国．药理学 [M]．北京：人民卫生出版社，2018.

[32] 尤黎明，吴瑛．内科护理学 [M]．北京：人民卫生出版社，2017.

［33］ Mazzolai L，Aboyans V，Ageno W，et al. Diagnosis and management of acute deep vein thrombosis：a joint consensus document from the European Society of Cardiology working groups of aorta and peripheral vascular diseases and pulmonary circulation and right ventricular function ［J］. Eur Heart J，2018，39 （47）：4208-4218.

［34］ 刘芳. 神经内科重症护理手册 ［M］. 北京：人民卫生出版社，2017.

［35］ 蔡虻，高凤莉. 导管相关感染防控最佳护理实践专家共识 ［M］. 北京：人民卫生出版社，2018.

［36］ 米重阳，李宇飞，曲志钊，等. 原发性三叉神经痛的治疗进展 ［J］. 神经损伤与功能重建，2021，16 （06）：350-351，363.

［37］ 朱习影，刘蕾，张如旭. 转甲状腺素蛋白淀粉样变性多发性神经病诊断与治疗进展 ［J］. 中国现代神经疾病杂志，2021，21 （06）：430-438.

［38］ 朱春伟. 急性炎症性脱髓鞘性多发性神经病治疗探讨 ［J］. 系统医学，2021，6 （07）：57-59.

［39］ 常新民. 针灸配合药物治疗急性面神经炎患者的临床疗效观察 ［J］. 中国社区医师，2021，37 （03）：119-120.

［40］ 张冬梅，尹勇，余自强. 格林-巴利综合征中西医治疗研究进展 ［J］. 医学综述，2020，26 （22）：4510-4514.

［41］ 王玉明. 吉兰-巴雷综合征的临床分型及预后研究 ［J］. 实用临床医药杂志，2017，21 （15）：21-24.

［42］ 周彦慧. 吉兰-巴雷综合征发病机制及治疗研究进展 ［J］. 中国实用神经疾病杂志，2017，20 （07）：89-91，131.

［43］ CapbellWW. Delong. 神经系统检查. 7 版. 崔丽英，译，北京：北京科学出版社，2014.

［44］ 吴江神经病学. 2 版. 北京：人民卫生出版社，2012.

［45］ 中华医学会神经病学分会，中华医学会神经病学分会脑血管病学组，中华医学会神经病学分会神经影像学协作组，中国脑血管超声临床应用指南. 中华神经科杂志，2016，49：507-518.

［46］ 中华医学会神经病学分会，中华医学会神经病学分会脑血管病学组中国脑血管病影像应用指南. 中华神经科杂志，2016，49：164-178.

［47］ 何美玲，纠智松，罗秀艳，等. 立体定向引导下颅内病变活检的手术护理体会. 世界最新医学信息文摘，2020，20 （75）：284，293.

［48］ 李艳华. 临床护理质量管理控制指标在预防不良事件发生中的应用效果. 中国药物与临床，2019，19 （3）：525-526.

［49］ 何洁兰，刘杏仙，李秋平，等. 临床护理质量管理控制指标在预防不良事件发生中的应用 ［J］. 护理实践与研究，2018，2 （10）：117-118.

附录 ▶▶

附录A 压力性损伤风险评估工具（Braden 评分）

评分内容	评估记分标准			
	1分	2分	3分	4分
感觉	完全受损1分	非常受损2分	轻微受损3分	无受损4分
潮湿	持续潮湿1分	经常潮湿2分	偶尔潮湿3分	很少潮湿4分
活动	卧床1分	坐位2分	偶尔行走3分	经常行走4分
移动	完全1分不自主	非常受限2分	轻微受限3分	不受限4分
营养	非常缺乏1分	可能缺乏2分	充足3分	营养丰富4分
摩擦力和剪切力	有问题1分	潜在的问题2分	无明显问题3分	

附录B 跌倒风险评估

	评估内容	评分/分	评估日期					
1	跌倒/坠床史							
	无	0						
	有	25						
2	有超过1项医学诊断							
	1项	0						
	1项以上	15						
3	使用助行器具							
	无/卧床且不能主动转移	0						
	使用拐杖/手杖/助行器/轮椅	15						
	可以行走但须扶靠家具	30						
4	有静脉注射治疗或留置套管针							
	无	0						
	有	20						
5	步态							
	正常/卧床且不能主动转移	0						
	虚弱无力/慢行/跛行	10						
	功能受损（残疾或功能障碍）	20						
6	认知/意识状态							
	意识正常/量力而行	0						
	高估自己或忘记自己受限制/躁动不安、谵妄	15						
	总分							

跌倒危险分级：评分 0~24 分 轻度危险；25~44 分 中度危险；≥45 分高度危险

附录 C 吞咽功能评定——洼田饮水试验

分级	评定标准
1级（优）	能不呛一次饮下 30mL 温水
2级（良）	分两次饮下，能不呛饮下
3级（中）	能一次饮下，但有呛咳
4级（可）	分两次以上饮下，有呛咳
5级（差）	屡屡呛咳，难以全部咽下

注：吞咽功能判定：正常，1级，5s 之内；可疑，1级，5s 以上或 2级；异常，3～5级。

附录 D 认知障碍评估——记忆障碍测试

项目	测试
单项记忆检查	数字广度记忆测验
	关联词记忆测验
	故事记忆测验
	图形记忆测验
	经历事件记忆测验
成套记忆测验	临床记忆量表
	韦氏记忆量表

附录 E NIHSS 评分

项目	评分标准	评分/分
1a. 意识水平 即使不能全面评价（如气管插管、语言障碍、气管创伤及绷带包扎等），检查者也必须选择 1 个反应。只在患者对有害刺激无反应时（不是反射）才能记录 3 分	0　清醒，反应灵敏 1　嗜睡，轻微刺激能唤醒，可回答问题，执行指令 2　昏睡或反应迟钝，需反复刺激、强烈或疼痛刺激才有非刻板的反应 3　昏迷，仅有反射性活动或自发性反应或完全无反应、软瘫、无反射	
1b. 意识水平提问 询问月份、年龄。仅对初次回答评分。失语和昏迷者不能理解问题记 2 分，因气管插管、气管创伤、严重构音障碍、语言障碍或其他任何原因不能完成者（非失语所致）记 1 分。可书面回答	0　两项均正确 1　一项正确 2　两项均不正确	
1c. 意识水平指令 要求睁闭眼；非瘫痪侧握拳松开。仅对最初反应评分，有明确努力但未完成的也给分。若对指令无反应，用动作示意，然后记录评分。对创伤、截肢或其他生理缺陷者，应予适当的指令	0　两项均正确 1　一项正确 2　两项均不正确	
2. 凝视 只测试水平眼球运动。对随意或反射性眼球运动记分。若眼球偏斜能被随意或反射性活动纠正，记 1 分。若为孤立的周围性眼肌麻痹记 1 分。对失语者，凝视是可以测试的。对眼球创伤、绷带包扎、盲人或有其他视力、视野障碍者，由检查者选择一种反射性运动来测试，确定眼球的联系，然后从一侧向另一侧运动，偶尔能发现部分性凝视麻痹	0　正常 1　部分凝视麻痹（单眼或双眼凝视异常，但无强迫凝视或完全凝视麻痹） 2　强迫凝视或完全凝视麻痹（不能被头眼反射克服）	

项目	评分标准	评分/分
3. 视野 　若能看到侧面的手指,记录正常,若单眼盲或眼球摘除,检查另一只眼。明确的非对称性(包括象限盲),记1分。若全盲(任何原因)记3分。若濒临死亡记1分,结果用于回答问题11。	0　无视野缺损 1　部分偏盲 2　完全偏盲 3　双侧偏盲(包括皮质盲)	
4. 面瘫	0　正常 1　轻微(微笑时鼻唇沟变平、不对称) 2　部分(下面部完全或几乎完全瘫痪) 3　完全(单或双侧瘫痪,上下面部缺乏运动)	
5、6. 上下肢运动 　置肢体于合适的位置:坐位时上肢平举90°,仰卧时上抬45°,掌心向下,下肢卧位抬高30°,若上肢在10s内,下肢在5s内下落,记1～4分。对失语者用语言或动作鼓励,不用有害刺激。依次检查每个肢体,从非瘫痪侧上肢开始。	上肢: 0　置肢体于90°(或45°)坚持10s,无下落 1　能抬起但不能坚持10s,下落时不撞击床或其他支持物 2　试图抵抗重力,但不能维持坐位90°或仰位45° 3　不能抵抗重力,肢体快速下落 4　无运动 5　截肢或关节融合,解释:5a左上肢;5b右上肢	
	下肢: 0　于要求位置坚持5s,无下落 1　15s未下落,不撞击床 2　25s内下落到床上,可部分抵抗重力 3　立即下落到床上,不能抵抗重力 4　无运动 5　截肢或关节融合,解释:6a左下肢;6b右下肢	
7. 肢体共济失调 　目的是发现一侧小脑病变。检查时睁眼,若有视力障碍,应确保检查在无视野缺损中进行。进行双侧指鼻试验、跟膝胫试验,共济失调与无力明显不呈比例时记分。若患者不能理解或肢体瘫痪不记分。盲人用伸展的上肢摸鼻。若为截肢或关节融合记9分	0　无共济失调 1　一个肢体有 2　两个或两个以上肢体 9　截肢或关节融合	
8. 感觉 　检查对针刺的感觉和表情,或意识障碍及失语者对有害刺激的躲避。只对与脑卒中有关的感觉缺失评分。偏身感觉丧失者需要精确检查,应测试身体多处[上肢(不包括手)、下肢、躯干、面部]确定有无偏身感觉缺失。严重或完全的感觉缺失记2分。昏睡或失语者记1或0分。脑干卒中双侧感觉缺失记2分。无反应或四肢瘫痪者记2分。昏迷患者(1a=3)记2分	0　正常 1　轻到中度感觉障碍,(患者感觉针刺不尖锐或迟钝,或针刺感缺失但有触觉) 2　重度到完全感觉缺失(面、上肢、下肢无触觉)	

项目	评分标准	评分/分
9. 语言 命名、阅读测试。若视觉缺损干扰测试,可让患者识别放在手上的物品,重复和发音。气管插管者手写回答。昏迷者记3分。给恍惚或不合作者选择一个记分,但3分仅给不能说话且不能执行任何指令者	0 正常 1 轻到中度失语;流利程度和理解能力部分下降,但表达无明显受限 2 严重失语,交流是通过患者破碎的语言表达,听者需推理、询问、猜测,交流困难 3 不能说话或者完全失语,无言语或听力理解能力	
10. 构音障碍 读或重复表上的单词。若有严重的失语,评估自发语言时发音的清晰度。因气管插管或其他物理障碍不能讲话,记9分。同时注明原因。不要告诉患者为什么做测试	0 正常 1 轻到中度,至少有些发音不清,虽有困难但能被理解 2 言语不清,不能被理解,但无失语或与失语不成比例,或失声 3 气管插管或其他物理障碍	
11. 忽视 若患者严重视觉缺失影响双侧视觉的同时检查,皮肤刺激正常,记为正常。若失语,但确实表现为对双侧的注意,记分正常。视空间忽视或疾病失认也可认为是异常的证据	0 正常 1 视、触、听、空间觉或个人的忽视;或对一种感觉双侧同时刺激忽视 2 严重的偏侧忽视或一种以上的偏侧忽视;不认识自己的手;只能对一侧空间定位	
总分		

附录 F Caprini 血栓风险因素评估

科别:　　床号:　　姓名:　　性别:　　年龄:　　住院号:

项目及评分标准	项目及评分标准	评分/分
A1 每个危险因素 1 分	B 每个危险因素 2 分	
□年龄 40~59 岁	□年龄 60~74 岁	
□计划小手术	□大手术(<60min)	
□近期大手术	□腹腔镜手术(>60min)	
□肥胖(BMI>30kg/m^2)	□关节镜手术(>60min)	
□卧床的内科患者	□既往恶性肿瘤	
□炎症性肠病史	□肥胖(BMI>40kg/m^2)	
□下肢水肿	C 每个危险因素 3 分	
□静脉曲张	□年龄≥75 岁	
□严重的肺部疾病,含肺炎(1个月内)	□大手术持续 2~3h	
□肺功能异常(慢性阻塞性肺疾病)	□肥胖(BMI>50kg/m^2)	
□急性心肌梗死(1个月内)	□浅静脉、深静脉血栓或肺栓塞病史	
□充血性心力衰竭(1个月内)	□血栓家族史	
□败血症(1个月内)	□现患恶性肿瘤或化疗	
□输血(1个月内)	□肝素引起的血小板减少	
□下肢石膏或支具固定	□未列出的先天或后天血栓形成	
□中心静脉置管	□抗心磷脂抗体阳性	
□其他高危因素	□凝血酶原 20210A 阳性	
—	□因子 Vleiden 阳性	
—	□狼疮抗凝物阳性	
	□血清同型半胱氨酸酶升高	
A2 仅针对女性(每项 1 分)	D 每个危险因素 5 分	
□口服避孕药或激素替代治疗	□脑卒中(1个月内)	
□妊娠期或产后(1个月)	□急性脊髓损伤(瘫痪)(1个月内)	
□原因不明的死胎史	□选择性下肢关节置换术	
□复发性自然流产(≥3 次)	□髋关节、骨盆或下肢骨折	
□由于毒血症或发育受限原因早产	□多发性创伤(1个月内)	
	□大手术(超过 3h)	

附录 G　防走失评估

项目			评估	分值/分
基本资料	年龄		年龄≥60	1
			年龄＜60	0
	性别		男性	1
			女性	0
	文化程度		受过高等教育	0
			未受过高等教育	1
既往史	有无走失现象		有	1
			无	0
意识状态	有无意识障碍(谵妄)		有	1
			无	0
心理状态	情绪低落、焦虑抑郁等		有	1
			无	0
疾病史	心脑血管病变(脑出血、脑梗死、脑萎缩等)		有	1
			无	0
	术后认知功能障碍		有	1
			无	0
	定向力障碍(脑炎、肝性脑病、酒精性脑病等)		有	1
			无	0
	记忆或认知功能障碍(智障、老年痴呆、癫痫等)		有	1
			无	0
	有精神行为异常(精神分裂、抑郁、脑炎、癫痫等)		有	1
			无	0
药物影响认知	三环类抗抑郁药(丙咪嗪、阿米替林、多塞平、氯丙咪嗪等)		有	1
			无	0
	抗癫痫药物(苯巴比妥、苯妥英钠、卡马西平等)		有	1
			无	0
	组胺 H_2 受体拮抗剂(西咪替丁、雷尼替丁、法莫替丁)		有	1
			无	0
	心脏药物(地高辛)		有	1
			无	0
	β 受体阻滞剂(普萘洛尔、倍他乐克、康可)		有	1
			无	0
总分				

注：评估达到 1 分以上，必须进行走失动态评估和干预，评分越高，走失风险越大。